Rückenschmerzen für Dummies – Schummelseite

Testen Sie Ihren Arzt!

Nur der richtige Arzt kann Ihre Rückenschmerzen heilen. Prüfen Sie selbst, ob Ihr Therapeut der richtige für Sie ist, bevor Sie sich von ihm behandeln lassen. Stellen Sie Ihrem Arzt folgende Fragen:

✔ Haben Sie eine Spezialausbildung?

✔ Bevorzugen Sie es, Rückenschmerzen nicht-chirurgisch zu behandeln?

✔ Wie viele von Ihren Patienten haben Rückenschmerzen?

Spezielle Untersuchungsverfahren

Wenn Ihr Arzt ein besonderes Diagnoseverfahren anordnet, fragen Sie nach:

✔ Wie heißt das Untersuchungsverfahren und was erwarten Sie von ihm?

✔ Warum wird die Untersuchung durchgeführt und warum sollte sie bei mir gemacht werden?

✔ Was muss ich vor, während und nach der Untersuchung erwarten?

✔ Welche Bedeutung hat es, ob die Untersuchung positiv oder negativ ausfällt?

✔ Welche Konsequenzen hat das Untersuchungsergebnis für meine Behandlung?

Hinterfragen Sie Ihre Behandlung

Beteiligen Sie sich aktiv an Ihrer Rückenbehandlung. Stellen Sie Fragen, damit Sie alle notwendigen Informationen erhalten:

✔ Warum empfehlen Sie mir diese Behandlung?

✔ Was hat sie für einen Nutzen und wann werden Sie feststellen können, ob sie hilft?

✔ Gibt es Probleme, die bei dieser Behandlung auftreten können? Was soll ich tun, wenn sie auftreten?

✔ Verträgt sich diese Behandlung mit den anderen Behandlungen, die ich mache?

Rückenschmerzen für Dummies – Schummelseite

Alarmsignale: Gehen Sie zum Arzt!

Anfänglich können Sie die meisten Schmerzattacken selbst behandeln, aber folgende Liste gibt Ihnen einen Überblick über die Symptome, bei deren Auftreten Sie **sofort** Ihren Arzt aufsuchen sollten:

- ✔ Beschwerden beim Stuhlgang (Gefühllosigkeit), beim Harnabsatz (oder andere Probleme mit der Harnblase) oder mit den Geschlechtsorganen (wie zum Beispiel Erektionsstörungen)
- ✔ Schwächegefühl in Beinen oder Füßen
- ✔ Pochende Rückenschmerzen, die Sie nachts aufwachen lassen
- ✔ Ein durch einen Unfall verursachtes Trauma Ihrer Wirbelsäule
- ✔ Unerträgliche Rückenschmerzen oder neu auftretende Symptome
- ✔ Probleme mit den Medikamenten, mit Alkoholkonsum oder anderen Drogen

Mit einer Schmerzattacke umgehen

Probieren Sie Folgendes aus, um eine plötzliche Schmerzattacke unter Kontrolle zu bringen:

- ✔ Legen Sie sich (ein bis drei Tage) ins Bett. Begrenzte Bettruhe kann Rückenschmerzen lindern.
- ✔ Nutzen Sie Kälte und Wärme für Ihren Rücken, um Symptome in den Griff zu bekommen und um es gemütlicher zu haben.
- ✔ Wenn es keine medizinisch bedingten Gründe gegen die Einnahme von rezeptfreien entzündungshemmenden Medikamenten gibt, können Sie manche sehr gut zur Schmerzlinderung verwenden.
- ✔ Bewegen Sie sich auch während der Bettruhe. Verbessern Sie Ihre Beweglichkeit schrittweise, Gehen ist zum Beispiel eine der sichersten und besten Übungen für Ihren Rücken.
- ✔ Nach einigen Tagen Bettruhe sollten Sie Ihre Aktivität langsam und kontinuierlich steigern, bis Sie sich wieder wie zuvor bewegen können.
- ✔ Wenn Sie irgendeines der oben erwähnten Alarmsignale bemerken, gehen Sie sofort zum Arzt!

Wenn diese einfachen Maßnahmen nicht innerhalb einer Woche zur Besserung führen, sollten Sie zum Arzt gehen, wenn Sie es nicht ohnehin schon längst getan haben.

*Rückenschmerzen
für Dummies*

Michael S. Sinel und William W. Deardorff

Rückenschmerzen für Dummies

*Übersetzung aus dem Amerikanischen
von Maria Regina Dahl*

Fachkorrektur von Rüdiger Fabian, Deutsche Schmerzhilfe e.V.

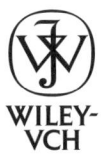

WILEY-VCH Verlag GmbH & Co. KGaA

Bibliografische Information Der Deutschen Bibliothek
Die Deutsche Bibliothek verzeichnet diese Publikation
in der Deutschen Nationalbibliografie;
detaillierte bibliografische Daten sind im Internet über
http://dnb.ddb.de abrufbar.

1. Auflage 2006

© 2006 WILEY-VCH Verlag GmbH & Co. KGaA, Weinheim

Original English language edition Copyright © 1999 by Wiley Publishing, Inc., Indianapolis, Indiana
All rights reserved including the right of reproduction in whole or in part in any form. This translation
published by arrangement with John Wiley and Sons, Inc.

Copyright der englischsprachigen Originalausgabe © 1999 von Wiley Publishing, Inc., Indianapolis, Indiana
Alle Rechte vorbehalten inklusive des Rechtes auf Reproduktion im Ganzen oder in Teilen und in jeglicher
Form. Diese Übersetzung wird mit Genehmigung von John Wiley and Sons, Inc. publiziert.

Wiley, the Wiley logo, Für Dummies, the Dummies Man logo, and related trademarks and trade dress are
trademarks or registered trademarks of John Wiley & Sons, Inc. and/or its affiliates, in the United States and
other countries. Used by permission.

Wiley, die Bezeichnung »Für Dummies«, das Dummies-Mann-Logo und darauf bezogene Gestaltungen sind
Marken oder eingetragene Marken von John Wiley & Sons, Inc., USA, Deutschland und in anderen Ländern.

Das vorliegende Werk wurde sorgfältig erarbeitet. Dennoch übernehmen Autoren und Verlag für die Richtigkeit von Angaben, Hinweisen und Ratschlägen sowie eventuelle Druckfehler keine Haftung.

Printed in Germany

Gedruckt auf säurefreiem Papier

Korrektur   Frauke Wilkens, München
Satz   Typomedia GmbH, Ostfildern
Druck und Bindung   Ebner & Spiegel GmbH, Ulm

ISBN-13: 978-3-527-70266-4
ISBN-10: 3-527-70266-0

Cartoons im Überblick
von Rich Tennant

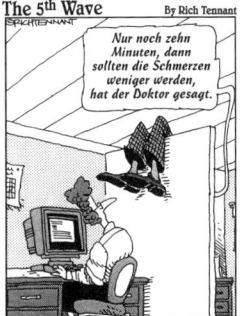

Seite 27

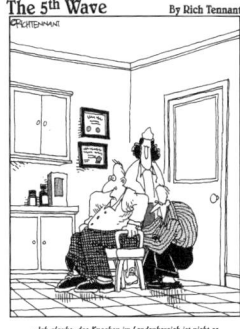

Seite 85

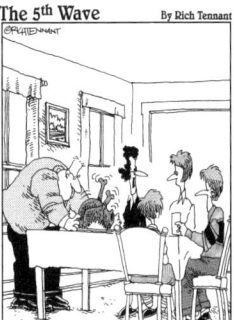

Seite 153

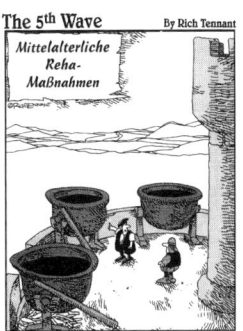

Seite 217

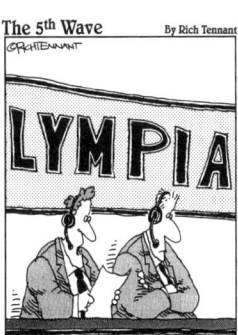

Seite 261

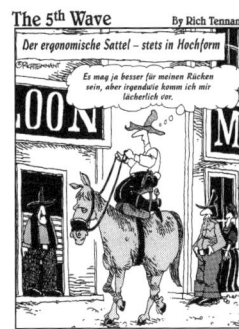

Seite 297

Fax: 001-978-546-7747
Internet: www.the5thwave.com
E-Mail: richtennant@the5thwave.com

Über die Autoren

Dr. Michael Sinel ist in den USA ein bekannter Experte für Rückenschmerzen. Er studierte an der State University von New York Downstate und arbeitete anschließend im Bereich Physikalische Medizin und Rehabilitation am New York Hospital-Cornell University Medical Center. Nach seiner Zeit als Direktor der Ambulanz der Physikalischen Medizin am Cedar Sinai Medical Center wurde er Facharzt für Physikalische Medizin, Rehabilitation und Schmerzmanagement.

Dr. Sinel ist Mitbegründer der California Orthopedics and Rehabilitation (COR), einer angesehenen Ärztevereinigung in Beverly Hills. Er hat einen Lehrauftrag an der Medizinischen Fakultät der University of California Los Angeles und arbeitet am UCLA Comprehensive Spine Center. Er hält regelmäßig Vorträge vor Fachleuten und Laien. Außerdem ist er an Forschungsprojekten in seinem Fachgebiet beteiligt.

Als Spezialist für Schmerzmanagement und konservative Therapie bei Rückenerkrankungen ist er ein gefragter Gast in Radio- und Fernsehsendungen und bekannt aus Beiträgen in der »New York Times«, der »Los Angeles Times« und »Reader's Digest«.

Dr. William Deardorff promovierte in Klinischer Psychologie mit dem Schwerpunkt Gesundheit an der Washington Medical School. Anschließend arbeitete er im Bereich der Verhaltensmedizin am Kaiser Permanente Medical Center in Los Angeles.

Dr. Deardorff ist Spezialist für Klinische Gesundheitspsychologie und hier insbesondere mit der Evaluation und Behandlung psychischer Probleme im Zusammenhang mit organischen Erkrankungen beschäftigt. Auch Dr. Deardorff arbeitet mit der California Orthopedics and Rehabilitation (COR) in Beverly Hills zusammen. Als Dozent der UCLA School of Medicine ist er in Forschung und Lehre aktiv.

Dr. Deardorff hat viele Artikel und Bücher über Gesundheitspsychologie veröffentlicht. Sein Patientenleitfaden »Preparing for Surgery: A Mind-Body Approach to Enhance Healing and Recovery« gewann 1998 den Small Press Book Award in Health. Er ist aus zahlreichen Radio- und Fernsehsendungen bekannt und wird in vielen Publikationen erwähnt.

Inhaltsverzeichnis

Über die Autoren	9

Einleitung 21

Über dieses Buch	21
Törichte Annahmen über den Leser	22
Wie Sie dieses Buch lesen können	22
Wie dieses Buch aufgebaut ist	23
Teil I: Grundlegendes zum Thema Rücken	23
Teil II: Herkömmliche Behandlungsmethoden	23
Teil III: Komplementärmedizin – ein Weg für Sie?	23
Teil IV: Rehabilitation	24
Teil V: Zurück in den Alltag: Arbeit, Freizeit, Sexualleben	24
Teil VI: Der Top-Ten-Teil	24
Symbole, die in diesem Buch verwendet werden	25
Wie es weitergeht	25

Teil I
Grundlegendes zum Thema Rücken 27

Kapitel 1
Autsch! Das Problem Rückenschmerzen 29

Was sind Rückenschmerzen?	30
Wer leidet unter Rückenschmerzen?	30
Wodurch werden Rückenschmerzen verursacht?	31
Die Behandlung von Rückenschmerzen	32
Meine Rückenschmerzen können gelindert werden, oder?	32
Wer kann mich behandeln?	33
Wie werden meine Rückenschmerzen behandelt?	36
Wie wähle ich die richtigen Therapieformen für mich aus?	38

Kapitel 2
Die Wirbelsäule 41

Die vielen Aufgaben der Wirbelsäule	42
Lernen Sie Ihre Wirbelsäule kennen	43
Die Wirbelsäule	43
Die Wirbel sind die Knochen der Wirbelsäule	44
Die Bandscheiben	45
Die Zwischenwirbelgelenke	47
Die Bänder	47

Der Wirbelkanal	48
Das Kreuzbein und das Steißbein	48
Die Iliosakralgelenke	49
Die Nerven	49
Die Muskeln	51

Kapitel 3
Die Wurzeln allen Rückenübels — 53

Verschiedene Kategorien von Schmerz	54
Segen und Fluch der Diagnose	55
Die Rolle bildgebender Untersuchungsverfahren	56
Die Rolle psychischer und emotionaler Faktoren	57
Konditionsverlustsyndrom	57
Ursachen für Rückenschmerzen	58
Bandscheibenvorfall/Ischialgie	59
Diagnose Verspannung	62
Rückenschmerzen im Zusammenhang mit Stress	65
Arthritis der Wirbelsäule	65
Degenerative Bandscheibenerkrankungen	66
Facettensyndrom	67
Arachnoiditis	68
Spondylolisthesis und Spondylolyse	69
Kokzygodynie	71
Wirbelfrakturen	71
Stenose der Lendenwirbelsäule	72
Chronisches Rückenschmerzsyndrom	74
Andere Ursachen für Rückenschmerzen	75
Discitis	75
Osteomyelitis	75
Spina bifida occulta	76
Skoliose	76
Assimilationswirbel	76
Osteoporose	77

Kapitel 4
Rückenschmerzen: Wer kann Ihnen helfen? — 79

Wer behandelt Rückenschmerzen?	79
Die richtigen Fragen	80
Angehörige anderer Heilberufe	81
Bauen Sie eine gute Beziehung zu Ihrem Therapeuten auf	83

Teil II
Herkömmliche Behandlungsmethoden — 85

Kapitel 5
Hausmittel: Erste Hilfe für Ihren Rücken — 87

- Auf zum Arzt! — 87
- Hausmittelchen — 88
  - Ab ins Bett – aber nur kurz! — 89
  - Hitze und Kälte als Therapie — 91
  - Mit Aktivität zurück in den Alltag — 92

Kapitel 6
Behandlung von Rückenschmerzen – unter der Lupe — 95

- Beim Arzt — 95
  - Die Krankengeschichte — 95
  - Die körperliche Untersuchung — 96
- Prüfen Sie Ihren Arzt auf Herz und Nieren — 98
- Verschiedene Untersuchungsverfahren — 99
  - Röntgenuntersuchung — 99
  - Die Magnetresonanztomographie (MRT) — 100
  - Die Computertomographie (CT) — 102
  - Myelographie — 103
  - Die Röntgenkontrastuntersuchung der Knochen — 105
  - Diskogramm — 105
  - Elektrodiagnostische Untersuchungen — 106
- Die Verbindung zwischen Körper und Seele — 106

Kapitel 7
Den konservativen Behandlungsweg wählen — 109

- Aktive Therapieformen — 109
  - Gymnastik — 110
  - Konditionstraining für den Rücken — 113
  - Schmerzprogramme, funktionelle Wiederherstellung und Arbeitstraining — 116
- Passive Therapieformen — 117
  - Heiße und kalte Anwendungen — 118
  - Ultraschall — 118
  - Massage — 118
  - Bettruhe — 119
  - Wassertherapie — 119
  - Transkutane elektrische Nervenstimulation (TENS) — 119
  - Extensionsbehandlung — 121
  - Korsetts und Stützbänder — 121

Medikamente	121
Analgetika	122
Entzündungshemmende Medikamente	124
Muskelrelaxantien	126
Sedativa	127
Anxiolytika	128
Antidepressiva	128
Invasive konservative Behandlung	129
Trigger-Punkt-Infiltration	130
Facettgelenksinfiltration	130
Rückenmarksnahe Steroidapplikation	130
Selektive Spinalnervenwurzelblockade	131
Schmerztherapien, die implantiert werden	131
Epidurale Rückenmarksstimulation	132
Intrathekale Medikamentenapplikation	133

Kapitel 8
Die Rückenoperation   *135*

Die Entscheidung für eine Operation	136
Wann eine Operation notwendig ist	137
Medizinisch notwendige Rückenoperationen	137
Die Entscheidung für eine Operation	138
Psychologische Aspekte bei einer Operation	140
Der richtige Chirurg	141
Informationen sammeln	141
Bewerten Sie die Informationen	142
Was Sie sofort stutzig machen sollte	144
Ihr Chirurg lässt keine Fragen zu	144
Ihrem Chirurgen ist es nicht recht, dass Sie eine zweite Meinung einholen möchten	145
Ihr Chirurg verspricht Ihnen, Sie zu heilen	145
Ihr Chirurg möchte eine diagnostische Operation durchführen	145
Ihr Chirurg spielt mit Ihren Ängsten	145
Ihr Chirurg hält nichts von konservativer Therapie	146
Die verschiedenen Operationsverfahren	146
Chemonukleolyse	146
Perkutane Diskektomie	146
Perkutane Nukleotomie	147
Laminektomie	148
Spondylodese	148
Die Operationsvorbereitung	151
Die Zukunft der Rückenchirurgie	152

Teil III
Komplementärmedizin – ein Weg für Sie?   *153*

Kapitel 9
Wissen aus dem alten Asien und neue Ideen   *155*

Einen Therapeuten finden	156
Das beste Therapieverfahren auswählen	157
Die richtigen Fragen stellen	157
Quacksalbern aus dem Weg gehen	157
Verschiedene alternative Behandlungsmethoden	158
Akupunktur: Nadeln helfen Ihrem Rücken	158
Phytotherapie	162
Magnetfeldtherapie	164
Physiotherapie	167

Kapitel 10
Chiropraktik für Ihren Rücken   *173*

Was Chiropraktiker über Rückenschmerzen sagen	174
Wann Manuelle Therapie die richtige Therapieform ist	174
Was Sie erwartet – Diagnose und Therapie	177
Diagnosemethoden	177
Behandlungsmethoden	178
Mögliche Nebenwirkungen	179
Der Abbruch einer chiropraktischen Therapie	180

Kapitel 11
Yoga – alles miteinander verbunden   *181*

Hatha Yoga	181
Die Körperübungen: Asanas	182
Die Atemübungen: Pranayama	182
Meditation und Samadhi	183
Yoga zur Behandlung von Rückenschmerzen	184
Yoga und Rückenübungen	185
Ein Tagebuch	186
Ruhe und Entspannung	186

Kapitel 12
Die Verbindung von Körper und Geist   *189*

Kontrollieren Sie Ihre Gedanken und Gefühle	190
Unbewusste Gedanken wahrnehmen	190
Nutzen Sie Gedanken zu Ihrem Vorteil	191

Ihre Gedanken beeinflussen	191
Die Drei-Säulen- und Fünf-Säulen-Technik	193
Die richtige Entspannung – mehr als nur ausruhen	195
Atemübungen	198
Bewusstes Atmen	198
Bauchatmung oder Zwerchfellatmung	199
CCR – Entspannen auf Kommando	201
Progressive Muskelrelaxation nach Jacobson (PMR)	202
Imaginationstechniken	205
Imagination nutzen	206
Imaginationsübungen	209
Biofeedbacktraining	211
Eine besondere Empfehlung: Hypnose	213

Teil IV
Rehabilitation — 217

Kapitel 13
Haltung bewahren — 219

Statische Haltungen	219
Stehen	219
Sitzen	223
Liegen	228
Dynamische Haltungen	229
Gehen	229
Heben und Bücken	232

Kapitel 14
Trainieren Sie Ihren Rücken — 237

Übungstipps	237
Hier müssen Sie aufpassen	238
Das Trainingsprogramm für Ihren Rücken	239
Übung 1: Das Becken kippen	240
Übung 2: Ein Bein anziehen	240
Übung 3: Beide Knie anziehen	241
Übung 4: Die Brezel	242
Übung 5: Die Hüfte anheben	243
Übung 6: Kleine Sit-ups	244
Übung 7: Diagonale Sit-ups	244
Übung 8: Dehnen der Beugemuskulatur	245
Übung 9: Hochdrücken	246
Übung 10: Katzenbuckel	247

Übung 11: Arm strecken	249
Übung 12: Bein strecken	250
Übung 13: Arm und Bein diagonal anheben	251
Übung 14: Die Wand runterrutschen	251
Übung 15: Seitliches Strecken	253
Übung 16: Hohlkreuz	254

Kapitel 15
Produkte, die Ihnen das Leben erleichtern — 257

Fürs traute Heim	258
Für einen erholsamen Schlaf	258
Der harte Arbeitsalltag	259
Auf Reisen	260
Trainingsausrüstung	260

Teil V
Zurück in den Alltag: Arbeit, Freizeit, Sexleben — 261

Kapitel 16
Zurück an den Arbeitsplatz — 263

Riskante Tätigkeiten	264
Heben und Bücken am Arbeitsplatz	264
Vibration und Erschütterung	264
Sitzende Tätigkeiten	265
Die Rückkehr an den Arbeitsplatz	265
Was hält Sie von der Arbeit ab?	266
Sie entscheiden sich, wieder anzufangen	267
Vorbereitungen vor der Rückkehr	267
Körperliche Fitness	268
Aufklärung	268
Rückfälle	269
Zurück im Büro	269

Kapitel 17
Sport und Spiel — 273

Risiken beim Sport minimieren	273
Aufwärmen und Abkühlen	274
Ehrgeiz und Konkurrenz	275
Risiken erkennen	276
Verschiedene Sportarten für Rückenpatienten	277
Sportarten mit niedrigem Risiko	277

Sportarten mit niedrigem bis mittlerem Risiko	279
Sportarten mit mittlerem Risiko	281
Sportarten mit mittlerem bis hohem Risiko	283
Sportarten mit hohem Risiko	285

Kapitel 18
Sex und Rückenschmerzen — 287

Der Teufelskreis der Rückenschmerzen	287
Nicht so schüchtern: Sprechen Sie miteinander	288
In die richtige Stimmung kommen	290
Jetzt geht's los	291
Rückenfreundliche Stellungen beim Sex	291
Experimentieren Sie mit anderen Praktiken	292
Die Missionarsstellung	292
Die Frau liegt oben	293
Von hinten	294
Seite an Seite	294
Resümee	295

Teil VI
Der Top-Ten-Teil — 297

Kapitel 19
Zehn häufig gestellte Fragen zu Rückenschmerzen — 299

Kann ich meinen Bandscheibenvorfall auch ohne Operation in den Griff bekommen?	299
An welchen Fachtherapeuten soll ich mich mit meinen Rückenschmerzen wenden?	300
Warum habe ich immer noch Schmerzen, obwohl mein MRT normal ist?	301
Wie wäre es mit einer alternativen Therapie für meine Rückenschmerzen?	302
Ist meine Diagnose wirklich so schlimm, wie sie sich anhört?	303
Wann sollte ich eine Operation in Erwägung ziehen?	303
Können Stress und Emotionen meine Rückenschmerzen verursachen?	304
Wie können Schmerzen in meinen Beinen in Zusammenhang mit meinem Rücken stehen?	304
Wie sieht eine vollständige Untersuchung bei Rückenschmerzen aus?	305
Sollte ich weiter Sport treiben, obwohl er meine Rückenschmerzen verschlimmert?	306

Kapitel 20
Zehn Schritte Richtung Rückengesundheit — 307

Bleiben Sie in Form	307
Denken Sie an Ihre Rückenübungen	307
Halten Sie Ihr Idealgewicht	308
Vorsicht vor Sportarten mit hohem Risiko	308
Seien Sie optimistisch	308
Heben und bewegen Sie sich richtig	309
Heben und drehen Sie nicht gleichzeitig	309
Stehen oder sitzen Sie nicht zu lange	309
Achten Sie auf einen guten Stuhl	310
Vermeiden Sie das Tragen schwerer Lasten	310

Kapitel 21
Zehn Gründe für einen Arztbesuch bei Rückenschmerzen — 311

Schwäche in den Beinen (oder Füßen)	311
Kontrollverlust über Blase und Stuhlgang	311
Böses Erwachen durch Rückenschmerzen	312
Wenn plötzlich quälende Schmerzen auftreten	312
Wenn Sie ein schweres Trauma erleiden	313
Sie möchten alternative Therapien anwenden	313
Sie brauchen mehr als Hühnersuppe	314
Sie bemerken keine Verbesserung	314
Ihre Medikamente zeigen nicht die gewünschte Wirkung	315
Ihr Arzt rät Ihnen zur Operation	315

Kapitel 22
Zehn (und noch viel mehr) Tipps für die erfolgreiche Zusammenarbeit mit Ihrem Arzt — 317

Ihren persönlichen Kommunikationsstil ermitteln	318
Bestimmtes Auftreten	319
Ihren Arztbesuch und die Anamnese vorausplanen	320
Einen Anamnesebogen vorbereiten	320
Die eigene Einstellung prüfen	321
Der Arzt darf seine Fragen zuerst stellen	322
Sichergehen, dass man alles Wichtige richtig verstanden hat	322
Einen Freund mitbringen	322
Der richtigen Person Fragen stellen	323
Andere Informationsquellen	323
Das Zehn-Schritte-Programm der Deutschen Schmerzhilfe	324

Kapitel 23
Zehn aktuelle Themen zu Rückenschmerzen — 329

Eine Klasse neuer Arzneimittel: COX-2-Hemmer	329
Rückenschmerzen und das Unterbewusstsein	330
Die Cybertech-Orthese	332
Magnetresonanz-Neurographie: Ein Foto von Ihren Nerven schießen	332
Mentale Vorbereitung auf die Wirbelsäulenoperation	333
Spinalendoskopie	335
Präventive Analgesie	336
Schwere Bandscheibenvorfälle ohne Chirurgie behandeln	338
Fortschritte in der Wirbelsäulenchirurgie	338
Vorteile der implantierbaren Schmerztherapien	339
Vorteile der Rückenmarksstimulation	340
Neue Medikamente für intraspinale Medikamenten-Infusionssysteme	340

Anhang — 343

Stichwortverzeichnis — 349

Einleitung

»Mein Rücken!!!« Wenn Ihnen dieser Aufschrei bekannt vorkommt, wenn Sie erleben mussten, dass Ihr Rücken häufiger schmerzt, ist dieses Buch genau richtig für Sie. Rückenschmerzen sind ein weit verbreitetes Problem, beinahe jeder macht irgendwann in seinem Leben Bekanntschaft damit.

Wir wissen, wie belastend Rückensschmerzen sein können – viele unserer Patienten leiden unter chronischen Rückenbeschwerden, bei anderen lässt sich ein Autounfall oder andere Traumen als Ursache ausmachen. Rückenschmerzen können viele »Gesichter« haben. In diesem Buch lernen Sie verschiedene Wege kennen, mit den Schmerzen klarzukommen, damit umzugehen und sie gar zu überwinden.

Wir wissen auch, dass Schmerzen Ängste auslösen können. Die Angst, sich zu bewegen und dadurch noch größeren Schaden anzurichten, die Befangenheit vor komplizierten Diagnoseverfahren und -geräten mit schier unaussprechlichen Namen, die Furcht, nie wieder gesund zu werden. Dieses Buch soll Ihnen helfen, als mündiger, aufgeklärter Patient mit *Ihrem* Rücken umzugehen und medizinische Vorgehensweisen und Verfahren zu verstehen.

Über dieses Buch

Bei unserer Arbeit betrachten wir den Patienten als ganzen Menschen und schauen uns alle Faktoren und Lebensumstände an, die zu Rückenschmerzen oder einer erhöhten Anfälligkeit für Rückenschmerzen führen können. Unser Ansatz ist multidisziplinär, wir kombinieren häufig Behandlungs- und Untersuchungsmethoden verschiedener Disziplinen (wie Krankengymnastik, Physiotherapie, Akupunktur und medikamentöse Schmerztherapie). Wir glauben, dass Rückenschmerzen auf ein erträgliches Maß reduziert werden können und dass Operationen in den meisten Fällen vermeidbar sind.

Wir betrachten körperliche und emotionale Ursachen für Rückenschmerzen. Wir suchen nach Wegen, wie Sie mit Schmerzen umgehen und sie mindern können, sei es durch an und für sich selbstverständliche Maßnahmen wie Sport und Bewegung in Eigenregie, bis hin zu Nervenblockaden oder potenten Medikamenten aus der Hand qualifizierter Spezialisten, durch das eigenständige Erlernen von Entspannungstechniken a là Yoga oder durch professionell angeleitete Imaginationstechniken aus dem Bereich der Verhaltensmedizin. Wir stellen übliche Behandlungsmethoden und häufige Diagnosen vor und wir beschäftigen uns mit der Frage, wie Rückenschmerzen Ihr tägliches Leben beeinflussen.

Rückenschmerzen für Dummies ist sehr übersichtlich aufgebaut. Als Erstes finden Sie grundsätzliche Informationen (wie eine Übersicht über Rückenschmerzen und den Aufbau des Rückens) und dann spezielle Informationen zu einzelnen Themen wie konventionelle und komplementärmedizinische Behandlungsmethoden und Reha-Maßnahmen. Das Buch steckt voller Tipps. Sie finden viele Beispiele aus unserer Praxis von Patienten, die ihre Rückenschmerzen überwinden konnten. Wir erklären alle Grundlagen, Untersuchungen und Behandlungsmethoden. Und wenn wir medizinische Fachausdrücke benutzen, wurde dafür gesorgt, dass sie verständlich erklärt werden.

Dieses Buch hilft Ihnen, die bestmögliche Behandlung zu erhalten und den bestmöglichen Heilungserfolg zu erzielen. Hier finden Sie wichtige Fragen, die Sie Ihrem Arzt oder Ihrer Ärztin stellen sollten. Wir bereiten Sie auf die Gespräche in der Praxis oder Klinik vor. Nie wieder werden Sie hilflos dasitzen, während Ihr Arzt oder Ihre Ärztin Ihnen unverständliche Vorträge hält. Es geht um *Ihren* Rücken, um *Ihre* Gesundheit.

Törichte Annahmen über den Leser

Während wir dieses Buch geschrieben haben, entwickelten wir unsere eigenen Vorstellungen über Sie, unsere Leser und Leserinnen:

- ✔ Sie oder jemand, der Ihnen nahe steht, leidet gelegentlich, häufig oder chronisch unter Rückenschmerzen.
- ✔ Sie möchten mehr über Rückenschmerzen und verschiedene Behandlungsmethoden wissen.
- ✔ Sie haben frustrierende Erfahrungen mit den – fehlenden – Informationen über Ärzte, Krankenhäuser oder andere medizinische Einrichtungen gemacht.
- ✔ Sie möchten fundierte Entscheidungen zu vorgeschlagenen Untersuchungs- oder Behandlungsmethoden treffen können. Dafür brauchen Sie verständliche Informationen.
- ✔ Sie interessieren sich dafür, welche emotionalen Dimensionen das Thema Rückenschmerz hat.
- ✔ Sie möchten sich einfach besser fühlen.
- ✔ Sie lieben Schokoladeneis. (Ob Sie Schokoladeneis wirklich mögen, spielt hier noch keine Rolle, wir wollen nur nicht gleich zu Anfang gar so ernst werden! Aber wir werden auf das Schokoladeneis später noch mehrfach zurückkommen.)

Wie Sie dieses Buch lesen können

Sie müssen dieses Buch nicht von vorne nach hinten durcharbeiten. Sie können anfangen, wo Sie möchten, und lesen, was Sie interessiert oder betrifft. Das Buch besteht aus Modulen, Sie können in der Mitte anfangen und dann zum ersten Kapitel springen, und Sie werden trotzdem alles Wichtige finden. Auch wenn Sie alle Kapitel in beliebiger Reihenfolge lesen, werden Sie alles verstehen. Dieses Buch ist gespickt mit Querverweisen, so dass Sie immer wissen, wo Sie weitere Informationen zu einem Thema oder Stichwort finden.

Wenn Sie zu den Menschen gehören, die ein Buch lieber von der ersten bis zur letzten Seite durchlesen, können Sie auch das tun. Die einzelnen Kapitel sind logisch aufeinander aufgebaut. Rückenschmerzen sind zwar ein spannendes Thema, erwarten Sie aber bitte trotzdem nicht einen Krimi von uns. Und entsprechend sind auch nicht alle Informationen für jeden Leser und jede Leserin wichtig.

➤ *Einleitung*

Wie dieses Buch aufgebaut ist

Erinnern Sie sich noch an Ihre Schulzeit, in der Sie Texte gliedern mussten? Genauso ist es bei uns: Wir haben das Thema Rückenschmerzen in Teile unterteilt. Jeder Teil behandelt ein großes Gebiet zum Thema Rückenschmerzen. Die Teile sind in Kapitel unterteilt, die sich mit jeweils einem spezifischen Aspekt dieses Themas beschäftigen. Die Kapitel sind mit Überschriften in einzelne Abschnitte gegliedert und manchmal unterteilen wir sogar die Abschnitte in Unterabschnitte. Unsere Lehrer wären stolz auf uns gewesen!

Teil I: Grundlegendes zum Thema Rücken

Rückenschmerzen sind weit verbreitet, das wird Ihnen klar sein, wenn Sie diesen Teil gelesen haben. Wir schauen uns die Anatomie, das heißt den Aufbau der Wirbelsäule an und forschen nach den Ursachen von Rückenschmerzen. Schließlich beantworten wir die Fragen, ab wann Rückenschmerzen behandelt werden sollten und wie Sie einen guten und kompetenten Arzt finden können.

Teil II: Herkömmliche Behandlungsmethoden

In diesem Teil stellen wir verschiedene konventionelle, schulmedizinische Behandlungsmethoden vor. Wir besprechen, welche Behandlungsmethoden Sie sinnvoll zu Hause durchführen können und wann Sie besser zum Arzt gehen sollten.

Wir möchten Ihnen alles an die Hand geben, damit Sie verantwortungsvoll über den weiteren Verlauf Ihrer Behandlung mitentscheiden können. Es gibt viele Behandlungsverfahren bei Rückenschmerzen – wir stellen sie in diesem Teil vor. Ein Kapitel ist Rückenoperationen gewidmet, hier finden Sie Tipps, wie Sie einen vertrauenswürdigen Chirurgen finden können. Am Ende dieses Teils werden Sie alles Notwendige wissen, um sich für eine Behandlungsmethode entscheiden zu können.

Teil III: Komplementärmedizin – ein Weg für Sie?

Wenn Sie einen guten Finanzberater haben oder als Kind viel Mensch-ärgere-dich-nicht gespielt haben, wissen Sie, dass es von Nachteil sein kann, alles auf eine Karte zu setzen. Daher stellen wir in diesem Teil Behandlungsmethoden vor, die mit gängigen Behandlungsmethoden kombiniert werden können. Als Beispiele seien hier genannt:

- ✔ Akupunktur
- ✔ Körperarbeit
- ✔ Magnetfeldtherapie
- ✔ Bioresonanztherapie
- ✔ Physikalische Therapie
- ✔ Yoga

Wir beschäftigen uns mit der Verbindung von Körper und Geist und wie Sie diese nutzen können, um mit Ihren Schmerzen zurechtzukommen. Kein Buch über Rückenschmerzen wäre vollständig ohne ein Kapitel über die Manuelle Medizin, also finden Sie ein solches auch bei uns. Wir helfen Ihnen, gute Therapeuten von schlechten zu unterscheiden – es gibt Scharlatane, die Wunderheilungen versprechen, manchmal haben Sie nach der Behandlung mehr Schmerzen als zuvor.

Teil IV: Rehabilitation

Hier ist Mitarbeit angesagt. Wir besprechen Behandlungsmethoden und spezielle Übungen, die Ihr Arzt oder Ihre Ärztin empfehlen. In diesem Teil finden Sie jede Menge Tipps und Tricks, damit Sie schneller wieder in Gang kommen. Sie können ein eigenes Übungsprogramm, individuell zugeschnitten auf Sie, zusammenstellen. Und schließlich stellen wir Ihnen Produkte vor, mit denen Sie sich und Ihrem Rücken den Alltag erleichtern können.

Teil V: Zurück in den Alltag: Arbeit, Freizeit, Sexleben

Sie können sich nicht vorstellen, was Sie in diesem Teil finden werden. Nein, im Ernst, ein schmerzender Rücken kann Ihr ganzes Leben beeinflussen. Und diese Erfahrung kann, auch nach überstandenem Schmerz, so beängstigend sein, dass Sie sich kaum trauen, Ihr normales Leben wieder aufzunehmen. Hier zeigen wir Ihnen, wie Sie Schmerzattacken vorbeugen können und langsam wieder zur Arbeit und zu anderen Aktivitäten zurückkehren können – ohne Angst vor einem Rückfall haben zu müssen.

Teil VI: Der Top-Ten-Teil

Alle Bücher der ... für Dummies-Reihe enthalten einen solchen Top-Ten-Teil. Die Kapitel in diesem Teil präsentieren Informationen in mundgerechten Häppchen. Jeweils zehn (okay, ungefähr zehn, Dummies sehen das nicht so eng!) aus folgenden Themenbereichen:

- ✔ Häufig gestellte Fragen zum Thema Rückenschmerzen
- ✔ Wege zu einem funktionsfähigen Rücken
- ✔ Gründe, einen Arzt aufzusuchen
- ✔ Tipps für eine erfolgreiche Zusammenarbeit mit Ihrem Arzt
- ✔ Umstrittene Themen rund um Rückenschmerzen

Am Schluss finden Sie noch einen Anhang mit zahlreichen Adressen von Organisationen, die Informationen zum Thema anbieten. Viele von ihnen finden Sie im Internet.

Symbole, die in diesem Buch verwendet werden

Einige Abschnitte sind mit Symbolen gekennzeichnet. Hier finden Sie Informationen, die interessant für Sie sein könnten oder Hintergründe erkunden. Wir benutzen folgende Symbole:

 Hier finden Sie Symptome oder Umstände, bei denen Sie rasch Kontakt mit Ihrem Arzt oder Ihrer Ärztin aufnehmen sollten.

 Hin und wieder liefern wir auch Informationen, die spezieller oder ausführlicher sind. Wenn Sie sich sehr für ein Thema interessieren, lesen Sie hier weiter, ansonsten überspringen Sie einfach diesen Abschnitt.

 Sie sind keineswegs allein, wenn Ihre Rückenschmerzen Ihnen manchmal Angst machen. In diesen Abschnitten finden Sie Tipps zum Stressabbau und Ideen, die Ihre Genesung unterstützen oder Ihnen helfen, sich selbst zu motivieren.

 Diese Informationen sollten Sie nicht vergessen!

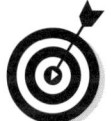 Wir geben unseren Patienten viele Tipps, wie sie mit ihren Schmerzen umgehen können und wie sie mit medizinischem Personal besser kommunizieren können. Davon sollen auch Sie profitieren – lesen Sie deshalb die Abschnitte, die mit diesem Symbol gekennzeichnet sind.

 Die Bombe bedeutet: Achtung! Hier finden Sie Hinweise auf Verhaltensweisen, die Sie unterlassen sollten, und Informationen zu Symptomen, die Sie nicht ignorieren dürfen. Übergehen Sie diese Hinweise nicht!

Wie es weitergeht

Den ersten Schritt, sich selbst zu helfen, haben Sie schon gewagt: Sie haben dieses Buch gekauft! Ebenso wie Sie sich für eine passende Behandlungsmethode entscheiden können, können Sie sich bei diesem Buch aussuchen, wo Sie anfangen möchten zu lesen. Werfen Sie einen Blick ins Inhaltsverzeichnis und suchen Sie sich ein Thema aus, das Sie interessiert. Der erste Schritt zu einem Leben mit weniger Schmerzen!

Teil I

Grundlegendes zum Thema Rücken

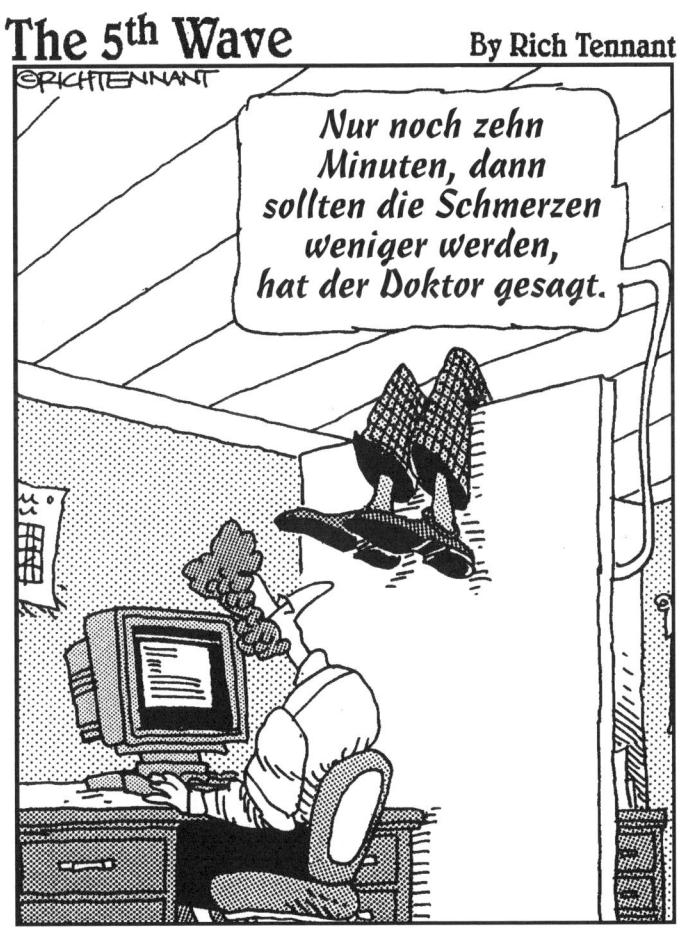

In diesem Teil ...

Sie sind nicht allein.

Rückenschmerzen können als eigenes Versagen wahrgenommen werden. Vielleicht fühlen Sie sich isoliert und allein gelassen – von Ihren Freunden, Ihren Kollegen, ja vielleicht sogar von der eigenen Familie. In diesem Teil werden Sie erfahren, wie verbreitet Rückenschmerzen sind. Nahezu jeder Mensch leidet in seinem Leben einmal darunter. Außerdem möchten wir Ihnen einen Überblick über die Anatomie der Wirbelsäule geben. Nur so können Sie die Ursachen des Schmerzes verstehen.

Autsch! Das Problem Rückenschmerzen

In diesem Kapitel

▸ Das kleine »Wer, Was, Wann, Wo und Warum«-Rückenschmerzbrevier

▸ Eine erfolgreiche Behandlung finden

▸ Eine Kombination traditioneller und neuer Behandlungsmethoden

---

*W*enn Sie sich nicht gerade für das Thema Rückenschmerzen wie andere Leute für den Sonntagabend-Krimi im Fernsehen interessieren, dann lesen Sie dieses Buch wahrscheinlich, weil Sie selbst unter Rückenschmerzen leiden oder jemand, der Ihnen nahe steht. Zu versuchen, die richtige Behandlung zu finden, kann frustrierend sein. Außerdem gibt Ihnen jeder gute Tipps, die Ihnen nicht weiterhelfen: Ihre Schwiegermutter schwört auf ihre Krankengymnastin, Ihr Sohn meldet Sie zum Yoga-Kurs an und Ihre Chefin empfiehlt den Chirurgen mit den goldenen Händen, der ihr sehr geholfen hat.

Sie bekommen mehr Ratschläge, als Sie haben möchten, und die meisten auch noch ungefragt. Das Folgende sollte Ihnen bekannt vorkommen:

✔ Heb die schwere Kiste nicht hoch, ohne dabei die Knie zu beugen. Sonst überlastest du deine Lendenwirbelsäule.

✔ Tennis ist Gift für den Rücken, du verrenkst dir garantiert die Wirbelsäule.

✔ Du hast einen kranken Rücken. Stundenlang im Kino zu sitzen ist nichts für dich. Bleib lieber zu Hause und ruh dich aus, wir erzählen dir hinterher, wie der Film war.

Obwohl Rückenschmerzen so weit verbreitet sind, herrscht sowohl unter Patienten als auch unter Therapeuten viel Verwirrung, wie die Beispiele oben zeigen. Wenn Sie sich schon intensiver mit der Suche nach geeigneten Behandlungsmöglichkeiten beschäftigt haben, kennen Sie die verwirrende Vielfalt an Ratschlägen und Behandlungsansätzen. Zwei wichtige Gründe spielen hier eine Rolle:

✔ In den meisten Fällen ist die genaue Ursache der Rückenschmerzen unbekannt.

✔ Über Diagnoseverfahren und Behandlungsmethoden herrscht weitgehende Uneinigkeit.

Diese beiden Probleme führen dazu, dass sehr unterschiedliche Diagnoseverfahren und Therapien vorgeschlagen werden. Oft entsteht sogar der Eindruck, je mehr man sich mit dem Thema beschäftigt, umso verwirrender und widersprüchlicher werden die Empfehlungen.

Als Betroffener sind Sie von dieser Vielfalt an Informationen und Empfehlungen überfordert. Aber das Kapitel 1 hilft Ihnen! Zunächst erklären wir, was Rückenschmerzen sind, wie sie entstehen und wie sie behandelt werden können. Und am Ende dieses Kapitels werden Sie einiges klarer sehen!

Was sind Rückenschmerzen?

»Eine einfache Frage!«, denken Sie. »Schmerzen im Rücken natürlich!« Aber vielleicht haben Sie auch selbst schon einmal die Erfahrung gemacht, dass Rückenschmerzen beziehungsweise Rückenprobleme eine ganze Reihe von unterschiedlichen Symptomen mit sich bringen können.

 Vielleicht ist Ihnen aufgefallen, dass wir gerade zwei unterschiedliche Ausdrücke für die vermeintlich gleiche Sache verwenden: Rückenschmerzen und Rückenprobleme. Rückenprobleme können beispielsweise Schmerzen in den Beinen verursachen, während im Rücken keine Schmerzen zu spüren sind.

Wenn Sie unter Rückenschmerzen oder Rückenproblemen leiden, kennen Sie möglicherweise einige der folgenden Symptome:

- ✔ Atemraubende, brennende, stechende, dumpfe, lähmende oder ziehende Schmerzen
- ✔ Schmerzen, die in einem oder beiden Beinen nach unten ziehen, wobei nur wenig Schmerzen im unteren Rücken selbst zu verspüren sind
- ✔ Taubheit oder Kribbeln oder andere Missempfindungen in den Beinen
- ✔ Schmerzen im unteren Rücken und in den Beinen, die nur bei bestimmten Körperhaltungen auftreten
- ✔ Schlafprobleme, Depressionen, Ängste, nächtliche Schweißausbrüche und ausgeprägte Müdigkeitsgefühle
- ✔ Umherwandernde Schmerzen, die auch im Rücken auftreten können
- ✔ Schmerzen, die durch Stress oder Kummer oder beides verursacht oder verstärkt werden

Das sind nur einige Beispiele dafür, wie sich Rückenprobleme äußern können. Sie müssen wissen, unter welcher Form von Rückenproblemen Sie leiden (Details in Kapitel 3), um eine bestimmte Behandlungsmethode beurteilen zu können. Nur so können Sie als mündiger Patient an Ihrer Genesung mitarbeiten.

Wer leidet unter Rückenschmerzen?

Rückenschmerzen sind so verbreitet, dass sie von vielen Ärzten als normaler Bestandteil des Lebens angesehen werden müssen, genauso wie Erkältungen. Als Mensch mit Rückenbeschwerden sind Sie keineswegs allein:

- ✔ Mehr als 80 Prozent der Bevölkerung leiden mindestens einmal in ihrem Leben unter Rückenschmerzen.
- ✔ Rückenschmerzen sind nach Erkältungen der häufigste Anlass für einen Arztbesuch und nach Geburten der häufigste Grund für einen stationären Aufenthalt im Krankenhaus.

1 ➤ Autsch! Das Problem Rückenschmerzen

✔ Nahezu 50 Prozent der erwachsenen Bevölkerung leidet einmal jährlich oder häufiger unter Rückenschmerzen.

✔ In den Deutschland entstehen jährlich durch Rückenschmerzen um die 30 Mrd. Euro Kosten im Gesundheitswesen.

Wodurch werden Rückenschmerzen verursacht?

In Kapitel 3 gehen wir ausführlich auf die verschiedenen medizinischen Gründe für Rückenschmerzen ein. In der westlichen Welt wird die Liste der möglichen Ursachen für Rückenschmerzen immer länger. Hier möchten wir nur einige gängige Ursachen vorstellen.

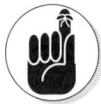

Ein Punkt, der häufig übersehen wird, ist sehr wichtig: Wenn Sie auf der Suche nach den möglichen Ursachen Ihrer Rückenschmerzen sind, vergessen Sie nicht, dass Rückenschmerzen physische und emotionale Ursachen haben. Wenn Sie eines von beidem vernachlässigen, werden Sie weniger Erfolg bei der Behandlung Ihrer Rückenschmerzen haben. In Kapitel 3 beschäftigen wir uns ausführlich mit Schmerz und Schmerzempfindung.

Die meisten Rückenschmerzen entstehen aufgrund von Veränderungen an Muskeln oder Bändern oder aufgrund von Störungen des Zusammenspiels von Muskeln und Bändern. Genauso wie andere Gewebe des Körpers können Muskeln und Bänder verletzt, gereizt oder geschwächt werden und verursachen dann Schmerzen.

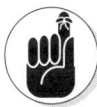

Einer der wichtigsten Punkte bei der Diskussion über Ursachen von Rückenschmerzen ist, dass in den meisten Fällen die Ursache für den Schmerz nicht genau bestimmt werden kann. Trotzdem können die Rückenprobleme gemeistert werden. Also: Kein Grund, den Mut zu verlieren!

Ein anderer häufiger Grund für Rückenprobleme (oft kombiniert mit einem Schmerz entlang eines Beines oder beider Beine) sind Veränderungen einer oder mehrerer Bandscheiben. Zwei häufige Bandscheibenveränderungen sind die Vorwölbung (Bandscheibenprotrusion) oder der Vorfall (Bandscheibenprolaps). Wie in Kapitel 2 erklärt wird, liegen die Bandscheiben wie Stoßdämpfer zwischen den einzelnen Knochen der Wirbelsäule, den Wirbeln. Probleme treten dann auf, wenn Teile der Bandscheibe sich entweder vorwölben oder regelrecht vorfallen und dadurch auf Nerven drücken. Schon eine geringgradige Einschränkung des Platzes für einen Nerv kann Beschwerden verursachen. (Irritierte oder durch Druck der Bandscheibe komprimierte Nerven können Beschwerden in den Beinen verursachen.)

Der Teil der Bandscheibe, der sich vorwölbt oder vorfällt, ist der so genannte Nucleus pulposus. Normalerweise wird er von einem faserartigen Ring umschlossen und bleibt dadurch in der richtigen Lage.

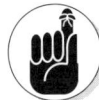

Ein wirklich wichtiger Grund für Rückenschmerzen, der unserer Meinung nach von Ärzten häufig nicht in die Überlegungen mit einbezogen wird, ist Stress. In diesem Fall tritt der Schmerz bei emotional fordernden Erlebnissen auf oder wird durch sie verstärkt. Bewusster oder unbewusster Stress führt zu einer schmerzhaften Anspannung der Rückenmuskulatur. Solch emotionaler Stress wird auch das Ausmaß der Schmerzen bei einer anderen vorliegenden Rückenproblematik, beispielsweise einer Bandscheibenprotrusion, erhöhen. Daraus folgt, dass es wichtig ist, von Anfang an sowohl den physischen als auch den psychischen Aspekten von Rückenschmerzen auf den Grund zu gehen.

Die Behandlung von Rückenschmerzen

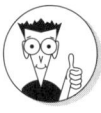

Glauben Sie uns: Rückenschmerzen sind therapierbar und eine erfolgreiche Behandlung ist möglich. Wenn Sie sich also gerade mit verschiedenen Behandlungsmethoden beschäftigen, verzweifeln Sie nicht. Sammeln Sie Informationen über verschiedene Therapeuten und Therapieverfahren und lernen Sie mit uns, warum ein sinnvolles Therapiekonzept verschiedene Disziplinen der Medizin mit einbezieht.

Meine Rückenschmerzen können gelindert werden, oder?

Obwohl Rückenprobleme sehr häufig sind, gibt es eine gute Nachricht: Viele Rückenprobleme verschwinden wieder. Sowohl mit Behandlung als auch ohne ist die Prognose meist sehr gut.

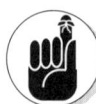

Die Tatsache, dass Rückenschmerzen auch von allein ausheilen können, macht es schwierig, den Erfolg einer bestimmten Behandlungsmethode zu bestimmen.

Aber auch trotz der Heilungsfähigkeit des Körpergewebes machen viele Rückenschmerzenpatienten die Erfahrung, dass der Schmerz anhält, stärker wird oder immer wieder auftritt. Die Tatsache, dass Sie dieses Buch lesen, macht es wahrscheinlich, dass Ihre Rückenschmerzen nicht ohne Behandlung besser geworden sind. Einer der folgenden Punkte könnte daher auf Sie zutreffen:

- ✔ Über Jahre hinweg immer wieder auftretende Rückenschmerzen
- ✔ Chronische Rückenschmerzen, die mehr als drei Monate anhalten
- ✔ Rückenprobleme mit einer Empfehlung zur Operation
- ✔ Nach einer Bandscheibenoperation anhaltende Rückenschmerzen oder Schmerzen in den Beinen

Diese Arten von Rückenschmerzen verschwinden nicht von selbst und können im Laufe der Zeit stärker werden. Das ist für Sie und Ihre Angehörigen entmutigend und frustrierend. Wichtige Voraussetzung zur Heilung ist es, genau zu wissen, unter was für einer Form von Rückenproblemen Sie leiden.

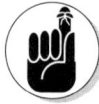

Das richtige Timing verschiedener Behandlungsmethoden, egal ob konventionell oder ganzheitlich (was auch immer darunter zu verstehen ist), ist oft entscheidend für den Erfolg einer Therapie. Beispielsweise kann eine Kombination aus physikalischen Maßnahmen (wie Wärme- oder Kältebehandlungen und Elektrostimulation) in Kombination mit Krankengymnastik und Akupunktur sehr erfolgreich sein, wenn diese Behandlungen nicht nacheinander, sondern ergänzend durchgeführt werden. Liegen aber zum Beispiel psychische Gründe vor, die eine Therapiebereitschaft in Frage stellen, dann wird auch das beste Timing und die umfassendste Behandlung mit egal welchen Methoden scheitern.

Eine Kombination verschiedener Behandlungsmethoden ist auch dann sinnvoll, wenn eine Operation empfehlenswert ist. Der Erfolg einer chirurgischen Behandlung ist von einer Vielzahl von Faktoren abhängig. Es gibt Rückenprobleme, bei denen eine Operation medizinisch indiziert ist. Sie ist erfolgreicher, wenn sie von anderen Maßnahmen begleitet wird. Beispiele sind psychologische Betreuung vor der Operation (Entspannungstechniken, Identifizierung unnötiger Stressfaktoren, gute Aufklärung über die Operationstechnik und positive Einstellung zur Operation), die Gewissheit einer optimalen postoperativen Schmerztherapie und die Aussicht auf eine geeignete multimodale Reha-Maßnahme im Anschluss an die postoperative Nachsorge. Eine solche Anschluss-Heilbehandlung besteht vor allem aus aktivierenden Übungen und gezielter Krankengymnastik, psychologischer Motivation und Unterstützung und weiteren ergänzenden Behandlungen. (In Kapitel 8 finden Sie Informationen über die psychologische Vorbereitung einer Operation und in Kapitel 12 und Kapitel 14 Informationen über die postoperative Rehabilitation.)

Wer kann mich behandeln?

Viele Therapeuten bieten die Behandlung von Rückenschmerzen mit mehr oder weniger wissenschaftlich gesicherten Methoden an. Der Komplex »Rückenschmerzen/Rückenprobleme« berührt viele verschiedene medizinisch-psychologische Fachgebiete. Die gängigsten Verfahren wollen wir Ihnen hier vorstellen. Die Fachgebiete sind alphabetisch geordnet. Die Reihenfolge bedeutet nicht, dass Sie diese Spezialisten nacheinander aufsuchen sollten. Wir empfehlen zunächst unbedingt, den Hausarzt aufzusuchen und sich von ihm, wenn das notwendig ist, an einen Spezialisten überweisen zu lassen. (In Kapitel 4 werden die verschiedenen Fachgebiete noch ausführlicher dargestellt.)

- ✔ **Allgemeinmedizin und Innere Medizin:** Ärzte und Ärztinnen dieser Fachrichtung sind für die Behandlung von Rückenproblemen nicht speziell ausgebildet, aber sie sind häufig die ersten, die von Ihren Rückenproblemen erfahren. Da viele Rückenprobleme ohne Behandlung oder mit wenig Behandlung ausheilen, ist die Hausarztpraxis eine gute erste Anlaufstelle. Hausärzte und Internisten mit Hausarzt-Funktion sind die »Generalisten« der Medizin. Sie verfügen sowohl über die notwendige Ausbildung als auch die geeignete Praxis-Ausstattung, um leichtere Rückenschmerzen gut zu behandeln. Wenn die akuten Rückenschmerzen bestehen bleiben oder sich episodisch wiederholen, wird Ihr Hausarzt oder Ihre Hausärztin Sie wahrscheinlich an einen Spezialisten überweisen.

- ✔ **Anästhesiologie:** Diese Fachrichtung war ursprünglich nahezu ausschließlich im Krankenhaus für Narkosen oder örtliche Betäubungen im Umfeld von Operationen zuständig. Von der Ausbildung her beschäftigen sich Anästhesisten neben der Lebenserhaltung im OP beziehungsweise in der Rettungs- und Intensivmedizin vor allem mit der Verringerung oder Ausschaltung von Schmerzen. Historisch gesehen entstammen dieser Fachgruppe die Väter der modernen Schmerztherapie. Ein Anästhesist kann sich neben seiner Haupttätigkeit als Narkose-Arzt vor allem auf die Behandlung von Schmerzen spezialisieren. Das therapeutische Spektrum der Anästhesisten erstreckt sich von der Verordnung von Schmerzmitteln jeden Typs über Nervenblockaden (gezielte Betäubung einzelner Nervenbahnen durch Lokalanästhetika) bis hin zu ausgefeilten multimodalen Therapiekonzepten bei bestehender chronischer Schmerzerkrankung. Die Anästhesie, auf Deutsch Schmerzunempfindlichkeit, war und ist die Voraussetzung für nahezu alle chirurgischen Eingriffe. Inzwischen gibt es ausgereifte Konzepte, um die Methoden dieser Disziplin auch außerhalb der OP-Räume therapeutisch nutzen zu können. In den Kapiteln 7 und 23 finden Sie weitere Informationen zur Schmerzbehandlung mit Analgetika (schmerzstillende oder -mindernde Medikamente) und Anästhetika (lokale oder zentrale Betäubungsmittel).

- ✔ **Chiropraktik oder auch Manuelle Medizin:** Diese Verfahren zur Diagnose und Therapie beruhen auf der Vorstellung, dass eine abnorme Funktion des Nervensystems Rückenprobleme verursacht. Chiropraktiker oder Manual-Mediziner versuchen durch die händische Manipulation verschiedener Körperteile, insbesondere der Wirbelsäule, die normalen Körperfunktionen wiederherzustellen. Sie wenden neben bestimmten Grifftechniken auch Massagen, physikalische Therapien, Diäten oder Vitamintherapie an. Anders als Allgemeinmedizin, Innere Medizin oder Anästhesiologie ist Chiropraktik oder die Manuelle Medizin kein eigenes medizinisches Fachgebiet. Sie steht als zusätzliches Weiterbildungsangebot den meisten medizinischen Fachgebieten offen.

- ✔ **Krankengymnastik beziehungsweise Physiotherapie:** Krankengymnasten oder Physiotherapeuten arbeiten im Bereich der Rehabilitation aller körperlicher Funktionen. Sie sind auf die Behandlung von Muskel- und Skelettproblemen besonders spezialisiert. Gezielte Physiotherapie wird häufig nach Verletzungen, Unfällen oder Operationen durch Fachärzte verordnet. Primäre Aufgabe der Physiotherapeuten ist die Aktivierung von Patienten. Sie sollen durch gezielte Übungen vor allem immobile Skelettsysteme wieder »in Gang« bringen und angstfrei an die normale Beanspruchung heranführen. Neben den Schwerpunkten Muskelaufbau und Verbesserung der Beweglichkeit haben in den letzten Jahren vor allem Entspannungstechniken und kognitive Übungen zur Funktionskontrolle der Muskelgruppen an Bedeutung gewonnen. Viele Physiotherapeuten sind neben der Behandlung von Rückenproblemen aller Art mit teils sehr unterschiedlichen Behandlungsmethoden inzwischen auch auf die Prävention von Rückenschmerzen mittels so genannter Rückenschulen spezialisiert. Krankengymnasten beziehungsweise Physiotherapeuten gehören dem so genannten »paramedizinischen Bereich« an, das heißt, sie sind als Nicht-Ärzte an die Anweisungen des verordnenden Arztes gebunden.

- ✔ **Neurochirurgie:** Der Schwerpunkt dieses Fachgebiets liegt in der operativen Behandlung von Erkrankungen beziehungsweise Schädigungen des Nervensystems. Neurochirurgen werden beispielsweise tätig, wenn Tumoren des Gehirns entfernt werden müssen oder nach schweren Unfällen verletzte Nerven zu versorgen sind. Außerdem findet man Spezialisten, die sich hauptsächlich mit Operationen im Bereich der Wirbelsäule beschäftigen (siehe Kapitel 8 über Wirbelsäulenoperationen). In den letzten Jahren haben sich einige Neurochirurgen ebenfalls in der Schmerztherapie etabliert. Ihr Spektrum liegt hier vor allem in den invasiven beziehungsweise operativen Techniken wie etwa der Implantation von Nervenstimulatoren oder Medikamentenpumpen. Auch die rückenmarksnahe Anwendung von starken Opiaten gehört zum schmerztherapeutischen Schwerpunkt der Neurochirurgen.

- ✔ **Neurologie:** Diese Fachärzte diagnostizieren und behandeln Erkrankungen des Nervensystems, allerdings nicht chirurgisch wie die Neurochirurgen, sondern konservativ-medikamentös. Der Schwerpunkt der Neurologen liegt aber eindeutig auf der Diagnostik. Die meisten Menschen mit einer Rückenproblematik werden von Ihrem Hausarzt immer dann eine Überweisung zum Neurologen erhalten, wenn es festzustellen gilt, in wieweit ein Nerv durch eine Kompression geschädigt ist, ob Missempfindungen in den Beinen auf solche Nervenkompressionen zurückzuführen sind oder ob sogar Lähmungen drohen.

- ✔ **Orthopädische Chirurgie:** Hier liegt der Schwerpunkt auf der chirurgischen Behandlung von Erkrankungen des Skeletts. Knochenbrüche, das Einsetzen künstlicher Gelenke oder andere Gelenksoperationen gehören dazu. Einige orthopädische Chirurgen spezialisieren sich auf Operationen im Bereich der Wirbelsäule. Hier gehören vor allem die Versorgung von Bandscheibenschäden aller Art und Versteifungsoperationen bei Instabilität der Wirbelsäule in mehreren Segmenten.

- ✔ **Osteopathie:** Dies ist ein manuelles Verfahren zur Diagnose und Therapie. Mit speziellen Griffen und Manipulationen werden Gelenke, Bänder und Muskeln im wahrsten Sinne des Wortes behandelt. Die Osteopathie ist erst in den letzten Jahren aus den USA und vor allem aus den Niederlanden nach Deutschland herübergeschwappt. Sie hat in vielen Elementen eine hohe Ähnlichkeit zur traditionellen Physiotherapie und zur Manuellen Medizin. Folgerichtig steht sie auch »am Markt« häufig in Konkurrenz zu diesen Disziplinen. Die gesetzlichen Krankenkassen erkennen diese Methode nicht an, so dass die Therapie in der Regel privat bezahlt werden muss. In diesem Zusammenhang finden Sie in den Kapiteln 10 und 13 Informationen zur Körperhaltung in Ruhe und Bewegung.

- ✔ **Schmerzpsychologie:** Die Schmerzpsychologie ist ein Zweig der klinischen Psychologie, der mit psychotherapeutischen Methoden Schmerzursachen diagnostiziert und behandelt. Beispiele sind das Aufdecken von Gedanken oder Gefühlen, die zum Beispiel Rückenschmerzen verstärken, das Üben von Entspannungstechniken und andere Techniken zum Umgang mit Schmerzen. Die Wurzeln moderner Schmerz-Psychotherapie liegen in den inzwischen schon klassischen Methoden der Verhaltenstherapie. Hier wird der an Rückenproblemen Leidende vor allem in seinem täglichen Konfliktfeld betrachtet und in Richtung Konfliktlösung geschult. Die Verhaltenstherapie ist also »lehrendes« Therapieangebot, aufgrund der klinischen Schwerpunkte hat sich aber auch der Begriff »Verhaltensmedizin« eingebürgert. (Weitere Informationen finden Sie in den Kapiteln 8, 12 und 23.)

Wie werden meine Rückenschmerzen behandelt?

Ihr Arzt oder Facharzt wird Ihnen möglicherweise empfehlen, eine der herkömmlichen Behandlungsmethoden auszuprobieren. Beispiele sind:

✔ **Physiotherapie:** Ihr Arzt verschreibt Ihnen vielleicht Phyiotherapie, die in seiner Praxis oder in einer Physiotherapiepraxis angeboten wird, beispielsweise Massagen, spezielle Übungen, Wärme- oder Kälteanwendungen, spezielle Manipulationen wie Weichteiltechniken oder Elektrostimulation.

✔ **Medikamente:** Eine Reihe von Medikamenten wird bei Rückenschmerzen angewendet, dazu gehören Schmerzmittel (Analgetika), Entzündungshemmer, Muskelrelaxantien, Antidepressiva und gegebenenfalls sogar Antikonvulsiva (das sind Medikamente, die ursprünglich zur Behandlung von Epilepsien entwickelt wurden). All diese Medikamente werden vom behandelnden Arzt unter Berücksichtigung der ganzen Krankengeschichte verschrieben, um gezielt in die aufgrund der Diagnose vermuteten Krankheitsmechanismen einzugreifen.

✔ **Korsetts, Bandagen, Halskrausen oder Stützbänder:** Sie schränken die Beweglichkeit ein, geben Halt und Unterstützung und korrigieren die Haltung (beispielsweise der Lendenwirbelsäule). Viele dieser Hilfsmittel sind ohne Verschreibung im Sanitätsfachhandel erhältlich. Andere sind Sonderanfertigungen oder nur mit einem Rezept erhältlich. Ihr Arzt sollte Ihnen immer die richtige Anwendung dieser Hilfsmittel zeigen (weitere Informationen in den Kapiteln 7 und 23). Nachteil dieser stabilisierenden Hilfsmittel ist, dass sich die Leistungsfähigkeit der darunter befindlichen Muskulatur zurückbildet. Daher finden diese Hilfsmittel in der modernen Rückenschmerztherapie, die vor allem auf die Kräftigung der Haltemuskulatur baut, nur in Notfällen Anwendung.

✔ **Krankengymnastik:** Krankengymnastik ist sicher eine der wichtigsten Behandlungsformen von Rückenproblemen. Es werden unterschiedliche Übungen zur Stabilisierung des Rückens, zum Muskelaufbau und zur Verbesserung der Haltung durchgeführt. Wir sprechen in Kapitel 14 ausführlich über dieses Thema.

✔ **Epidurale Injektion von Medikamenten:** Bestimmte Medikamente (üblicherweise Steroide oder Anästhetika, in seltenen Fällen auch potente Opioide) werden in einen bestimmten Bereich des Wirbelkanals injiziert, um Schmerzen und Missempfindungen auszuschalten. Diese Behandlungsmethode wird in den Kapiteln 7 und 23 vorgestellt.

✔ **Triggerpunkt-Infiltrationen:** Bei dieser Behandlungsmethode werden kleine Mengen eines Lokalanästhetikums in so genannte Triggerpunkte, das sind schmerzende Stellen in der Muskulatur, injiziert.

✔ **Schmerzmanagement:** Schmerzmanagement kann eine Reihe von Maßnahmen – Psychotherapie, Medikamente, gymnastische Übungen und das Arbeiten mit Familienmitgliedern – umfassen, um zu lernen, den Schmerz besser zu bewältigen. Der Arzt, der die Rückenprobleme hauptverantwortlich behandelt, wird die Kombination verschiedener Behandlungen empfehlen, aber Sie werden sich vielleicht entscheiden, selbst weitere Behandlungen zu ergänzen. Wir diskutieren das Thema Schmerzmanagement ausführlicher in den Kapiteln 3 und 12.

- ✔ **Stressmanagement und Körperhaltung:** Stressmanagement wie Entspannungsübungen, Yoga und Analysieren der eigenen Einstellung zum Thema Rücken kann helfen, Rückenprobleme zu lösen (weitere Informationen hierzu in Kapitel 11 und Kapitel 12). Auch die Verbesserung der Körperhaltung während der Arbeitszeit und im häuslichen Umfeld kann einen wichtigen Beitrag zur Behandlung leisten (siehe Kapitel 13).

Einige diagnostische und therapeutische Methoden werden als komplementärmedizinische, ganzheitliche oder alternative Heilmethoden bezeichnet. Sie werden in der Regel in Deutschland nicht an den Universitäten gelehrt. Wir glauben, dass diese komplementärmedizinischen Heilmethoden wichtig für die Behandlung von Rückenproblemen sind. Wir benutzen den Ausdruck »komplementärmedizinisch«, weil wir meinen, dieser Ausdruck beschreibt am besten, wie diese Behandlungsmethoden in den Therapieplan integriert werden sollten. Diese Methoden sollten *komplementär* und nicht *alternativ* zu anderen Behandlungsansätzen eingesetzt werden. Die Integration komplementärmedizinischer Methoden in einen schulmedizinischen oder konventionellen Behandlungsplan ist der einzig sichere Weg, beide Methoden anzuwenden. In Kapitel 9 diskutieren wir, wie Komplementärmedizin sicher angewendet werden kann. Hier einige Beispiele bekannter komplementärmedizinischer Methoden:

- ✔ **Akupunktur:** Eine alte chinesische Behandlungsmethode, bei der feine Nadeln an bestimmten Stellen des Körpers (Akupunkturpunkte) eingestochen werden. Erzielt werden Heilung oder Schmerzlinderung. In Kapitel 9 werden Einzelheiten diskutiert.

- ✔ **Chiropraxis:** Diese Behandlung beeinflusst das Nervensystem und die Regenerationsfähigkeit des Körpers durch eine Regulierung der Wirbelsäule und der Muskeln und Gelenke. Auch andere Behandlungsmethoden kommen hier zur Anwendung (siehe Kapitel 10).

- ✔ **Körperarbeit:** Behandlungen wie Massage, Weichteilbehandlungen, Bewusstseinsarbeit und Energiearbeit können die Körperstruktur und -funktion verbessern und Schmerzen reduzieren (siehe Kapitel 9).

- ✔ **Magnetfeldtherapie:** Hier wird der erkrankte Körperteil einem magnetischen Feld ausgesetzt. Seit langer Zeit werden Magneten heilende Eigenschaften zugeschrieben und sie werden heute vielfach zur Schmerzlinderung eingesetzt (siehe Kapitel 9 und Kapitel 23 für weitere Informationen).

- ✔ **Mentale Techniken:** Unterschiedliche mentale Techniken können die körpereigenen Heilkräfte mobilisieren und die Kontrolle über den Körper verstärken. Wir diskutieren einige dieser Techniken in Kapitel 12.

- ✔ **Phytotherapie:** Hier kommen Pflanzen als Heilkräuter zum Einsatz. Auch Schmerzen können durch Phytotherapeutika (Heilkräuter) gelindert werden (Details in Kapitel 9).

- ✔ **Yoga:** Yoga ist ein System aus bestimmten Körperübungen, Atemtechniken und Meditation, um das Befinden zu verbessern und die Gesundheit zu unterstützen. Wir sprechen in Kapitel 11 über Yoga und Rückenprobleme.

Wie wähle ich die richtigen Therapieformen für mich aus?

Eine *multimodaler Ansatz* bedeutet, dass unterschiedliche Therapieformen zur Behandlung eines Problems miteinander kombiniert werden. Forschungen zeigen, dass Rückenprobleme (insbesondere hartnäckige) sehr gut auf solche interdisziplinären Ansätze ansprechen, wenn die gewählte Kombination sinnvoll aus der Diagnostik abzuleiten ist und dann gezielt eingesetzt wird. Wenn die Behandlung mit einer einzelnen Methode (beispielsweise Krankengymnastik oder Medikamente) bei Ihnen keinen Effekt zeigt, sollten Sie vielleicht über eine multidisziplinäre Therapie nachdenken.

Es gibt verschiedene Wege, die Sie zu einer solchen Therapie führen. Zum Beispiel können Sie an einem angebotenen Schmerzprogramm teilnehmen. Hierbei stehen die einzelnen Behandlungsmethoden (wie physikalische Therapie, Medikamente, Psychotherapie etc.) fest und Sie erhalten ziemlich genau dieselbe Behandlung wie alle anderen Patienten auch. Diese Programme werden meist von einem medizinischen Direktor geleitet, der die einzelnen Behandlungen anordnet und kontrolliert. Diese Programme sind selten, meist teuer und in der Regel mit einem stationären oder teilstationären Aufenthalt in einer Klinik verbunden.

Andere multidisziplinäre Therapien sind weniger festgelegt und nicht einheitlich strukturiert. Es werden verschiedene Therapieformen für jeden einzelnen Patienten ausgewählt und angeordnet. In einigen Fällen hilft Ihnen Ihr Arzt, einen individuellen Therapieplan für Sie zu erstellen. Das bedeutet, er wählt mit Ihnen gemeinsam geeignete Therapieverfahren aus und hilft Ihnen, diese zu koordinieren.

Leider gibt es nicht sehr viele Ärzte, die einen multidisziplinären Ansatz aktiv verfolgen. Möglicherweise müssen Sie Ihr eigenes Programm selbst zusammenstellen und koordinieren. Das Ergebnis kann trotzdem sehr gut sein – aber Sie müssen mehr dafür tun. Die Informationen in diesem Buch sollen Ihnen helfen, eine Vorstellung von den unterschiedlichen Behandlungsmethoden, die angeboten werden, zu bekommen. Und es soll eine Hilfestellung für Sie bieten, die in Ihrem Fall passenden Behandlungsmethoden herauszufinden.

Ein multimodaler Ansatz kann beispielsweise so aussehen:

- ✔ **Medikamentöse Behandlung:** Ein multidisziplinärer Behandlungsplan sollte von Ihrem Hausarzt oder einem anderen geeigneten Facharzt überwacht werden. Er wird erforderliche Medikamente und andere therapeutische Maßnahmen verschreiben. (Dann können auch die meisten der entstehenden Kosten von Ihrer Krankenkasse übernommen werden.)
- ✔ **Physiotherapie:** Viele multidisziplinäre Behandlungspläne beinhalten Krankengymnastik. Hier wird insbesondere Wert auf die Stärkung der Muskulatur des unteren Rückens gelegt. Auch Wärme- oder Kälteanwendungen, Elektrostimulation oder Massagen können zum Einsatz kommen. Der Schwerpunkt wird aber auf der körperlichen Aktivierung liegen.
- ✔ **Komplementärmedizinische Verfahren:** Beispiele für Behandlungsmethoden, die häufig in multidisziplinäre Therapiepläne aufgenommen werden, sind Entspannungstechniken, Yoga und Akupunktur (siehe Kapitel 9, 11 und 12).

- ✔ **Stress- und Schmerzmanagement:** Ein Schmerzpsychologe kann Ihnen helfen, die Funktionen des Rückenschmerzes und die daraus resultierenden Mechanismen der Chronifizierung zu verstehen. Hier können Sie auch mehr darüber erfahren, welche Rolle Konflikte, Angst, Anspannung und Stress bei Ihren Rückenproblemen spielen.
- ✔ **Rückenschule:** In Rückenschulkursen lernen Sie, wie Sie Ihre Körperhaltung verbessern können. Außerdem erhalten Sie Hinweise, wie ein Arbeitsplatz rückenfreundlich gestaltet werden kann und wie Sie bestimmte körperliche Herausforderungen (Heben schwerer Lasten, Tragen von Gepäck etc.) meistern können, ohne Ihrem Rücken zu schaden.

Auch wenn ein einzelner Spezialist oft schöne Erfolge in der Behandlung eines Rückenproblems erzielen kann, ist nicht immer gewährleistet, dass alle Probleme in diesem Zusammenhang von einem Einzelnen adäquat bedacht und behandelt werden. Wenn Sie mit einem multidisziplinären Therapieplan arbeiten, können Sie den Nutzen aus verschiedenen Therapieformen ziehen und dadurch bessere Ergebnisse erreichen. Achten Sie aber immer darauf, dass sich alle angewendeten Methoden vernünftig aus der durchgeführten Diagnostik ableiten lassen. Denn nur so wird die Multimodalität sinnvoll.

Sobald eine Reihe von Verfahren rein spekulativ zum Einsatz kommt, muss man von Polypragmasie (viel hilft viel) reden. Solche objektiv sinnlosen Behandlungsanhäufungen sind nicht nur zum Scheitern verurteilt, sie schaden häufig auch, indem sie große Frustration auslösen und damit die Chronifizierung verstärken. Schlimmstenfalls führen sie gar zu Resignation, denn man hat ja eigentlich alles schon gemacht.

Die Wirbelsäule

In diesem Kapitel

- Der Aufbau der Wirbelsäule
- Die Funktion der Wirbelsäule
- Die einzelnen Abschnitte der Wirbelsäule und wie sie zusammen funktionieren

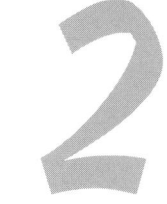

Dieses Kapitel zeigt Ihnen den Aufbau der Wirbelsäule und erklärt die Begriffe, die Ihr Arzt im Gespräch mit Ihnen verwendet.

Viele Ärzte benutzen im Patientengespräch Fachwörter, die kein medizinischer Laie verstehen kann. Da wird von »Skoliose mit Fixierung« gesprochen und der Patient meint, schwer erkrankt zu sein, dabei handelt es sich nur um eine leichte Krümmung der Wirbelsäule, unter der viele Menschen leiden.

Das medizinische Fachchinesisch zu verstehen hilft Ihnen

- ✔ bessere Fragen zu stellen,
- ✔ bessere Antworten zu bekommen,
- ✔ eine bessere Therapie zu bekommen,
- ✔ besser an der Therapie mitwirken zu können.

Wenn Sie anfangen, sich mit den verschiedenen Veränderungen der Wirbelsäule zu beschäftigen, könnten Sie vielleicht am »Medizinstudenten-Syndrom« erkranken und glauben, an jeder Krankheit zu leiden, über die Sie lesen. Dann ist das berühmte Halbwissen eher schädlich. Wir hatten tatsächlich Patienten, die glaubten, dass jedes noch so kleine Teilchen ihrer Wirbelsäule, von dem sie hörten, verletzt, verändert oder erkrankt sei.

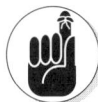

Denken Sie bitte an die fünf folgenden Punkte, wenn Sie dieses Kapitel lesen:

- ✔ **Starke Muskeln und Bänder unterstützen die Wirbelsäule und verleihen ihr mehr Halt.** Ihre Wirbelsäule ist sehr flexibel. Wenn Sie sich vor oder zurück beugen, wird Ihr Kopf mit einem Gewicht von etwa 5,5 bis 7 Kilogramm und Ihr Körper mit einem Gewicht von 40 bis 55 Kilogramm unterstützt. Ihr unterer Rücken hebt dabei eine Last von bis zu 21 Kilogramm pro Quadratzentimeter! Das ist ein ganz ordentliches Gewicht für ein paar Knochen, Muskeln und Bänder!

- ✔ **Normalerweise kann vom Arzt keine Veränderung der Struktur der Wirbelsäule festgestellt werden.** Meist ist die Struktur der Wirbelsäule völlig in Ordnung und Ihre Schmerzen gehen nicht auf eine lebensbedrohliche Erkrankung zurück und erfordern auch in der Regel keine Operation. Die meisten Schmerzen verschwinden mit der Zeit und bei einer unterstützenden Behandlung.

- ✔ **Operationen sind nur in Ausnahmefällen notwendig.** Wie wir auch in Kapitel 8 noch einmal erklären werden, sind Operationen nur selten notwendig, schon gar nicht, um Schmerzfreiheit zu erreichen.
- ✔ **Auch ohne eine genaue Diagnose kann eine Behandlung erfolgreich sein.** Vergessen Sie diesen Grundsatz nicht, sonst verbringen Sie viel Zeit damit, eine spezifische Diagnose zu bekommen, anstatt sich um die Behandlung der quälenden Symptome zu kümmern. Allerdings sollten in diesem Fall die Therapieziele klar und realistisch definiert sein.
- ✔ **Feststellbare Veränderungen (wie eine Bandscheibenvorwölbung) stehen oft nicht in Zusammenhang mit Ihren Schmerzen.** Beispielsweise lassen sich bei einem großen Prozentsatz der Erwachsenen Bandscheibenvorwölbungen oder -vorfälle diagnostizieren, ohne dass sie unter Schmerzen leiden (siehe auch Kapitel 3).

Die vielen Aufgaben der Wirbelsäule

Haben Sie sich je gefragt, wozu Sie eigentlich eine Wirbelsäule haben? Wahrscheinlich nicht, aber diese Frage ist wirklich interessant. Ihre Wirbelsäule erfüllt eine ganze Reihe von Aufgaben:

- ✔ **Sie unterstützt den oberen Teil Ihres Körpers.** Die Wirbelsäule trägt das Gewicht Ihres Kopfes und Ihres Oberkörpers, damit Sie zum Beispiel dieses Buch lesen können.
- ✔ **Sie sorgt für Flexibilität.** Dank unserer Wirbelsäule können wir unseren Oberkörper nach vorne, nach hinten und zur Seite beugen. Der Alltag wäre ganz schön schwer zu bewältigen, wenn unsere Wirbelsäule einfach aus einem Stück Knochen gemacht wäre.
- ✔ **Sie schützt das Rückenmark und die Rückenmarksnerven.** In der Wirbelsäule liegt das Rückenmark, ein Teil des zentralen Nervensystems, das Gehirn und Körper miteinander verbindet. Die Wirbelsäule umhüllt zum einen das Rückenmark selbst, schützt aber auch die Abzweigungen der Nerven aus dem Rückenmark.
- ✔ **Sie dient als Ansatzstelle für Muskeln und Bänder.** Die Wirbelsäule ist ein wesentlicher Bestandteil des Skeletts. Ohne die Wirbelsäule als Ansatzstelle für Oberkörpermuskeln und zahlreiche Bänder, wäre der Oberkörper nur ein schlaffer Haufen Gewebe.
- ✔ **Sie ist die Halterung für Ihren Kopf.** Oder wo sitzt Ihr Kopf, wenn nicht auf der Wirbelsäule?

Ihre Wirbelsäule ist ein Wunder an Funktionalität, und sie erfüllt die ihr zugedachten Aufgaben auch dann noch, wenn Sie unter Rückenschmerzen leiden. Im nächsten Abschnitt wollen wir uns mit den komplizierteren Einzelheiten der Wirbelsäule beschäftigen.

Lernen Sie Ihre Wirbelsäule kennen

Jetzt wollen wir Ihnen noch die einzelnen Teile der Wirbelsäule vorstellen. Ihre Wirbelsäule besteht aus folgenden Teilen oder Strukturen, wie der Fachmann sagt:

- Den einzelnen Wirbeln
- Den Bandscheiben
- Den Zwischenwirbelgelenken
- Den Bändern
- Dem Wirbelkanal
- Dem Kreuzbein *(os sacrum)* und den Hüftbeinen *(ossae coxae)*
- Dem Iliosakralgelenk (Darmbein-Kreuzbein-Gelenk)
- Den Nerven
- Den Muskeln

Die Wirbelsäule

Wie Abbildung 2.1 zeigt, bildet die Wirbelsäule natürlicherweise drei Kurven, die gemeinsam ein »S« darstellen: Die Cervikalkrümmung, die die Wirbel der Halswirbelsäule umschließt, die Thorakalkrümmung, die die Wirbel der Brustwirbelsäule umschließt, und die Lumbosakralkrümmung, die die Wirbel der Lendenwirbelsäule und des Kreuzbeins umschließt.

Die Wirbelsäule ist aus einzelnen Wirbeln aufgebaut. Insgesamt besteht sie aus 24 Wirbeln:

- Die Halswirbelsäule besteht aus den sieben Halswirbeln. Sie hält das Gewicht Ihres Kopfes und schützt die Nerven, die vom Gehirn in den Körper führen. In der medizinischen Fachsprache werden die Wirbel mit C1 bis C7 durchnummeriert. Das »C« kommt vom lateinischen Fachausdruck für Hals: *cervix*. Der C1 sitzt direkt unterhalb des Kopfes. Also, wenn Sie mal wieder den Kopf verlieren, dann hat das Segment C1 ihn wohl nicht fest genug gehalten.

- Die Brustwirbelsäule besteht aus zwölf Wirbeln, die in der medizinischen Fachsprache mit Th1 bis Th12 durchnummeriert werden, wobei das Kürzel »Th« vom lateinischen Wort *thorax* für Brustkorb abgeleitet wird.

- Die Lendenwirbelsäule besteht aus fünf Wirbeln, L1 bis L5, wobei »L« dem lateinischen Wort *lumbus* = Lende entstammt. Daran schließt sich das Kreuzbein an, das aus den fünf miteinander verschmolzenen Kreuzbeinwirbeln besteht, S1 bis S5, wobei – Sie werden es sicher schon erraten haben – sich das S vom lateinischen Wort *sacralis* ableitet. *Sacralis* bedeutet »heilig« und das hat wohl vor allem damit zu tun, dass die Lendenwirbelsäule und das Kreuzbein zum einen deutlich mehr bewegt werden als der Rest der Wirbelsäule (ausgenommen die Halswirbelsäule) und zum anderen das meiste Gewicht tragen müssen.

Und schon erscheint vor unserem inneren Auge das Bild des Heiligen, der auf seinem Rücken sein eigenes Kreuz tragen musste. War Ihnen dieser Zusammenhang bewusst?

✔ Schließlich folgen noch drei bis fünf verkümmerte Steißbeinwirbel. Das Steißbein heißt *os coccygis* auf Lateinisch.

In Abbildung 2.1 können Sie erkennen, dass der Rücken gerade und ausbalanciert ist, wenn Ohr, Schulter und Hüfte eine Linie bilden. Zwischen diesen Punkten bildet die Wirbelsäule Kurven. Diese Kurven sind Teil der so genannten *Guten Haltung* (mehr zum Thema Haltung in Kapitel 13).

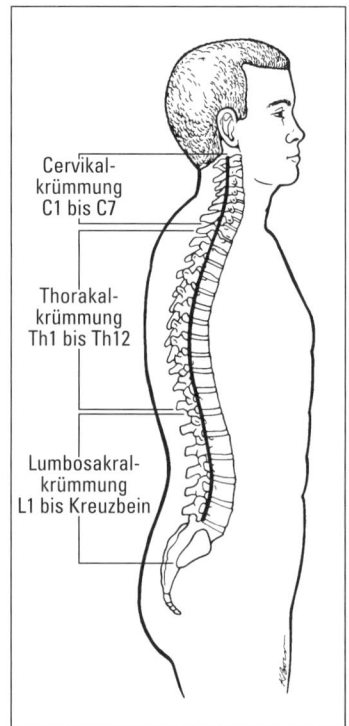

Abbildung 2.1: Die gebogene Wirbelsäule, aufgebaut aus einzelnen Wirbeln

Die Wirbel sind die Knochen der Wirbelsäule

Die Wirbel bilden die Grundlage Ihrer Wirbelsäule. Ein Wirbel besteht aus drei Teilen: dem Wirbelköper, dem Dornfortsatz und den beiden Querfortsätzen. Abbildung 2.2 zeigt zwei Wirbel mit einer Bandscheibe (im folgenden Abschnitt mehr zum Thema Bandscheibe). Der Wirbelkörper (lat. *corpus vertebrae*) ist eine dicke rundliche Knochenscheibe und trägt den Hauptteil des Gewichts. Zwischen den Wirbelkörpern liegen die Bandscheiben. Der Dornfortsatz (lat.

processus spinosus) ist der spitze, harte Anteil des Wirbels, den Sie spüren, wenn Sie auf einem harten Boden den Rücken abrollen. Der Querfortsatz (lat. *processus transversus*) bietet die Ansatzstelle für die Muskulatur des Rückens. Die Bestandteile des Wirbels bilden gemeinsam den Wirbelbogen. Die übereinander liegenden Wirbelbögen aller Wirbel bilden den Wirbelkanal.

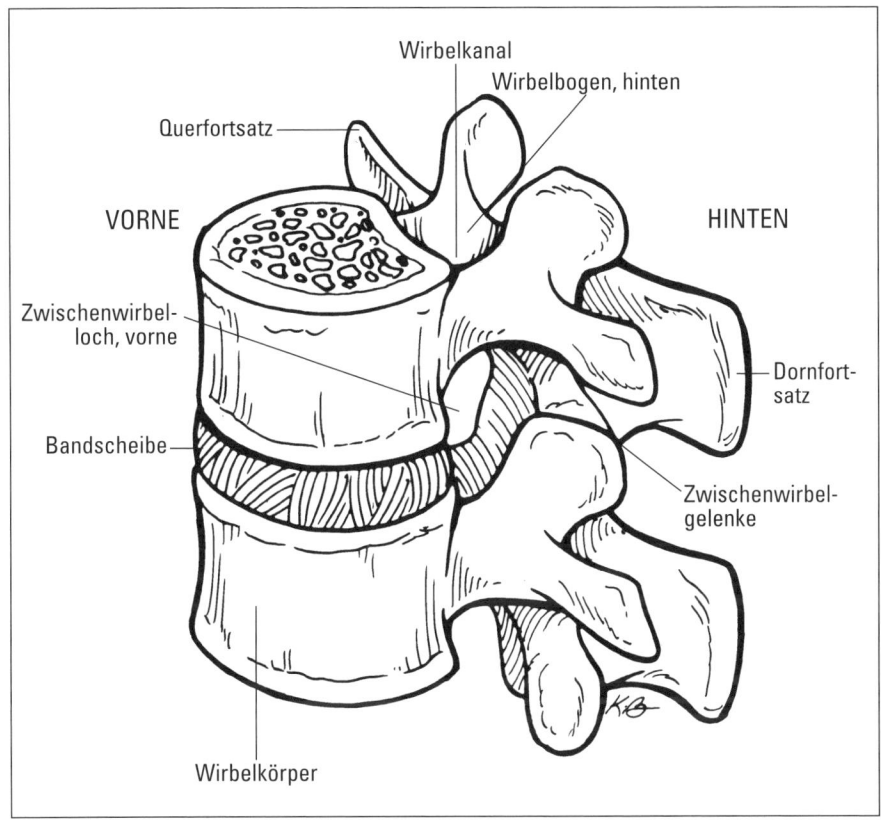

Abbildung 2.2: Zwei Wirbel und eine Bandscheibe bilden eine funktionelle Einheit (quasi einen Wirbel-Bandscheiben-Burger).

Die Bandscheiben

Die Bandscheiben (lat. *disci intervertebrales*) liegen zwischen den Wirbelkörpern und haben die Funktion von Stoßdämpfern. Abbildung 2.2 zeigt zwei Wirbel mit einer dazwischen liegenden Bandscheibe. Diese drei Teile ergeben zusammen eine *funktionelle Einheit*. Abbildung 2.3 zeigt den Anschnitt einer solchen funktionellen Einheit.

Wie in Abbildung 2.4 zu sehen ist, besteht die Bandscheibe aus zwei Anteilen:

- **Der Gallertkern** oder *nucleus pulposus*: Dieser gallertartige Kern sorgt für gute Schmierung und dämpft Stöße. Dadurch ist für Beweglichkeit zwischen den Wirbeln gesorgt und gleichzeitig für Schutz der Wirbel und der Nerven bei Stößen (Gehen, Laufen, Springen). Er besteht zum größten Teil aus Wasser und ist daher sehr elastisch.
- **Der ringförmige Faserknorpel** oder *anulus fibrosus*: Die äußere Schicht verbindet die Wirbel und hält sie dadurch zusammen. Er ist sehr fest und hat eine spezielle Struktur, um auch den flexiblen Gallertkern an seinem Platz zu halten.

Der spezielle Aufbau der Bandscheibe erlaubt die Beweglichkeit der Wirbelsäule und hält sie gleichzeitig zusammen, vergleichbar mit den Gliedern einer Spielzeugschlange.

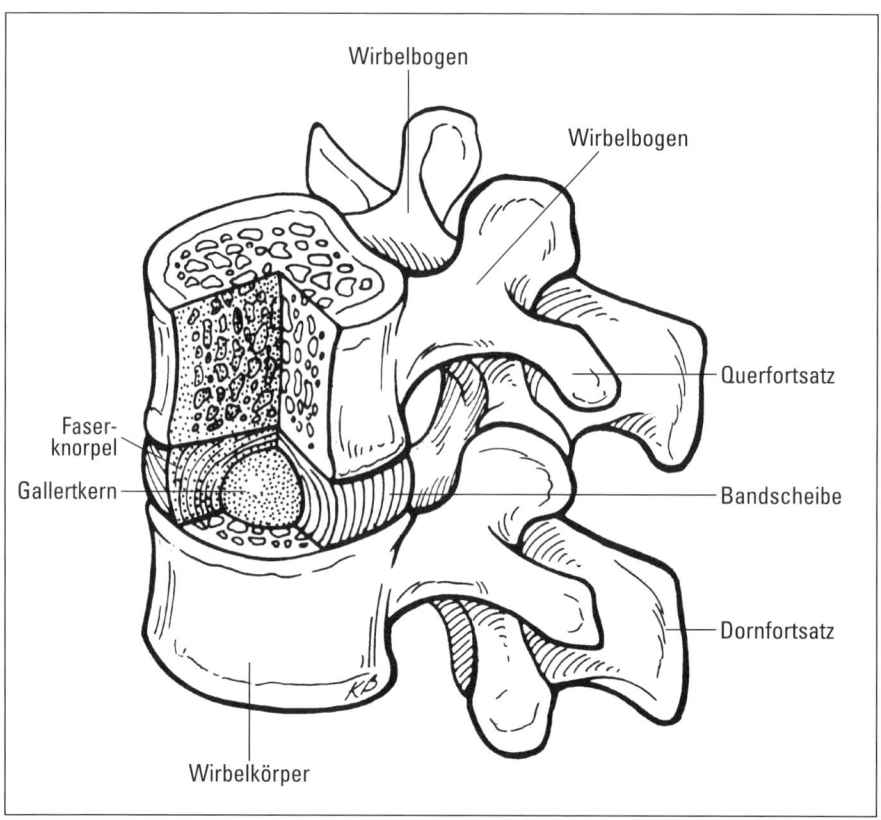

Abbildung 2.3: Ein Anschnitt einer funktionellen Einheit

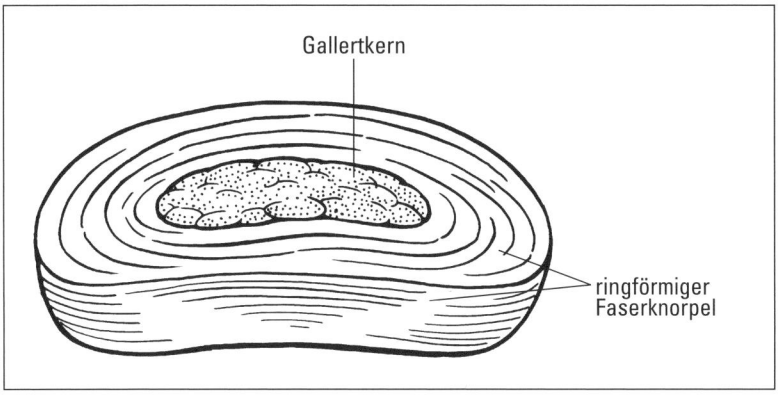

Abbildung 2.4: Die Bandscheibe

Die Zwischenwirbelgelenke

In Abbildung 2.2 können Sie die Zwischenwirbelgelenke (oder *Facettengelenke*) erkennen. Es sind flache Gelenke, die zwei Wirbel miteinander verbinden. Jedes einzelne Gelenk ist von einer Gelenkkapsel umhüllt, die mit Gelenkflüssigkeit *(synovia)* gefüllt ist. Die Gelenkflüssigkeit sorgt wie ein dünner Ölfilm für die reibungslose Bewegung der Wirbelgelenke und ernährt obendrein den Gelenkknorpel.

Die Bänder

Wie in Abbildung 2.5 dargestellt, kann man an einer Wirbelsäule mehr Bänder finden, als man gemeinhin denkt. Bänder sind starke, faserige Gewebe, die die Wirbelsäule zusammenhalten und auch Nerven zur Schmerzwahrnehmung enthalten. Wir wollen uns nur mit den zwei Bändern beschäftigen, die bei Rückenproblemen eine Rolle spielen:

✔ Das vordere lange Rückenband (*ligamentum longitudinale anterius*)

✔ Das hintere lange Rückenband (*ligamentum longitudinale posterius*)

Diese Bänder verbinden die funktionellen Einheiten miteinander und fassen an der gesamten Wirbelsäule an. Sie helfen mit, die Beweglichkeit der Wirbelsäule einzugrenzen, geben aber gleichzeitig genug Halt für das biologisch sinnvolle Maß an Beugung und Drehung. Wenn alle Bänder zusammen mit einer Fußballmannschaft vergleichbar sind, sind diese beiden Bänder die Linienrichter – wer den Part des Schiedsrichters übernimmt, erklären wir Ihnen später!

Der Wirbelkanal

Da die Wirbel genau übereinander liegen, bilden sie eine durchgehende Öffnung, den Wirbelkanal oder *Spinalkanal* (siehe Abbildung 2.2). Das Rückenmark füllt diesen Kanal aus und wird durch die knöchernen Wirbel vor Schädigungen geschützt.

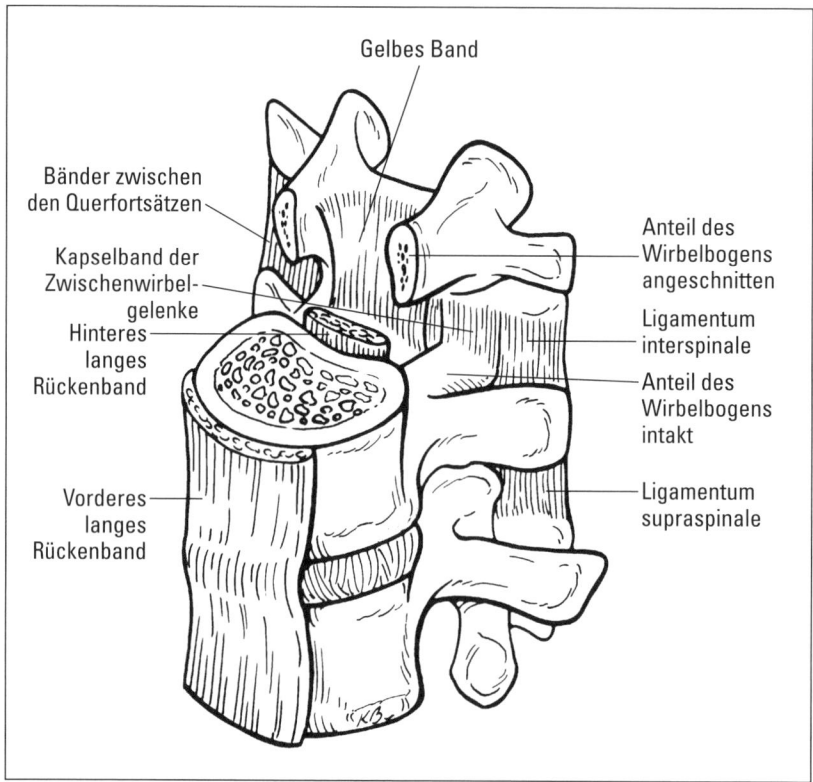

Abbildung 2.5: Die Bänder der Wirbelsäule

Das Kreuzbein und das Steißbein

Unterhalb der fünf Lendenwirbel sind fünf weitere Wirbel zum Kreuzbein verschmolzen (siehe Abbildung 2.6). An das Kreuzbein schließt sich das Steißbein mit drei bis fünf verkümmerten Wirbeln an. Kreuzbein und Steißbein bilden zusammen den untersten Teil des Rückens und den hinteren Teil des Beckens. Die meisten Menschen haben fünf Lendenwirbel und fünf Kreuzbeinwirbel. Bei einigen verschmilzt aber der sechste Wirbel nicht mit dem Kreuzbein, so dass sechs Lendenwirbel erkennbar sind und das Kreuzbein nur aus vier Wirbeln besteht. Machen Sie sich keine Sorgen, wenn Sie zu diesen Menschen gehören, die Wahrscheinlichkeit, dass Sie deswegen unter Rückenproblemen leiden, ist sehr gering.

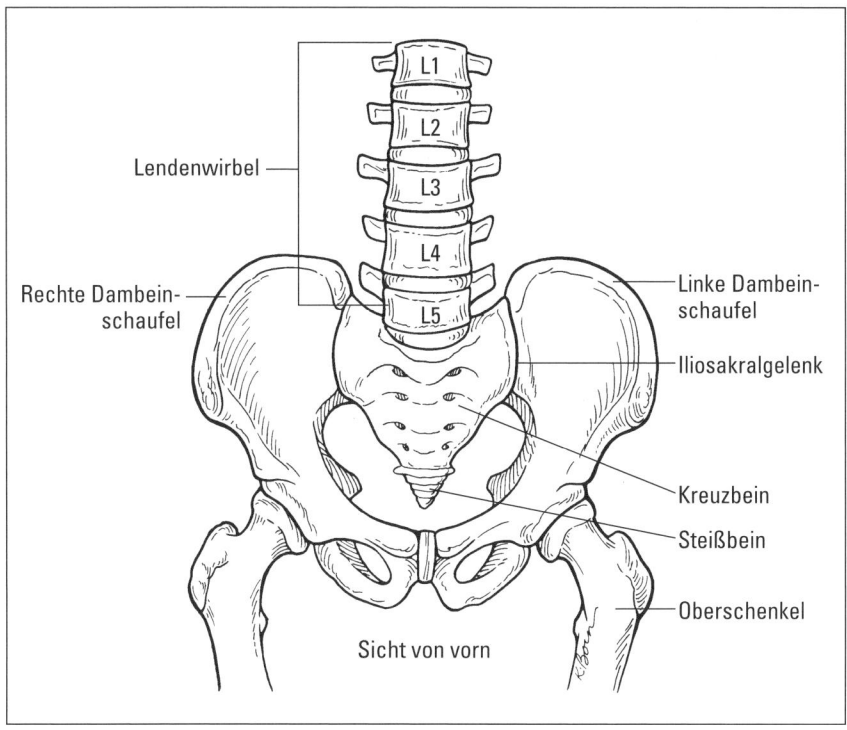

Abbildung 2.6: Die Lendenwirbelsäule und das Becken

Eine sehr schmerzhafte Erkrankung des Steißbeins ist die so genannte Kokzygodynie, auf die wir in Kapitel 3 eingehen wollen.

Die Iliosakralgelenke

Die Iliosakralgelenke verbinden das Darmbein (*os ilium*), das zu den Beckenknochen gehört, mit dem Kreuzbein (*os sacrum*). Becken und Kreuzbein sind durch eine Vielzahl an Bändern miteinander verbunden. Um Ihr Darmbein zu fühlen, legen Sie einmal die Hände auf die Hüften – die scharfen Kanten, die Sie vorne spüren können, gehören zu den Darmbeinschaufeln.

Die Nerven

Das Rückenmark besteht aus Nerven, die vom Gehirn durch den Wirbelkanal in den Körper führen. Sie verlassen das Rückenmark entlang der Wirbelsäule. Der Wirbelkanal wird durch den Wirbelbogen und den Wirbelkörper gebildet. Der Raum zwischen Rückenmark und Wirbelkanal ist mit Liquor gefüllt. Diese Flüssigkeit finden wir auch zwischen Schädel und Gehirn. Sie schützt die Nervensubstanz bei Erschütterungen und schnellen oder ruckartigen Bewegungen.

Abbildung 2.7 zeigt die Nervenwurzeln (an denen die Nerven das Rückenmark verlassen) an verschiedenen Stellen entlang der Wirbelsäule. Abbildung 2.8 zeigt eine Nahaufnahme des Rückenmarks, der Nervenwurzeln und der Spinalnervenäste. Die meisten Rückenprobleme werden durch Vorwölbung (Protrusion) oder Vorfall (Prolaps) des Gallertkerns der Bandscheibe verursacht. Der Gallertkern verschiebt sich und drückt auf einen oder mehrere Nerven. Tritt die Schädigung im Bereich der Halswirbelsäule auf, spüren Sie den Schmerz in einem oder beiden Armen und in den Fingern. Der Schmerz wird als scharf, stechend, wie Stromschläge oder kribbelnd empfunden. Tritt die Schädigung im unteren Rücken auf, ist der Schmerz im Gesäß, an den Beinen oder den Füßen spürbar. Man spricht dann von einer Ischialgie, der Volksmund bezeichnet es treffender als »Hexenschuss«. Und hier haben wir endlich den Schiedsrichter. Die Nervenstrukturen fackeln nicht lange und zeigen Ihnen sofort die »rote Karte«, wenn Sie über die Stränge schlagen. Zu diesem Zeitpunkt haben Sie nämlich die wedelnden Fahnen der ebenfalls schmerzempfindlichen großen Bänder im Eifer des Gefechts übersehen. Damit das gesamte Spiel nicht aus den Fugen gerät, zeigt Ihnen daher jetzt der Schiri ohne Zögern Gelbrot. Und Sie können sicher sein: Das gibt eine Sperre für mindestens drei Spiele!

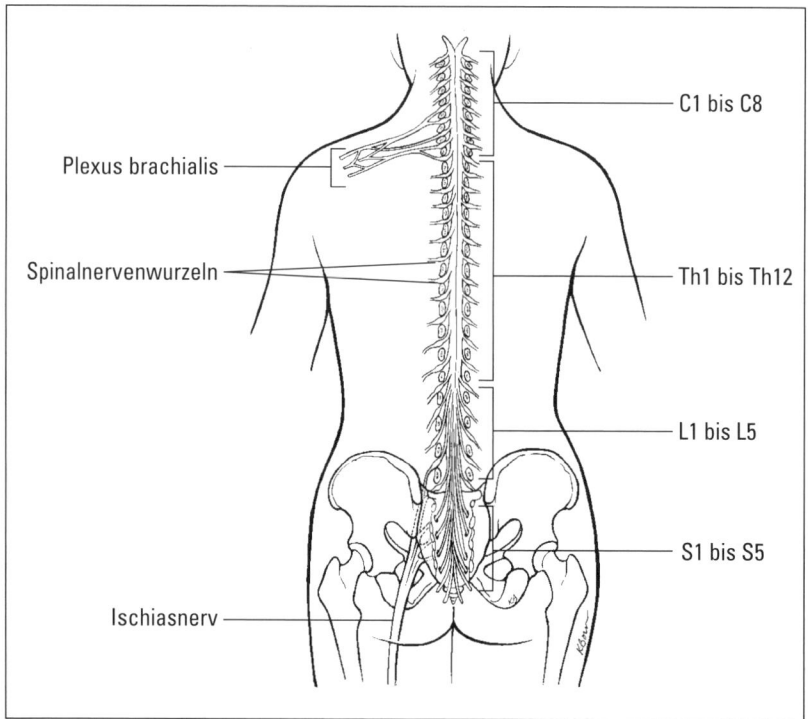

Abbildung 2.7: Die Nervenwurzeln

Die Muskeln

Viele Muskeln sind mit dafür verantwortlich, dass die Wirbelsäule ihre Aufgaben erfüllen kann. Dazu gehören neben den Rückenmuskeln vor allem auch die Bauchmuskeln. Hier werden nur die wichtigsten vorgestellt, die bei Rückenschmerzen eine Rolle spielen und für die Funktion der Wirbelsäule unerlässlich sind.

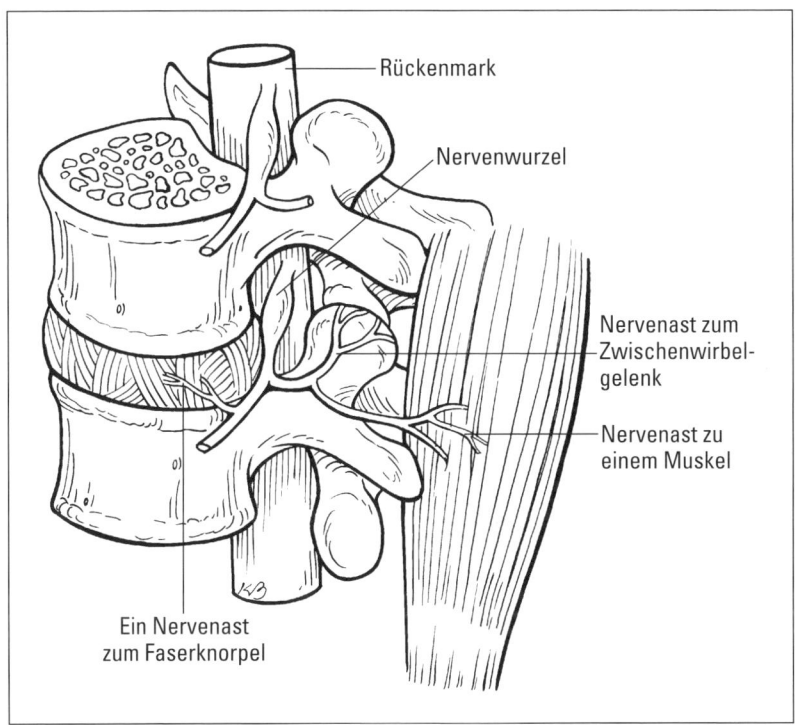

Abbildung 2.8: Das Rückenmark, die Nervenwurzeln und die Äste der Spinalnerven

Die Muskeln des Rumpfaufrichters (*musculus erector spinae*, siehe Abbildung 2.9) können Sie auf beiden Seiten der Wirbelsäule fühlen. Wenn Ihr Arzt von Muskelverspannungen des Rückens spricht, sind diese beiden meistens die Übeltäter. Unter dieser Muskelschicht liegen kürzere Muskeln, die von Wirbel zu Wirbel verlaufen. Darunter sitzen noch kürzere Muskeln, die über die Zwischenwirbelgelenke ziehen.

Schaut man von vorne auf die Wirbelsäule, läuft ein großer Beugemuskel von den Wirbeln über die Hüfte bis zum Oberschenkel, der Rumpfbeuger *musculus psoas major*.

Vorne auf dem Bauch verlaufen die Bauchmuskeln, sie sind für die Vorwärtsbewegung des Oberkörpers unersetzlich. Da sie den Oberkörper nach vorne abstützen und so die Rückenmuskulatur unterstützen, müssen sie im Rahmen einer krankengymnastischen Therapie bei

Rückenbeschwerden häufig mit speziellen Übungen bedacht werden. Dies vor allem deshalb weil in unseren modernen Zeiten gerne die Schreibtischoberfläche besonders die Bauchmuskeln entpflichtet und diese daher schwächeln. Sie muss aus diesem Grund besonders auftrainiert werden.

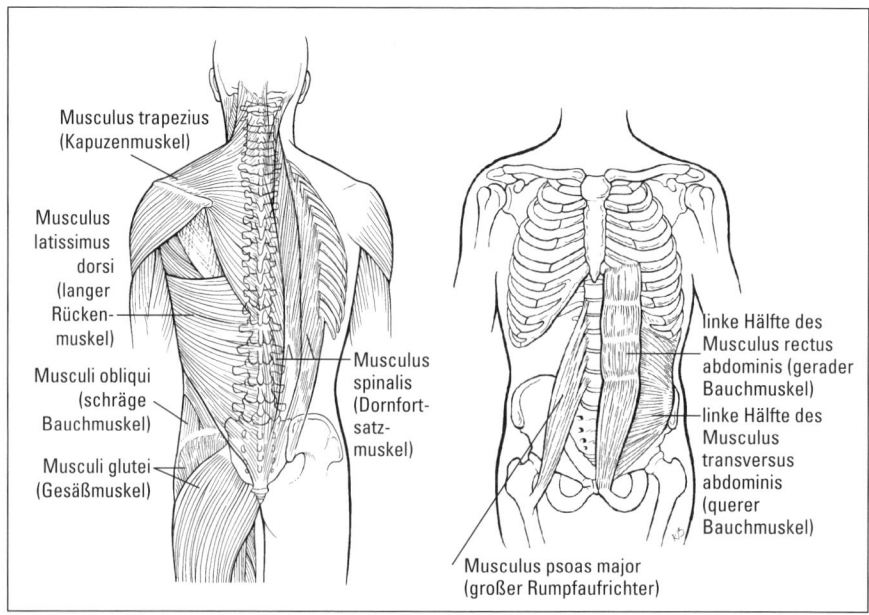

Abbildung 2.9: Die Muskeln

Die Wurzeln allen Rückenübels

In diesem Kapitel

- Rückenschmerzen unterliegen physischen, mentalen und emotionalen Einflüssen
- Was ist Schmerz, warum tut es weh?
- Informationen zu verschiedenen Diagnosen bei Rückenschmerzen
- Ursachen für Rückenschmerzen

Schmerzen sind immer real. Völlig wurst, was Ihr Nachbar darüber denkt! Das dürfte Ihnen und uns doch klar sein, oder? Leider werden immer wieder Menschen mit Rückenschmerzen so behandelt, als seien ihre Schmerzen nur eingebildet oder ihre Reaktionen darauf übertrieben. Nicht selten treffen wir in unserer Praxis Betroffene an, deren Schmerzen von Freunden oder der eigenen Familie oftmals nicht ernst genommen werden, so dass sie meinen, uns ihre Schmerzen »beweisen« zu müssen. Es gibt sogar Ärzte, die, wenn sie keinen offensichtlichen Grund für Rückenprobleme finden, meinen, dass die Schmerzen so schlimm doch nicht sein könnten. Und das sagen die dann auch. Wenn Ihnen das passiert, dann dürfen Sie umgehend von Ihrem Recht auf freie Arztwahl Gebrauch machen und einen anderen Arzt aufsuchen, der Ihre Beschwerden ernst nimmt. Und zwar nicht irgendwann, sondern unmittelbar und ohne dass Sie es ihm beweisen müssen!

Warum gibt es so viele Missverständnisse über Rückenschmerzen? Es gibt keine medizinischen Tests, mit denen sich Schmerzen objektiv messen lassen. Man kann einen Knochenbruch nachweisen (mit einem Röntgenbild), man kann eine Infektion nachweisen (mit einer Blutuntersuchung), aber niemand kann die Schmerzen messen, die eine andere Person erleidet. Eine Sache erschwert das Problem noch zusätzlich: Es gibt häufig keine körperlichen Hinweise auf das Ausmaß von Rückenschmerzen. Und so wandern Rückenpatienten oft von Arzt zu Arzt und suchen nach Erklärungen. Sie erdulden unnötige Untersuchungen und unendliche Behandlungsversuche. Wir haben schon viele Betroffene gesehen, die aufgrund gut gemeinter, aber falscher Therapien kontinuierlich die Frustration des Scheiterns erlitten haben.

 Ärzte haben das gleiche Kausalitätsbedürfnis wie ihre Patienten, sie haben aber oft ähnliche Vorurteile gegenüber unklaren Beschwerdebildern wie nichtmedizinische Laien auch – Ungereimtheiten über die Funktionalität von Rückenschmerzen eingeschlossen.

Um Schmerzen kontrollieren und einen ersten Schritt Richtung Besserung gehen zu können, ist es wichtig zu verstehen, warum was weh tut.

Verschiedene Kategorien von Schmerz

Welche Arten von Schmerz werden unterschieden? Je besser Sie darüber Bescheid wissen, umso leichter können Sie Ihre Schmerzen beurteilen und umso eindeutiger können Sie Ihre Schmerzen beschreiben. Es gibt teils sehr unterschiedliche Therapien für die verschiedenen Formen von Schmerz:

- ✔ **Akuter Schmerz:** Akuter Schmerz dauert einen Tag bis eine Woche, längstens einen Monat. Er hängt direkt mit eine Gewebeverletzung oder einem Trauma zusammen. Als Beispiel möge der Schmerz dienen, den Sie spüren, wenn Sie sich in den Finger schneiden oder auf die berühmte heiße Herdplatte packen. Akuter Schmerz ist in der Regel proportional zu der Schwere der Verletzung oder Gewebsschädigung – eine kleine Schnittwunde am Finger schmerzt weniger, eine großflächige Verbrennung mehr. Die Betroffenen beschreiben den akuten Schmerz zum Beispiel als »scharf, spitz, stechend, schneidend, brennend, einschießend«, also mit Adjektiven, die die körperliche Empfindungsqualität des Schmerzes sehr präzise wiedergeben.

- ✔ **Protrahierter Schmerz:** Der so genannte »verlängerte Schmerz« ist eigentlich nichts anderes als ein ehemals akuter Schmerz, nur in meist milderer Form. Er tritt immer dann auf, wenn es – wodurch auch immer – zu Heilungsverzögerungen oder schleppender Rehabilitation kommt. In der Regel ist dies der Fall, wenn infolge gravierender Verletzungen die Betroffenen bettlägerig und somit zur Passivität verurteilt sind. In diesen Fällen muss der Körper sich selbst helfen und auf Ihre aktive Unterstützung des Heilungsprozesses verzichten, was fast immer mit einem längeren Heilungsprozess einhergeht. Ein möglichst früher Zeitpunkt der Aktivierung der Betroffenen oder aber das zusätzliche Auftreten negativer emotionaler/psychischer Konditionen scheint ausschlaggebend dafür zu sein, ob der protrahierte Schmerz weiter abebbt oder zu chronifizieren beginnt. In den Beschreibungen der Betroffenen klingt der Schmerz weit weniger »hell«, er wird als eher »dumpf, stumpf, dunkel« beschrieben, was noch gut durch die biologischen Vorgänge zu erklären ist. Dort, wo emotionale/psychische Faktoren hinzukommen, ist aber auch schon ein Übergang der beschreibenden Adjektive von rein körperlichen Beschwerden hin zu emotionalen Bewertungen des Schmerzes zu beobachten. Die Schmerzen werden »schwer, drückend, lähmend, beunruhigend« etc.

- ✔ **Chronischer Schmerz:** Chronischer Schmerz ist definiert als Schmerz, der länger als drei bis sechs Monate anhält oder der über die Heilung einer Verletzung oder einer Wunde hinaus anhält. Chronische Schmerzen müssen nicht unbedingt im Verhältnis zur ursprünglichen Gewebsschädigung stehen. Häufig sind sie auch Resultat von gravierenden Narbenbildungen oder anderen Komplikationen im Anschluss an eigentlich erfolgreiche Operationen. Es können aber auch schon länger bestehende psychische Erkrankungen plötzlich sichtbar werden und zur Chronifizierung beitragen. Sehr häufig sind dies Erkrankungen des depressiven Formenkreises oder Angsterkrankungen. Aber auch Erkrankungen des psychosozialen Spektrums wie etwa Stressverarbeitungsstörungen können eine körperliche Erkrankung vertiefen beziehungsweise deren Heilung verhindern. In solchen Fällen erhält man nur noch selten Schmerzbeschreibungen, die den körperlichen Realitäten entsprechen. Die Schmerzstärke nähert sich den Extrembereichen, die Beschreibung der Schmerzqualität erfolgt überwiegend durch emotional bewertende Adjektive (»mörderisch, bedrohlich, tödlich, zerreißend, vernichtend, unerträglich«) und die Betroffenen fangen an, sich in ihrem Wesen zu verändern. Ein allgemeiner Leidensdruck stellt sich ein und verstellt zunehmend den Blick auf den körperlichen Schmerz. Am Endpunkt dieser Chronifizierung steht die *Schmerzkrankheit* als eigenständiges Krankheitsbild, das den Gesetzmäßigkeiten anderer bio-psycho-sozialer Krankheitsbilder gehorcht.

✔ **Chronisch rezidivierende Schmerzen:** Anfallsartig wiederkehrende, akute Schmerzen oder intermittierende Schmerzen sind einzelne Schmerzepisoden, die lange Zeit immer wieder auftreten. Beispiele hierfür sind wiederkehrende akute Rückenschmerzen, die ohne erkennbaren Grund kommen und gehen, Migräne, Clusterkopfschmerzen oder die Trigeminusneuralgie. Diese Gruppe von Erkrankungen stellt eine Besonderheit dar. Einerseits verändern sich über lange Zeit die biologischen Realitäten des Schmerzes kaum, das heißt, er wird auch nach Jahrzehnten immer noch mit dem Vokabular des Akutschmerzes beschrieben. Andererseits ist aber auch eine Chronifizierungstendenz auf der Ebene des emotionalen Leidens zu beobachten. Im engeren Sinne wird bei genauer Nachfrage der Schmerz zunehmend weniger bedeutsam (Ausnahmen: Trigeminusneuralgie, Clusterkopfschmerz), der Leidensdruck aber immer größer. Dazu gesellen sich dann noch Symptome wie Abgeschlagenheit, Müdigkeit und nachlassende Belastbarkeit.

Weiter hinten in diesem Kapitel und in Kapitel 12 besprechen wir den Zusammenhang zwischen chronischen Rückenschmerzen, körperlicher Inaktivität und der Empfänglichkeit für negative Gedanken und Gefühle. Die Ausführungen sollten Sie auf keinen Fall überspringen.

Segen und Fluch der Diagnose

Ärzte sind es gewohnt, Diagnosen zu stellen, und Patienten erwarten eine genaue Diagnose. Aber wenn es um Rückenschmerzen geht, können vor allem vorschnelle Diagnosen mehr Schaden anrichten, als dass sie hilfreich wären.

Häufig ist der Zusammenhang zwischen der vom Arzt gestellten Diagnose und der Ursache Ihrer Schmerzen nur gering. Unser Medizinbetrieb verharrt in der statischen Abfolge von Untersuchung, Diagnose und Behandlung. Und so sind Ärzte nur zu gerne bereit, geringe Abweichungen von einer angenommenen Norm, die mit modernen Untersuchungsmethoden festgestellt werden können, als Ursache von Problemen anzuerkennen. So wird aus einem Zufallsbefund, der faktisch für keines der real geschilderten Probleme verantwortlich ist, schnell die Ursache chronischer Beschwerden.

Die meisten Betroffenen hören eher Sätze wie »Ihre Schmerzen werden von einer Diskusprotrusion verursacht« oder »Ihre Wirbelsäule ist verkrümmt« als etwa »Wir können auf diesen Aufnahmen nicht erkennen, was Ihnen Ihre Schmerzen bereitet«. Auch den Patienten ist es oft lieber, eine konkrete Diagnose zu hören, obwohl viele Rückenprobleme nicht mit Sicherheit einer bestimmten Diagnose zugeordnet werden können.

Das reflexhafte Bedürfnis, eine Diagnose zu stellen, kann zu unnötiger und falscher Behandlung führen. In vielen Fällen bessern sich Rückenschmerzen von ganz allein, unabhängig davon, ob sie behandelt werden oder nicht.

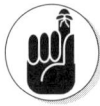
Seien Sie nicht enttäuscht, wenn Ihr behandelnder Arzt keine Diagnose stellen kann – nur in etwa 10 bis 15 Prozent der Fälle mit Rückenproblemen kann wirklich eine exakte Diagnose gestellt werden. Aber auch ohne eine genaue Diagnose können Rückenschmerzen effektiv therapiert werden. Etwa 90 Prozent der Rückenschmerzen werden geheilt, meist innerhalb von ungefähr einer Woche. Vorübergehende Rückenschmerzen treten häufig auf, und der Weg zur Besserung ist meist kurz.

In diesem Abschnitt erklären wir, wie Ärzte einen Befund Ihrer Beschwerden erheben und wieso dabei schlecht informierte Patienten gerne mal »aufs Kreuz gelegt« werden. (Nachdem Sie dieses Kapitel gelesen haben, kann Ihnen genau das nicht mehr passieren – Sie sind aufgeklärt!) Außerdem erläutern wir einige emotionale und psychische Faktoren von Rückenschmerzen.

Werfen Sie ruhig noch einmal einen Blick auf die Strukturen der Wirbelsäule, bevor Sie weiterlesen. Die einzelnen Begriffe tauchen bei der Darstellung der Ursachen für Rückenschmerzen immer wieder auf. Sie sollten aber vor allem mal aufstehen, tief Luft holen und sich lockern. Sie haben schließlich noch ein paar Seiten vor sich!

Die Rolle bildgebender Untersuchungsverfahren

Üblicherweise stellt der Arzt eine Diagnose mithilfe eines bildgebenden Verfahrens (Röntgen, Computertomographie [CT], Magnetresonanztomographie [MRT]). Auf dem Röntgenbild ist eine Veränderung sichtbar, also muss das die Ursache Ihrer Beschwerden sein. Oft haben die Befunde, die mithilfe eines solchen bildgebenden Verfahrens erhoben werden können, nichts mit Ihren Rückenschmerzen zu tun. Viele Patienten halten sich aber für schwer krank, wenn ihre Wirbelsäule auf dem Röntgenbild verändert zu sein scheint und der Arzt dann noch einen Namen für diese Veränderung hat und womöglich beim Aussprechen dieses Namens noch ein bedenkliches Gesicht macht.

Ein ganz typischer Fall ist ein 40-jähriger Mann, der zu Dr. Sinel in die Praxis kam. Von einem anderen Arzt wurde ihm gesagt, dass seine Schmerzen im Bereich des unteren Rückens durch arthritische Veränderungen verursacht würden, die auf den Röntgenaufnahmen deutlich zu sehen waren. Der arme Mann dachte, dass es schlimm um ihn bestellt sei und die Schmerzen nur schlimmer werden könnten, auch wenn sein Arzt das nicht so explizit gesagt hatte.

Die Wahrheit ist aber, dass die große Mehrheit aller 40-jährigen Männer (und Frauen) röntgenologisch sichtbare Veränderungen der Wirbelsäule zeigt, auch ohne dass Rückenschmerzen auftreten. Obwohl diese Veränderungen meist gar nichts mit auftretenden Schmerzen zu tun haben, werden sie von Ärzten häufig als die Ursache der Probleme benannt, nur um eine Diagnose stellen zu können.

Die Rolle psychischer und emotionaler Faktoren

Unterschätzen Sie nicht die Bedeutung von psychologischen und emotionalen Faktoren für das Auftreten von Rückenschmerzen. Einige Ärzte – wir gehören auch dazu – sind davon überzeugt, dass Störungen einer positiven Emotionalität und Stress häufig Rückenschmerzen verursachen. Und glauben Sie ja nicht, wir wollen Sie damit nur auf die »Psychoschiene« drängen. Drängen liegt uns ganz und gar nicht und was eine »Psychoschiene« ist, wissen wir auch nicht wirklich. Wir wollen Sie nur auf Zusammenhänge hinweisen, die Ihnen neue Einsichten in Ihre eigene Krankengeschichte ermöglichen und Ihnen möglicherweise verständlich machen, warum Sie auch schon den einen oder anderen frustrierenden Therapieversuch hinter sich haben. Wäre dem nicht so, würden Sie jetzt wahrscheinlich eher einen Krimi oder etwas anderes Erbauliches lesen. In Fällen von stressabhängigen Rückenschmerzen und dem chronischen Rückenschmerzsyndrom, die wir später in diesem Kapitel diskutieren wollen, spielen psychische und soziale Faktoren sogar eine Schlüsselrolle bei der Verschlimmerung von Schmerzen und der Vertiefung des Leidensdrucks.

Wenn Ärzte sich der emotionalen Einflüsse auf Rückenschmerzen nicht bewusst sind, ist die Gefahr von Fehldiagnosen und falscher Behandlung groß. Wenn Sie meinen, erkannt zu haben, dass bei Ihren Rückenschmerzen emotionale Faktoren eine Rolle spielen, sprechen Sie Ihren Arzt darauf an. Lassen Sie sich nicht abwimmeln, wenn Ihr Arzt diese Möglichkeit nicht sieht – suchen Sie sich einen Arzt, der bemüht ist, den Menschen hinter dem Rückenschmerz nicht aus den Augen zu verlieren. Sie sind schließlich mehr als die Summe Ihrer Knochen, Muskeln und Bänder.

Konditionsverlustsyndrom

Rückenschmerzen können entstehen, wenn aufgrund von Einschränkungen welcher Art auch immer die Aktivität vermindert wird. Die normale Bewegung wird reduziert, es wird kein Sport mehr getrieben oder mehr geruht. Eventuell ist das schon die Folge einer vorlaut gestellten Diagnose, wir gehen später in diesem Kapitel noch einmal darauf ein.

Es fängt damit an, dass Sie Bewegung vermeiden – häufig auf Empfehlung eines Arztes. Aber Inaktivität verschlimmert viele Beschwerden. Schonung der Muskulatur führt zu weniger Muskelkraft, die Flexibilität des Bandapparats nimmt ab, außerdem wird das Herz-Kreislauf-System geschwächt, die Kondition verschlechtert sich.

Wenn Sie nach einer Ruhephase wieder mit normaler Aktivität beginnen, müssen Ihre Muskeln erst wieder gestärkt werden. Glauben Sie uns, dass die Schmerzen, die dabei auftreten, völlig harmlos sind. Wir möchten Sie ausdrücklich dazu ermuntern, so schnell wie möglich wieder ein aktives und bewegtes Leben zu führen.

Ursachen für Rückenschmerzen

Rückenschmerzen sind immer schwierig zu diagnostizieren: Die Ursache der Probleme ist selten rein mechanisch oder physisch. Aufgrund der engen Beziehung zwischen Körper und Geist im Allgemeinen – und zwischen Rücken und Geist im Besonderen – beeinflussen psychische Faktoren Rückenschmerzen sehr stark. Verschiedene emotionale, mentale und physische Faktoren können die Ursache für Rückenschmerzen sein, wie in Abbildung 3.1 gezeigt wird.

Bandscheibenvorfall. Eingeklemmter Nerv. Bandscheibenvorwölbung. Weil Rückenschmerzen so verbreitet sind, haben Sie wahrscheinlich alle diese Diagnosen schon einmal gehört – und sich Sorgen gemacht. Bleiben Sie gelassen! Die meisten Diagnosen hören sich schlimmer an, als sie sind. In diesem Abschnitt besprechen wir häufige Diagnosen bei Rückenproblemen. Wir schauen uns alles an – Seltenes genauso wie Häufiges – und beantworten einige Fragen: Was sind die typischen Symptome? Wie wird die Erkrankung diagnostiziert? Wie wird behandelt und wie sind die Heilungschancen?

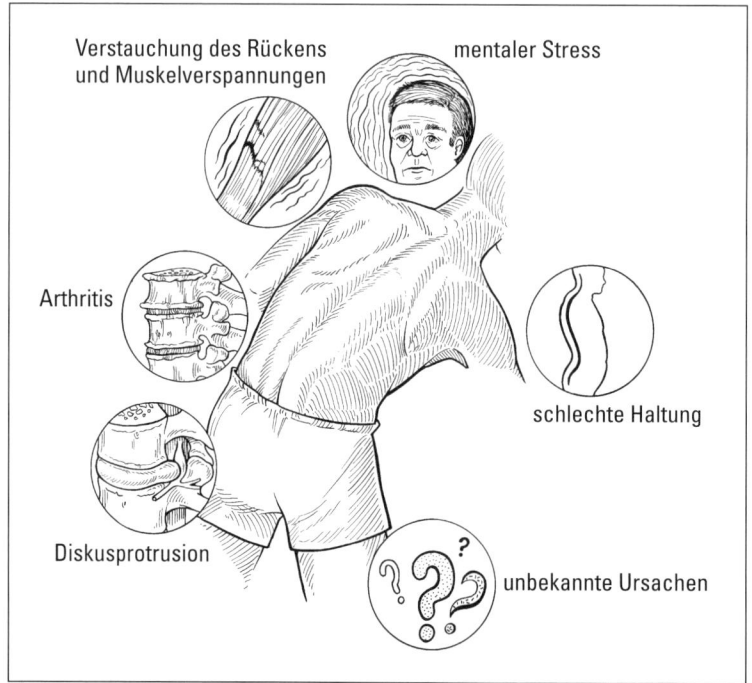

Abbildung 3.1: Viele unterschiedliche Faktoren – physischer, mentaler und emotionaler Natur – können Rückenschmerzen verursachen.

3 ➤ Die Wurzel allen Rückenübels

 Einige seltene, aber sehr schwere Erkrankungen erfordern ein sofortiges und intensives medizinisches Handeln: Kaudasyndrom, Rückenmarkstumoren oder Rückenmarksinfekte. Ihr Arzt kann diese Erkrankungen einfach und sicher diagnostizieren. Da sie häufig eine chirurgische Behandlung erfordern, stellen wir diese Erkrankungen in Kapitel 8 vor.

Bandscheibenvorfall/Ischialgie

Wie wir in Kapitel 2 über die Anatomie des Rückens zeigen, liegen die Bandscheiben oder *disci intervertrebrales* zwischen den Wirbeln und arbeiten wie ein Stoßdämpfer. Eine *Diskusprotrusion* (Bandscheibenvorwölbung) oder ein *diskusprolaps* (Bandscheibenvorfall) kann auftreten, wenn der innere Teil der Bandscheibe, der weich und gallertartig ist (siehe Abbildung 2.4) aus seiner physiologischen Position gedrückt wird. Dies kann auf zwei Arten geschehen:

- ✔ Eine Vorwölbung entsteht, wenn der Gallertkern in der Mitte der Bandscheibe sich nach außen vorwölbt, dabei aber nicht den Faserknorpelring durchbricht. Abbildung 3.2 zeigt eine Diskusprotrusion. Protrusionen werden meist bei MRT-Aufnahmen entdeckt. Oft treten keine Symptome auf, da keine Nervenwurzeln gereizt oder gequetscht werden.

- ✔ Ein Vorfall (Diskusprolaps) entsteht, wenn der Gallertkern sich durch den Ringfaserknorpel nach außen vorwölbt (siehe Abbildung 3.3).

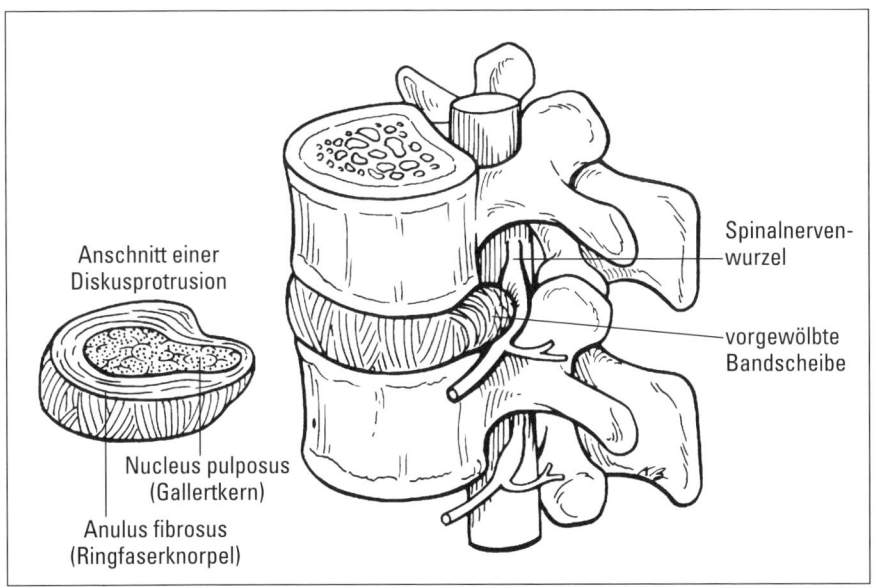

Abbildung 3.2: Eine Bandscheibenprotrusion

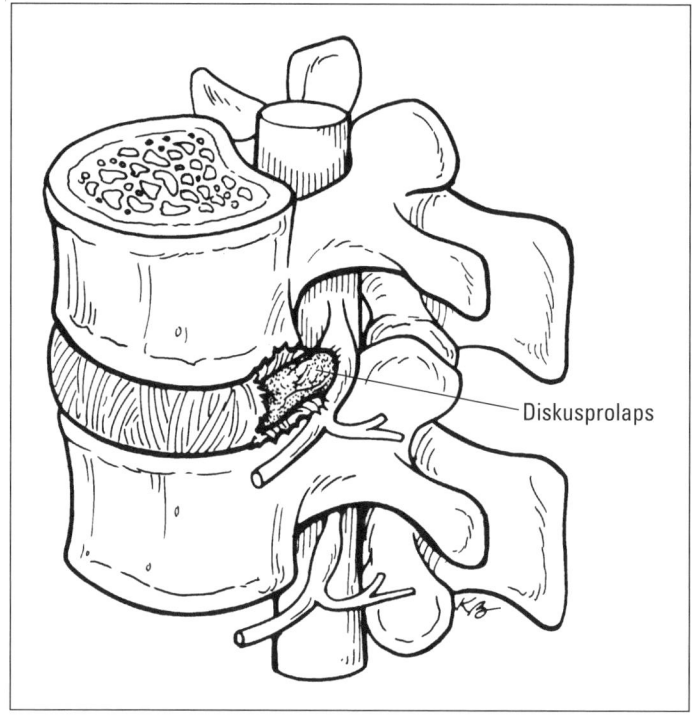

Abbildung 3.3: Ein Bandscheibenvorfall

Bei einem Bandscheibenprolaps verlagert sich Bandscheibenmaterial und drückt eventuell auf einen benachbarten Spinalnerv, so entsteht der typische Schmerz. Es wird von einem »eingeklemmten Nerv« gesprochen. Ist der Ischiasnerv im unteren Rücken betroffen, spricht man auch von »Ischias«. Weil über diese Nerven Wahrnehmungen aus den Beinen weitergeleitet und die Muskeln des Beines innerviert werden, können Symptome im Bein auftreten (wie Schwäche oder Taubheit). Diese Ischiassymptome können aber auch ohne Nervenkomprimierung auftreten.

✔ Mehr als 90 Prozent aller Bandscheibenvorfälle des unteren Rückens treten zwischen L4 und L5 oder zwischen L5 und S1 auf. Abbildung 2.1 zeigt den unteren Rücken.

✔ Ischiasprobleme treten meist im Gesäß, der Hinterseite der Oberschenkel, der Wade und eventuell im Fuß- und Zehenbereich auf.

✔ Ein Bandscheibenvorfall drückt auf den Nerv, aber zerdrückt ihn nicht. In Abbildung 3.4 ist dargestellt, wie eine vorgefallene Bandscheibe auf den Nerv drückt. Der Nerv ist irritiert, aber er arbeitet noch. Nur wenn die Kompression sehr gravierend ist, sind Muskelstärke und Reflexe vermindert und Taubheitsgefühle treten auf. Dann ist eventuell auch ein chirurgischer Eingriff notwendig.

3 ➤ Die Wurzel allen Rückenübels

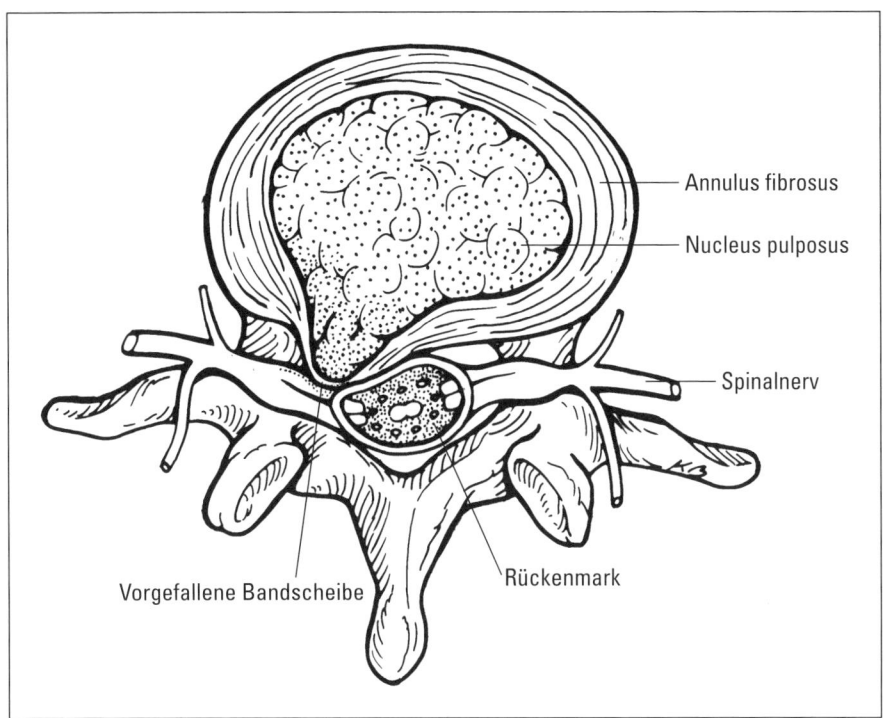

Abbildung 3.4: Bandscheibenvorfall, Aufsicht auf die freigelegte Bandscheibe

Wenn Ihr Arzt vermutet, dass bei Ihnen ein Bandscheibenvorfall vorliegen könnte, gibt Ihnen diese Checkliste mehr Sicherheit:

✔ **Der Arzt sollte eine vollständige körperliche Untersuchung durchführen.** Diese Untersuchung beinhaltet die Untersuchung beider unterer Extremitäten (Hüfte, Oberschenkel, Beine und Füße), eine neurologische Untersuchung und einen Muskelfunktionstest der einzelnen Muskelgruppen. Eine gründliche körperliche Untersuchung gibt Aufschluss darüber, ob ein Bandscheibenproblem vorliegt und welche Nervenwurzeln betroffen sind. Dann kann entschieden werden, ob weiterführende Untersuchungen mit bildgebenden Verfahren notwendig sind.

✔ **Hochtechnisierte Untersuchungsmethoden wie Magnetresonanztomographie (MRT) sind auch im Fall eines Diskusprolapses nicht immer notwendig.** Häufig werden weiterführende Untersuchungen angeordnet, auch wenn die Ergebnisse einer solchen Untersuchung an der Behandlung nichts ändern. In den meisten Fällen können Bandscheibenvorfälle und Ischiassyndrom ohne bildgebende Verfahren diagnostiziert und behandelt werden. Generell sind hochtechnisierte Verfahren nur dann notwendig, wenn sich Ihr Zustand verschlechtert oder wenn eine Operation durchgeführt werden soll.

✔ **Lassen Sie sich nicht darauf ein, dass Ihr Arzt allein aufgrund einer Magnetresonanztomographie (MRT) einen Bandscheibenvorfall als Ursache Ihrer Schmerzen diagnosti-

ziert. Es sollte immer eine gründliche Untersuchung durchgeführt werden. Auch ein beim MRT sichtbarer Diskusprolaps muss nicht die Ursache Ihrer Beschwerden sein. Die Untersuchung muss den Zusammenhang bestätigen, sonst ist der MRT-Befund ohne Wert.

Wenn Sie seit weniger als vier Wochen unter einem Diskusprolaps leiden, sollte Ihr Arzt mit einer konservativen Therapie beginnen. Sie kann physikalische Anwendungen, muss Krankengymnastik, entzündungshemmende Medikamente oder epidurale Steroidinjektionen umfassen. Einige ergänzende Behandlungsmethoden wie Entspannungsübungen, Akupunktur oder Massage können ebenfalls hilfreich sein.

Die Selbstheilungsfähigkeit des Körpers bei einem Bandscheibenvorfall ist wirklich gut. Die Mehrheit der Fälle kann konservativ behandelt werden, als Therapie ist eine Kombination aus Maßnahmen der physikalischen Medizin, aktivierende beziehungsweise aufrichtende Krankengymnastik, epidurale Steroidinjektionen, Nervenblockaden, schmerzstillende Medikamente und etwas Zeit (siehe hierzu Kapitel 7) empfehlenswert. Innerhalb von zwei bis drei Monaten verbessern sich die meisten Patienten. Bekommen Sie keine Panik, wenn leichte Sensibilitätsveränderungen, Reflexminderung oder Muskelschwäche auftreten: Diese Symptome verschwinden während der Therapie.

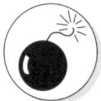

Auch wenn die Symptome chronisch werden (mehr als drei Monate andauern), sollten Sie die konservative Therapie fortsetzen. Anhalten des Schmerzes und der übrigen Symptome sind keine zwingenden Gründe, eine Operation durchzuführen. Auch nach mehr als drei Monaten kann auf diesem Weg noch eine Heilung erzielt werden. Sie sollten aber anfangen darüber nachzudenken, ob es Gründe gibt, die einem Therapieerfolg im Weg stehen. Wenn Ihr Arzt eine Operation vorschlägt, bedeutet das nicht, dass dies die einzige Möglichkeit zur Heilung ist. Oft bedeutet es eher, dass Ihr Arzt glaubt, Sie wollten, dass »irgendetwas gemacht wird«. Dem ist aber meist nicht so – und dies sollten Sie Ihrem Arzt auch unmissverständlich klar machen. Fragen Sie, was Sie zu einer aktiven Unterstützung der Heilung noch beitragen können. Sprechen Sie über Ängste oder Sorgen, die sich hindernd auf Ihre Bemühungen auswirken. Die Entscheidung für eine Operation können Sie immer noch treffen, und sie sollte allein aufgrund ganz bestimmter Regeln (die wir in Kapitel 8 konkret diskutieren) getroffen werden.

Diagnose Verspannung

Verspannung des Rückens ist eine sehr häufige Diagnose. Ebenso häufig wie sie gestellt wird, genauso unterschiedlich ist die Definition dieser Erkrankung. Ihr liegt eine Veränderung der Muskeln, Bänder und Sehnen des unteren Rückens zugrunde, Ursache ist ein Trauma (wie ein Sportunfall oder eine Überlastung) oder schlechte Haltung oder unzureichende muskuläre Leistungsfähigkeit (oder eine Kombination aus allen drei Ursachen).

3 ➤ Die Wurzel allen Rückenübels

Schwangerschaft und Rückensprobleme

Ein häufig vorkommendes Problem während der Schwangerschaft sind Rückenschmerzen. Während einige Frauen den Schmerz als »Unwohlgefühl« beschreiben, ist er für andere unerträglich. Wenn Sie sowieso unter Rückenschmerzen leiden, interessiert es Sie sicher besonders, wie Schwangerschaft und Rückenschmerzen zusammenhängen. Glücklicherweise gibt es wirkungsvolle Methoden, mit Rückenschmerzen während der Schwangerschaft umzugehen.

Warum treten während der Schwangerschaft Rückenschmerzen auf?

Wenn sich Ihr Bauch ausdehnt, können die Bauchmuskeln die Rückenmuskulatur nicht mehr so gut dabei unterstützen, Ihre Wirbelsäule weiter aufrecht und stabil zu halten. Dies führt zum einen zu einer stärkeren Belastung der Rückenmuskulatur, daraus resultiert zum anderen ein Mangel an deren Stabilität. Dies sind schon zwei Ursachen für Rückenschmerzen. Drittens ergibt sich dann noch mit dem Fortschreiten der Schwangerschaft eine Veränderung des Körperschwerpunktes, was meist zu einer Veränderung der Körperhaltung führt und damit einen weiteren Grund für Rückenbeschwerden liefert.

Aber es gibt einiges, was Sie vorbeugend oder lindernd tun können. Achten Sie zunächst auf Ihre Haltung (hierzu mehr in Kapitel 13). Außerdem sollten Sie regelmäßig die Übungen machen, die wir in Kapitel 14 vorstellen. Wenn es in Ihrer Umgebung Entspannungs- oder Yogakurse für Schwangere gibt, können Sie daran teilnehmen. Natürlich sollten Sie Ihr Übungsprogramm mit dem Frauenarzt besprechen. Ein veränderter Mineralienspiegel im Blut kann zum Beispiel die Krampfneigung der Muskulatur erhöhen. Ihr Bedarf an Mineralien kann während der Schwangerschaft und Stillzeit möglicherweise höher als sonst sein. Sprechen Sie mit Ihrem Arzt, ob und welche Mineralien Sie zusätzlich einnehmen sollten.

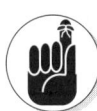

Die Verspannung der Rückenmuskulatur ist keine schwere Erkrankung. Man kann das gar nicht oft genug wiederholen. Wenn Sie kontinuierlich Rückengymnastik machen oder eine rückenfreundliche Sportart ausüben (siehe Kapitel 11, 14 und 17), beugen Sie einer Verspannung vor. Tritt sie dennoch auf, heilt sie ebenso wie andere leichte Erkrankungen wieder vollständig ab. »Mit ein wenig Schonung ist das in ein, zwei Tagen wieder vorbei«, wird Ihr Arzt Ihnen vielleicht gesagt haben und er hat Recht damit. Allerdings bedarf der Begriff »Schonung« ein wenig Erläuterung. Es mag verführerisch sein und auch sehr wohltuend, mal ein paar Tage einfach auf dem Sofa oder im Bett zu verbringen, mal so richtig abzuhängen und den Alltag draußen vor der Tür zu lassen. Aber zu viel Bettruhe schadet Ihrem Rücken mehr, als sie ihm nutzt, denn nicht benutzte Muskeln regenerieren leider deutlich langsamer als eine artgerecht bewegte Muskulatur. Begreifen Sie Schonung daher als Appell zur Befriedung Ihres Geistes beziehungsweise zur überfälligen Lösung stressender Konflikte. Entziehen Sie sich eine Zeit lang der allfälligen Reizüberflutung unserer Zeit – das allein wird Ihren Muskeln schon die notwendige Entspannung verschaffen und wenn Sie dann noch die Kraft für lockere Spaziergänge aufbringen, werden Sie und Ihr Rücken möglicherweise gestärkt aus dieser Verspannungsepisode hervorgehen.

Typische Symptome einer Rückenmuskelverspannung sind:

✔ **Schmerzen, Krämpfe und Verhärtungen in der Muskulatur des unteren Rückens:** Der Schmerz kann recht plötzlich auftreten (insbesondere wenn er mit einer Verletzung in Zusammenhang steht) oder aber langsam stärker werden (wenn keine Verletzung als Ursache vorliegt).

✔ **Empfindlichkeit:** Die Muskeln auf einer Seite des Rückens und des Gesäßes können empfindlicher gegen Berührungen sein als auf der anderen Seite.

✔ **Der Schmerz wird beim Beugen nach vorn oder zu den Seiten stärker:** In schwereren Fällen treten zeitgleich Verkrampfungen auf.

✔ **Der Schmerz ist morgens sehr schlimm und wird während der alltäglichen Aktivität besser:** Das ist ein häufiges Symptom bei Verspannungen – die Muskulatur scheint warm zu werden und die Schmerzen werden schwächer.

Es gibt keine spezifische Untersuchung (wie Röntgen oder eine Blutuntersuchung), um eine Verspannung diagnostizieren zu können. Die Diagnose wird aufgrund der Vorgeschichte, der Untersuchung und durch Ausschluss anderer Erkrankungen gestellt.

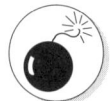

Ärzte stellen die Verspannung häufig in einen Zusammenhang mit bestimmten Aktivitäten kurz vor dem Auftreten. Wir versuchen, das zu vermeiden. Wenn ein Arzt für Sie einen solchen Zusammenhang herstellt, tut er das häufig mit erhobenem Zeigefinger, was Sie unnötig erschreckt und Sie künftig in Ihren Aktivitäten einschränken wird. So entsteht Vermeidungsverhalten. Wir kennen Patienten, die eine regelrechte Furcht vor Bewegung und Sport entwickelten. Sie schränkten ihre Bewegungsaktivität immer stärker ein, und schon traten neue Probleme wegen mangelnder Bewegung und daraus resultierendem Muskelabbau auf.

In den meisten Fällen von Verspannungen reichen einfache Therapiemaßnahmen aus:

✔ Zunächst sollte jede Art von Bewegung, die Schmerzen auslöst oder verstärkt, *reduziert, aber nicht eingestellt* werden. Insgesamt sollte der Alltag etwas ruhiger angegangen werden. Über einige Wochen hinweg kann dann die Aktivität wieder gesteigert werden.

✔ Unmittelbar nach einer Verletzung kann eine Eispackung angewendet werden. Das Eis sollte keinen direkten Kontakt mit der Haut haben. Die Behandlung erfolgt für jeweils 20 Minuten im Abstand von zwei Stunden.

✔ Sie können für ein paar Tage ohne Bedenken ein schmerzstillendes, nicht-steroidales Medikament gegen Entzündungen einnehmen. (Fragen Sie hierzu unbedingt Ihren Arzt oder Apotheker!)

✔ Wenn die Beschwerden sehr stark sind, werden Sie möglicherweise um ein bis zwei Tage Bettruhe nicht herumkommen. Wahrscheinlich wird Ihnen in diesem Fall Ihr Arzt sogar eine krampflösende Spritze verabreichen müssen. Ertragen Sie dies mit Fassung (nein, Sie sind deshalb kein Weichei) und treffen Sie alle Maßnahmen, um diese erzwungene Ruhepause auch wirklich genießen zu können.

✔ Am dritten oder vierten Tag sollten Sie langsam wieder Ihre normale Bewegung aufnehmen (Sie sind ja schließlich kein Weichei!) und leichte Streckübungen machen. Sonst entwickeln Sie Ängste gegenüber Bewegungen und Ihre Muskulatur wird abgebaut.

In einigen Fällen (zum Beispiel bei sehr starker Angst vor einem Rückfall) sollte zusätzlich therapiert werden. Bei einer krankengymnastischen Therapie wird Ihnen gezeigt, wie Sie sich sicher bewegen können, um Schmerzen und Verspannungen vorzubeugen. Achten Sie darauf, dass die Übungen, die Sie dort lernen, alltagstauglich sind und problemlos von Ihnen in Ihre normalen Aktivitäten integriert werden können. Das erspart Ihnen die Anschaffung einer Turnmatte und die Anmietung abgeschlossener Räumlichkeiten.

Rückenschmerzen im Zusammenhang mit Stress

Stressbezogener Rückenschmerz ist nicht gerade eine klassische medizinische Diagnose. Aber aufgrund unserer langjährigen Erfahrungen glauben wir, dass Stress eine wichtige Ursache von Rückenschmerzen ist. Typische Symptome sind Muskelschmerzen (einschließlich Rückenschmerzen), Schlafstörungen, Niedergeschlagenheit, Ängstlichkeit und Müdigkeit.

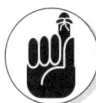

Weil viele Hausärzte über die Zusammenhänge zwischen Stress und Rückenschmerzen nichts gelernt haben, müssen Sie selbst überlegen, ob übermäßiger Stress ein Auslöser Ihrer Rückenschmerzen sein könnte. Ebenso wie die Rückenmuskelverspannung wird auch diese Form der Rückenschmerzen aufgrund der Vorgeschichte, einer gründlichen Untersuchung und dem Ausschluss anderer Erkrankungen diagnostiziert.

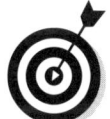

Die meisten Leute mit Rückenschmerzen denken in erster Linie an körperliche Probleme. Aber bei stressbedingten Rückenschmerzen müssen Sie sich leider vor allem mit Ihren emotionalen Problemen beschäftigen. Teil der Behandlung kann hier Psychotherapie oder das Erlernen von Stressbewältigungsstrategien sein. Wir geben oft den Ratschlag, an die Psyche zu denken und nicht an den Rücken, wenn Schmerzen auftauchen. Ein Psychotherapeut kann in der Heilungsphase eine wertvolle Unterstützung sein.

Arthritis der Wirbelsäule

Arthritis ist die medizinische Bezeichnung für die Entzündung eines oder mehrerer Gelenke, auch der Wirbelsäulengelenke. Die Ursachen und die Erscheinungsformen sind vielfältig. Arthritis kann als natürliche Alterserscheinung auftreten und dabei keine Probleme verursachen, es kann sich aber auch um eine hoch schmerzhafte Erkrankung mit Deformation der Gelenke handeln.

Viele Leute glauben, Arthritis steht immer in Zusammenhang mit rheumatoider Arthritis, die Schmerzen und Gelenkdeformation verursacht. Deswegen reagieren viele erschrocken, wenn sie die Diagnose *Arthritis* hören. Aber die rheumatoide Arthritis betrifft nur sehr selten die Wirbelsäule.

Psychosomatische Schmerzen sind reale Schmerzen

Wenn emotionale Umstände zu Schmerzen führen, spricht man von *psychosomatischen Beschwerdebildern*. Viele Betroffene halten psychosomatische Beschwerden für quasi eingebildete Beschwerden. Das ist falsch. *Psychosomatisch* bedeutet im Kontext von Rückenbeschwerden, dass ein reales emotionales/psychisches Problem zu realen, körperlichen Schmerzen führt.

Verbreitete psychosomatische Erkrankungen sind Asthma, Nackenschmerzen, einige Kopfschmerzerkrankungen, Magengeschwüre, Darmerkrankungen, diverse Hauterkrankungen oder eben auch Rückenschmerzen. Niemand würde behaupten, dass diese Erkrankungen nicht real existieren. Sie verursachen Schmerzen, Unwohlsein und können wie Asthma sogar lebensbedrohlich sein.

Oft können kleine Veränderungen im Leben Ihnen helfen, die Schmerzen zu mindern oder ihnen vorzubeugen. Scheuen Sie sich nicht, mit einem Therapeuten zusammenzuarbeiten, der Ihnen helfen kann, die Ursache der psychosomatischen Beschwerden herauszufinden und abzustellen.

Arthritische Veränderungen, die bei Röntgenaufnahmen oder bei einer Magnetresonanztomographie (MRT) festgestellt werden können, treten als natürliche Altersveränderungen auf und müssen nicht verantwortlich für Ihre Schmerzen sein. Behalten Sie dies zunächst im Kopf, wenn Ihr Arzt eine *Arthritis* als Ursache der Rückenschmerzen diagnostiziert.

Unserer Meinung nach sollte der Ausdruck »Arthritis« im Kontext mit Veränderungen der Wirbelgelenke nicht verwendet werden. Wir sehen immer wieder junge Patienten oder Betroffene mittleren Alters, die sagen: »Mein vorheriger Arzt sagte, dass ich eine Wirbelsäule wie ein 80-Jähriger habe.« Welch ein leichtfertiger Unsinn! Solche Aussagen verursachen überflüssiges Leid und viel Angst.

Degenerative Bandscheibenerkrankungen

Degenerative Bandscheibenerkrankungen sind Erkrankungen des weichen, zentralen Anteils der Bandscheibe. Ursachen sind Wasserverlust und beginnende Austrocknung. Das erste Bild in Abbildung 3.5 zeigt eine gesunde Bandscheibe. Das zweite Bild zeigt eine Bandscheibe mit beginnender Degeneration. Die Dicke der Bandscheibe hat bereits abgenommen, dadurch wird die Austrittsöffnung des Nervs kleiner und das Zwischenwirbelgelenk steht nicht mehr in optimaler Position.

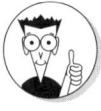

Sie glauben vielleicht, dass degenerative Veränderungen des Körpers erst anfangen, wenn Ihr Haar schon grau wird. Aber tatsächlich beginnen die Veränderungen bereits ab dem 20. Lebensjahr. Sie sind auch keine Erkrankung, sondern eine natürliche Veränderung aller Menschen, die älter werden.

Diese Veränderungen können hin und wieder zu Schmerzen im unteren Rücken führen, insbesondere bei Menschen mit schwacher oder gar insuffizienter Muskulatur, die sich nur sporadisch körperlich betätigen. Solche degenerative Bandscheibenveränderungen werden mit gezielter Gymnastik zur Verbesserung der Beweglichkeit und gezielten Übungen zum Muskelaufbau therapiert. Eine zeitlich befristete Gabe entzündungshemmender Medikamente kommt ergänzend in Frage, um Schmerzen zu nehmen und das kontinuierliche Üben beziehungsweise Trainieren nicht zu gefährden. Eine Operation ist in der Regel nicht notwendig.

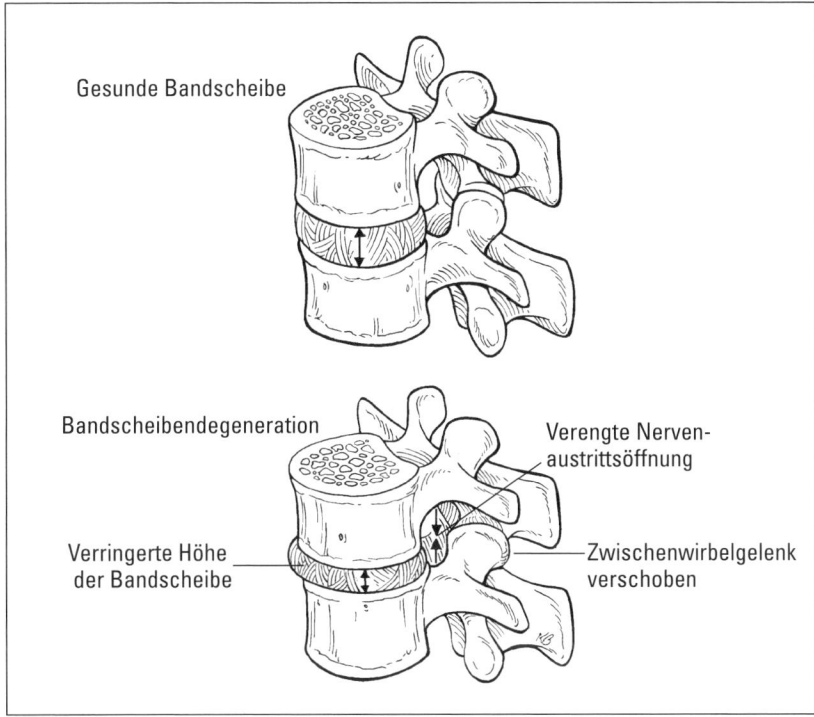

Abbildung 3.5: Beispiel einer gesunden und einer degenerierten Bandscheibe

Neuere Forschungen lassen vermuten, dass Sie mittels Biofeedback lernen können, bestimmte Muskelgruppen ganz gezielt zu entspannen. In Kapitel 12 wird die Biofeedbackmethode genau erklärt.

Facettensyndrom

Die Zwischenwirbelgelenke werden auch Facettengelenke genannt. Sie erlauben Ihrer Wirbelsäule Bewegungen und halten dabei die Wirbel in einer Reihe. Wie alle Gelenk unterliegen sie einem Alterungsprozess und zeigen Abnutzungserscheinungen. Wenn Sie unter dem Facettensyndrom leiden, ist eines (oder mehrere) Ihrer Zwischenwirbelgelenke entzündet. Diese Entzündungen können zu so

genannten pseudoradikulären Schmerzen führen, die ausstrahlen, aber nicht unbedingt einem Bereich der Wirbelsäule zuzuordnen sind.

Das Facettensyndrom führt zu Überempfindlichkeit in einem Bereich von ungefähr 2 bis 5 Zentimetern. Druck an dieser Stelle wird als unangenehm empfunden und kann Schmerzen im Bereich des Gesäßes oder der Oberschenkel auslösen. Vielleicht fällt Ihnen auf, dass der Schmerz stärker wird, wenn Sie sich in der Hüfte drehen, nach hinten oder zur Seite beugen oder auf einem Bein stehen.

Das Facettensyndrom ist keine schwere Erkrankung. Der Schmerz flaut nach zwei bis drei Wochen ab. Die Behandlung ist ähnlich wie bei der Rückenmuskelverspannung: etwas mehr Ruhe, Bewegungen vermeiden, die Schmerzen auslösen, Kühlpacks in den ersten 24 bis 48 Stunden, entzündungshemmende Medikamente, bei besonders starken Schmerzen kann zusätzlich auch der zeitlich befristete Einsatz schwacher Opiate erwogen werden. Ein stützendes Rückenkorsett, wie es in der Vergangenheit gerne verordnet wurde, ist heute weitestgehend aus der Mode gekommen. Die ohnehin nicht gut ausgeprägte Muskulatur wird dadurch entpflichtet und bildet sich in der Regel noch weiter zurück. Daher sollten die normalen Aktivitäten möglichst bald langsam und mit Bedacht wieder aufgenommen werden. Wenn die Erkrankung zu chronifizieren droht, können entzündungshemmende und schmerzlindernde Injektionen in den betroffenen Rückenbereich gegeben werden, es muss aber auch nach Ursachen geforscht werden die einer erfolgreichen Reaktivierung im Weg stehen.

Arachnoiditis

Die *Arachnoidea* ist die Spinnengewebshaut, die aufgrund ihres Aussehens so genannt wird. Sie liegt im Rückenmarkskanal und umhüllt das Rückenmark. Eine *Arachnoiditis* ist eine Entzündung dieser Spinnengewebshaut. Aufgrund der Arachnoiditis kann das umgebende Gewebe (die spinale Arachnoidea) vernarben. Der häufigste Grund für die Arachnoiditis ist eine vorhergehende Operation in diesem Bereich. Mögliche Symptome können Schmerzen, Taubheit oder Kribbeln in den Beinen sein. Allerdings können auch überhaupt keine Symptome auftreten und die Erkrankung wird trotzdem bei einer Magnetresonanztomographie (MRT) festgestellt.

Es kann schwierig sein, eine Arachnoiditis zu behandeln. Unter der üblichen Rückenschmerzbehandlung bessern sich die Beschwerden kaum. Sie bekommen vielleicht Schmerzmedikamente, physikalische Therapie oder Cortisoninjektionen. In schweren Fällen ist vielleicht eine TENS-Behandlung für Sie empfehlenswert. Weitere Informationen hierzu finden Sie in Kapitel 7.

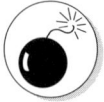

Die Diagnose *Arachnoiditis* bedeutet nicht, dass Sie nicht operiert werden dürfen, wenn ein anderes Rückenproblem dies erfordert. Aber die Arachnoiditis kann chirurgisch nicht geheilt werden. Viele Chirurgen vermeiden eine Operation bei dieser Diagnose so gut es geht, da sich die Arachnoiditis weiter verschlechtern kann. Seien Sie vorsichtig, das Risiko muss sorgfältig abgewogen werden.

Angst: Eine neue Theorie über stress-induzierte Rückenschmerzen

Dr. John Sarno hat mehrere Bücher über die Bedeutung von Stress bei Rückenschmerzen veröffentlicht. Er glaubt, dass die Gefühle eines Menschen – insbesondere aufgestauter Ärger und Ängste, die ernsthafte negative Folgen für die Gesundheit haben können –, stress-induzierte Rückenschmerzen verursachen können. Wir haben bereits mit Dr. Sarno zusammengearbeitet und mit eigenen Augen ein paar dieser Fälle gesehen.

Dr. Sarno vermutet, dass es Persönlichkeiten gibt, die anfällig für stress-induzierte Rückenschmerzen sind. Seiner Meinung nach können folgende Persönlichkeitsmerkmale einen Hinweis darauf geben, dass ein Mensch in schwierigen Lebenssituationen mit Rückenschmerzen reagiert:

- ✔ stark erfolgsorientiert
- ✔ hohes Verantwortungsgefühl
- ✔ stark motiviert und diszipliniert
- ✔ sehr selbstkritisch
- ✔ Neigung zu Perfektionismus und zwanghaftem Verhalten

Dr. Sarno glaubt, dass das Gehirn in belastenden Situationen die emotionale Anspannung und den Stress aus dem Bewusstsein in das Unbewusste verbannt. Diese unbewusste Anspannung durch emotionalen Stress kann dann eine Anspannung der Muskulatur, Krämpfe und Schmerzen verursachen. Emotionale Probleme und Konflikte sind aber häufig so Angst erregend und ihre Lösung erscheint als nahezu unmöglich, so dass die Psyche sich lieber vor ihnen schützt und die körperlichen Beschwerden in Kauf nimmt.

Der erste Schritt zur Gesundung besteht darin, den unbewussten Druck überhaupt wahrzunehmen und zu überlegen, wie man damit umgehen kann. Ärger und andere Emotionen sollten nicht weiter unterdrückt werden. Lassen Sie sich nicht von den Rückenschmerzen ablenken. Dr. Sarno meint, wer sich selbst als krank oder verletzt wahrnimmt, hat ein höheres Risiko, weiter unter Rückenschmerzen zu leiden.

Dr. Sarno empfiehlt, körperliche Aktivitäten wieder wie gewohnt aufzunehmen. Sagen Sie Ihrem Gehirn, dass Sie nicht mehr bereit sind, mit den Rückenschmerzen zu leben, und brechen Sie alle Behandlungen ab, die Ihnen Ihre Rückkehr in den Alltag erschweren.

Spondylolisthesis und Spondylolyse

Spondylolisthesis wird gerne mit »Wirbelgleiten« übersetzt. Bei dieser Erkrankung verkantet sich ein Wirbelkörper nach vorne. Gleiten tut da eher nichts. Sprachlich assoziieren wir mit »gleiten« ja auch eher eine elegante, langsame, reibungslose Bewegung. Dies ist bei einer Spondylolisthesis nicht der Fall. Hier »kantet« und

»hakt« es eher. Die Ursache kann ein Wirbelbruch sein oder ein angeborener oder erworbener Spalt im Wirbelbogen (genannt *Spondylolyse*).

Die Spondylolyse tritt häufig als Folge eines anhaltenden Traumas während der Jugendzeit auf. Sportarten mit wiederholten Hyperextensionen (Beugen nach hinten) sind oft die Ursache. Natürlich gibt es auch noch andere Belastungen bei Jugendlichen und Erwachsenen, die Spondylolysen verursachen können. Aber die Erkrankung tritt gehäuft bei Turnerinnen, Balletttänzern und -tänzerinnen und Fußballern auf. Einmal den Rücken weit nach hinten zu beugen, ist nicht gefährlich, erst die Dauerbelastung führt zu einer Hypermobilität und gegebenenfalls zu einer Schädigung.

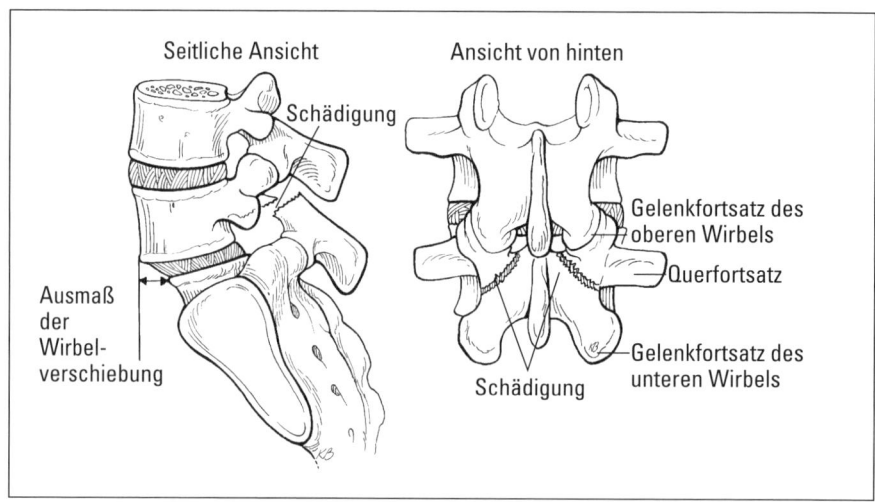

Abbildung 3.6: Die beiden Wirbel sind aufgrund eines Spaltes im Wirbelbogen (Spondylolyse) gegeneinander verschoben (Spondylolisthesis).

Eine Spondylolisthesis kann Schmerzen im unteren Rücken verursachen und eventuell auch zu Ischiasschmerzen führen, wenn Nervenwurzeln betroffen sind. Der typische Patient ist ein junger Mensch, der seit mehr als einer oder zwei Wochen unter Rückenschmerzen leidet.

Wenn Ihr Arzt bei Ihnen eine solche Erkrankung vermutet, sollte ein Computer-Szintigramm erstellt werden, das auch haarfeine Risse im Knochen zeigt. (In Kapitel 6 diskutieren wir das Thema Röntgen- und andere Aufnahmeverfahren von Knochen.) Wenn die Schädigung kurz nach dem Entstehen (meist zwischen dem 13. und dem 16. Lebensjahr) festgestellt wird, kann die Fraktur behandelt werden und vollständig abheilen. Normalerweise wird ein Korsett verordnet und Ruhe für etwa vier Monate; in dieser Zeit kann der Riss heilen. In sehr schweren Fällen müssen eventuell zwei benachbarte Wirbel miteinander verbunden werden. Wir erklären diese Operation in Kapitel 8. Eine nicht erkannte und behandelte Spondylolyse kann im späteren Leben zu Problemen führen.

Eine andere Form der Spondylolisthese ist die degenerative Spondylolisthese, die weit verbreitet ist. Ursache sind massive Abnutzungserscheinungen der Zwischenwirbelgelenke des unteren Rückens. Die häufigste Lokalisation ist hier das Gelenk zwischen dem vierten und fünften Lendenwirbel, der vierte Lendenwirbel verschiebt sich dabei leicht über den fünften. Die Behandlung entspricht der bei Spondylolisthesis.

Kokzygodynie

Kokzygodynie bedeutet »Schmerzen im Steißbein«. Das *os coccygis* ist der unterste Teil der Wirbelsäule. Kokzygodynia ist meist Folge eines Traumas, häufig ein Sturz auf den Po (oder Ihr Gesäß, um es etwas professioneller auszudrücken). Ein solcher Sturz kann zum Bruch des Steißbeins führen. Es gibt auch andere Ursachen für die Schmerzen im Steißbein, die oft schwer einer bestimmten Ursache zuzuordnen sind. Schmerz und erhöhte Empfindlichkeit in der Umgebung des Afters sind mögliche Symptome. Im Röntgenbild sind häufig keine Veränderungen zu finden, die Diagnose wird anhand der Vorgeschichte mit oder ohne Trauma und eventuell einer Röntgenuntersuchung gestellt. Kokzygodynie kann eine echte Qual für den Allerwertesten und natürlich auch für Sie selbst sein, wie man sich vorstellen kann!

Wenn Sie unter Schmerzen im Steißbein leiden, erwartet Sie etwa folgende Behandlung: Sie sollten möglichst wenig auf harten Oberflächen sitzen, ein Ringkissen hilft dabei sehr gut. Wenn die Schmerzen hartnäckig sind, werden Ihnen vielleicht entzündungshemmende Medikamente oder eine lokale Injektion mit Schmerzmitteln und Cortison verordnet.

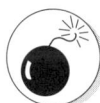
Eine Operation zur Entfernung des Steißbeins kann eventuell die letzte Behandlungsmöglichkeit bei einer schweren und chronischen Kokzygodynie sein. Wenn Ihr Arzt eine solche Behandlung vorschlägt, empfehlen wir, sich vorher von einem qualifizierten Psychologen untersuchen zu lassen, um auszuschließen, dass die Beschwerden mit einem psychischen Problem zusammenhängen. Wir sehen immer wieder Fälle, bei denen die Schmerzen trotz Operation weiter auftreten, daher empfehlen wir, unbedingt vor der Operation eine zweite Meinung einzuholen. Mehr über diese Operation, ihre Risiken und Nebenwirkungen und was Sie als Patient erwartet, finden Sie in Kapitel 12.

Wirbelfrakturen

Wirbelfrakturen (also Brüche der einzelnen Wirbel) werden mithilfe einer Röntgenuntersuchung diagnostiziert. Verursacht werden sie in der Regel durch

- ✔ ein ernsthaftes Trauma wie einen Fahrradunfall oder einen Sturz.
- ✔ eine Erkrankung, die die Knochensubstanz der Wirbel schwächt, wie Osteoporose oder Knochenkrebs.

Typische Hinweise auf eine Wirbelfraktur sind Rückenschmerzen, die

- ✔ bei Patienten mittleren bis höheren Alters plötzlich nach Bücken oder Heben auftreten.

- ✔ sich durch Aktivität verschlimmern.
- ✔ so stark sind, dass Sie nachts davon aufwachen.
- ✔ innerhalb von ein bis zwei Wochen nicht weniger werden.

Wenn Sie einen Bruch eines Wirbels bei sich vermuten, sollten Sie sich sofort von einem Arzt untersuchen lassen, der auf Rückenprobleme spezialisiert ist. Eine Röntgenaufnahme kann eine Fraktur zeigen. So genannte Kompressionsfrakturen, die häufiger bei Patienten mit knochensubstanz-schwächenden Erkrankungen auftreten, lassen sich aufgrund des typischen Aussehens auf dem Röntgenbild leicht diagnostizieren.

> ### Subluxation
>
> *Subluxation* oder Blockade eines Gelenks bedeutet, dass die Gelenkflächen nicht mehr korrekt gegeneinander stehen und die Beweglichkeit eingeschränkt ist. Chiropraktiker benutzen diesen Begriff, um die Ursache für Schmerzen im unteren Rücken zu beschreiben. Es gibt einige chiropraktische Behandlungsmöglichkeiten, um ein solches Gelenk wieder einzurenken, das heißt in die korrekte Position zu bringen. Die Diagnose ist unter Rückenfachleuten sehr umstritten. Nicht alle Ärzte glauben, dass Gelenke schmerzhaft subluxieren. In Kapitel 10 diskutieren wir die richtige chiropraktische Behandlungsweise.

Zur Behandlung können in den ersten drei bis vier Wochen anästhesierende Analgetika eingesetzt werden. Manchmal ist auch eine längere Therapie mit diesen Medikamenten notwendig, außerdem Ruhe und ein Korsett über einige Monate, bis die Fraktur abgeheilt ist. Die Prognose ist sehr gut.

Stenose der Lendenwirbelsäule

Die *Stenose* der Wirbelsäule ist eine Einengung des Rückenmarkskanals und damit eine Kompression oder Reizung der Nerven, die zum Gesäß und den Beinen führen. Ursachen der Stenose sind:

- ✔ Bandscheibenprotrusion
- ✔ Verschleißerscheinungen, die zu Wülsten und Zacken auf den Knochen führen
- ✔ Übermäßiges Wachstum der Zwischenwirbelgelenke
- ✔ Kongenitale (das heißt angeborene) Verengungen des Wirbelkanals

Dabei treten Schmerzen im Gesäß und in den Beinen auf, die

- ✔ Sie daran hindern, flott oder weite Strecken zu gehen.
- ✔ weniger werden, wenn Sie sich nach vorne lehnen. Beispielsweise wird ein Patient mit einer Stenose des Wirbelkanals im Lendenbereich sich beim Einkaufen auf den Einkaufswagen vor sich abstützen.
- ✔ nachlassen, wenn Sie sich für einen Augenblick hinsetzen.

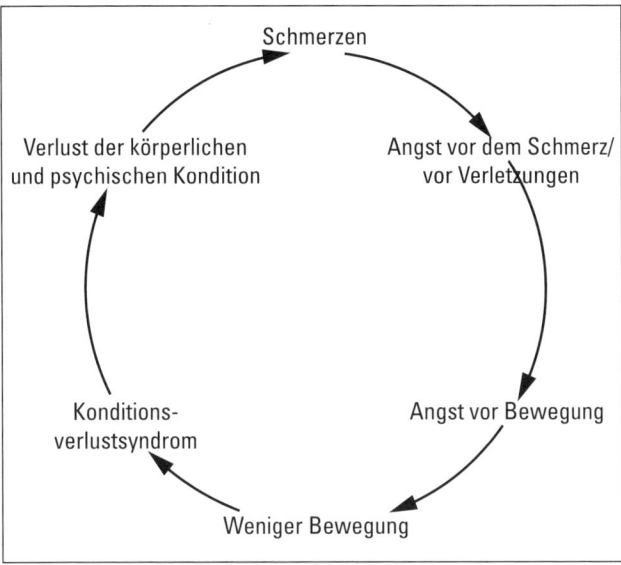

Abbildung 3.7: Das chronische Rückenschmerzsyndrom

Eine Stenose des Lendenwirbelkanals kann aufgrund der Vorgeschichte, der körperlichen Untersuchung und bildgebender Verfahren festgestellt werden. Die Erkrankung tritt ab dem 65. Lebensjahr mit zunehmenden Abnutzungserscheinungen der Wirbelsäule häufiger auf.

 Zwar schreitet die Stenose des Wirbelkanals im Laufe der Zeit fort, aber das bedeutet keineswegs, dass Sie befürchten müssen, aufgrund von Lähmungen im Rollstuhl zu landen oder gar früher zu sterben. Vielleicht müssen Sie Ihre Aktivitäten den körperlichen Realitäten anpassen, aber die Krankheit schreitet nur sehr langsam fort. Manchmal werden auch nur die MRT-Aufnahmen immer schlechter, während der Patient sich sogar wieder besser fühlt – und niemand weiß wieso!

Die Behandlung umfasst drei Stufen, beginnend mit der nicht-invasiven bis hin zur operativen Therapie:

✔ Abhängig von Ihren Symptomen wird Ihr Arzt Ihnen zunächst bestimmte Übungen und entzündungshemmende Medikamente verordnen.

✔ Dann können epidurale Steroidinjektionen verschrieben werden. Der Erfolg der Injektionen ist oft so gut, dass sie erst nach Jahren wiederholt werden müssen.

✔ Schließlich kann der Wirbelkanal auch operativ erweitert werden. Teil dieser Operation ist die Laminektomie, die Entfernung des knöchernen Daches des Rückenmarkskanals. (In Kapitel 2 finden Sie mehr zu den anatomischen Einzelheiten.) Denken Sie daran, dass die Operation von Ihrer Entscheidung abhängt. Wie gut ertragen Sie die Schmerzen und wie stark wird Ihre Lebensqualität eingeschränkt?

Das Postnukleotomiesyndrom

Postnukleotomiesyndrom bedeutet, dass nach einer Operation am Gallertkern der Bandscheibe *(nucleus pulposus)* Schmerzsymptome ähnlich dem chronischen Rückenschmerzsyndrom auftreten. Leider ist dieses Syndrom recht häufig. Unserer Meinung nach tritt es in erster Linie dann auf, wenn der falsche Patient für eine Rückenoperation ausgewählt wurde. Im Unterschied zum chronischen Rückenschmerzsyndrom treten die Beschwerden nach einer Rückenoperation auf. Die Ursachen können sein:

- ✔ Frühe Infektion nach einer Rückenoperation
- ✔ Falsche Durchführung der Operation oder schlechte Wundheilung
- ✔ Kummer, Sorgen oder anhaltende Konflikte
- ✔ Keine angemessene Rehabilitation nach der Operation
- ✔ Andere Rückenprobleme (Arachnoiditis, Stenosen oder andere)

Lassen Sie sich nicht zu schnell operieren! Entscheiden Sie sich nur dann zu einer Operation, wenn keine Alternativen für Sie in Frage kommen. Wir sprechen in Kapitel 8 darüber, wie man die Entscheidung zu einer Operation treffen kann.

Wenn Sie bereits unter dem Postnukleotomiesyndrom leiden, sollten Sie nicht allein chirurgisch weiterbehandelt werden. Versuchen Sie es lieber zunächst mit einer konservativen Behandlung (siehe Behandlung des chronischen Rückenschmerzsyndroms). Ihre Behandlung sollte nicht allein körperlich sein, denken Sie auch an psychische und emotionale Themen, die Sie beschäftigen.

Chronisches Rückenschmerzsyndrom

Das chronische Rückenschmerzsyndrom umfasst eine Reihe von Symptomen, die sich zeigen, wenn Rückenschmerzen länger als drei bis sechs Monate anhalten – also über den Zeitraum hinaus, den das Gewebe braucht, um zu heilen. Dieses Syndrom geht über das hinaus, was wir weiter vorn in diesem Kapitel im Abschnitt »Konditionsverlustsyndrom« besprochen haben. Nach Dr. Robert Gatchel führen körperliche und psychische Faktoren zum chronischen Rückenschmerzsyndrom.

Untersuchungen zeigen, dass bei Patienten mit dem chronischen Rückenschmerzsyndrom keine schwerwiegenderen Befunde vorliegen als bei Patienten, deren Beschwerden im normalen Zeitraum abheilen. Daher glauben wir, dass die Schmerzen in Zusammenhang mit Stress und anderen psychischen Faktoren stehen. Möglicherweise bleiben die Muskeln durch die Angst vor dem Schmerz und eine veränderte Durchblutung angespannt. Zu viel Ruhe und passive Therapie führt zum Konditionsverlustsyndrom und chronischen Rückenschmerzen.

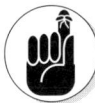
Das chronische Rückenschmerzsyndrom verschlechtert sich häufig mit der Zeit und umfasst körperliche, psychische und auch soziale Symptome. Hat es sich erst einmal voll entwickelt, stehen die Schmerzen und Probleme in keinem Verhältnis zum ursprünglichen Rückenproblem. Hier spielen Konditionsverlust, Schmerzmittelüberdosierung, Niedergeschlagenheit oder Depression, Angst und soziale Isolation eine Rolle.

Wenn Sie unter dem chronischen Rückenschmerzsyndrom leiden, brauchen Sie eine multidisziplinäre Behandlung, um alle Aspekte Ihrer Erkrankung abdecken zu können. Die Behandlung könnte Folgendes einschließen:

- ✔ Übungen und Training gegen den Konditionsverlust
- ✔ Psychologische Intervention zur Konfliktlösung sowie zur emotionalen und psychischen Stabilisierung
- ✔ Entgiftung und Entwöhnung von übermäßigem Schmerzmittelgebrauch (spielt nicht bei allen Patienten eine Rolle, aber bei sehr vielen)
- ✔ Schrittweise Rückkehr an den Arbeitsplatz und in den gewohnten Alltag: Zielstrebigkeit ist wichtig!
- ✔ Verschiedene Co-Medikamente, wie Antidepressiva und auch Antikonvulsiva, als Teil einer umfassenden Therapie

Andere Ursachen für Rückenschmerzen

Die Erkrankungen, mit denen wir uns in diesem Abschnitt beschäftigen, sind selten die Ursache für starke Rückenschmerzen. Wenn Sie an einer dieser Erkrankungen leiden, können Sie Rückenschmerzen haben – aber möglicherweise auch nicht. Da wir häufig zu diesen Erkrankungen Fragen gestellt bekommen, wollten wir Sie Ihnen nicht vorenthalten.

Discitis

Discitis oder »Entzündung der Bandscheibe« ist eine wirklich seltene Erkrankung. Die genauen Ursachen sind nicht bekannt, möglicherweise wird sie durch eine bakterielle oder virale Infektion im Bereich der Bandscheibe verursacht. Diabetiker oder Patienten mit Immunerkrankungen leiden häufiger darunter. Neben typischen Entzündungsanzeichen treten Schmerzen auf. Bakterielle Infektionen sprechen auf Antibiotika an. Bei Kindern wird, nur wenn wirklich notwendig, ein Korsett verordnet.

Osteomyelitis

Osteomyelitis ist eine Entzündung der knöchernen Anteile der Wirbelsäule. Typische Symptome sind neben Schmerzen in der Ruhe Gewichtsverlust und Fieber. Osteomyelitis kann durch verschiedene Untersuchungen, unter anderem einer Veränderung bestimmter Blutwerte (der so genannten Entzündungsparameter) festgestellt werden. Der Patient wird über einen Zeitraum von drei bis sechs Wochen mit Antibiotika behandelt und sollte ein Korsett tragen.

Spina bifida occulta

Spina bifida occulta ist der Fachausdruck für einen Defekt des Wirbelbogens (siehe Kapitel 2). Normalerweise schließt sich der Wirbelbogen während der Entwicklung des Kindes im Mutterleib zu einem vollständigen Ring. Bei dieser Erkrankung aber bleibt auf der vorderen Seite ein Spalt von weniger als einem Millimeter offen. Die Erkrankung tritt bei etwa 8 Prozent der Bevölkerung auf. Sie verursacht in der Regel keine Rückenschmerzen.

Skoliose

Die *Skoliose* ist eine seitliche Verkrümmung der Wirbelsäule. Sie kann in verschiedenen Formen auftreten und verursacht nur in schweren Fällen Rückenschmerzen bei Patienten unter 40 Jahren. Skoliose sollte insbesondere bei jungen Mädchen frühzeitig behandelt werden, um spätere Operationen zu vermeiden.

Wichtig ist zu erkennen, ob die Skoliose fortschreitet, also progressiv verläuft (die Krümmung wird immer stärker). Nur ein kleiner Teil verläuft progressiv und muss mit Übungen, Korsett und eventuell einer Rückenoperation behandelt werden. In den meisten Fällen aber treten keine Rückenschmerzen oder anderen Symptome auf und eine spezifische Behandlung ist nicht notwendig.

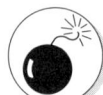
Seien Sie gewarnt, denn

- ✔ Skoliose wird häufig als Ursache von Beschwerden im Bereich der Lendenwirbelsäule genannt und man empfiehlt Ihnen intensive Rückengymnastik. In Wirklichkeit sind aber Bandscheibenprobleme, Verspannungen, Konditionsverlust oder Stress die Ursachen der Rückenprobleme. In diesem Fall therapieren Sie dann am eigentlichen Problem vorbei.

- ✔ Wenn Ihre Skoliose weniger als 20 Grad beträgt – und dies ist meist der Fall – brauchen Sie wahrscheinlich gar keine Behandlung.

Assimilationswirbel

Als Assimilationswirbel oder Übergangswirbel wird eine Abweichung der Anzahl der Wirbel bezeichnet. Meist befindet sich im Übergang von Lendenwirbelsäule zum Kreuzbein ein Wirbel mehr oder weniger. Wenn Sie zu den vielen Patienten gehören, bei denen diese Abweichung – meist zufällig – festgestellt wird, seien Sie unbesorgt: Rückenschmerzen treten dabei nicht häufiger auf als beim Rest der Bevölkerung.

Osteoporose

Die Osteoporose ist eine Veränderung in der Struktur der Knochen. Die Knochensubstanz lagert zu wenig Mineralien ein und wird schwächer – poröser – und die Gefahr von Knochenbrüchen steigt. Betroffen sind in erster Linie Frauen nach den Wechseljahren, aber auch Männer erkranken mit zunehmender Häufigkeit an einer Osteoporose. Schmerzen nach einer Wirbelfraktur, die durch Osteoporose verursacht wurde, halten etwa drei bis sechs Wochen an.

In der Regel sind adäquate Schmerzmedikamente und Schonung ausreichend als Behandlung. Darüber hinaus gilt es, vor allem die körperliche Mobilität zu erhalten, damit die osteoporotischen Prozesse verlangsamt werden. Sprechen Sie mit Ihrem Hausarzt darüber, wie Sie Ihre Osteoporose behandeln können. Bisphosphonate, normale Bewegung und – bei Frauen Östrogene – können helfen, den Krankheitsverlauf zu verlangsamen.

Rückenschmerzen: Wer kann Ihnen helfen?

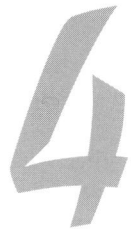

In diesem Kapitel

▶ Wer was im medizinischen Bereich macht

▶ Fragen, die Sie stellen sollten

▶ Sichere alternative Behandlungsmethoden

▶ Eine gute Beziehung zu Ihrem Arzt aufbauen

Wenn Sie auf der Suche nach einer effektiven Behandlung gegen Ihre Rückenschmerzen sind, werden Sie viele verschiedene Menschen mit unterschiedlichen Berufsbezeichnungen kennen lernen, die im medizinischen Bereich arbeiten. Diese Bezeichnungen vollständig aufzuzählen, würde den Rahmen dieses Buches sprengen. Hausärzte, Allgemeinmediziner, Internisten, Orthopäden, Neurologen, Neurochirurgen, Schmerztherapeuten, Psychiater, Psychotherapeuten und noch andere Fachärzte werden darunter sein, außerdem andere medizinnahe Berufe wie Krankengymnasten, Chiropraktiker, Akupunkteure und Masseure, die nicht Ärzte sein müssen. Diese vielen Bezeichnungen können leicht durcheinander gebracht werden, aber wir erklären in diesem Kapitel die Unterschiede.

Zusätzlich geben wir Ihnen noch einige Fragen an die Hand, die Sie Ihrem Arzt oder Therapeuten stellen können. Wenn Sie gut informiert sind, steht einer konstruktiven Zusammenarbeit mit Ihrem Arzt oder Therapeuten nichts mehr im Weg.

Wer behandelt Rückenschmerzen?

Ärzte können sich mehr oder weniger spezialisieren. Die Ärzteschaft kann grob etwa folgendermaßen eingeteilt werden:

✔ **Hausärzte:** Diese Ärzte behandeln täglich Menschen mit ganz unterschiedlichen Erkrankungen. Sie müssen herausfinden, welcher Teil des Körpers oder welches Organsystem die Beschwerden verursacht und ob ein Spezialist hinzugezogen werden muss. Häufig koordinieren sie die Behandlung eines Patienten bei verschiedenen Spezialisten.

✔ **Fachärzte:** Diese Ärzte sind Spezialisten für ein bestimmtes Gebiet, beispielsweise Orthopädie, Neurologie oder Kinderheilkunde. Sie bieten spezielle Untersuchungen und Behandlungen an, behandeln aber keineswegs nur einen Teil des Körpers; beispielsweise behandelt ein Orthopäde alle Gelenkserkrankungen, aber keine Nierenerkrankungen.

✔ **Fachärzte mit einem Spezialgebiet:** Diese Ärzte sind Fachärzte, die sich nur mit einem Spezialgebiet befassen, beispielsweise Handchirurgen, die nur Operationen an den Händen durchführen, nicht aber operative Eingriffe an anderen Körperteilen vornehmen. Sie sehen bei ihrer täglichen Arbeit viele Patienten mit ähnlichen Krankheiten. Weitere Spezialisten wären zum Beispiel Orthopäden, die sich auf die Rheumatologie konzentrieren, oder Internisten, die sich der Diabetologie verschrieben haben. Man erkennt diese Spezialisierung an den so genannten Zusatzbezeichnungen, die von den Ärztekammern bei nachgewiesener Qualifikation vergeben werden. Die spezielle Schmerztherapie ist auch eine solche Zusatzbezeichnung, die von allen klinischen Fachgebieten über Weiterbildungen erworben werden kann.

Hausärzte arbeiten quasi an vorderster Front. Bei gesundheitlichen Problemen wendet sich der Patient zunächst an seinen Hausarzt, der ihn und seine Krankengeschichte kennt. Und bei den meisten Problemen – Rückenschmerzen sind da keine Ausnahme – wird der Hausarzt die Erkrankung richtig diagnostizieren und behandeln können.

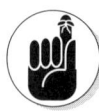

Die Gesundheitspolitik in Deutschland stärkt zurzeit das Hausarztsystem und möchte, dass alle Patienten zunächst den Hausarzt aufsuchen und sich von diesem zum Spezialisten überweisen lassen. In der Regel wird Ihr Hausarzt Ihre Rückenschmerzen sicher und zuverlässig behandeln können. Falls nicht, erwartet die Gesundheitspolitik, dass Ihr Hausarzt dann die Rolle eines »Gesundheitsmanagers« übernimmt und Ihren weiteren Therapieweg bahnt und begleitet.

Versuchen Sie herauszufinden, ob Ihr Hausarzt viel Erfahrung in der Behandlung von Rückenproblemen hat. Er wird sicher immer herausfinden können, ob Ihre Wirbelsäule ernsthaft verletzt ist und eine Behandlung durch einen Spezialisten notwendig ist. Wenn dem so ist, wird er Sie an einen Spezialisten überweisen. Wenn dem nicht so ist, wird er Sie die ersten ein bis zwei Monate behandeln.

Die richtigen Fragen

Stellen Sie Ihrem Arzt ruhig ein paar Fragen. In diesem Abschnitt nennen wir Ihnen einige Beispiele.

Nur die wenigsten Patienten müssen wegen ihrer Rückenschmerzen einen Facharzt oder Spezialisten für Rückenprobleme aufsuchen. Hausärzte sind gut genug ausgebildet, um den größten Teil der Rückenpatienten gut behandeln können. Sie müssen Ihren Arzt auch nicht in die Mangel nehmen, um herauszufinden, ob er der richtige für Sie ist. Stellen Sie ihm einfach ein paar Fragen und halten Sie die Augen und Ohren offen:

✔ **Haben Sie spezielle Interessensgebiete?** Manche Ärzte interessieren sich zum Beispiel für Sportmedizin, Akupunktur oder Schmerztherapie. Wahrscheinlich beschäftigen sie sich mehr mit Rückenschmerzen als jemand, der sich für Kinderheilkunde oder Allergieerkrankungen interessiert.

- ✔ **Wo haben Sie bisher gearbeitet?** Bevor ein Arzt sich in eigener Praxis niederlässt, arbeitet er meist in verschiedenen Krankenhäusern und Praxen. Auch das ist eine Möglichkeit, Erfahrungen im großen Feld der Rückenerkrankungen zu sammeln.
- ✔ **Befürworten Sie die konservative Behandlung von Rückenschmerzen?** Versuchen Sie herauszufinden, ob Ihr Arzt gern und kompetent Rückenpatienten konservativ behandelt. (Der Begriff *konservativ* wird in Kapitel 7 genauer erläutert und bedeutet, kurz gesagt, ohne Operation.) Insbesondere einem Chirurgen oder Hausarzt mit chirurgischem Hintergrund sollten Sie diese Frage stellen.
- ✔ **Wie viele Ihrer Patienten leiden unter Rückenschmerzen?** Sicher wird Ihnen Ihr Arzt keine genaue Zahl nennen können, aber manchmal hilft schon ein Blick ins Wartezimmer. Wie ist der Altersdurchschnitt der Patienten im Wartezimmer und welche Zeitungen liegen aus?

Wenn Sie Ihren Hausarzt schon lange kennen und ihm vertrauen, wissen Sie, dass er Sie zum Spezialisten überweisen wird, wenn es notwendig ist. Kommt man aber zum ersten Mal in eine Praxis, können Sie Ihren neuen Arzt noch nicht einschätzen. Die Bereitschaft, offen und sachlich über Ihre Fragen und Ängste zu sprechen, sollte bei jedem Arzt vorhanden sein.

Angehörige anderer Heilberufe

Auch Heilpraktiker oder Krankengymnasten behandeln häufig Patienten mit Rückenschmerzen. In Deutschland darf allerdings nicht jeder kranke Menschen behandeln. Nur Ärzte und Heilpraktiker dürfen selbstständig Patienten behandeln, Angehörige anderer Heilberufe wie Krankengymnasten dürfen dies nur auf ärztliche Verordnung hin tun.

Beachten Sie folgende Punkte, bevor Sie sich für eine Praxis entscheiden:

- ✔ **Gehen Sie zuerst zu Ihrem Arzt.** Ihr Arzt sollte Ihren Rücken erst einmal untersuchen. So können ernsthafte, schwerwiegende Erkrankungen wie Brüche, Tumoren oder Infektionen ausgeschlossen werden. Diese Erkrankungen sind zwar selten, aber sie treten auf und müssen intensiv, gegebenenfalls auch invasiv behandelt werden.
- ✔ **Sammeln Sie Informationen.** Ihr Arzt wird Ihnen vielleicht eine bestimmte Praxis empfehlen. Auch über die Berufsverbände (im Internet) können Sie Informationen über Praxen erhalten, die auf bestimmte Erkrankungen oder Behandlungsmethoden spezialisiert sind. Freunde oder Verwandte haben vielleicht auch schon Erfahrungen mit einer bestimmten Krankengymnastin, einem Chiropraktiker oder einer Heilpraktikerin gesammelt. Erkundigen Sie sich aber, weswegen und wie Ihre Bekannten behandelt worden sind.
- ✔ **Stellen Sie Fragen.** Sie können einem Therapeuten genau die gleichen Fragen stellen wie Ihrem Arzt (siehe vorherigen Abschnitt). Hier noch ein paar weitere Anregungen:
  - **Behandeln Sie in erster Linie Patienten mit Rückenproblemen?** Sie möchten sicher sein, dass der Therapeut genug Erfahrung in der Behandlung von Rückenproblemen hat.

- **Können Sie sich vorstellen, mit meinem Hausarzt zusammenzuarbeiten?** Auch wenn es nicht immer notwendig ist, dass Arzt und nicht-ärztlicher Therapeut direkt zusammenarbeiten und sich über Ihren Fall austauschen, kann es doch unter Umständen wichtig sein. Gut, wenn sich die beiden dann nicht als Konkurrenten betrachten!

- **Empfehlen Sie Übungen oder andere Dinge, die ich auch zu Hause durchführen kann?** Bei vielen Behandlungsmethoden gibt es Übungen oder Anwendungen, mit denen Sie selbst zu Hause die Therapie unterstützen können.

- **Können Sie abschätzen, wie lange die Behandlung dauern wird und wie häufig ich zu Ihnen kommen muss?** Aufgrund seiner Erfahrung mit ähnlich gelagerten Fällen sollte Ihr Therapeut die Behandlungsdauer und die Häufigkeit Ihrer Besuche schätzen können.

- **Welche Kosten kommen in etwa auf mich zu?** Auch diese Frage sollten Sie vor Behandlungsbeginn stellen. Erkundigen Sie sich auch, ob eine Übernahme der Kosten durch die Krankenkasse möglich ist.

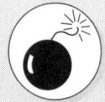

Warnsignale: Diese Praxis ist nicht vertrauenerweckend

Nicht nur im Bereich der alternativen Medizin, sondern auch bei jedem niedergelassenen Arzt sollten Sie kritisch sein, wenn Ihnen einer der folgenden Punkte auffällt:

- ✔ Die Krankengeschichte wird nicht vollständig aufgenommen oder die klinische Untersuchung nicht komplett durchgeführt, bevor eine Behandlung beginnt.

- ✔ Der Therapeut versucht, andere Mitglieder Ihrer Familie dazu zu bewegen, sich der gleichen Behandlung zu unterziehen.

- ✔ Sie sollen einen Behandlungsvertrag über einen längeren Zeitraum unterschreiben.

- ✔ Gegen einen möglichen Rückfall werden Ihnen vorbeugende Behandlungen oder regelmäßige Kontrolluntersuchungen angeboten.

- ✔ Der Therapeut versucht, Sie davon abzuhalten, sich eine zweite Meinung einzuholen.

- ✔ Die Behandlung erfolgt mittels einer einzigen »neuen« Methode, die allem bisher da Gewesenen überlegen ist. Nur die Krankenkassen haben davon noch nichts mitbekommen. Die stecken sowieso mit den traditionellen Behandlern unter einer Decke und verweigern sich jeglicher neuer Wege.

Bauen Sie eine gute Beziehung zu Ihrem Therapeuten auf

Für Ihre Genesung ist es wichtig, dass Sie und Ihr Therapeut – egal ob Arzt oder nicht – eine gute, konstruktive Beziehung zueinander haben. Wenn die Erwartungen von Patient und Therapeut zu weit auseinander liegen, ist ein Misserfolg vorprogrammiert. Sie erwarten beispielsweise, dass Ihr Arzt einfach eine Diagnose stellt und Sie dann wieder »repariert«. Aber Ihr Arzt meint, für Ihre Genesung ist es notwendig, dass Sie bestimmte Übungen regelmäßig zu Hause wiederholen und in Ihrer Lebensführung einschneidende Änderungen vornehmen. Sie sehen selbst, das kann nicht funktionieren.

Ihre Behandlung ist erheblich effektiver, wenn vor allem Sie *und* auch Ihr Therapeut aktiv sind. Das kann eine wirkliche Herausforderung sein, denn vielleicht haben Sie es mit Therapeuten zu tun, die eher abschreckend und einschüchternd auf Sie wirken (in Kapitel 22 mehr dazu). Nicht jeder Arzt mag es, wenn Patienten über alles informiert werden wollen. Vielleicht hat Ihr Arzt das Gefühl, Sie zweifeln an seiner Kompetenz, wenn Sie viele Fragen stellen, und reagiert sehr reserviert. Nutzen Sie die Hinweise, die wir Ihnen in diesem Buch geben (insbesondere in Kapitel 22), um sich und Ihrem Therapeuten die Zusammenarbeit zu erleichtern. Dann soll da wohl was draus werden!

Teil II

Herkömmliche Behandlungsmethoden

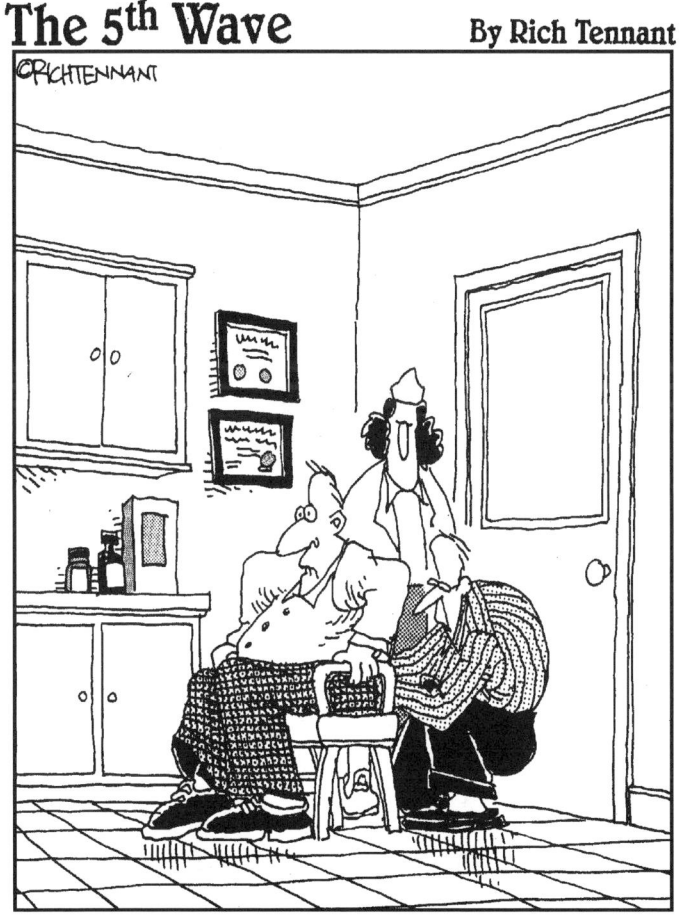

»Ich glaube, das Knacken im Lendenbereich ist nicht so besorgniserregend, wie Sie dachten: Bleiben Sie ganz ruhig, ich entferne eben die Packung Kartoffelchips aus Ihrer Hosentasche.«

In diesem Teil ...

Wenn Sie Rückenschmerzen haben, werden Sie wahrscheinlich zunächst zu ganz einfachen Hausmitteln wie Wärmflasche, Ruhe und vielleicht freiverkäuflichen Schmerzmitteln greifen. Wenn die Schmerzen mehrere Tage anhalten und wenn Sie vor allem eine »Krankschreibung« für Ihren Arbeitgeber brauchen, suchen Sie Ihren Hausarzt auf, der Sie eventuell an einen Spezialisten überweist.

In diesem Teil besprechen wir Hausmittel und andere Therapiemöglichkeiten bei Rückenschmerzen. Wir erklären medizinische Diagnoseverfahren und ein Kapitel ist den Operationen bei Rückenproblemen gewidmet. Die Frage, ob und wann eine Operation sinnvoll ist, muss uns dabei besonders beschäftigen.

Hausmittel: Erste Hilfe für Ihren Rücken

5

In diesem Kapitel

▸ Ein notwendiger Arztbesuch

▸ Mit Rückenschmerzen umgehen

▸ Die Rückkehr in den Alltag

Alles scheint im Lot zu sein. Sie haben Ihre Arbeit, Ihre Familie, Ihren Alltag und ein bisschen Zeit, die Sie sich frei einteilen können. Und plötzlich, wie aus heiterem Himmel, schlägt der Schmerz zu! Es fängt vielleicht mit einem leichten Ziehen und einer Steifigkeit im Bereich der Lendenwirbelsäule an. Aber vielleicht wirft es Sie auch gleich um: Sie können sich nicht richtig bewegen und der Schmerz strahlt in ein Bein oder sogar beide aus.

Haben Sie schwer gehoben, beim Squash einen Ball gerade noch erwischt oder stundenlang mit Ihrem Sohn Pferd gespielt? Vielleicht haben Sie sich aber auch nur nach einem Kugelschreiber auf dem Boden gebückt oder sind morgens mit diesem Ziehen im Rücken aufgewacht. Ganz egal wie, die Schmerzen sind da und Sie fühlen sich krank.

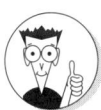
Keine Sorge – noch ist nichts verloren. In diesem Kapitel stellen wir Ihnen verschiedene Möglichkeiten vor, erfolgreich mit den Schmerzen umzugehen.

Auf zum Arzt!

Die meisten Rückenschmerzen können selbst behandelt werden. Aber es gibt ein paar Warnsignale, die Sie nicht überhören sollten. Wenn Sie eines der folgenden Symptome bei sich feststellen, sollten Sie sich direkt bei Ihrem Hausarzt melden:

✔ **Sie haben keine Kontrolle über Ihre Blase oder Ihren Darm.** Wenn Sie plötzlich die Kontrolle über die Blase oder den Darm verlieren, sollten Sie entweder zu einem Arzt (zum Beispiel einem Neurologen) oder in die Notaufnahme eines Krankenhauses gehen. Keine Kontrolle über Blase oder Darm bedeutet:

• Sie können Urinabgang und Stuhlgang nicht steuern.

• Sie haben keine Empfindung im Leisten- und Analbereich.

• Als Mann können Sie plötzlich keine Erektion mehr haben.

Diese Symptome können auf das *Kaudasyndrom* hinweisen. Hierbei sind die für Blase, Darm und andere Funktionen zuständigen Nerven gequetscht. Wird diese Quetschung oder Kompression nicht innerhalb von 24 bis 48 Stunden chirurgisch behoben, können bleibende Schäden zurückbleiben. (In den Kapiteln 3 und 8 erfahren Sie mehr zum Kaudasyndrom.)

✔ **Ihre Beine sind schwächer als gewöhnlich oder Sie können einen Fuß nicht mehr anheben.** Wenn Sie in Ihren Beinen oder Füßen eine ungewöhnliche Schwäche oder Lähmung spüren, sollten Sie innerhalb von 24 Stunden zu einem Arzt oder in die Notaufnahme eines Krankenhauses gehen. Eine Lähmung des Fußhebermuskels deutet auf eine Schädigung im Bereich des fünften Lendenwirbels hin. Dabei treten auch Probleme beim Gehen auf, da der Fuß über den Boden schleift.

✔ **Sie wachen nachts wegen Rückenschmerzen auf.** Rückenschmerzen, die Sie nachts aufwecken, können auf einen Tumor oder eine Infektion des Rückenmarks hinweisen. Auch bei anderen Rückenproblemen werden Sie eventuell einmal nachts von Ihren Schmerzen geweckt, aber diese Schmerzen sind anders. Selbst wenn die Behandlung nicht so dringend ist wie beim Kaudasyndrom, sollten Sie rasch einen Arzt oder eine Notaufnahme aufsuchen.

✔ **Sie hatten einen Autounfall oder einen schweren Sturz.** Generell sollten Sie einen Arzt aufsuchen, wenn Sie nach einem Unfall oder schweren Sturz unter Rückenschmerzen leiden. Je nach Stärke der Schmerzen lassen Sie sich einen Termin bei Ihrem Hausarzt geben oder gehen in die Ambulanz eines Krankenhauses. Eventuell wird eine Röntgenaufnahme angefertigt, um eine Fraktur auszuschließen.

✔ **Sie leiden unter unerträglichen Rückenschmerzen.** Wenn Ihre Rückenschmerzen einfach unerträglich oder besonders quälend sind, sollten Sie ebenfalls sofort zum Arzt gehen. *Unerträglich* ist natürlich ein subjektives Maß, aber wenn Sie es kaum mehr aushalten, sollten Sie nicht versuchen, den harten Typ raushängen zu lassen – vielleicht steckt etwas Ernstes dahinter.

Hausmittelchen

Die folgenden Hausmittel können Ihnen helfen, einen kurzen Anfall von Rückenschmerzen oder einen kleinen Rückfall zu behandeln. Aber vergessen Sie bitte nicht die Warnsignale, die wir Ihnen im vorigen Abschnitt vorgestellt haben und bei denen Sie unbedingt sofort zum Arzt gehen müssen.

Wenn Ihre Rückenschmerzen trotz Hausmitteln stärker werden, gehen Sie besser zum Arzt.

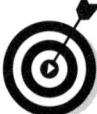

Andere Hausmittel gegen Rückenschmerzen sind Sportsalben gegen Schmerzen oder Verspannungen, sanfte Massagen, Dehnübungen, Atemübungen oder andere Entspannungstechniken. Vermeiden Sie immer direkten Druck auf die Wirbelsäule!

Ab ins Bett – aber nur kurz!

Im Anfangsstadium akuter Rückenschmerzen oder bei einem Aufflackern eines chronischen Prozesses sagen die Schmerzen Ihnen, dass etwas nicht stimmt – die Ursache können Überanstrengung, Verspannungen oder etwas Ähnliches sein.

In diesem Stadium können Sie sich ganz beruhigt von Ihren Schmerzen leiten lassen: Meiden Sie alles, was Ihnen Schmerzen bereitet, und machen Sie alles, was den Schmerz mindert. Möglicherweise müssen Sie von der Arbeit nach Hause gehen und sich ins Bett legen. Oder Sie brechen ein spannendes Tennismatch ab und legen sich besser in die heiße Wanne. Ihre Reaktion hängt natürlich auch von der Stärke der Schmerzen ab. Aber gehen wir einmal davon aus, dass Sie starke Schmerzen haben: Dann können ein oder zwei Tage Bettruhe genau das Richtige für Sie sein.

Früher (vor etwa zehn Jahren) wurde Patienten mit Rückenschmerzen oft über Wochen strenge Bettruhe verordnet. Dahinter stand die Idee, dass durch die Ruhe und Entspannung die Schmerzen verschwinden. Heute weiß man, dass Bettruhe über einen längeren Zeitraum genau das Falsche bei Rückenschmerzen ist. Die Bettruhe darf zwei bis drei Tage keinesfalls überschreiten. (In bestimmten Ausnahmefällen sind fünf Tage erlaubt.)

Langes Ausruhen führt zu Muskelschwäche, Steifheit, Magen-Darm-Problemen und zu einer erhöhten Schmerzempfindlichkeit. Bleiben Sie daher trotz Rückenschmerzen aktiv. Wenn Sie in den ersten Tagen nur wenig laufen können, gehen Sie zweimal pro Stunde ins Bad und zurück oder drehen Sie jeden Tag ein paar Runden ums Haus. Steigern Sie die Aktivität Tag für Tag. Richten Sie sich dabei nach den Empfehlungen Ihres Arztes oder nach Ihrem Körpergefühl.

Die richtige Ruheposition

Bettruhe soll keinesfalls heißen, dass Sie den ganzen Tag im Bett liegen. Bewegen Sie sich im Haus oder drehen Sie eine kleine Runde um den Block. Sie sollten zwei- bis viermal täglich einen kleinen Spaziergang machen.

Es ist verführerisch, sich im Bett ein paar Kissen in den Rücken zu stopfen und zu lesen oder fernzusehen. Aber diese Körperhaltung belastet die Bandscheiben mehr, als wenn Sie stehen müssten. Es gibt zwei Liegepositionen, die Ihren Rücken entlasten (siehe Abbildung 5.1):

✔ Legen Sie sich auf die Seite und beugen Sie die Knie und die Hüfte im rechten Winkel. Legen Sie sich ein kleines Kissen oder Handtuch zwischen die Knie.

✔ Legen Sie sich auf den Rücken. Schieben Sie sich ein Kissen unter die Beine, so wie es im zweiten Bild in Abbildung 5.1 dargestellt ist. So sind Ihre Knie und Ihre Hüfte ebenfalls gebeugt und die Wirbelsäule wird entlastet.

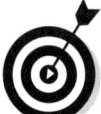
Viele Menschen schlafen gern auf dem Bauch. Dabei wird die Wirbelsäule leicht überstreckt, eine Position, die die Schmerzen häufig verschlechtert. Wenn Sie gar nicht anders einschlafen können, legen Sie sich eine kleines Kissen oder Handtuch unter den Bauch, dadurch wird die Wirbelsäule entlastet.

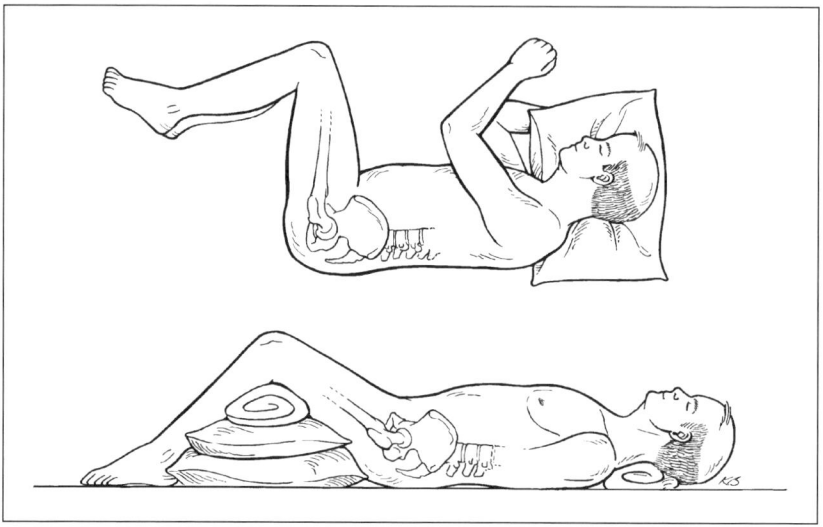

Abbildung 5.1: Zwei gesunde Schlafpositionen

Aus dem Bett aufstehen

Sie sollten auch beim Aufstehen aus dem Bett Ihren Rücken schonen:

1. **Legen Sie sich auf die Seite, das Gesicht der Seite zugewandt, auf der Sie aus dem Bett aussteigen möchten.**

   Im ersten Bild in Abbildung 5.2 wird es richtig gezeigt.

2. **In dieser Position arbeiten Sie sich bis zur Bettkante vor – aber nicht aus dem Bett fallen!**

3. **Stützen Sie sich auf den unten liegenden Arm und setzen Sie sich langsam auf.**

   Während Sie sich aufsetzen, können Sie die Beine auf dem Boden aufstellen. Jetzt sitzen Sie auf der Bettkante, die Füße fest auf dem Boden (siehe zweites Bild in Abbildung 5.2).

4. **Aus dieser Position können Sie sich langsam in den Stand erheben.**

   Wenn Sie nicht gut in die stehende Position kommen, können Sie sich auf einem stabilen Möbelstück abstützen.

   Sie können sich auch von einer Person helfen lassen oder einen Stock oder eine andere Gehhilfe benutzen. Fragen Sie Ihren Arzt um Rat.

   Bei dieser Bewegung sollten Sie Ihre Hüfte weder beugen noch drehen. Spannen Sie bewusst Ihre Bauch- und Gesäßmuskulatur an, um Ihren Rücken zu unterstützen.

Um sich ins Bett zu legen, führen Sie den gleichen Bewegungsablauf in umgekehrter Reihenfolge durch. Bewegen Sie sich immer langsam und kontrolliert.

5 ➤ Hausmittel: Erste Hilfe für Ihren Rücken

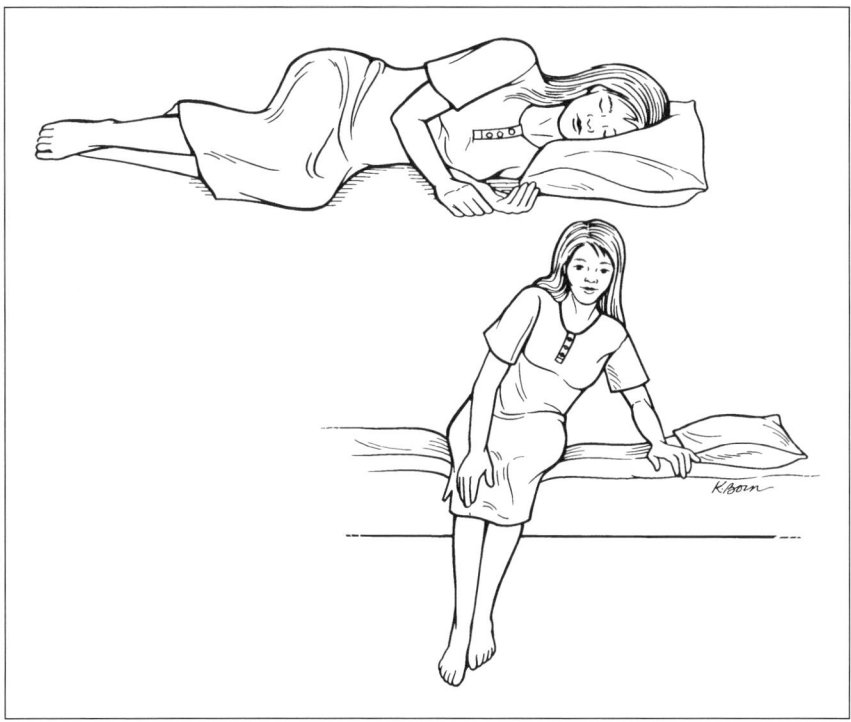

Abbildung 5.2: So sollten Sie aufstehen, wenn Sie starke Rückenschmerzen haben.

 Steigern Sie Ihre Aktivität spätestens nach zwei oder drei Tagen Bettruhe. Sie sollten weniger im Bett liegen und Ihre kleinen Spaziergänge ausdehnen. Sie können vorsichtige Dehnübungen machen (Knie zur Brust ziehen). Wenn Sie spezielle Übungen für den Rücken machen möchten, finden Sie einige Vorschläge in Kapitel 14. Sind Ihre Schmerzen aber auch nach zwei bis drei Tagen noch so heftig, dass Sie gar keine Übungen machen können, sollten Sie Ihren Arzt aufsuchen.

Hitze und Kälte als Therapie

Eis und/oder Wärme können Ihnen helfen, mit Ihren Rückenschmerzen fertig zu werden, aber Sie sollten verstehen, wieso das so ist:

- ✔ **Eis beziehungsweise Kälte schwächt zunächst Entzündungssymptome ab** (reduzierte Durchblutung aufgrund der Verengung der Blutgefäße) und die Schmerzen lassen nach.
- ✔ **Wärme beziehungsweise Hitze führt zu einer Gefäßerweiterung**, die Durchblutung wird gesteigert und die Heilung angeregt.

Es gibt unterschiedliche Möglichkeiten, Kälte und Wärme an die Stellen zu bekommen, wo sie wirken sollen. Sie können Eiswürfel in eine Plastiktüte geben und die Tüte in ein Handtuch einwickeln. In Apotheken und Drogerien gibt es auch Kühlpacks, die im Kühl- oder Eisschrank abgekühlt werden. Sie können sogar eine Tüte mit Tiefkühlgemüse verwenden. Das ist kein Witz!

Legen Sie einen Beutel mit Eiswürfeln nie länger als fünf Minuten direkt auf die Haut, Sie könnten sich Erfrierungen zufügen. Kühlpacks oder Eiswürfel in einem Handtuch eingerollt können Sie 20 Minuten anwenden. Warten Sie dann aber zwei Stunden bis zur nächsten Anwendung.

Möchten Sie sich mit Wärme behandeln, gibt es ebenfalls verschiedene Möglichkeiten. Abgesehen von der guten alten Wärmflasche, die immer noch wirkungsvoll ist, werden Heizkissen und Wärmepacks angeboten. Sie können auch ein feuchtes Handtuch in der Mikrowelle erhitzen.

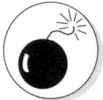

Auch hierbei ist Vorsicht geboten: Sie sollten die Wärmeanwendung als angenehm und entspannend empfinden. Eine zu heiße Wärmflasche kann zu Verbrennungen führen.

Patienten fragen uns häufig, wann sie Wärme und wann sie Kälte anwenden sollen. Hier gibt es zwei Empfehlungen:

✔ Die meisten Ärzte sagen, Wärme oder Kälte sollen so angewendet werden, wie der Patient es als angenehm empfindet.

✔ Andere Ärzte empfehlen Kälte in den ersten 48 Stunden nach dem Trauma und anschließend Hitze. Der Hintergrund dieser Empfehlung ist, dass die Kälteanwendung die Blutzirkulation drosselt und dadurch die typischen Entzündungssymptome abgemildert beziehungsweise verhindert werden. Die anschließende Wärmebehandlung steigert die Durchblutung, die Abfallstoffe des Entzündungsprozesses werden abtransportiert und die Heilung gefördert.

Erstaunlicherweise sind beide Empfehlungen wirkungsvoll. Sowohl Wärme- als auch Kälteanwendungen wirken entspannend.

Mit Aktivität zurück in den Alltag

Nachdem Sie sich ein paar Tage geschont haben, sollten Sie wieder aktiver werden. Spaziergänge sind eine gute Form von Bewegung, die Durchblutung wird angeregt und die steifen Muskeln gestreckt und gedehnt. Schon bald werden Sie sich wieder besser fühlen.

Zunächst können Sie im Haus oder in der Wohnung herumlaufen. Wenn es Ihnen zu langweilig wird, gehen Sie nach draußen. Passen Sie Ihr Tempo Ihrem Schmerz an: Fangen Sie langsam an und steigern Sie sich nach und nach. Solange Sie noch unter starken Schmerzattacken leiden, sollten Sie steile und unebene Wege meiden. Es ist nicht angenehm, mit Rückenschmerzen einen steilen Berg hinaufzukraxeln.

 Wenn Sie die Möglichkeit haben, nutzen Sie den Warmwasserbadetag im Schwimmbad in Ihrer Gegend oder machen Sie sanfte Übungen in einem Whirlpool. Das ist eine gute Alternative für alle, denen das Gehen noch zu schwer fällt. Im Wasser wird die Wirbelsäule nicht durch Ihr Körpergewicht belastet und der Wasserwiderstand verhindert plötzliche oder ruckartige Bewegungen. In Kapitel 7 finden Sie Informationen zum Thema Wassergymnastik.

Wenn das Gehen schon gut klappt, können Sie mit der Rückengymnastik beginnen, die wir in Kapitel 14 vorstellen. Langsam können Sie auch Ihre alltäglichen Verrichtungen wieder aufnehmen.

 Sie zeigen keines der Symptome, die wir Ihnen am Anfang des Kapitels als Warnsignale vorgestellt haben, und Sie halten sich auch an die übrigen Empfehlungen, aber Ihre Rückenschmerzen werden einfach nicht besser? Dann sollten Sie Ihren Hausarzt aufsuchen. Nach einer gründlichen Untersuchung kann er entscheiden, ob Sie zu einem Spezialisten gehen müssen. In den Kapiteln 6 und 7 finden Sie noch mehr Informationen dazu.

Behandlung von Rückenschmerzen – unter der Lupe

In diesem Kapitel

▸ Die Anamnese und die Untersuchung

▸ Die Untersuchungsmethoden

▸ Die Diagnoseverfahren

Ihr Rücken tut weh. Und das nicht erst seit gestern. Sie waren schon bei Ihrem Arzt, bei der Krankengymnastik und Ihr Freund hat Sie massiert. Vielleicht haben Sie sich auch mit Bettruhe, Rückengymnastik und Wärmflasche selbst behandelt. Egal was, Ihr Rücken tut immer noch weh. Also sitzen Sie im Wartezimmer, bereit den nächsten Schritt zu tun. Aber was ist der nächste Schritt?

Wenn die erste Behandlung versagt hat, wird Ihr Arzt wahrscheinlich weitergehende Untersuchungen anordnen. Eine Erhebung der Krankengeschichte und eine gründliche körperliche Untersuchung sollten beim ersten Besuch in der Praxis erfolgen. Manche Untersuchungen sind sehr einfach, manche sind etwas für High-Tech-Freaks. Manche sind bei Ihnen vielleicht nicht notwendig. In diesem Kapitel finden Sie Informationen zu den verschiedenen Untersuchungsmethoden, damit Sie im Gespräch mit Ihrem Arzt mithalten können.

Beim Arzt

In den vergangenen Jahren haben wir einen wahren Boom innovativer Untersuchungsmethoden mit fantastischen Namen wie Computertomographie (CT) oder Magnetresonanztomographie (MRT) erlebt. Über all diese Dinge werden wir in diesem Kapitel sprechen.

Vor lauter Technik sollte man eines nicht vergessen: Die wichtigsten Befunde erhält Ihr Arzt, wenn er Sie befragt und Sie gründlich untersucht. Auch eine psychologische Befragung oder Untersuchung kann wichtige Informationen liefern. (In Kapitel 3 finden Sie noch mehr zum Thema »Psyche und Schmerz«.)

Die Krankengeschichte

Eine ausführliche Krankengeschichte gibt Ihrem Arzt schon viele Hinweise auf Ihr Problem. Ihr Arzt sollte Sie persönlich und direkt befragen.

Zur Krankengeschichte gehören immer die folgenden Punkte:

✔ **Wie Ihre Rückenschmerzen begannen:** Hatten Sie einen Unfall oder sind Sie einfach eines Tages mit Rückenschmerzen aufgewacht?

✔ **Der Verlauf Ihrer Symptome:** Sind Ihre Schmerzen seit dem stärker oder schwächer geworden? Hat sich an der Schmerzempfindung etwas verändert? Sind neue Symptome hinzugekommen? Sind Symptome aufgetaucht und wieder verschwunden?

✔ **Ihre gegenwärtigen Symptome:** Nennen Sie alle Symptome, unter denen Sie zurzeit leiden (nicht nur Schmerzen, auch Schwäche oder Lähmungen, Schlafprobleme, Niedergeschlagenheit und so weiter).

✔ **Wie die Schmerzen Ihren Alltag beeinflussen:** Können Sie aufgrund der Schmerzen nicht mehr arbeiten oder sind Sie in Ihren sonstigen Aktivitäten (Familie, Freizeit, Sexleben) eingeschränkt?

✔ **Ob die Schmerzen Ihr soziales Leben beeinflussen:** Bleiben Sie mehr zu Hause, treffen Sie sich weniger mit Freunden oder Bekannten?

Eine vollständige Untersuchung

Aufgrund Ihrer Krankengeschichte und der körperlichen Untersuchung sollte ein erfahrener Arzt schon eine ziemlich genaue Vorstellung davon haben, wo das Problem liegt. Weitere Untersuchungen werden angeordnet, um eine Verdachtsdiagnose zu erhärten. Um eine genaue Vorstellung Ihres Rückenproblems zu bekommen, sollte sich der Arzt auch mit Ihrer Psyche beschäftigen.

Wir erleben häufig, dass Ärzte nur allein auf den kranken Körper schauen, ohne den kranken Menschen dahinter zu sehen. Eine Untersuchung des ganzen Patienten – Körper, Seele und sein persönliches Umfeld – ist aber notwendig.

Die körperliche Untersuchung

Eine gründliche Untersuchung zeigt Ihrem Arzt, ob und wo Sie Probleme mit Ihren Bandscheiben haben. Dazu sind keine aufwändigen technischen Untersuchungen erforderlich.

Bei den körperlichen Untersuchungen werden unspezifische Untersuchungen wie Blutdruckmessung oder eine Blutbildbestimmung durchgeführt. Ihr Arzt wird hoffentlich auch untersuchen, wie Sie sich bewegen und wie Ihre Körperhaltung ist. In bestimmten Positionen können die Schmerzen stärker oder schwächer werden. Ihr Arzt wird Ihren Körper abtasten und möglicherweise mit einem kleinen Gummihammer Ihre Reflexe testen.

Daneben gibt es noch einige spezielle Tests zur Untersuchung der Wirbelsäule. Hier einige Beispiele:

✔ **Kernig-Zeichen:** Bei diesem Test liegen Sie flach auf dem Rücken. Der Arzt hebt abwechselnd eines Ihrer Beine an, so dass Knie und Hüfte um 90 Grad gebeugt werden. Dann wird das Kniegelenk passiv nach oben gestreckt. Bei Ischiasproblemen führt die Streckung zu deutlichen Schmerzen.

- **Lasègue-Zeichen:** Auch hierbei liegen Sie flach auf dem Rücken. Der Arzt hebt ein Bein ausgestreckt nach oben an. Bei Bandscheibenproblemen verstärkt sich der Rückenschmerz deutlich.

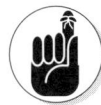
Um sich die Wirkungsweise dieser Tests klar zu machen, müssen Sie sich vorstellen, eine Marionette zu sein. Die Nerven sind sozusagen Ihre Fäden. Durch die Tests wird an den Fäden gezogen, wodurch eventuell Schmerzen ausgelöst werden. Dann wird das Zeichen als positiv gewertet. Positives Kernig- oder Lasègue-Zeichen deuten auf ein Problem im Bereich der Nervenwurzel (Nervenursprung an der Wirbelsäule) wie zum Beispiel einen Bandscheibenvorfall hin. (In Kapitel 2 finden Sie Informationen über die Anatomie der Wirbelsäule.)

- **Gründliche Untersuchung der Nerven der Beckengliedmaße (Hüfte, Oberschenkel, Bein und Fuß):** Mit verschiedenen Instrumenten wird die Wahrnehmung der Haut überprüft. Überempfindlichkeit in Form von Schmerz oder reduzierte Wahrnehmung als Taubheit werden erfasst und notiert.

- **Reflextests:** Die Reflexe der unteren Körperhälfte werden überprüft, um zu testen, ob die entsprechenden Nerven normal arbeiten. (Genau, wieder der kleine Gummihammer!)

- **Muskeltests:** Zum Abschluss werden die einzelnen Muskelgruppen überprüft. Durch einen Seitenvergleich kann herausgefunden werden, ob eine Muskelgruppe geschwächt ist. So kann das Problem präzise einem bestimmten Bereich der Wirbelsäule zugeordnet werden.

Wenn sich Ihr Arzt allein darauf konzentriert, ein Problem im Bereich der Wirbelsäule zu finden, kann es passieren, dass die verordnete Therapie nicht ausreichend für Sie ist. Wie wir bereits erwähnt haben, ist es wichtig, Sie als ganzen Menschen zu betrachten – Körper, Emotionen, Krankengeschichte, soziale Situation und so weiter. Sie sind schließlich keine nackte Wirbelsäule, die ohne andere Einflüsse durchs Leben spaziert.

In der Regel wird Ihr Arzt Ihnen nach diesen Untersuchungen eine bestimmte Therapie verordnen. Eventuell empfiehlt er auch weiterführende Diagnostik.

Leider sind einige Ärzte der Ansicht, dass die Fortschritte der Medizintechnik eine gründliche Befragung und Untersuchung des Patienten überflüssig machen. Wenn Ihr Arzt auch zu dieser Fraktion gehört, wird er Sie schnell in alle möglichen Maschinen stecken, um die Ursache Ihrer Rückenschmerzen zu finden. Vielleicht stößt er bei Ihnen auf wenig Widerstand, weil Sie der Ansicht sind, dass eine teure Maschine bestimmt viel besser und genauer arbeitet als ein Mensch. Das stimmt aber nicht!

Moderne Diagnosegeräte machen Veränderungen im Bereich der Wirbelsäule sichtbar, die Ihr Arzt sonst nie finden würde. Leider werden manchmal aufgrund dieser Veränderungen, die keineswegs »krankhaft« sein müssen, Behandlungen verordnet, die mehr schaden als nutzen. Abgesehen davon sind die meisten Patienten durch die exotisch klingenden Diagnosen stark verunsichert.

Eine gründliche und gewissenhafte Untersuchung und Erhebung der Krankengeschichte sind genauso wichtig wie früher. Ohne die so erhobenen Befunde kann Ihr Arzt Veränderungen, die mit Computertomographie (CT) oder Magnetresonanztomographie (MRT) festgestellt werden, nicht einschätzen beziehungsweise bewerten!

Prüfen Sie Ihren Arzt auf Herz und Nieren

Sie und Ihr Arzt sollten Partner bei der Behandlung Ihrer Rückenschmerzen sein. Sie haben das Recht, alle auftauchenden Fragen und Probleme bezüglich der Untersuchung und Behandlung mit Ihrem Arzt zu besprechen. Nutzen Sie dieses Recht. Wenn Ihr Arzt kein Interesse daran zeigt, Ihre Fragen zu beantworten, sollten Sie vielleicht die Praxis wechseln. In Kapitel 22 finden Sie noch mehr Informationen über die Zusammenarbeit von Arzt und Patient.

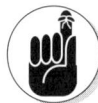

Wenn Ihr Arzt Ihnen eine bestimmte Untersuchungsmethode empfiehlt, stellen Sie ihm ruhig die folgenden Fragen:

- ✔ **Was für eine Untersuchung ist das und was können Sie dadurch herausfinden?** Lassen Sie sich den exakten Namen des Untersuchungsverfahrens geben. Was möchte Ihr Arzt durch diese Untersuchung herausfinden? Sie können eine genaue Antwort erwarten, etwa wie diese: »Ich empfehle eine MRT, bei der alle Gewebe im Bereich der Wirbelsäule dargestellt werden. So können wir Veränderungen der Bandscheiben, der Wirbel und der Nerven finden.«

- ✔ **Warum empfehlen Sie diese Untersuchung für mich?** Finden Sie heraus, welche Ergebnisse Ihr Arzt von der Untersuchung erwartet.

- ✔ **Worauf muss ich mich vor, während und nach der Untersuchung einstellen?** Sie sollten eine Vorstellung davon haben, was während der Untersuchung passiert. Wie lange dauert die Untersuchung? Müssen Sie sich irgendwie vorbereiten? Ist sie unangenehm oder schmerzhaft? (Einige dieser Fragen beantworten wir in diesem Kapitel, aber trotzdem sollten Sie auch mit Ihrem Arzt darüber sprechen.)

- ✔ **Welche Konsequenzen hat ein positives oder ein negatives Untersuchungsergebnis?** Die Frage zielt darauf ab, was Ihr Arzt mit den Untersuchungsergebnissen vorhat und welche Konsequenzen sie für Ihre Behandlung haben werden.

- ✔ **Hängt meine Behandlung von dem Untersuchungsergebnis ab?** Wenn nicht, warum soll die Untersuchung dann durchgeführt werden?

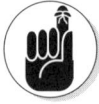

Ergebnisse von Untersuchungen, die Sie nicht als ganzen Patienten mitberücksichtigen, sind nur von zweifelhaftem Wert und können unter Umständen sogar Schaden anrichten, indem sie die Therapie in eine falsche Richtung lenken.

Verschiedene Untersuchungsverfahren

In diesem Abschnitt finden Sie einiges über verschiedene Untersuchungsverfahren wie bildgebende Verfahren, Nervenfunktionstests und psychologische Untersuchungen.

Die genaue Interpretation eines Untersuchungsergebnisses ist kompliziert. Aber Sie haben das Recht zu verstehen, wie eine Untersuchung funktioniert, was sie zeigen kann und ob sie in Ihrem Fall sinnvoll ist.

Und noch einmal: Denken Sie daran, dass Ihr Arzt Sie als ganze Person betrachten muss – Körper, Geist und persönliches Umfeld. Sie sind nicht nur eine kranke Wirbelsäule, an der wie ein Mäntelchen eine Person hängt. Auch eindrucksvolle, hochtechnisierte Untersuchungsverfahren zeigen nicht immer die genaue Ursache der Probleme. Und auch ohne eine exakte Diagnose können die meisten Formen von Rückenschmerzen erfolgreich behandelt werden. Die Ergebnisse dieser Untersuchungen haben nur im Zusammenhang mit Ihrer Krankengeschichte und den Ergebnissen der körperlichen Untersuchung einen Wert. Darüber hinaus sind Angaben zur Arbeitszufriedenheit beziehungsweise zu anderen sozialen Stressoren ganz wesentliche Hinweise für eine erfolgreiche Therapieplanung. Dies wurde inzwischen in zahlreichen wissenschaftlichen Studien bewiesen.

Röntgenuntersuchung

Röntgenstrahlen sind kurzwellige, elektromagnetische Strahlen, die den Körper durchleuchten und ein Bild, ein *Röntgenbild*, auf einen Film produzieren. Für die Aufnahme wird nur eine geringe Strahlung benötigt, weniger als Sie auf einem Flug von Berlin nach Teneriffa abbekommen.

Eine Röntgenaufnahme wird beispielsweise empfohlen, um die Knochen der Wirbelsäule, das Becken und die dazugehörenden Gelenke sichtbar zu machen. Auf dem Röntgenbild lassen sich die Knochenstruktur, mögliche Brüche, Abnutzungserscheinungen oder Fehlstellungen sehr gut sichtbar machen (mehr zum Thema Fehlstellungen in Kapitel 3). In folgenden Fällen kommt eine Röntgenaufnahme in Frage:

✔ Nach zwei oder drei Wochen konservativer Behandlung leiden Sie noch immer unter Rückenschmerzen.

✔ Auch in der Ruhe leiden Sie unter Rückenschmerzen.

✔ Sie wachen nachts wegen Rückenschmerzen auf.

✔ Sie leiden seit einem Unfall oder einem Sturz unter Rückenschmerzen.

Ein Arzt sollte nur dann bei der ersten Untersuchung eine Röntgenaufnahme anordnen, wenn gewichtige Gründe dafür sprechen (Verdacht auf eine Fraktur nach einem Unfall, anhaltende Schmerzen über Wochen). Eine Untersuchung zeigte, dass nur in 19 Prozent der Fälle, bei denen bei Patienten beim ersten Arztbesuch eine Röntgenaufnahme angefertigt wurde, diese auch von Nutzen war.

Wenn Sie nach einem Sturz oder einem Autounfall unter Rückenschmerzen leiden, kann routinemäßig eine Röntgenaufnahme angeordnet werden. Ansonsten sollte nur dann eine Röntgenuntersuchung gemacht werden, wenn es aufgrund Ihrer Krankengeschichte oder der körperlichen Untersuchung einen Hinweis auf die Notwendigkeit gibt.

Wahrscheinlich sind Sie bereits einmal geröntgt worden und wissen, dass diese Untersuchungsmethode einfach und schmerzlos ist. Es sind allerdings einige Sicherheitsmaßnahmen zu berücksichtigen: Empfindliche Körperteile sollten mit einer Bleischürze abgedeckt werden. Schwangere sollten sich auf keinen Fall röntgen lassen, ansonsten ist die Untersuchung in üblichen Dosen harmlos.

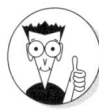

»Veränderungen«, die man auf dem Röntgenbild sieht (vom Arzt oft zusätzlich mit dem besorgniserregenden Etikett »degenerativ« versehen) müssen nicht mit Ihren Rückenproblemen in Zusammenhang stehen, sondern können gewöhnliche, altersgemäße Veränderungen sein. Befunde wie Frakturen, starke degenerative Veränderungen oder massive Skoliose sind dagegen meist bedeutsam.

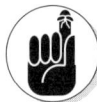

Nur weil auf dem Röntgenbild keine Veränderungen festgestellt werden können, heißt das nicht, dass Ihre Rückenschmerzen nicht real sind. Die meisten Rückenprobleme werden durch Probleme der Weichteile verursacht (Muskeln, Sehnen, Bänder und Bandscheiben beziehungsweise deren funktionelles Zusammenspiel), die aber auf dem Röntgenbild kaum darstellbar sind.

Die Magnetresonanztomographie (MRT)

Dieses Untersuchungsverfahren wird auch als NMR-Tomographie oder Kernspinresonanztomographie bezeichnet. Dazu werden ein starkes magnetisches Feld, eine bestimmte Art von Radiowellen und ein Computer benötigt. Abbildung 6.1 zeigt einen Patienten, bei dem eine MRT durchgeführt werden soll.

Auf den Aufnahmen können Nerven, Muskeln, Bänder, Bandscheiben und die Knochen der Wirbelsäule sehr genau dargestellt werden. Außerdem werden Sie keiner schädlichen Strahlung ausgesetzt.

Eine MRT-Aufnahme wird angefertigt, wenn

✔ Sie möglicherweise operiert werden sollen.

✔ Sie nach sechs bis acht Wochen umfassender konservativer Behandlung noch immer unter Rückenschmerzen leiden.

✔ Ihr Arzt meint, Ihre Schmerzen könnten durch einen Tumor oder eine Infektion verursacht werden. (Starke Rückenschmerzen, die Sie nachts aus dem Schlaf aufwecken, können ein Hinweis auf einen Tumor sein.)

6 ➤ Behandlung von Rückenschmerzen – unter der Lupe

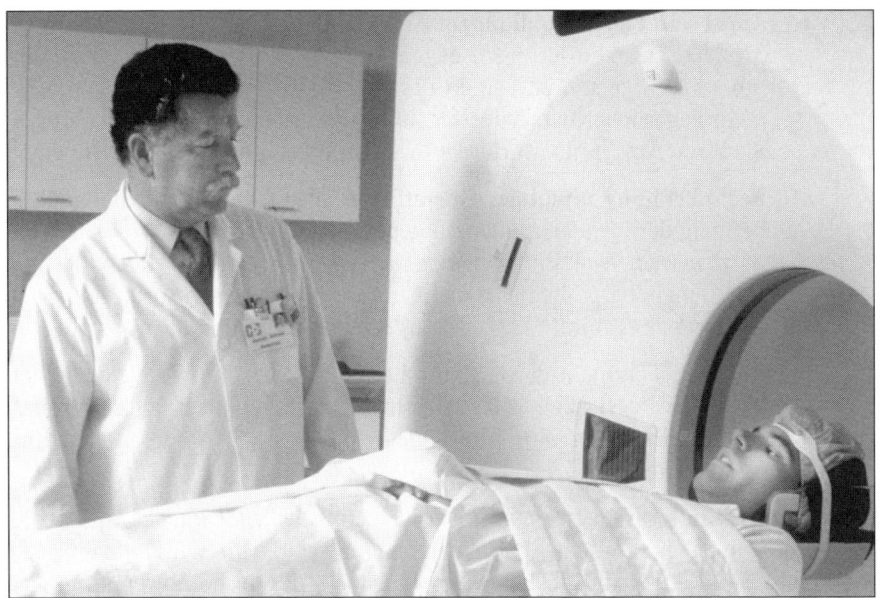

Abbildung 6.1: Ein Patient kurz vor der MRT

 Da bei der Magnetresonanztomographie auch kleinste Veränderungen darstellbar sind, wird Ihrem Arzt auch nicht verborgen bleiben, wie der Zahn der Zeit bereits an Ihnen genagt hat. Aber machen Sie sich keine Sorgen, diese Veränderungen finden sich auch bei Menschen ohne Rückenschmerzen. Wenn Sie über 35 Jahre alt sind, gehören solche Veränderungen genauso zu Ihnen wie erste Lachfältchen.

 Eigentlich ist eine Magnetresonanztomographie eine sichere Angelegenheit, aber wenn Sie schwanger sind, sollten Sie noch einmal mit Ihrem Arzt darüber sprechen.

 Manche Ärzte sind geradezu Magnetresonanztomographie-Fanatiker. Das treibt die Gesundheitskosten ganz schön in die Höhe. Gründe für unnötige MRT-Untersuchungen sind:

✔ **Unsicherheit bei der Behandlung von Rückenproblemen:** Ärzte, die selten Patienten mit Rückenschmerzen behandeln, fühlen sich vielleicht unwohl, ihre Diagnose und Behandlung nur auf der Krankengeschichte und der körperlichen Untersuchung aufzubauen. Stellen Sie Ihrem Arzt ruhig die Fragen, die wir im Abschnitt »Prüfen Sie Ihren Arzt auf Herz und Nieren« vorgeschlagen haben. Ein offenes Gespräch erspart beiden Seiten unnötige Mühe und ungute Gefühle.

- ✓ **Angst vor Fehlbehandlungen:** Auch in Deutschland nimmt die Anzahl der Schadensersatzforderungen gegen Ärzte wegen vermeintlicher Fehlbehandlungen zu. Sie sollten keine Untersuchungen über sich ergehen lassen, die mehr dem Sicherheitsbedürfnis Ihres Arztes dienen als Ihrer Heilung. Fragen Sie Ihren Arzt ruhig, warum er diese Untersuchung in Ihrem Fall empfiehlt.

- ✓ **Rechtfertigung unnötiger Operationen oder fortgesetzter Behandlung:** Die Befunde der Magnetresonanztomographie können von Ärzten auch dazu genutzt werden, nach Unfällen oder Stürzen eine Operation zu rechtfertigen oder eine Behandlung, die nicht mehr notwendig ist, weiter fortzusetzen. Denken Sie daran: Bestimmte Veränderung sind bei Patienten über 35 völlig normal.

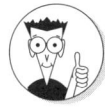

Sie brauchen sich nicht davor zu fürchten, in die berühmte Röhre geschoben zu werden. In der Regel ist eine Magnetresonanztomographie harmlos und quasi ohne schädliche Wirkungen. Nur Schwangere sollten sich vor der Untersuchung mit ihrem Arzt beraten.

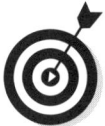

Wenn Sie unter Klaustrophobie oder Platzangst leiden, kann der Aufenthalt in der Röhre unangenehm sein. Schlimmstenfalls bitten Sie Ihren Arzt um ein Sedativum oder Beruhigungsmittel. Besser ist es jedoch, durch die Anwendung bewährter Entspannungstechniken die eigene Angst und die damit verbundene emotionale Erregung zu regulieren. Auch spezielle Brillen, entspannende Musik oder andere Ablenkungen können helfen.

In der Röhre hören Sie summende und klopfende oder schlagende Geräusche. Sie entstehen, wenn die Radiowellen an- und ausgeschaltet werden. Das Schwierigste an der ganzen Sache ist es, 45 bis 60 Minuten still zu liegen, zumal Ihr Rücken ja sowieso schon weh tut. Vor diesem Hintergrund kann es sinnvoll sein, vor der Untersuchung um ein kurzfristig wirksames Schmerzmittel zu bitten.

In einigen Fällen wird eine Magnetresonanztomographie mit Kontrastmittel gemacht. Das Kontrastmittel ist eine Flüssigkeit, die vor der Untersuchung in den Arm oder das Bein injiziert wird. Wenn Sie zum Beispiel bereits am Rücken operiert wurden, können damit Narben sehr gut sichtbar gemacht werden. Sprechen Sie mit Ihrem Arzt über diese Möglichkeit, wenn Sie bereits am Rücken operiert wurden und eine übermäßige Bildung von Narbengewebe als Ursache für Ihre Schmerzen in Betracht kommt.

Muskelverspannungen oder stressbedingte Rückenschmerzen können nicht mit einer Magnetresonanztomographie diagnostiziert werden. Bei diesen Ursachen sehen Sie keine spezifischen Veränderungen und haben trotzdem Schmerzen.

Die Computertomographie (CT)

Die *Computertomographie* ist ein röntgenologisches Schichtaufnahmeverfahren. Das Bild wird von einem Computer aus vielen Aufnahmen verschiedener Schichten zusammengesetzt.

Die Strahlenbelastung bei einer Computertomographie ist höher als bei einem einfachen Röntgenbild, ist aber dennoch nicht bedenklich. Muskeln, Bänder und andere Weichteile werden nicht ganz so gut wie bei der Magnetresonanztomographie (MRT) gezeigt, Knochen und Bandscheiben sind aber sehr gut erkennbar.

Offene Röhren für Sie?

In der Presse liest man in letzter Zeit einiges über offene MRT-Röhren. In diesen Röhren ist Platzangst kein Problem mehr. Aber unter der veränderten Röhrenform leiden die Qualität und Auflösung des Bildes.

Seit kurzem sollen auch erheblich bessere offene MRT-Röhren auf dem Markt sein, die aber aufgrund des hohen Preises nicht für jede Einrichtung erschwinglich sind. Wenn bei Ihnen eine MRT gemacht werden soll, wählen Sie eine Einrichtung aus, die mit einer sehr guten, wahrscheinlich geschlossenen Röhre mit einem möglichst großen Magneten arbeitet. Wenn Sie unter Platzangst leiden, sprechen Sie so früh wie möglich mit Ihrem Arzt über dieses Problem, gemeinsam werden Sie es sicher lösen können. Wenn Sie in einem Ballungsgebiet leben, kann Ihr Arzt Sie über die verschiedenen Einrichtungen in Ihrer Umgebung unterrichten.

Ihr Arzt wird sich in Ihrem Fall vielleicht statt für eine MRT für eine CT entscheiden, wenn

- ✔ Sie sehr unter Platzangst leiden und auch mit einem Sedativum den Aufenthalt in der engen Röhre nicht aushalten.
- ✔ Ihr Arzt Knochenstrukturen im Bereich der Nervenaustritte genau erkennen will.

Auch bei einer Computertomographie liegen Sie in einer Röhre, aber diese ist erheblich größer. Die Untersuchung dauert etwa 30 bis 45 Minuten. Abbildung 6.2 zeigt eine Patientin kurz vor der Computertomographie.

Die Untersuchung ist schmerzlos. Auch hierbei kann bei bestimmten Fragestellungen ein Kontrastmittel eingesetzt werden.

Myelographie

Ein *Myelogramm* ist eine Röntgenaufnahme der flüssigkeitsgefüllten Umhüllung des Rückenmarks. Der *Radiologe* spritzt in den Bereich um das Rückenmark eine Farbe, durch die dieses Gebiet bei der Röntgenuntersuchung besonders deutlich dargestellt wird. *Radiologen* sind Fachärzte, die sich auf bildgebende Untersuchungsverfahren (Röntgen, MRT, CT) spezialisiert haben.

Im Allgemeinen wird im Anschluss an die Myelographie eine Computertomographie (CT) durchgeführt. Eine Kombination dieser Untersuchungsmethoden hat den Vorteil, dass Ihr Arzt sowohl die Struktur der Knochen als auch die des Nervensystems sehr gut beurteilen kann und Sie nur eine Injektion über sich ergehen lassen müssen.

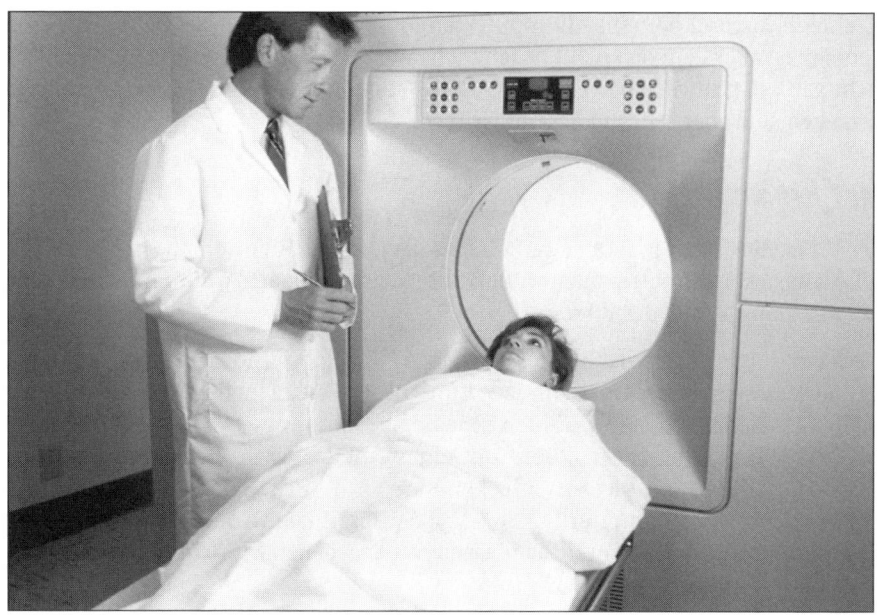

Abbildung 6.2: Eine Patientin kurz vor der Computertomographie

Eine Myelographie ist nur in wenigen Fällen empfehlenswert. Sie sollte durchgeführt werden, wenn Sie operiert werden sollen, wenn eine MRT- oder CT-Aufnahme nicht aussagekräftig genug ist oder wenn der Verdacht auf einen Tumor besteht.

Die Myelographie kann geringe bis mittlere Schmerzen verursachen. Eine neue Technik und erhöhte Sicherheit machen einen Krankenhausaufenthalt nicht mehr notwendig. Während Sie auf einer Behandlungsliege liegen, spritzt der Radiologe die Farbe in den Bereich Ihres Rückenmarks – das Ganze dauert etwa ein bis zwei Minuten. Sie spüren eventuell den Einstich der Nadel als kleinen Pikser. Anschließend werden viele Röntgenaufnahmen in unterschiedlichen Positionen (liegend, sitzend und stehend in unterschiedlichen Haltungen und von verschiedenen Seiten) gemacht. Eine Computertomographie (CT) kann angeschlossen werden. Das Ganze dauert rund eine Stunde.

Anschließend müssen Sie sechs bis zwölf Stunden liegen, den Kopf leicht angehoben, und jede Menge trinken. So kann Ihr Körper die Färbeflüssigkeit ausscheiden, ohne dass sie mit empfindlichen Bereichen Ihres Kopfes in Kontakt kommt. Selten treten Kopfschmerzen als Nebenwirkung auf. Sie können zwei Ursachen haben:

✔ **Sie reagieren auf die Färbeflüssigkeit.** Weniger als ein Prozent der Patienten reagieren auf die Farbe. Neuere, wasserlösliche Farben bereiten weniger Probleme.

✔ **Eine geringe Menge der Färbeflüssigkeit verteilt sich im Bereich der Einstichstelle in die Umgebung.** Bei etwa 5 bis 10 Prozent der Patienten tritt dieses Problem auf. Die Folge sind Kopfschmerzen über einen Zeitraum von ein bis zwei Tagen. Ruhe und viel Trinken hilft in diesem Fall.

Zwar ist die Myelographie risikoreicher als die zuvor besprochenen Untersuchungsverfahren, aber trotzdem handelt es sich um eine sichere Methode. Die gefährlichsten Komplikationen sind starke Blutungen oder eine Infektion. Jeder Eingriff birgt das Risiko einer Infektion und eine Blutung ist meist die Folge von verringerter Blutgerinnung. Setzen Sie daher drei bis fünf Tage vor dem Eingriff alle blutverdünnenden Medikamente wie Acetylsalicylsäure (zum Beispiel Aspirin), aber auch alle anderen entzündungshemmenden Anti-Rheumatika ab.

Die Röntgenkontrastuntersuchung der Knochen

Für die Röntgenkontrastuntersuchung der Knochen muss Ihnen eine schwach radioaktive Flüssigkeit injiziert werden. Nach etwa ein bis zwei Stunden hat sich die Flüssigkeit im Körper und damit auch in den Knochen verteilt.

Mit speziellen Röntgenstrahlen kann festgestellt werden, wie viel des Kontrastmittels in die Knochen eingedrungen ist. Jede vermehrte Stoffwechselaktivität des Knochens hat eine vermehrte Durchblutung zur Folge. Vermehrte Stoffwechselaktivität tritt zum Beispiel bei einem Tumor, einer Infektion, einem Bruch oder aufgrund altersgemäßer degenerativer Veränderungen auf. Wenn mit einer Röntgenuntersuchung oder Magnetresonanztomographie (MRT) oder Computertomographie (CT) keine genaue Diagnose gestellt werden kann, empfiehlt Ihr Arzt eventuell eine Röntgenkontrastuntersuchung der Wirbelsäule.

Die Untersuchung ist nicht sehr teuer und sie ist sehr sicher. Das einzige Problem kann auftreten, wenn Sie aufgrund Ihrer Rückenbeschwerden nicht lang genug still liegen können. Das Ergebnis der Röntgenkontrastuntersuchung muss im Zusammenhang mit den übrigen erhobenen Befunden interpretiert werden.

Der häufigste Fehler bei der Interpretation des Untersuchungsergebnisses besteht darin, altersgemäßen Veränderungen zu viel Bedeutung beizumessen. In Kapitel 2 finden Sie mehr Informationen über anatomische Details.

Diskogramm

Für ein Diskogramm (das Ergebnis der Diskographie) wird eine färbende Flüssigkeit in eine Bandscheibe im Bereich der Lendenwirbelsäule injiziert. Dadurch kann ein bestimmter Bereich der Lendenwirbelsäule genau dargestellt werden. Außerdem kann Ihr Arzt feststellen, ob die Schmerzen während der Injektion an der gleichen Stelle auftreten wie die Rückenschmerzen, unter denen Sie leiden. Von allen beschriebenen Untersuchungsverfahren gilt dies als das unangenehmste. Es hat allerdings den Vorteil, dass außer ausgesprochen selten auftretenden Infektionen keine Nebenwirkungen zu erwarten sind.

Diese Untersuchung ist dann für sinnvoll, wenn bei einer Magnetresonanztomographie (MRT) an mehr als einer Stelle Bandscheibenvorwölbungen oder -vorfälle festgestellt wurden. Mithilfe der Diskographie kann genau erkannt werden, ob eine und gegebenenfalls welche der Bandscheiben für Ihre Rückenschmerzen verantwortlich ist.

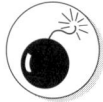

Diese Untersuchung sollte nur dann durchgeführt werden, wenn Sie bei entsprechendem Ergebnis mit einer Operation einverstanden sind. Sonst ist die Untersuchung sinnlos.

Elektrodiagnostische Untersuchungen

Die *Elektromyelographie* (EMG) und die *Messung der Nervenleitungsgeschwindigkeit* (NLG) sind die häufigsten elektrodiagnostischen Untersuchungen. Bei beiden Untersuchungen wird die elektrische Aktivität und damit die Funktion der Nerven und Muskeln gemessen. Beispielsweise kann eine Unterbrechung der elektrischen Weiterleitung im Nerv gemessen werden. Die Untersuchung wird in der Regel von einem Facharzt für Neurologie (Neurologe) durchgeführt.

Ihr Arzt steckt Ihnen kleine Nadeln in die Muskeln, die untersucht werden sollen. Bei der EMG werden die Nadeln an einen Bildschirm angeschlossen, auf dem die elektrische Aktivität der Nerven sichtbar gemacht wird. Bei der NLG-Messung werden die Nerven über kleine elektrische Impulse gereizt. Über die Elektroden wird die ankommende elektrische Energie auf dem Bildschirm dargestellt. Die Untersuchung kann leichte bis mittlere Schmerzen verursachen.

Diese Untersuchungen erleichtern die Diagnose neurologischer Probleme im Bereich der Wirbelsäule. Nach einer Operation kann die Heilung der betroffenen Nerven gut eingeschätzt werden. In der Regel sind aber eine ausführliche Befragung und eine körperliche Untersuchung in Verbindung mit anderen Untersuchungsmethoden genauso aussagekräftig.

Die Verbindung zwischen Körper und Seele

Möglicherweise sind Sie überrascht, dass wir auch psychologische Untersuchungen mit in dieses Kapitel aufgenommen haben. Aber es gibt mittlerweile eine ganze Reihe psychologischer Testverfahren, die speziell für Patienten mit Rückenproblemen entwickelt wurden. Ihr Arzt kann diese psychologischen Tests als Teil der umfangreichen Untersuchungen vor einer Operation empfehlen. Oder er möchte durch diese Verfahren die psychologischen Ursachen Ihrer Schmerzen, psychiatrische Probleme oder Ihren persönlichen Umgang mit Schmerzen stärker in die Behandlung einbeziehen.

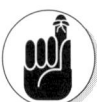

Genauso wie die Krankengeschichte und die körperliche Untersuchung zur Diagnose führen, ist das Gespräch der wichtigste Zugang zur Psyche des Patienten und ebenso wichtig für eine umfassende Diagnose.

Ihr Arzt schlägt Ihnen eine psychologische Untersuchung vor, wenn er folgende Vermutungen hat:

✔ Sie leiden unter einer Depression oder Angsterkrankung.

✔ Sie haben ein Missbrauchsproblem, nehmen Schmerzmittel in zu hoher Dosierung oder es besteht gar eine Suchterkrankung.

- ✔ Sie haben keinen adäquaten Umgang mit Ihren Schmerzen.
- ✔ Sie erleben in Ihrer Familie oder an Ihrem Arbeitsplatz Stresssituationen, die Sie nicht mehr kontrollieren können.
- ✔ Sie könnten vom Erlernen mentaler Techniken zur Schmerzbewältigung profitieren.
- ✔ Sie brauchen vor einer Operation eine psychotherapeutische Vorbereitung.
- ✔ Ihre Rückenschmerzen hängen mit einer Störung der Stressverarbeitung zusammen.

In der Regel wird die psychologische Untersuchung von einem nicht-ärztlichen Diplom-Psychologen oder einem Facharzt mit psychotherapeutischer Zusatzausbildung, idealerweise im Bereich der Schmerztherapie, durchgeführt. In der Anamnese wird es um den Beginn Ihrer Schmerzen, frühere (fehlgeschlagene) Behandlungen, Ihre familiäre und berufliche Situation, Konfliktpunkte und Kompensation im Zusammenhang mit Ihren Rückenschmerzen, psychotherapeutische oder psychiatrische Behandlungen in der Vergangenheit, emotionalen, sexuellen oder körperlichen Missbrauch und andere Themen gehen. Außerdem werden Stimmungslagen, Schlafqualität, Erinnerungsvermögen, Konzentrationsfähigkeit, Veränderungen im Sexualleben und Antriebsstärke erfragt.

Psychologische Untersuchungen beleuchten verschiedene Aspekte Ihres Rückenproblems, unter anderem:

- ✔ Ob und in welchem Maße Depressionen oder Ängste eine Rolle spielen.
- ✔ Wie Sie mit Schmerzen umgehen.
- ✔ Ob Ihnen die Rolle des »Kranken«, des auf fremde Hilfe angewiesenen Patienten, möglicherweise Vorteile bei der Bewältigung völlig anderer Konflikte verschafft.
- ✔ Ob Sie Schmerzen deutlich, verschwommen oder kaum äußern.
- ✔ Ob nicht-körperliche Faktoren (wie Gefühle, Familien- und Lebensumstände, Berufstätigkeit etc.) Ihre Rückenschmerzen verstärkend beeinflussen.

Sie sind vielleicht verunsichert, wenn Ihr Arzt Sie an einen Psychologen überweist. Aber Sie sollen weder ausgehorcht werden noch unterstellt Ihnen irgendjemand, Sie würden sich Ihre Schmerzen »nur einbilden«. Tatsächlich sucht der behandelnde Arzt Hilfe bei einem Spezialisten, um Ihnen die beste und wirksamste Therapie verordnen zu können. Mögliches Ergebnis der Untersuchung kann es sein, dass Ihnen eine bestimmte Form des nichtmedikamentösen Schmerzmanagements verordnet wird (Entspannungstechniken oder Unterstützung betroffener Familienmitglieder beim Umgang mit Ihrer Krankheit).

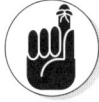
Jeder Schmerz, den Sie wahrnehmen, ist real. Und alle Schmerzen haben auch emotionale beziehungsweise psychische Aspekte. Die Tatsache, dass Sie an einen Diplom-Psychologen überwiesen werden, bedeutet nicht, dass Sie verrückt sind. Wenn Ihr behandelnder Arzt Ihnen das Gefühl gibt, Sie würden sich Ihre Schmerzen nur einbilden, ist es dringend an der Zeit, den Arzt zu wechseln!

Den konservativen Behandlungsweg wählen

In diesem Kapitel

▶ Ihr Weg zu einem gesunden Rücken

▶ Konservative medizinische Behandlung bei Rückenschmerzen

▶ Herausfinden, welche Behandlungen gut tun (aber helfen sie auch?)

▶ Verschiedene Medikamente gegen Rückenschmerzen

▶ Das geht unter die Haut: Invasive, konservative Behandlungsmethoden

---

Mit dem Wort »konservativ« verbinden wir heutzutage immer bestimmte politische, wirtschaftliche oder allgemein gesellschaftliche Anschauungen. Im Zusammenhang mit Rückenschmerzen bedeutet »konservativ« aber jede Art von Behandlung, die reversibel ist und dabei ohne chirurgische Eingriffe auskommt. So trifft zum Beispiel auf die meisten medikamentösen Behandlungskonzepte der Begriff »konservativ« zu.

Es gibt generell zwei Kategorien von konservativen Behandlungen: invasive und nicht-invasive. Bei den nicht-invasiven kann man dann noch aktive (Sie müssen selbst etwas tun) und passive (jemand tut etwas mit Ihnen beziehungsweise für Sie) Behandlungsformen unterscheiden. Rückenschmerzen werden zunächst meist nicht-invasiv behandelt, beispielsweise mit Krankengymnastik und Medikamenten. Invasive Therapieformen sind so bedeutsam klingende Dinge wie Trigger-Punkt-Injektionen, Nervenblockaden oder Implantationen von Schmerzmittelpumpen oder Nervenstimulatoren. In diesem Kapitel wollen wir Ihnen die konservativen Behandlungsmethoden – sowohl invasive als auch nicht-invasive – vorstellen.

Einige dieser Therapieformen klingen zunächst schrecklich, aber sie sind, vergessen Sie das nicht, reversibel. Sprechen Sie offen mit Ihrem Arzt. Nur wenn Ihr Arzt Ihre Ängste und Sorgen kennt, kann er einen Therapieplan entwerfen, dem Sie ohne Angst zustimmen können und der dann genau zu Ihnen passt.

Aktive Therapieformen

Die aktiven Therapieformen schließen unspezifische Gymnastikübungen oder andere Sportarten, Konditionstraining oder spezielle Rückengymnastik ein. Es sind Behandlungen, die Sie selbst aktiv durchführen, idealerweise unter Anleitung einer ausgebildeten Kraft.

Gymnastik

Gymnastik ist das wichtigste Mittel gegen Rückenschmerzen. Ihr Arzt wird Ihnen entweder selbst Anleitung zur Rückengymnastik geben, Sie an einen Rückenschulkurs einer Krankenkasse oder eines Fitnesscenters verweisen oder Ihnen Krankengymnastik verordnen. Die Krankengymnastin oder der Krankengymnast stellt dann ein spezielles Behandlungsprogramm zusammen. Durch die Behandlung werden korrekte Bewegungsabläufe eingeübt, die verspannte Muskulatur entlastet und die Bauch- und Rückenmuskulatur verbessert. Die Übungsziele lauten beispielsweise *Flexion*, *Extension* und *Lumbale Stabilisation*. (In Kapitel 14 finden Sie weitere Details.)

Kondition

Übungen zur Verbesserung der Kondition oder der allgemeinen Leistungsfähigkeit sollten Teil Ihres Übungsprogramms sein. Hierbei geht es weniger um spezielle Rückenmuskeln, sondern um die allgemeine körperliche Fitness. Sie wird durch Radfahren, Nordic Walking und viele andere Sportarten verbessert.

Das Konditionstraining hilft Ihnen,

- ✔ **Ihre Angst vor dem Schmerz in den Griff zu bekommen.** Bei den Übungen müssen Sie sich bewegen. Das hat einen Trainingseffekt für Ihren Körper und Sie können dabei die Erfahrung machen, dass Sie keine Angst vor Rückenschmerzen haben müssen oder Ihre Bewegungen permanent kontrollieren müssen.

- ✔ **den Unterschied zwischen guten und schlechten Schmerzen zu lernen.** Ein gutes Gymnastikprogramm zeigt Ihnen, dass nicht jeder Schmerz etwas Schlechtes bedeutet. Auch Menschen ohne Rückenprobleme bekommen Schmerzen nach einer intensiven Übungseinheit – es ist Muskelkater! Je regelmäßiger Sie trainieren, umso weniger leiden Sie darunter!

- ✔ **sich selbst als gesunden Menschen zu begreifen.** Ein Bewegungsprogramm hilft Ihnen, sich mit den Themen auseinander zu setzen, die Sie in der Rolle des Kranken halten (siehe hierzu Kapitel 3). Wenn Sie Sport treiben und sich bewegen, werden auch andere Menschen Sie nicht mehr als kranken Menschen wahrnehmen – und schon fühlen Sie sich besser, stärker und gesünder.

Es gibt für beinahe jede Form von Rückenschmerzen und zu jedem Zeitpunkt der Erkrankung das richtige Bewegungsprogramm. Ihr Arzt oder Krankengymnast wird für Sie das richtige Programm maßschneidern.

Ihr Arzt sollte Sie gründlich untersuchen, bevor er Ihnen eine Bewegungstherapie verordnet. Nur so kann sicher ausgeschlossen werden, dass Sie keine Probleme wie Wirbelsäuleninstabilität oder gebrochene Wirbel haben (siehe Kapitel 3), bei denen Sport schädlich sein kann. Auch andere Erkrankungen wie Bluthochdruck oder Herzveränderungen müssen berücksichtigt werden. Denken Sie daran: Es ist wichtig, offen miteinander zu sprechen!

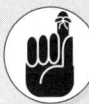

Das Gespräch mit dem Arzt

Ihr Arzt und Sie sollten während des Therapieprozesses Partner sein. Und zu einer guten Partnerschaft gehört es auch, dass man einander versteht. Sie müssen verstehen können, warum Ihr Arzt Ihnen eine bestimmte Therapie verordnet und was Sie von dieser Therapie erwarten können. Stellen Sie Ihrem Arzt die folgenden Fragen, damit Sie alle notwendigen Informationen erhalten:

- ✔ Warum empfehlen Sie mir diese Therapie?
- ✔ Welchen Erfolg kann ich von dieser Therapie erwarten und wann sollte sich in etwa der Erfolg einstellen?
- ✔ Können Probleme bei der Behandlung auftreten? Was soll ich dann tun? Werden sich die Probleme lösen, wenn ich die Therapie fortsetze, oder sollte ich sie in diesem Fall besser abbrechen?
- ✔ Hat die Therapie Auswirkungen auf andere Behandlungsformen, die bei mir auch angewendet werden? (Sie können eine Liste aller behandelnden Therapeuten (am besten mit Telefonnummern), eingesetzten Medikamente und anderer Behandlungen bei Ihren Therapeuten abgeben.)

Übernehmen Sie die Verantwortung für sich

Ihr Krankengymnast oder Physiotherapeut wird in der Regel ein Konditionstraining für Sie zusammenstellen und beaufsichtigen. Normalerweise wird also ein Profi das Programm mit Ihnen durchführen.

Denken Sie an einige Punkte, wenn Sie mit dem Training beginnen:

- ✔ **Anfangs werden Ihre Schmerzen möglicherweise stärker.** Mit Beginn des Trainings werden Sie anfangen Muskeln einzusetzen, die lange Zeit geschont wurden. Es kann passieren, dass Sie leichte bis mittlere Muskelschmerzen bekommen. Diese Schmerzen weisen nicht auf eine Traumatisierung des Rückens hin und sollten nach kurzer Zeit wieder von selbst abklingen.

- ✔ **Sie müssen die aufgetragenen Übungen zu Hause selbstständig durchführen.** Am Anfang der Behandlung werden Sie wahrscheinlich in kurzen Abständen Termine in der Praxis haben. Verschiedene Übungen werden Ihnen gezeigt und erklärt und Sie werden bei der Durchführung angeleitet. Wahrscheinlich wird Ihr Therapeut oder Ihre Therapeutin Sie auffordern, bestimmte Übungen selbstständig zu Hause durchzuführen. Um wirklich gesund zu werden, ist es wichtig, dass Sie sich an die Anweisungen halten und auch zu Hause eigenständig fleißig üben.

- ✔ **Sie müssen die Übungen vollständig und korrekt ausführen.** Es ist sehr verführerisch, die Übungen abzukürzen oder sich unangenehme Übungen zu erleichtern. Aber es ist wie in der Schule: Sie machen die Übungen für sich und nicht für Ihren Therapeuten. Sie werden davon profitieren, wenn Sie die Übungen gewissenhaft und regelmäßig durchführen.

Der Heilungsverlauf bestimmt die Art der Übungen

Wir kennen bei Rückenerkrankungen verschiedene Krankheits- und Heilungsphasen. Die Übungen werden entsprechend der unterschiedlichen Phasen ausgewählt. Beispielsweise tritt bei chronischen Rückenschmerzen häufig eine Muskelschwäche aufgrund von Inaktivität auf. In diesem Fall beginnt Ihr Trainingsprogramm langsam und wird im Laufe der Zeit intensiver. (Mit der Zusammenstellung eines Fitnessprogramms beschäftigen wir uns noch weiter hinten in diesem Kapitel.)

Die folgende Liste zeigt, wie Ihr Arzt Ihr Übungsprogramm abhängig vom Krankheitsverlauf zusammenstellen könnte:

- ✔ **Anfangsphase akuter Rückenschmerzen (erster bis fünfter Tag):** Ihre Schmerzen und Muskelverspannungen beeinträchtigen Sie in dieser Phase stark. Ihre Ärztin oder Ihr Arzt wird Ihnen vielleicht Eisbeutel oder aber Wärme, Entspannungsübungen und sanfte Streckbewegungen für den zweiten oder dritten Tag verordnen.

- ✔ **Akute Rückenschmerzen (weniger als ein Monat Dauer):** Einfache Übungen, die aufeinander aufbauen und die Funktionalität der Muskulatur erhalten sollen, verhindern, dass die Schmerzen chronisch werden. Auch in diesem akuten Zustand sind allgemeine Aktivitäten wie zum Beispiel einfaches Spazierengehen empfehlenswert. Während der nächsten Wochen kann die Intensität der Übungen gesteigert werden, schnelleres Gehen, Schwimmen oder Fahrradfahren sind möglich. Fragen Sie Ihren Arzt, welche Sportart empfehlenswert ist. Starke Dreh- und Beugebewegungen sollten vermieden werden. Üben Sie nur so lange, bis Ihre Schmerzen stärker werden, und hören Sie dann auf. Streben Sie eine Übungszeit von vier- oder fünfmal 20 Minuten an. In schlimmen Fällen kann es aber auch auf zehn- bis 20-mal 5 Minuten hinauslaufen.

- ✔ **Subakute Rückenschmerzen (ein bis drei Monate Dauer):** In dieser Phase ist ein Trainings- und Konditionsprogramm sehr wichtig. Ihr Therapeut wird versuchen, Sie in Bewegung zu versetzen und zu halten. Anfangs haben Sie vielleicht den Eindruck, durch die Übungen werden die Schmerzen stärker, aber wenn Sie sich genau an die Anweisungen halten, werden Sie merken, dass keine Übung schädlich für die Wirbelsäule ist. In dieser Phase wird Ihr Therapeut Ihr Trainingsprogramm engmaschig kontrollieren. In dieser Phase ist ein Bewegungszähler für die Selbstkontrolle enorm hilfreich.

- ✔ **Chronische Rückenschmerzen (Dauer länger als drei Monate):** In dieser Phase müssen Sie Krafttraining, Dehnungsübungen und Ausdauertraining machen. Anfangs werden die Muskeln nach der ungewohnten Anstrengung vielleicht schmerzen. Eventuell werden Ihnen passive Therapieformen helfen (die wir weiter hinten in diesem Kapitel behandeln), alle Übungen vorschriftsmäßig durchzuführen. Lassen Sie sich nicht zu sehr von Schmerzen beeindrucken. Führen Sie Ihre Übungen langsam und sehr genau durch, versuchen Sie, die vorgeschriebene Zahl an Wiederholungen zu schaffen.

Der Schrittzähler – ein einfaches, aber wirkungsvolles Hilfsmittel

Der Schrittzähler ist ein kleines Gerät, das einfach am Gürtel befestigt wird und die Schritte zählt, die sein Träger zurücklegt. Wird zusätzlich die durchschnittliche Schrittlänge einprogrammiert, kann die zurückgelegte Strecke beim Joggen oder Nordic Walking zuverlässig berechnet werden. Die kleinen, preiswerten Geräte helfen Ihnen, Ihre täglich zurückgelegte Strecke zu messen, um ein adäquates Trainingsprogramm zu entwerfen und seine Einhaltung zu kontrollieren.

Bei verschiedenen Untersuchungen wurde herausgefunden, dass der Schrittzähler ein zuverlässiges Instrument ist, um die Bewegungsaktivität gesunder Probanden zu messen. Statistiken zeigen, dass gesunde Individuen pro Tag etwa 19.000 Schritte zurücklegen. Eine andere Studie weist für Patienten mit rheumatoider Arthritis tägliche Durchschnittsschrittzahlen von 5.037 Schritten aus, die individuellen Werte lagen zwischen 207 und 12.515 Schritten. Sinnvoll ist es, über ein paar Tage die Schrittzahl zu messen. Aus diesen Werten kann eine durchschnittliche Schrittzahl pro Tag als Basiswert errechnet werden. Ihren Trainingsfortschritt können Sie anhand der Differenz zum Basiswert bestimmen. Wie Sie den Schrittzähler in einem gezielten Programm zur Steigerung Ihrer Kraft und Ausdauer einsetzen können, erfahren Sie im grauen Kasten »Das Quotensystem« in diesem Kapitel.

✓ **Wiederkehrende, akute Rückenschmerzen (Schmerzperioden wechseln sich mit schmerzfreien Perioden ab):** Die Teilnahme an einem Rückenschulkurs oder einer Fitnessgymnastikgruppe an drei Tagen in der Woche kann die Häufigkeit und Intensität von Schmerzperioden drastisch verringern. Wichtig ist, dass die Gymnastik Krafttraining, Dehnungsübungen und Konditionstraining enthält, natürlich können Sie zusätzlich spezielle Rückengymnastik machen. Achten Sie darauf, dass Sie nicht einseitig trainieren. Es bringt zum Beispiel nichts, ausschließlich die Muskulatur der Lendenwirbelsäule zu kräftigen. Ohne eine gleichzeitige Stärkung der Bauchmuskulatur kommt es schnell zu einer Überforderung der Rückenmuskulatur und Sie kommen in den zweifelhaften Genuss einer Symptomverschlechterung. Und das gilt für alle anderen Muskelgruppen gleichermaßen. Denken Sie daran: Wo ein Beugemuskel ist, findet sich auch ein Streckmuskel – und der will genauso geschult werden.

Konditionstraining für den Rücken

Stellen Sie die Übungen für Ihre Rückengymnastik mit Ihrem Arzt oder Physiotherapeuten zusammen. In diesem Kapitel und in Kapitel 14 finden Sie viele wichtige Informationen dazu. Beachten Sie bitte unsere Hinweise, damit Sie auch wirklich ein erfolgreiches Training mit den richtigen Übungen absolvieren.

Ein Teil Ihres Trainings sollte aus Übungen bestehen, die Ihre Kondition verbessern. Konditionstraining können Sie zusätzlich zu den Rückenübungen aus Kapitel 14 oder zu den von Ihrem Therapeuten verordneten Übungen durchführen. Ganz unterschiedliche Sportarten können als Konditionstraining durchgeführt werden, schnelles Gehen, Nordic Walking oder – wenn's denn sein muss – ein Hometrainer sind nur einige Beispiele. Zwar stärken diese Sportarten nicht gezielt die Rückenmuskulatur, aber wir sind der Meinung, dass die positiven Nebeneffekte wie Zufriedenheit, Stressabbau und besserer Schlaf für die Heilung sehr förderlich sind.

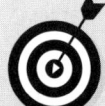

Das Quotensystem

Das *Quotensystem* ist eine strukturierte Herangehensweise an Ihr Trainingsprogramm. Statt sich von Ihren Schmerzen leiten zu lassen, führen Sie jede Übung mit einer bestimmten Anzahl von Wiederholungen durch. Das kann insbesondere bei subakuten und chronischen Rückenschmerzen eine große Hilfe sein.

Zunächst müssen Sie für jede einzelne Übung Ihren Istwert festlegen. Der Istwert ist die Übungsintensität, die Sie ohne Schmerzen und ohne Ermüdungserscheinungen durchführen können. Je nach Art der Übung kann die Intensität in der Anzahl der Wiederholungen, der Länge einer zurückgelegten Strecke oder der Zeit, die Sie für eine Übung benötigen, gemessen werden. Bei einem Hometrainer lässt sich meist der Widerstand, gegen den Sie arbeiten müssen, einstellen.

Messen Sie diesen Istwert in drei Trainingseinheiten, dann erhalten Sie einen realistischen Mittelwert. Wenn Sie beispielsweise bei der ersten Trainingseinheit auf dem Hometrainer bei gleich bleibendem Widerstand 8 Minuten, beim zweiten Mal 7 Minuten und beim dritten Mal 9 Minuten treten können, beträgt Ihr durchschnittlicher Istwert 8 Minuten (8 + 7 + 9 = 24, geteilt durch 3 gleich 8). Anschließend ziehen Sie von dem Istwert 20 Prozent ab, um Ihre Anfangsquote zu erhalten, in diesem Beispiel also 8 – 20 % = 6,4. Ihre Anfangsquote ist also ungefähr 6,5 Minuten.

Sobald Sie diese Quote festgelegt haben, trainieren Sie immer so lange, bis Sie sie erreicht haben, auch wenn Sie Schmerzen haben. In Absprache mit Ihrem Therapeuten erhöhen Sie die Quote, beispielsweise um 10 Prozent pro Woche oder nach jeder dritten Trainingseinheit.

Sie können das Quotensystem für jede Art von Übungen benutzen, egal ob Sie eine bestimmte Anzahl von Bahnen im Schwimmbad schwimmen oder Runden auf dem Sportplatz laufen. Wichtig ist, dass Sie sich von Ihrer gesetzten Quote und nicht vom Schmerz im Rücken leiten lassen. Wenn Ihre Quote zu hoch ist, verlängern Sie die Zeit, in der Sie mit gleicher Quote trainieren, oder erhöhen Sie die Quote nur um 5 Prozent pro Woche.

Graduelle Trainingssteigerung

Graduelle Trainingssteigerung bedeutet, dass Sie Ihre Aktivität nur langsam und in kleinen Schritten erhöhen. Eine Aktivität, die über einen längeren Zeitraum andauert, kann auch in kleine Einzelteile zerlegt werden, um so Pausen einzubauen. So beugen Sie einem Wiederaufflackern von Schmerzen wirkungsvoll vor.

Durch die graduelle Erhöhung der Aktivität verhindern Sie eine Überlastung mit anschließendem Rückfall. Vielleicht kennen Sie das Problem, wenn Sie mit nur leichten Rückenschmerzen – mitgerissen von den anderen – begeistert an einem Ballspiel teilnehmen und anschließend unter stärkeren Schmerzen leiden müssen. Diese Rückfälle sind äußerst schädlich im Heilungsprozess. Sinnvoller ist es dann, das Spiel zwischendurch zu unterbrechen, sich und der noch geschwächten Rückenmuskulatur eine Pause zu gönnen und dann wieder einzusteigen.

Graduelle Steigerung beim Training ist etwas ganz anderes, als sich vom Schmerz leiten zu lassen. Wenn Sie die Aktivität graduell steigern und längere Bewegungsphasen in einzelne kürzere Phasen unterteilen, werden Sie sehen, dass Sie insgesamt mehr Leistung erbringen können, als wenn Sie sich durchgehend verausgaben. Außerdem können Sie so Rückfällen wirkungsvoll vorbeugen.

Lassen Sie Ihre Freunde und Familie mitmachen

Einer der besten Wege, sich selbst immer wieder zum Training zu motivieren, besteht darin, sich auch von anderen motivieren zu lassen. Wenn Ihre Familie oder Ihr Freundeskreis Ihnen das Gefühl gibt, Sie können es ein bisschen ruhiger angehen lassen, obwohl Ihr Therapeut Ihnen viel Bewegung verordnet hat, werden Sie in Ihrer inaktiven, kranken Rolle bestärkt.

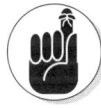
Klären Sie Ihr Umfeld über die Wichtigkeit der körperlichen Übungen auf. Bitten Sie sie um Unterstützung. Erklären Sie ihnen, wie Sie Ihr Training graduell langsam steigern wollen. Bitten Sie um Rückmeldung, falls Ihr Umfeld glaubt, dass Sie sich überlasten könnten.

So können Sie Ihre Freunde und Ihre Familie an Ihrem Training beteiligen:

- ✔ **Geben Sie ein öffentliches Versprechen ab.** Erzählen Sie so vielen Leuten wie möglich von Ihrem Trainingsplan. Dadurch setzen Sie sich selber unter Erfolgsdruck.

- ✔ **Verabreden Sie sich zum Sport.** Vielleicht kennen Sie ja andere Rückenpatienten. Wenn Sie sich für die Trainingseinheiten konkret verabreden, ist es einfacher, sich genau an den Trainingsplan zu halten. Und zu mehreren macht es auch gleich mehr Spaß.

Schmerzprogramme, funktionelle Wiederherstellung und Arbeitstraining

Ihr Arzt empfiehlt Ihnen möglicherweise die Teilnahme an einem Schmerzprogramm, wenn die bisherige Therapie (physikalische Therapie, Krankengymnastik, Medikamente etc.) nicht wie gewünscht anschlägt und Sie durch Ihre Schmerzen immer noch stark eingeschränkt werden (beispielsweise nicht Ihrer Arbeit nachgehen können).

Die Ausdrücke Schmerzprogramm, funktionelle Wiederherstellung und Arbeitstraining beschreiben Behandlungsprogramme, die einander zwar ähneln, aber doch unterschiedliche Schwerpunkte haben. In folgenden Punkten finden sich Überschneidungen:

- ✔ **Multidisziplinäre Herangehensweise:** Spezialisten verschiedener medizinischer Disziplinen arbeiten gemeinsam mit Ihnen.
- ✔ **Übergreifender Therapieplan:** Die verschiedenen Behandlungen greifen ineinander.
- ✔ **Gemeinsames Ziel:** Das Ziel aller Behandlungen ist es, Ihre Schmerzen zu lindern, die Funktionalität Ihres Rückens wiederherzustellen und Ihre Lebensqualität zu verbessern.
- ✔ **Motivationsabhängigkeit:** Der Erfolg aller Behandlungsansätze ist von Ihrer Motivation und Mitarbeit abhängig.

Im grauen Kasten »Zentren, Kliniken, Praxen« erfahren Sie etwas darüber, worin sich die verschiedenen Einrichtungen zur Schmerzbehandlung unterscheiden.

Ziel eines *Programms zur funktionellen Wiederherstellung* ist die »Alltagstauglichkeit« Ihres Rückens wiederherzustellen. Neben körperlichen werden auch geistig-mentale Fähigkeiten aufgebaut. Es gibt den Effekt, dass Ihre Schmerzen umso weniger werden, je mehr Sie wieder Ihre Alltagsanforderungen meistern können. Dieser Effekt soll genutzt werden. Wichtigste Säule der Therapie sind körperliche Übungen, bei denen leichte Schmerzen in Kauf genommen werden. Anstatt eine Schonhaltung zu manifestieren, sollen Sie lernen, aus eigener Kraft unter Anleitung langsam und schrittweise Ihre Rückenschmerzen zu überwinden.

Auch dem Arbeitstraining liegt ein ähnliches Konzept zugrunde. Allerdings liegt hier der Schwerpunkt stärker auf der Wiederherstellung der Arbeits- und Berufsfähigkeit. Unter der Aufsicht eines Profis werden die arbeitsspezifischen Belastungssituationen eingeübt (Hört sich so an, als ob Sie gleich arbeiten gehen könnten, oder?), zunächst nur für eine Stunde am Tag. Die Dauer wird dann entsprechend Ihrer Fortschritte verlängert. Wenn Sie Ihre individuelle maximale Arbeitsfähigkeit erreicht haben (es muss kein ganzer Arbeitstag sein), kehren Sie an Ihren Arbeitsplatz zurück.

In den meisten Behandlungsprogrammen führt man vor der Behandlung eine Untersuchung durch, um herauszufinden, unter welcher Art von Rückenschmerzen Sie leiden (oft chronische Rückenschmerzen und das Postnukleotomiesyndrom – siehe Kapitel 3), und Ihre Bereitschaft und Motivation zu prüfen, sich auf ein solches Programm einzulassen, sowie einige andere Dinge mehr.

Zentren, Kliniken, Praxen

Es gibt eine Vielzahl von Einrichtungen, die sich auf die Behandlung von Schmerzen spezialisiert haben:

- ✔ **Multidisziplinäre Schmerzzentren:** Sie sind meist Teil einer universitären Einrichtung. Neben der Forschung und der Ausbildung des medizinischen Nachwuchses werden in diesen Einrichtungen Patienten ambulant und stationär versorgt.
- ✔ **Multidisziplinäre Schmerzkliniken:** Diese Kliniken sind vergleichbar mit Schmerzzentren, verfügen aber meist nicht über eine enge Anbindung an eine universitäre Einrichtung.
- ✔ **Schmerzklinik:** Ein Zentrum oder eine einzelne Praxis, die auf die Diagnose und Behandlung bestimmter Schmerzerkrankungen spezialisiert ist (beispielsweise Rückenschmerzen).
- ✔ **Fachpraxis:** Eine ärztliche Praxis, die auf ein bestimmtes Diagnose- oder Therapieverfahren spezialisiert ist (zum Beispiel Radiologische Praxis, Akupunkturpraxis).

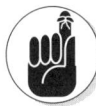

Diese Programme können sehr teuer sein. Eventuell macht es Schwierigkeiten, eine Kostenübernahme durch Ihre Krankenkasse zu erreichen. (Mehr dürfen wir zu diesem Thema nicht sagen ...) Über die in Anhang B erwähnten Schmerzverbände können Sie vielleicht einen Überblick über die Behandlungsaussichten bekommen, diese Informationen erleichtern Ihnen eventuell die Bewilligung der Kostenübernahme.

Wenn Sie ein geeigneter Patient sind und an einem umfassenden, qualitativ hochwertigen Behandlungsprogramm teilnehmen, haben Sie wirklich gute Aussichten auf einen dauerhaften Erfolg. Um die Qualität eines Behandlungsprogramms abschätzen zu können, beachten Sie folgende Punkte:

- ✔ **Lassen Sie sich von Ihrem Arzt Einrichtungen empfehlen.** Ihr Arzt oder Ihre Ärztin wird die Einrichtungen in Ihrer Umgebung kennen und mit ihnen bereits Erfahrungen gemacht haben.
- ✔ **Sprechen Sie mit Schmerzorganisationen.** Die Adressen verschiedener Schmerzorganisationen (wie der Deutschen Schmerzhilfe e.V.) finden Sie im Anhang.
- ✔ **Fragen Sie nach dem Auswahlverfahren.** Ein gutes Schmerzprogramm wird Sie nur dann aufnehmen, wenn Sie gute Aussichten auf Erfolg haben. Einrichtungen, die allein ökonomisch orientiert arbeiten, nehmen hingegen jeden Patienten auf.

Passive Therapieformen

Passive Behandlungen werden von einem Profi an Ihnen durchgeführt. Sie sind in erster Linie passiver Empfänger einer therapeutischen Leistung. In diesem Abschnitt wollen wir uns mit den am häufigsten angewendeten Verfahren beschäftigen.

Heiße und kalte Anwendungen

Heiße und kalte Anwendungen (oder Anwendungen, bei denen sich Wärme und Kälte abwechseln) sind gebräuchliche Techniken, um Rückenschmerzen zu lindern. Der Effekt ist trotz der unterschiedlichen Temperatur ähnlich: Heiße Anwendungen führen zur Entspannung der Muskulatur, verbessern im Bereich der Anwendung die Durchblutung und lindern die Schmerzen. Kalte Anwendungen lindern ebenfalls die Schmerzen und entspannen die Muskulatur. Nach anfänglicher Durchblutungsminderung wird die behandelte Muskelgruppe anschließend wieder stärker durchblutet.

Aber die Linderung der Schmerzen ist nur vorübergehend. Keine wissenschaftliche Studie konnte bisher anhaltende positive Effekte nachweisen. Allerdings können Sie die Effekte von spezieller Rückengymnastik (siehe Kapitel 14) mit heißen oder kalten Anwendungen unterstützen.

Ultraschall

Ultraschallwellen sind nichts anderes als hochfrequente Schallwellen. Wir können sie zwar nicht mit den Ohren hören, aber die Gewebe des Körpers können Ultraschallwellen in unterschiedlichem Ausmaß absorbieren. Dadurch wird das Gewebe unter der Haut erwärmt, die Durchblutung gesteigert und die Muskulatur entspannt – der gleiche Effekt, den auch heiße Anwendungen haben.

Häufig werden heiße und kalte Anwendungen gemeinsam mit Ultraschall verordnet, gemäß dem Motto »viel hilft viel«. Leider ist auch bei dieser Kombination die Besserung der Schmerzen nur vorübergehend. Wir empfehlen daher diese Behandlungen nur in Kombination mit einem geeigneten Bewegungsprogramm.

Um Ultraschall anwenden zu können, muss eine bestimmte technische Ausrüstung und geschultes Personal vorhanden sein. Um sich nicht von seinem Arzt oder Physiotherapeuten abhängig zu machen, empfehlen wir eine Ultraschallbehandlung nur zu Beginn einer Behandlung (beispielsweise innerhalb der ersten Wochen). Anschließend sollten Sie in der Lage sein, selbst nach Bedarf warme oder kalte Anwendungen durchzuführen. Sie sind dann nur notwendig, um Verspannungen durch gesteigertes Training zu lindern.

Massage

Massage verbessert die Durchblutung und entspannt die Muskulatur. Schmerzen werden dadurch gelindert. Viele Patienten beschreiben die wohltuenden Effekte der Massage, auch Sie werden das nicht anders erleben – leider nur vorübergehend. Daher sollte Massage immer nur begleitend zu anderen, aktiven Behandlungsformen verordnet werden. Mehr zum Thema Massage finden Sie in Kapitel 9.

Eine sehr intensive Massage kann die Schmerzen verstärken. Meist folgt dann aber eine Muskelentspannung und der Schmerz wird schwächer. Heiße Anwendungen vor einer Massage lockern die Muskulatur. Kalte Anwendungen im Anschluss an eine Massage beugen Schmerzen vor.

 Genauso wie andere passive physikalische Therapien kann auch Massage geradezu süchtig machen. Denken Sie daran, dass Massagen Ihr Problem nicht lösen. Massagen dürfen nie zum Selbstzweck werden, denn über einen längeren Zeitraum als alleinige Therapie angewendet sind sie zum einen teuer, zum anderen kosten sie darüber hinaus wertvolle Zeit, die für eine wirkungsvollere Therapie nicht genutzt wird. Und das darf eigentlich nicht sein.

Bettruhe

Häufig wird bei Rückenschmerzen vom Arzt Bettruhe oder Schonung empfohlen. Bettruhe hört sich natürlich erst mal nach einer tollen Sache an und verschlechtert Ihren Zustand zunächst auch nicht unbedingt. Trotzdem halten wir zu viel Ruhe und Schonung für schädlich, denn beides schwächt die Muskulatur, kann zu Konditionsverlust (siehe Kapitel 3) und damit entweder zu ernsthaften Rückenproblemen führen oder Rückenprobleme verschlechtern.

Forschungsarbeiten bestätigen, dass selbst bei starken Rückenschmerzen die Ruhephase auf drei bis maximal fünf Tage beschränkt werden sollte. Anschließend sollten Sie Ihre Aktivitäten unter Anleitung langsam wieder steigern.

Wassertherapie

Aufgrund seiner physikalischen Eigenschaften eignet sich Wasser als Medium hervorragend zur Behandlung von Rückenschmerzen. Durch den Auftrieb wird Ihr Körper quasi schwerelos, was insbesondere den unteren Rücken stark entlastet. Durch den Widerstand des Wassers werden Ihre Bewegungen zwangsläufig langsam und ruhig, Sie bewegen sich rhythmisch und kontrolliert. Bewegungsabläufe im Wasser verursachen daher weniger Schmerzen und die Gefahr eines Rückfalls ist erheblich geringer.

Auch im Wasser können aktive und passive Therapien durchgeführt werden. Bei einer aktiven Therapie absolvieren Sie bestimmte Übungen im Wasserbecken. Gerade wenn Sie wenig Kondition haben, ist es sinnvoll, ein Übungsprogramm im Wasserbecken zu beginnen, und wenn dann die Muskulatur etwas aufgebaut ist, im Trockenen weiterzutrainieren.

 Eine passive Wassertherapie bedeutet einfach, dass Sie im Whirlpool sitzen. Diese Art der Behandlung kann zwar bei gleichzeitiger aktiver Therapie Schmerzen lindern, sollte aber unserer Meinung nach wirklich nur begrenzt eingesetzt werden und eher der normalen Erholung und Rekreation vorbehalten sein.

Transkutane elektrische Nervenstimulation (TENS)

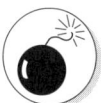 Bei der transkutanen elektrischen Nervenstimulation reizen Sie auf Anweisung Ihres Arztes den schmerzenden Bereich Ihres Rückens mit mehr oder weniger intensiven Stromstößen. Dazu werden Elektroden an den Körper gelegt, durch die therapeutisch geeignete Ströme mit gewünschter Intensität fließen. Während der

Behandlung ist meist ein schwaches Kribbeln spürbar, es können aber auch Stimulationsformen gewählt werden, die sich als ein kräftiges Klopfen anfühlen und die unter den Elektroden liegenden Muskeln kräftig zu Kontraktionen und rhythmischem Zucken veranlassen. Das Ganze erinnert Sie vielleicht an Dr. Frankensteins Labor, es handelt sich aber um eine gut untersuchte und seit langem bewährte seriöse Methode zur Schmerzbekämpfung. Die Behandlungseinheiten verschiedener Firmen unterscheiden sich in der Amplitude, der Frequenz und dem Impuls des elektrischen Stroms. Ihr Arzt oder Physiotherapeut wird Sie in die technischen Möglichkeiten der Geräte entsprechend einweisen.

Es lassen sich grob zwei Stimulationsmethoden unterscheiden: die Stimulation mit niedriger Frequenz (2 bis 10 Hz) und die häufiger benutzte Stimulation mit hoher Frequenz (80 bis 100 Hz). Durch die hochfrequente elektrische Stimulation wird ein angenehmer Kribbelreiz auf die schmerzende Nervenbahn gebracht, der das Schmerzsignal quasi »übertönen« soll. Es handelt sich bei dieser Form der Stimulation also um ein Gegenirritationsverfahren, das schmerzmodulierend bis schmerzhemmend wirkt, vorausgesetzt, die Elektroden sind über der richtigen Nervenstruktur platziert. Dies sicherzustellen ist aber Aufgabe Ihres Arztes.

Bei der niederfrequenten Stimulation werden gezielt Muskeln angesprochen und durch den kräftigen Stromreiz zu spontanen Kontraktionen veranlasst. Die Intensität dieser Stimulation kann als unangenehm bis leicht schmerzhaft empfunden werden. Ihr Arzt wird diese Stimulationstechnik wählen, wenn er schwache Muskeln, die sich schlecht willkürlich trainieren lassen, durch dieses passive Verfahren stärken will. Durch die vom Stromreiz ausgelösten Kontraktionen wird darüber hinaus eine bessere Durchblutung und somit ein optimierter Stoffwechsel der angesprochenen Muskeln erreicht. Vermutlich bewirkt der unangenehme »Klopfreiz« darüber hinaus eine vermehrte Endorphin-Ausschüttung. Endorphine sind körpereigene, opiatähnliche Substanzen, die natürlicher Bestandteil unserer biologischen Schmerzregulierung im zentralen Nervensystem sind.

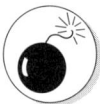

Auch wenn die TENS in der Hand des erfahrenen Therapeuten mehr ist als eine rein symptomatische Schmerzbehandlung, so ist sie dennoch keine kausale Behandlung der Ursache des Schmerzes. Rückenschmerzen können durch diese Behandlung nicht geheilt werden. Selbst die passive Stärkung malader Muskeln durch die niederfrequente Stimulation kann eine grundsätzliche Aktivierung des gesamten Organismus nicht ersetzen. Sie werden also um eine aktive Bewegungstherapie nicht herumkommen.

Um herauszufinden, ob Ihnen die TENS Erleichterung verschafft, müssen Sie die Methode ausprobieren. Obwohl geeignete TENS-Geräte nicht sehr kostspielig sind, sollten Sie das Verfahren dennoch zunächst bei Ihrem Therapeuten testen, bevor Sie sich dazu entschließen, ein Gerät zu mieten. Generell ist die Methode durch die gesetzlichen Krankenkassen voll erstattungsfähig. Einige Krankenkassen verfügen über eigene Geräte-Pools, andere haben für ihre Versicherten Mietmodelle mit entsprechenden Anbietern ausgehandelt, die in der Regel sehr gut funktionieren.

Entscheidend für den Nutzen ist aber vor allem das therapeutische Gesamtkonzept, worüber Ihr Arzt Sie auf jeden Fall ins Bild setzen sollte. Nur so kann der gesamte therapeutische Nutzen dieser nichtmedikamentösen Methode zum Tragen kommen.

Extensionsbehandlung

 Die *Extensionsbehandlung* ist eine manuelle oder apparativ unterstützte Behandlungsmethode, bei der die Wirbelsäule gestreckt, also die einzelnen Wirbel minimal auseinander gezogen werden. Dadurch wird der Druck auf die Bandscheiben verringert.

Auch die Extensionsbehandlung ist eine passive Therapie. Wie bei anderen passiven Therapieformen kann auch hiermit der Schmerz nur vorübergehend gemildert werden. Die meisten Untersuchungen zeigen, dass die Extensionsbehandlung keine anhaltende positive Wirkung hat. Möglicherweise wird sie in Zukunft bei bestimmten Erkrankungen des unteren Rückens eine Rolle spielen, unveröffentlichte Literatur weist darauf hin.

Korsetts und Stützbänder

Ein Korsett, eine Halskrawatte oder ein Stützband schränkt die Beweglichkeit eines schmerzhaften Rückensabschnitts ein, verbessert die Haltung und entlastet die Muskulatur. Vielleicht empfiehlt Ihnen Ihr Arzt oder Ihre Ärztin das Tragen eines Korsetts. Unter bestimmten Bedingungen – nach einer Wirbelsäulenversteifung (siehe Kapitel 8) oder einem Wirbelbruch (siehe Kapitel 3) – ist das sinnvoll und notwendig.

In den meisten Fällen verspricht das Tragen eines Korsetts nur vorübergehende Schmerzlinderung und ist höchstens dann sinnvoll, wenn Sie sich mehr als sonst bewegen müssen oder beispielsweise viele Stunden am Schreibtisch sitzen. Wir empfehlen, ein Korsett immer nur kurzfristig, in wirklichen »Notfällen« zu tragen. Wie immer gilt auch hier, auf ein aktivierendes therapeutisches Gesamtkonzept zu achten, also auf die Verbindung solcher Schon- und Schutzmaßnahmen mit einer aktiven Bewegungstherapie, die vom Arzt zu verordnen ist. (Mehr Informationen hierzu finden Sie in Kapitel 23.)

Medikamente

Rückenschmerzen müssen nicht zwangsläufig mit Medikamenten behandelt werden. Zwar kann ein Behandlungsplan neben einem aktiven Trainingsprogramm auch Medikamente zur Schmerzlinderung, Entzündungshemmung und Entspannung der Muskulatur enthalten. Aber Ihr Arzt und Sie sollten gemeinsam die Entscheidung treffen, ob Sie Medikamente nehmen oder nicht.

 Sie sollten sich vor jeder Medikamenteneinnahme gut informieren. Erkundigen Sie sich zu den Risiken und Nebenwirkungen der verordneten Medikamente und über die Wechselwirkungen, die verschiedene Medikamente miteinander haben können. Um einen optimalen Nutzen einer medikamentösen Therapie zu erzielen, sprechen Sie mit Ihrem Arzt über folgende Punkte:

- ✔ Warum empfehlen Sie dieses Medikament oder diese Medikamente?
- ✔ Welchen positiven Effekt kann ich davon erwarten und wann kann ich ihn erwarten?

- ✔ Wie soll ich das Medikament einnehmen (morgens oder abends, vor, während oder nach der Mahlzeit, in bestimmten Zeitabständen etc.)?
- ✔ Auf welche Nebenwirkungen muss ich achten? Was soll ich tun, wenn Nebenwirkungen auftreten? Werden die Nebenwirkungen wieder aufhören, auch wenn ich das Medikament weiter einnehme?
- ✔ Muss ich das Medikament von einer bestimmten Firma beziehen oder ist ein preiswertes Nachahmer- oder Reimportprodukt genauso gut?
- ✔ Kann ich das Medikament mit meinen anderen Medikamenten kombinieren? (Sie sollten allen behandelnden Ärzten eine Liste mit allen Medikamenten, die Sie einnehmen, und den entsprechenden Dosierungen geben.)
- ✔ Kann ich das Medikament einfach absetzen oder muss ich dabei etwas beachten?

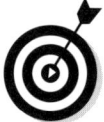

Schauen Sie in der Apotheke ruhig noch einmal kurz auf die Medikamentenpackung, auch in der Apotheke arbeiten Menschen, denen trotz aller Sorgfalt mal ein Fehler unterlaufen kann. Wenn ein verschriebenes Präparat von der Krankenkasse nicht erstattet wird, müssen Sie mit Ihrem Arzt oder Ihrem Apotheker darüber sprechen, ob ein anderes erstattungsfähiges Medikament nicht genauso wirksam ist.

In den folgenden Abschnitten werden verschiedene Gruppen von Medikamenten vorgestellt. In jedem Abschnitt gibt es auch Hinweise zur Einnahme. Wenn Ihnen Ihr Arzt andere Empfehlungen gegeben hat, halten Sie sich bitte sorgfältig an die Empfehlungen Ihres Arztes. Jedes Rückenproblem ist individuell und Ihr Arzt hat Ihnen auch eine individuelle Empfehlung gegeben, die in Ihrem Fall dann einfach die passendere ist.

Sie finden in den folgenden Abschnitten immer die weit verbreiteten Medikamente vor denen, die selten verschrieben werden. Ihr Arzt wird wahrscheinlich ähnlich handeln und meist ein Medikament vom Beginn der Liste verschreiben.

Analgetika

Analgetika – das heißt nichts anderes als Schmerzmittel – werden sehr häufig bei Rückenschmerzen verschrieben. Die Palette reicht von freiverkäuflichen Mitteln wie Acetylsalicylsäure, Paracetamol oder Ibuprofen bis hin zu starken Opiaten wie Morphin. Viele entzündungshemmende Medikamente wirken ebenfalls schmerzlindernd, also analgetisch.

Zu den in den letzten Jahren zunehmend häufiger verordneten Analgetika, die nicht entzündungshemmend wirken, gehört die Gruppe der Opioide, das sind vom Morphin abgeleitete Wirkstoffe, die ihre Wirkung über unser zentrales Nervensystem entwickeln. Diese Gruppe wird aufgeteilt in die schwachen Opioide (Dihydrocodein, Tramadol, Tilidin/Naloxon), die auf einem normalen Rezept verordnet werden können, und in die starken Opioide (Morphin, Oxycodon, Hydromorphon, Fentanyl, Buprenorphin, Methadon), die allesamt den Bestimmungen der Betäubungsmittel-Gesetzgebung unterliegen und nur auf besonderen Rezeptformularen verordnet werden dürfen.

Schmerzmittelsucht

Die neuesten Forschungsergebnisse zeigen, dass bei sachgemäßer Anwendung von Schmerzmitteln nur sehr selten Suchterscheinungen auftreten. Moderne retardierte Opioide können sichere und wirkungsvolle Medikamente auch gegen Rückenschmerzen sein, wenn sie in richtiger Dosierung und über begrenzte Zeiträume eingesetzt werden und quasi als »Mittel zum Zweck« in einen umfassenden aktivierenden Therapieplan eingebettet sind.

Medikamente auf Opioidbasis sind ein wichtiges ärztliches Instrument gegen mittlere bis schwere Rückenschmerzen. Aber viele Patienten haben große Angst vor Suchterscheinungen und weigern sich, Opioide einzunehmen, oder nehmen sie nicht in ausreichender Dosierung ein. Ein anderer häufiger Einnahmefehler besteht darin, dass mit der Einnahme gewartet wird, bis die Schmerzen unerträglich sind. Nur wenn der Patient die Unterschiede zwischen Toleranz, Abhängigkeit und Sucht kennt und ihm die Notwendigkeit der peniblen Einhaltung der Einnahme-Intervalle erklärt wurde, können solche Einnahmefehler vermieden werden.

- **Toleranz** ist ein bei allen Opiaten auftretendes Phänomen. Nach einiger Zeit gewöhnt sich Ihr Körper an die Wirkung des Medikaments und Sie müssen die Dosis erhöhen, um den gleichen Effekt zu erzielen.

- **Körperliche Abhängigkeit** ist ebenfalls ein bekanntes und gut untersuchtes Phänomen. Wenn Sie plötzlich mit der Medikamenteneinnahme aufhören, können körperliche Entzugssymptome wie Durchfall, Unruhe oder Bauchschmerzen auftreten.

- **Sucht** ist ein psychisches Verlangen nach dem Medikament, unabhängig davon, ob noch Schmerzen vorhanden sind.

Ihr Arzt kann das Phänomen der Toleranz vermeiden, indem er Ihnen zusätzlich andere Schmerzmedikamente verschreibt oder Techniken zur Schmerzbekämpfung verordnet, die wir weiter vorn in diesem Kapitel beschrieben haben. Befürchtet Ihr Arzt bereits eine Abhängigkeit vom Schmerzmittel, wird das Medikament zum Ende der Behandlung ausgeschlichen und es werden eventuell andere Medikamente gegen die Auswirkungen des Absetzens eingesetzt.

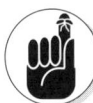

Bei Schmerzproblemen des Rückens sollten Sie nicht zu irgendwelchen freiverkäuflichen Präparaten greifen, deren Wirkmechanismus Ihnen nicht bekannt ist. Lassen Sie sich vor einer Selbstbehandlung von Ihrem Apotheker ausführlich beraten. Fragen Sie ihn nach entzündungshemmenden Mitteln mit einer guten Verträglichkeit für den Magen-Darm-Trakt. In jüngster Zeit stehen neben der altbewährten Acetylsalicylsäure auch andere Entzündungshemmer wie zum Beispiel Ibuprofen und Naproxen zur kurzzeitigen Selbstbehandlung zur Verfügung. Das gerne empfohlene Paracetamol ist nicht in allen Fällen eine gute Wahl, da es kaum eine entzündungshemmende Wirkung hat und allenfalls durch eine hervorragende fiebersenkende Wirkung glänzt. Bei Menschen mit empfindlichem Magen-Darm-

Trakt kann es aber durchaus eine therapeutische Option sein. Diese Schmerzmittel dienen allein der akuten Schmerzbekämpfung, nehmen Sie solche Medikamente nur für kurze Zeit ein, es sei denn, Ihr Arzt verordnet Ihnen eine längere Einnahme aus bestimmten Gründen.

In der Regel wird Ihnen Ihr Arzt oder Ihre Ärztin nur für die Anfangsphase von akuten Rückenschmerzen ein Schmerzmittel verschreiben. Zusätzlich zur zeitlich begrenzten Medikamentengabe können auch andere schmerzlindernde Therapien verordnet werden (wie Bettruhe, kalte oder heiße Anwendungen oder physikalische Therapien). Schmerzmittel werden meist nach Bedarf eingenommen. Wenn Sie vorübergehend unter akuten Rückenschmerzen leiden, können Schmerzmittel sinnvoll und hilfreich eingesetzt werden – aber warten Sie mit der Einnahme nicht, bis die Schmerzen unerträglich werden. Dann wirkt das Medikament möglicherweise nicht mehr ausreichend. Das bedeutet, Sie müssten mehr davon nehmen, um eine ausreichende Linderung zu erreichen. Sie haben also mehr Schmerzen und müssen eine größere Menge des Medikaments einnehmen.

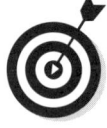

Wenn Ihnen Ihr Arzt ein starkes Schmerzmittel über einen längeren Zeitraum verschreibt, sollten Sie das Medikament immer nach einem festen Zeitplan und nie nach Bedarf einnehmen. *Einnahme nach einem Zeitplan* bedeutet, dass Sie – unabhängig davon, wie viel Schmerzen Sie gerade spüren – das Medikament immer nach einer an der Wirkdauer des Medikaments ausgerichteten Zeitspanne wieder einnehmen. So verhindern Sie, dass zu starke Schmerzen auftreten. Eine insgesamt niedrigere Dosierung des Medikaments ist ausreichend und Nebenwirkungen, Abhängigkeit und Toleranz treten seltener auf.

Anwendung: Im Allgemeinen sind reine Opioide relativ sicher und haben wenig Nebenwirkungen, wenn sie in der richtigen Dosierung angewendet werden. Vielleicht leiden Sie anfangs unter Schwindel, Konzentrationsschwierigkeiten, Verstopfung, Müdigkeit oder Antriebslosigkeit, aber diese Nebenwirkungen verschwinden in der Regel nach ein bis zwei Wochen.

Entzündungshemmende Medikamente

Entzündungshemmende Medikamente mildern Entzündungen. (Na, das ist nicht sehr schwer zu verstehen, oder?) Das bekannteste Medikament dieser Gruppe ist sicherlich Aspirin. Es wirkt wie auch die meisten anderen nicht-steroidalen Entzündungshemmer (NSAR) über genau diesen Mechanismus außerdem schmerzlindernd. Es gibt eine ganze Reihe unterschiedlicher Schmerzmedikamente, die nach ihrer Zusammensetzung und Wirkungsweise in unterschiedlichen Gruppen und Klassen zusammengefasst werden. Einige enthalten Ibuprofen (wie zum Beispiel Dolormin), Naproxen (zum Beispiel Aleve) oder Diclofenac.

Diese Medikamente gehören zur Standardtherapie bei Rückenschmerzen, insbesondere dann, wenn Ihre Rückenschmerzen entzündlich bedingt sind, beispielsweise bei Verspannungen oder Weichteilverletzungen. Auch bei vielen anderen Rückenproblemen wie degenerativen Bandscheibenerkrankungen, Arthritis oder Bandscheibenvorfall verschreibt Ihr Arzt Ihnen möglicherweise entzündungshemmende Medikamente.

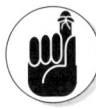
Ihr Arzt wird Ihnen wahrscheinlich verordnen, die Medikamente nach einem bestimmten Zeitplan einzunehmen. Nur dann kann sich ein bestimmter Medikamentenspiegel im Gewebe aufbauen, der eine kontinuierliche Wirkung des Arzneistoffes sicherstellt. Auch wenn Sie sich nach einigen Tagen wieder besser fühlen, sollten Sie die Medikamente wie verordnet weiter einnehmen. Wie bei allen anderen Medikamenten gilt auch bei diesen, dass Sie die aktive Therapie nicht vergessen sollten.

Anwendung: Entzündungshemmer verlangsamen die Blutgerinnung, wundern Sie sich also nicht, wenn Sie mehr blaue Flecken haben als sonst. Weniger häufige Nebenwirkungen sind Ohrgeräusche, Schwindel und Magenbeschwerden. Wenn Sie die Medikamente mit der Mahlzeit einnehmen, treten Übelkeit oder Durchfall seltener auf. Sprechen Sie mit Ihrem Arzt, wenn Sie unter Nebenwirkungen leiden.

Wenn entzündungshemmende Medikamente über einen langen Zeitraum eingenommen werden (mehr als zwei Monate), besteht die Gefahr, dass neben Magen- oder Darmgeschwüren Leber- oder Nierenprobleme auftreten. Neuere Forschungen geben sogar Hinweise darauf, dass bei entsprechender Disposition ein größeres Risiko für Herzinfarkte und Schlaganfälle besteht. Sprechen Sie mit Ihrem Arzt über andere Therapiemöglichkeiten. Trinken Sie keinen Alkohol, wenn Sie entzündungshemmende Medikamente einnehmen – Alkohol erhöht das Risiko, an blutenden Magen-Darm-Geschwüren zu erkranken.

Eine Neuigkeit

Nicht-steroidale Entzündungshemmer (NSAR) wie Acetylsalicylsäure, Ibuprofen, Diclofenac, Naproxen oder Indometacin werden täglich tausendfach gegen Rückenschmerzen verschrieben. Wahrscheinlich haben Sie sie selbst schon einmal einnehmen müssen. Diese NSAR können sehr wirkungsvoll helfen, aber sie haben leider auch häufig unangenehme oder sogar gefährliche Nebenwirkungen wie Magen-Darm-Probleme, Geschwüre oder Nierenprobleme. Allesamt sind sie für eine Dauereinnahme nicht gut geeignet.

Aufgrund dieser unerwünschten Nebenwirkungen wird seit langem nach Alternativen zu diesen Medikamenten gesucht. Die neueste Entwicklung sind die so genannten COX-2-Hemmer, eine neue Klasse entzündungshemmender Medikamente, die seit einiger Zeit weltweit zugelassen sind. Von dieser Medikamentengruppe verspricht man sich eine gute und zuverlässige entzündungshemmende Wirkung mit insgesamt weniger Nebenwirkungen als bei den NSAR. In Kapitel 23 lesen Sie mehr über neueste Informationen zu diesem Thema. Sprechen Sie Ihren Arzt unbedingt auf dieses Thema an.

Muskelrelaxantien

Muskelrelaxantien sind Medikamente, die die Muskulatur entspannen. Wenn Ihr Arzt meint, dass Ihre Rückenschmerzen mit Verspannungen zusammenhängen, verschreibt er Ihnen möglicherweise ein Muskelrelaxans. Wir sind der Meinung, dass Muskelrelaxantien nur dann verschrieben werden sollten, wenn die Verspannung der Muskulatur das Hauptproblem ist und andere nichtmedikamentöse Methoden zur Muskelentspannung nicht erfolgreich waren.

Da Muskelrelaxantien vor allem zentral, das heißt im Gehirn wirken, mindern sie Ängstlichkeit und Unruhe. Hierbei handelt es sich um eine Nebenwirkung. Dies sind nicht die geeigneten Medikamente zur Behandlung psychischer Probleme.

Niemand weiß ganz genau, wie beziehungsweise wieso Muskelrelaxantien wirken. Einige vermuten, dass die Wirkstoffe im Gehirn ansetzen und nur sekundär zu einer Erschlaffung der Skelettmuskulatur führen. Andere sind der Ansicht, dass sie direkt an der Rückenmuskulatur wirken.

Viele der ehemals verbreiteten Muskelrelaxantien sind inzwischen in Deutschland nicht mehr verordnungsfähig, da die Risikoprofile in keiner Relation zum therapeutischen Nutzen standen. Vor allem die Medikamente vom Benzodiazepin-Typ waren davon betroffen. Aufgrund dieser Veränderungen wurde die Wirkstoffe Flupirtin (Katadolon, Trancopal) und Tolperison (Mydocalm) zu einer Art »Ersatz-Muskelrelaxans«, obwohl auch hier niemand den genauen Wirkmechanismus erklären kann und es sich vermutlich eher um Substanzen in der Grauzone zwischen Schmerzmittel und Muskelrelaxantien handelt. Diese Medikamente wurden meist nicht mit einem starren Einnahmeplan verschrieben, sondern nach Bedarf eingesetzt. Sie sollten diese oder ähnliche Medikamente möglichst nicht langfristig einsetzen. Andere Techniken zur Muskelentspannung (zum Beispiel heiße oder kalte Anwendungen, Dehnungsübungen, progressive Muskelrelaxation oder Biofeedbackverfahren) sind erheblich wirksamer.

Im Regelfall sollten Muskelrelaxantien nicht länger als zwei Wochen eingenommen werden, es sei denn, Ihr Arzt verschreibt das Medikament aus einem bestimmten Grund über einen längeren Zeitraum. Gerade in der Anfangsphase werden Muskelrelaxantien manchmal verschrieben, um einen erholsamen Schlaf in der Nacht zu ermöglichen. Da sie aber tendenziell die normalen Schlafmuster verändern, sollte die Einnahme wirklich zeitlich begrenzt sein. Auch das Auftreten einer Depression ist eine mögliche Auswirkung von Muskelrelaxantien.

Anwendung: Häufige Nebenwirkungen von Muskelrelaxantien sind Tagesschläfrigkeit, Koordinationsprobleme und Depressionen. Trinken Sie keinen Alkohol, während Sie Muskelrelaxantien einnehmen! Alkohol erhöht die Häufigkeit und Schwere der Nebenwirkungen.

Sedativa

Wenn Sie große Probleme haben, gut zu schlafen, verschreibt Ihnen Ihr Arzt oder Ihre Ärztin eventuell ein *Sedativum* (auch *Hypnotikum* genannt – Sie werden plötzlich gaaanz müüüde). Bevor Sie Schlafmittel anwenden, sollten Sie mit Ihrem Arzt ausführlich über Ihre Schlafprobleme sprechen.

- ✔ Wenn Ihre Schlafprobleme mit einer Depression zusammenhängen, ist vielleicht eher ein beruhigendes Antidepressivum angezeigt als ein Sedativum.
- ✔ Wenn Sie vor Schmerzen nicht schlafen können, benötigen Sie eventuell eine abendliche Gabe eines Schmerzmittels.
- ✔ Wenn Sie weder depressiv sind noch unter starken Schmerzen leiden, kann die Einnahme eines Sedativums bestenfalls über einen kurzen Zeitraum hilfreich sein.

Nehmen Sie Schlafmittel nur nach Bedarf und nur über einen kurzen Zeitraum ein. Langfristig sollten Sie Entspannungstechniken den Vorzug geben. Achten Sie auf eine gute Schlafhygiene, das heißt nicht etwa, ein Stück Seife mit ins Bett zu nehmen, sondern einige Dinge rund um den Schlaf zu beachten:

- ✔ Gehen Sie immer zur gleichen Zeit zu Bett und stehen Sie immer zur gleichen Zeit morgens auf.
- ✔ Machen Sie tagsüber kein Nickerchen.
- ✔ Beschäftigen Sie sich im Bett (oder im Schlafzimmer, wenn es möglich ist) nicht mit unangenehmen Dingen wie unerledigten Rechnungen.
- ✔ Wenn Sie 30 Minuten nach dem Schlafengehen noch nicht eingeschlafen sind, stehen Sie besser wieder auf. Versuchen Sie es dann noch einmal, wenn Sie sich müder fühlen.

Lassen Sie sich ein Schlafmittel mit einem möglichst geringen Suchtpotenzial verschreiben. Besser ist es aber in jedem Fall, auch nach möglichen psychischen Gründen für Ihre Ein- oder Durchschlafstörung zu fahnden. Denn damit lässt sich das Übel an der Wurzel packen und Sie benötigen die eher betäubenden Medikamente erst gar nicht.

Anwendung: Jedes Sedativum sollte nur so lang wie unbedingt notwendig und keinesfalls länger angewendet werden. Wählen Sie immer die niedrigste Dosierung, die Ihnen hilft. In der Regel sollten Sie das Präparat 30 Minuten vor dem Schlafengehen einnehmen, dann haben Sie die nötige »Bettschwere«, wenn Sie schlafen möchten. Natürlich gibt es Menschen, bei denen ein Medikament langsamer oder schneller wirkt, dann können Sie die Einnahme entsprechend verlegen. Die häufigsten Nebenwirkungen sind Tagesschläfrigkeit und der so genannte Hang-over: Schwierigkeiten, am nächsten Morgen aufzustehen. Trinken Sie keinen Alkohol, wenn Sie Schlaftabletten einnehmen.

Anxiolytika

Anxiolytika sind Angstlöser, Medikamente, die gegen Angstzustände wirken. Wenn Ihre Rückenschmerzen akut sind und mit Angstzuständen oder Schlafstörungen in Zusammenhang stehen, verschreibt Ihnen Ihre Ärztin oder Ihr Arzt möglicherweise ein Anxiolytikum. Benzodiazepine wie Valium oder Tavor sind weit verbreitete Anxiolytika.

Ihnen ist sicherlich aufgefallen, dass wir einige dieser Medikamente bereits im vorigen Abschnitt genannt haben. Viele Medikamente fallen in mehr als eine Gruppe von Arzneien. Viele der Anxiolytika (und der Antidepressiva, über die wir im nächsten Abschnitt sprechen werden) wirken auch als Schlafmittel oder Sedativum. Nehmen Sie diese Medikamente nur für kurze Zeit ein und nur dann, wenn Ihre Rückenschmerzen durch Angstzustände verschlechtert werden. Denken Sie auch an andere Behandlungsmethoden. Wenn Sie außer unter Rückenschmerzen auch unter Angstzuständen oder Panikattacken leiden, sollten Sie mit einem Psychiater oder einem anderen Spezialisten aus diesem Bereich zusammenarbeiten.

Anwendung: Häufige Nebenwirkungen von Benzodiazepinen sind Schwindel, Benommenheit und kurzzeitiger Gedächtnisverlust. Viele der Nebenwirkungen können durch eine genaue, individuelle Dosisanpassung verhindert werden. Bei der Anwendung können Toleranz und Abhängigkeit auftreten (beide Begriffe werden im grauen Kasten »Schmerzmittelsucht« weiter vorn in diesem Kapitel erläutert). Sie dürfen die Einnahmedosis von Benzodiazepinen nicht eigenständig ändern oder das Medikament abrupt absetzen. Wird die Therapie nicht langsam unter ärztlicher Aufsicht ausgeschlichen, können Unruhe, Ängstlichkeit, Schlafstörungen und in seltenen Fällen epileptiforme Anfälle auftreten.

Antidepressiva

Antidepressiva werden bei der Behandlung chronischer Rückenschmerzen immer häufiger eingesetzt. Neuere Forschungen haben gezeigt, dass Antidepressiva auch dann zu einer Schmerzlinderung führen, wenn ein Patient gar nicht unter Depressionen leidet.

Wenn Sie unter Rückenschmerzen leiden, tut Ihnen natürlich der Rücken weh, aber die Schmerzverarbeitung findet im Gehirn statt. Daher wird angenommen, dass Antidepressiva im Gehirn nicht nur gegen Depressionen wirken, sondern gleichzeitig die Schmerzwahrnehmung beeinflussen. Bei Nervenschmerzen und chronischen Rückenschmerzen scheinen Antidepressiva zum Teil zu helfen.

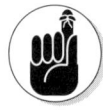

Ihr Arzt wählt aufgrund Ihres spezifischen Rückenproblems ein Antidepressivum für Sie aus. Einige Antidepressiva wirken sedierend, andere eher anregend. Außerdem beeinflussen einige Antidepressiva bestimmte Botenstoffe im Gehirn (wie zum Beispiel das Serotonin). Ihr Arzt nimmt alle diese Eigenschaften zusammen und trifft dann seine Entscheidung für ein bestimmtes Präparat. Vielleicht hilft das erste Präparat noch nicht optimal und Sie müssen ein zweites oder drittes ausprobieren, bis das richtige für Sie gefunden wurde.

Die sedierende Wirkung einiger Antidepressiva kann helfen, veränderte Schlafmuster wieder

7 ➤ Den konservativen Behandlungsweg wählen

zu normalisieren, und gleichzeitig Ihre Schmerzen lindern. Der Schlaf unter Antidepressiva-Einfluss scheint erholsamer zu sein als unter Schlafmittel-Einfluss. Auch Depressionen, die häufig in Zusammenhang mit chronischen Rückenschmerzen auftreten, werden so wirkungsvoll behandelt.

Wie Sie in Tabelle 7.1 sehen können, kann die verordnete Dosis eines Medikaments recht unterschiedlich sein, je nachdem, ob die analgetische oder die antidepressive Wirkung im Vordergrund steht. Auch wenn Patienten mit chronischen Schmerzen viermal häufiger unter Depressionen leiden als die Durchschnittsbevölkerung, sollten Sie nur dann Antidepressiva einnehmen, wenn bei Ihnen ein enger Zusammenhang zwischen Rückenschmerzen und Depression besteht.

Antidepressivum	Dosis gegen Schmerzen	Dosis gegen Depressionen
Amytriptilin (Saroten)	10 bis max. 75 mg	150 bis 200 mg
Doxepin (Aponal)	10 bis 50 mg	150 mg
Clomipramin (Anafranil)	10 bis 50 mg	150 bis 200 mg
Trimipramin (Stangyl)	50 bis 100 mg	200 bis 300 mg

Tabelle 7.1: Empfohlene Dosierung von Antidepressiva beim Einsatz gegen Schmerzen und beim Einsatz gegen Depressionen

Antidepressiva sind normalerweise erst dann wirksam, wenn sie einen bestimmten Blutspiegel erreicht haben. Wenn Ihr Arzt Ihnen ein Antidepressivum verschreibt, müssen Sie das Medikament regelmäßig (je nach Präparat morgens oder abends) einnehmen, sonst kann kein wirksamer Blutspiegel aufgebaut werden.

Anwendung: Antidepressiva haben unterschiedliche Nebenwirkungen. Die häufigsten sind Mundtrockenheit, Sehstörungen, Verstopfung, Harnabsatzprobleme, Benommenheit und Übelkeit. Diese Nebenwirkungen treten meist in den ersten ein bis zwei Wochen auf und verschwinden auch bei fortgesetzter Einnahme vollständig. Sprechen Sie mit Ihrem Arzt über auftretende Nebenwirkungen. Antidepressiva machen weder abhängig noch muss die Dosis aufgrund einer Toleranz erhöht werden. Antidepressiva müssen häufig drei bis zwölf Monate oder länger genommen werden. Denken Sie daran, auch andere Wege gegen die Rückenschmerzen zu beschreiten und sich nicht allein auf die verordneten Medikamente zu verlassen. Andere Therapieformen, die die Medikation ersetzen können, wären beispielsweise psychologisches Schmerzmanagement, Entspannungstechniken, Meditation, Biofeedback oder Krankengymnastik.

Invasive konservative Behandlung

Invasive konservative Behandlungen sind solche, bei denen der Arzt Ihre Haut durchsticht, um Sie zu behandeln. Da sie aber reversibel sind, werden sie auch als konservative Behandlungen betrachtet. Normalerweise werden diese Behandlungsmethoden nur dann angewendet, wenn die nicht-invasiven nicht ausreichend gewirkt haben. Die Reihenfolge der Methoden in diesem Abschnitt ist einfach: Wir beginnen mit den verbreitetsten Methoden, die gleichzeitig auch diejenigen sind, die am wenigsten invasiv sind, und arbeiten uns zu den selteneren vor, die außerdem erheblich invasiver sind.

Trigger-Punkt-Infiltration

Bei einer Trigger-Punkt-Infiltration wird eine kleine Menge eines Anästhetikums in eine bestimmte Stelle eines Muskels (einen so genannten Trigger-Punkt) injiziert. Ihr Arzt wählt diese Behandlung dann, wenn er den Eindruck hat, dass ein bestimmter Bereich der Muskulatur (wie der Lendenwirbelbereich) die Schmerzen »triggert«, das heißt auslöst. Berührt er Sie dort beispielsweise mit einem leichten Druck, strahlt der Schmerz über einen ganzen Bereich des Rückens aus.

Wir empfehlen, solche Injektionen in die Trigger-Punkte nur für eine begrenzte Zeitspanne (beispielsweise ein bis zwei Wochen oder nur bei starken Rückfällen) durchzuführen und – wie immer – in Verbindung mit einem aktiven Rehabilitationsprogramm.

Facettgelenksinfiltration

Wenn Ihre Ärztin oder Ihr Arzt der Auffassung ist, dass die Schmerzen von einem Problem der Facettgelenke (Zwischenwirbelgelenke) verursacht werden, werden Ihnen möglicherweise Injektionen in diese Gelenke verordnet. Injiziert wird entweder ein Anästhetikum oder ein Steroid als Entzündungshemmer. Die Injektionen können in einer spezialisierten Praxis ambulant durchgeführt werden. Mithilfe von Röntgendurchleuchtung wird kontrolliert, ob die Injektion auch genau in das Gelenk trifft. Nach der Injektion lassen die Schmerzen innerhalb einer Woche nach, die Wirkung der Injektion ist aber zeitlich begrenzt.

Rückenmarksnahe Steroidapplikation

Eine *rückenmarksnahe Steroidapplikation* wird in der Regel von einem Schmerzspezialisten oder Anästhesiologen durchgeführt. Der Arzt injiziert ein Steroid oder auch ein Anästhetikum mit einer Spritze in einen bestimmten Bereich des Wirbelkanals. Dadurch werden Schmerzen und Entzündungssymptome gelindert. Diese Therapie wird dann eingesetzt, wenn Bandscheiben- oder Nervenwurzelprobleme die Ursache Ihrer Rückenschmerzen sind.

Auch die rückenmarksnahe Steroidapplikation kann unter Röntgenkontrolle durchgeführt werden. Sie kann zu diagnostischen und therapeutischen Zwecken eingesetzt werden.

Rückenmarksnahe Injektionen werden dreimal hintereinander durchgeführt. Die meisten Ärzte möchten nicht, dass mehr als drei Behandlungen innerhalb von sechs Monaten gemacht werden, weil die Steroide in zu großer Menge auch schädlich sein können. Ob überhaupt mehr als eine Injektion durchgeführt wird, hängt in erster Linie davon ab, wie Sie auf die erste Injektion reagieren und welche Menge der Steroidlösung injiziert wurde. Neueste Forschungen zeigen, dass der maximale Erfolg einer Injektion erst nach sieben bis zehn Tagen eintritt.

Unserer Meinung nach sollten Sie einer rückenmarksnahen Steroidapplikation ruhig zustimmen, wenn die Behandlung gut begründet werden kann und sie im Rahmen einer umfassenden Therapie stattfindet. Wir setzen diese Injektionen häufig bei Patienten mit Rückenproblemen, die in die Beine ausstrahlen (Ischias), ein. Die Ursache ist dann häufig ein Bandscheibenvorfall. Der Effekt der Spritze hält so lange an, dass eine Operation vermieden werden kann und die Selbstheilungskräfte des Körpers aktiv werden können.

Selektive Spinalnervenwurzelblockade

Dieses Verfahren ähnelt der spinalen epiduralen (rückenmarksnahen) Steroidinjektion, richtet sich aber stärker gegen die genaue Ursache Ihrer Schmerzen. Die Spinalnervenwurzelblockade sollte nicht ohne Röntgenkontrolle durchgeführt werden. Ziel der Behandlung ist häufig, den genauen Sitz des Problems zu finden, sie wird aber auch therapeutisch eingesetzt. Die Behandlung ist meist effektiver als die rückenmarksnahe Steroidapplikation.

Zwar werden bei diesen Behandlungen Steroide eingesetzt, Sie werden aber trotzdem anschließend nicht wie Arnold Schwarzenegger aussehen. Es handelt sich nicht um anabole (muskelaufbauende) Steroide, sondern um entzündungshemmende Substanzen.

Schmerztherapien, die implantiert werden

Implantierbare Schmerztherapien sind die invasivste Form der konservativen Therapien. Es gibt zwei unterschiedliche Formen: die Rückenmarksstimulation und das intrathekale Medikamentenapplikationssystem. Bei beiden Verfahren muss eine kleine Operation durchgeführt werden. Aber trotz der Operation spricht man von einer konservativen Therapie, da die Folgen reversibel sind. Ziel der Operation ist auch nicht die Heilung, sondern Schmerzlinderung durch Implantation eines Hilfsmittels.

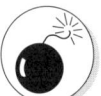

Bevor Sie sich zu einer solchen Behandlung entschließen, sollten Sie alle anderen konservativen Therapien, die für Sie in Frage kommen, ohne Erfolg ausprobiert haben.

Implantierbare Schmerztherapien eignen sich nicht für jeden. Ihr Arzt sollte Sie vor dem Eingriff genau untersuchen, um festzustellen ob Sie geeignet sind. Unterziehen Sie sich nicht dieser Behandlung, wenn

✔ Ihre Symptome nicht zu den körperlichen Befunden passen, die bei Ihnen erhoben wurden.

✔ Depressionen oder Angstzustände eine Rolle bei Ihren Rücken- oder Beinproblemen spielen. Einige Krankenkassen verlangen sogar ein schmerzpsychologisches oder schmerztherapeutisches Gutachten, bevor sie die Kostenübernahme bewilligen.

✔ Sie den Verdacht haben, unter einer Schmerzmittelsucht zu leiden, Schmerzmittel nicht nur zur Schmerzbekämpfung einnehmen oder Schmerzmittel einnehmen, die Ihnen nicht verschrieben wurden.

✔ Sie nicht bereit oder in der Lage sind, zusätzlich andere Methoden der Schmerztherapie anzuwenden (wie Krankengymnastik, psychologisches Schmerzmanagement und andere).

✔ Sie ein psychisches Problem haben (wie Depressionen, Panikattacken oder andere), das den Erfolg dieser Verfahren in Frage stellt.

Einige dieser Punkte sollte Ihr Arzt auch im Rahmen der gründlichen Voruntersuchung mit Ihnen abklären. Außerdem sollte die Voruntersuchung Folgendes enthalten: Ihre Krankengeschichte, um herauszufinden, warum andere Therapieverfahren nicht geholfen haben, ein psychologisches Gutachten, ausgestellt von einem Arzt oder Psychologen, der Erfahrung mit Schmerzpatienten hat, und einen Versuch mit anderen konservativen Therapieverfahren, die bisher nicht ausprobiert wurden.

Wenn Ihr Arzt sich an die genannten Kriterien hält, wird er nur sehr selten eine der beiden Schmerzbehandlungen, die wir in diesem Abschnitt vorstellen, verschreiben. Ein Ärzteteam mit einem Schmerztherapeuten und Psychologen sollte die Voruntersuchungen durchführen. Eine sehr gründliche Überwachung der Behandlung ist ausgesprochen wichtig. Wenn alle diese Anforderungen erfüllt sind und Sie die medizinischen und psychologischen Voraussetzungen erfüllen, kann die Therapie für Sie die richtige sein.

Epidurale Rückenmarksstimulation

Die *epidurale Rückenmarksstimulation* (Spinal Cord Stimulation, SCS) wurde vor mehr als 30 Jahren entwickelt, um chronische Schmerzen zu behandeln. Einfach ausgedrückt bedeutet *Rückenmarksstimulation*, dass mit einem chirurgischen Eingriff einige Elektroden entlang eines Nervs des Rückenmarks gesetzt werden. Dadurch wird die Schmerzweiterleitung in diesem Gebiet verhindert. *Epidural* bedeutet, dass die Behandlungseinheit im Bereich der harten Rückenmarkshaut, der *Dura mater*, sitzt. Hört sich gut an, oder? Der theoretische Ansatz dabei ist der gleiche wie bei der transkutanen elektrischen Nervenstimulation (TENS), nur wird nicht *transkutan*, das heißt durch die Haut, sondern unter der Haut direkt am Nerv gearbeitet. Ihr Arzt empfiehlt diese Behandlung möglicherweise beim Postnukleotomiesyndrom, bei Arachnoiditis (beides siehe Kapitel 3) oder bei Nervenwurzelverletzungen, die auf andere Behandlungen nicht ansprechen.

Obwohl die Behandlungsmethode schon sehr lange existiert, wurde sie nie wirklich populär. Erst durch den technischen Fortschritt der letzten Jahre wurden die Behandlungserfolge besser. Mikroprozessoren und verbesserte Materialeigenschaften machten die implantierten Einheiten kleiner und widerstandsfähiger. (Denken Sie an Herzschrittmacher: eine kleine kompakte Einheit, die komplett unter der Haut sitzt und keine Wartung benötigt.) Eine bessere Auswahl der Patienten führte ebenfalls zu besseren Erfolgen.

7 ➤ Den konservativen Behandlungsweg wählen

Wenn die folgenden Annahmen auf Sie zutreffen, ist die Rückenmarksstimulation vielleicht eine geeignete Therapie für Sie:

- ✔ Sie haben in erster Linie Schmerzen in einem oder beiden Beinen. Die Rückenmarksstimulation ist prinzipiell nicht angezeigt, wenn Sie in erster Linie unter Schmerzen im Lendenwirbelbereich leiden.
- ✔ Ihre Symptome und Befunde sind stabil, sie werden weder schlechter noch besser.
- ✔ Ihre Schmerzen werden in erster Linie durch ein Problem mit einem Spinalnerv verursacht und strahlen vom Rücken in die Beine aus.
- ✔ Ihre Schmerzen sind meist brennend, stechend, beißend und strahlen aus.
- ✔ Sie haben mehrere konservative Behandlungsversuche (wie physikalische Therapie, psychologisches Schmerzmanagement, Nervenblockaden, medikamentöse Therapie und andere) erfolglos ausprobiert.
- ✔ Die bei Ihnen erhobenen Befunde passen zu den Beschwerden, unter denen Sie leiden.

Wenn Sie ein potenzieller Kandidat sind, werden Sie zunächst vorübergehend mit einer Elektrodeneinheit behandelt. Erst nach dieser Testphase wird entschieden, ob dauerhaft Elektroden implantiert werden. Die Testphase dauert in der Regel einige Tage, einige Chirurgen verlangen aber auch eine Testphase von ein oder zwei Monaten. Die Schmerzreduktion in der Testphase soll 50 bis 70 Prozent betragen, nur dann wird die Implantation durchgeführt.

Seien Sie ehrlich und machen Sie genaue Angaben darüber, wie sehr sich die Schmerzen während der Testphase bessern. Auch wenn Sie große Hoffnungen in die Behandlung setzen, wird das Ergebnis der Implantation nicht besser sein als während der Testphase. Und Sie möchten sich doch nicht einer unnötigen Operation unterziehen. Jüngste Forschungsergebnisse zeigen, dass etwa 50 bis 60 Prozent der geeigneten Patienten eine Schmerzreduktion von mehr als 50 Prozent erwarten können. Komplikationen treten verhältnismäßig selten auf.

Intrathekale Medikamentenapplikation

Wenn Sie beispielsweise aufgrund eines Postnukleotomiesyndroms oder aus anderen Gründen unter chronischen Rückenschmerzen leiden, die behandlungsresistent sind, kann Ihnen dieses Verfahren vielleicht helfen.

Für die *intrathekale Medikamentenapplikation* wird ein kleines Pumpsystem chirurgisch implantiert. Die kleine Pumpe gibt über einen Schlauch kontinuierlich ein Schmerzmittel in einen bestimmten Bereich der Wirbelsäule. Durch die kontinuierliche Abgabe direkt im betroffenen Gebiet wird viel weniger Schmerzmittel (circa ein Dreihundertstel der Menge, die in Tablettenform eingenommen werden müsste) benötigt. Außerdem entfallen die Nebenwirkungen, die das Medikament im übrigen Körper auslösen kann. Also: Weniger Wirkstoff und weniger Nebenwirkungen bei höherer Effizienz!

Die Voraussetzungen, die Sie erfüllen sollten, damit die intrathekale Medikamentenapplikation bei Ihnen erfolgversprechend angewendet werden kann, sind ähnlich denen der Rückenmarksstimulation. In folgenden Fällen wird Ihr Chirurg eventuell der Infusionstherapie den Vorzug geben:

- ✔ Sie spüren die Schmerzen in erster Linie im Bereich der Lendenwirbelsäule und des Gesäßes, weniger in einem Bein.
- ✔ Sie haben an verschiedenen Stellen der Lendenwirbelsäule und des Gesäßes Schmerzen.
- ✔ Sie beschreiben Ihre Schmerzen nicht wie typische Nervenschmerzen.
- ✔ Andere konservative Therapieformen wie Medikamente, physikalische Therapie, Nervenblockaden und psychologische Unterstützung haben nicht den gewünschten Erfolg gebracht.

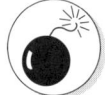

Nach den Voruntersuchungen durchlaufen Sie eine Testphase. In der Testphase wird das Pumpsystem nicht implantiert, sondern Sie tragen es auf dem Körper. Die Testphase dauert zwei bis drei Tage, dabei soll die Schmerzintensität um etwa 50 Prozent reduziert werden. Seien Sie ehrlich, was den Erfolg der Schmerzbekämpfung in der Testphase angeht. Es nützt weder Ihnen noch Ihrem Therapeuten etwas, wenn Sie die Ergebnisse beschönigen. Auch mit der implantierten Pumpe kann kein besseres Ergebnis erreicht werden.

Das implantierte Pumpsystem umfasst einen kleinen Tank für das Schmerzmedikament und einen Schlauch, der das Medikament an die richtige Stelle transportiert. Der Tank muss spätestens nach 90 Tagen wieder aufgefüllt werden. Dabei wird ambulant in der Praxis mit einer Nadel durch die Haut in den Tank gestochen, eine relativ schmerzfreie Angelegenheit.

Als Komplikationen können eine Infektion, eine Kontamination des Tanks, Verlust von Liquor, Kopfschmerzen, Pumpenversagen, Störungen der Weiterleitung und Nebenwirkungen durch das Medikament auftreten. Die meisten dieser Komplikationen sind selten und reversibel.

Neueste Informationen zu diesem Thema erhalten Sie auch in Kapitel 23.

Die Rückenoperation

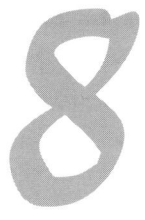

In diesem Kapitel

▸ Erkennen, ob und wann Operationen medizinisch sinnvoll sind

▸ Entscheiden, ob eine Operation die besten Chancen bietet

▸ Herausfinden, wo es einen guten Chirurgen gibt

▸ Merken, wann Sie Ihrem Chirurgen kritisch gegenüberstehen sollten

▸ Die unterschiedlichen Operationsmethoden

▸ Die Vorbereitungen vor der Operation

Wir haben eine großartige und eine gute Neuigkeit für Sie. Die großartige Neuigkeit ist, dass die Entscheidung zur Operation meist Ihnen überlassen wird – ja, Sie haben richtig gelesen: Die Entscheidung wird *Ihnen* überlassen! Nur etwa 1 Prozent der Rückenoperationen sind unaufschiebbare medizinische Notfälle, das heißt, in 99 Prozent der Fälle muss nicht oder zumindest nicht sofort operiert werden.

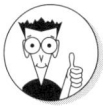

Auch wenn Ihr Arzt Ihnen eine Operation empfiehlt, können Sie in der Regel dankend ablehnen. In diesem Buch stellen wir Ihnen viele Möglichkeiten einer konservativen (nicht-chirurgischen) Therapie vor. In der Regel werden Sie auch ohne Operation Ihre Schmerzen bewältigen können.

Und jetzt die gute Neuigkeit: In einigen wenigen Fällen bietet die Operation die beste Chance auf Heilung. In unserer Praxis haben wir eine Erfolgsquote von 90 Prozent bei einer Operation, allein weil nur sorgfältig ausgewählte Patienten operiert werden und wegen einiger anderer Dinge, die wir Ihnen in diesem Kapitel vorstellen werden. Und da die Operation in der Regel kein medizinischer Notfall ist, haben Sie auch vorher genug Zeit, sich darauf vorzubereiten – eine zweite Meinung einholen, die richtige Vorbereitung und so weiter. Wir werden Ihnen in diesem Kapitel auch verraten, worin eine gute Vorbereitung besteht.

In diesem Kapitel erklären wir Ihnen, ob Sie sich operieren lassen sollten, wo Sie einen guten Chirurgen finden und wie Sie sich auf die Operation vorbereiten können.

Wir wissen, dass einiges in diesem Kapitel sich einfach nur grauenvoll anhört – Operationen sind allgemein beängstigend. Aber wir glauben auch, dass Sie nur mit diesen Informationen eine fundierte Entscheidung treffen können. In unserer Praxis ist die Operation quasi die letzte Möglichkeit. In diesem Kapitel geben wir Ihnen das notwendige Rüstzeug, um die beste Entscheidung für sich und Ihren Rücken zu treffen.

Die Entscheidung für eine Operation

In einigen Fällen wird Ihr Arzt Ihnen zu einer Operation raten (und Sie werden möglicherweise auch zustimmen).

- ✔ Sie haben ein Problem wie beispielsweise einen Tumor im Bereich der Wirbelsäule und eine Operation ist medizinisch unbedingt notwendig und dringend.
- ✔ Sie haben bereits alle konservativen Behandlungsmöglichkeiten erfolglos ausgeschöpft (siehe Kapitel 7) und Ihr Zustand hat sich nicht gebessert.
- ✔ Ihre Symptome und das Ausmaß Ihrer Beschwerden stimmen sehr gut mit den erhobenen Befunden überein.

Meist ist eine Operation eine Möglichkeit unter vielen. Ausnahmen bilden Notsituationen wie Kaudasyndrom, Tumoren, progressive neurologische Ausfälle und einige Infektionen (siehe Kapitel 3).

Wahrscheinlich glauben Sie, dass der Entschluss zur Operation Sie einen guten Schritt nach vorne in Richtung Schmerzfreiheit bringt. Und Sie sind sich sicher, dass alle Spezialisten die gleichen Kriterien anlegen, um zu entscheiden, ob operiert werden sollte oder nicht. Leider sind die Kriterien so zahlreich wie die Spezialisten. Ob Ihr Arzt eine Operation empfiehlt, hängt von einigen Faktoren ab:

- ✔ **Ihre Symptome und die Befunde der diagnostischen Untersuchungen:** Wie wir in den Kapiteln 3 und 6 besprochen haben, müssen Ihre Befunde (zum Beispiel von der MRT-Untersuchung) sehr gut zu Ihren Beschwerden passen.
- ✔ **Wie und wo Ihr Chirurg ausgebildet wurde:** Es gibt Studien, die zeigen, dass der Ausbildungsort Ihres Chirurgen einen Einfluss auf die Empfehlung zur Operation hat. Einige Universitäten empfehlen eine Operation eher oder häufiger, andere sehen in Operationen immer nur den allerletzten Ausweg.
- ✔ **Die Gegend, in der Sie leben:** In Deutschland ist generell – allerdings bei sinkender Tendenz – die Operationsrate bei Rückenproblemen höher als in Großbritannien. Darüber hinaus sind regional Tendenzen in Richtung bestimmter Operationstechniken zu beobachten. Obwohl es keine genauen Studien gibt, kann vermutet werden, dass in einigen Regionen Deutschlands die Operationsrate um einiges höher ist als in anderen.
- ✔ **Ihre Krankenversicherung:** Wenn Sie zum Beispiel bei einer privaten Krankenversicherung »unter Vertrag« stehen, steigt Ihre Chance auf eine teurere, aber nicht immer sinnvollere Behandlung.
- ✔ **Wie sehr Sie die Operation wünschen:** Ihre Aufgeschlossenheit gegenüber einer Operation beeinflusst auch Ihren Arzt. Wenn Sie sich hartnäckig nach den chirurgischen Möglichkeiten erkundigen und konservativen Therapieverfahren von vornherein keine Chance geben, wird Ihr Arzt Sie eher an einen Chirurgen überweisen.

Wann eine Operation notwendig ist

Nur in Ausnahmefällen gibt es eine klare medizinische Notwendigkeit, Rückenprobleme chirurgisch zu behandeln. Leider stellen manche Ärzte die Operation nicht immer als eine Möglichkeit unter vielen dar. Deswegen sollten Sie über die seltenen Fälle, in denen eine Operation unbedingt notwendig ist, genau Bescheid wissen.

Medizinisch notwendige Rückenoperationen

In folgenden Fällen kann eine Operation notwendig sein:

- ✔ **Kaudasyndrom:** Bei dieser seltenen Erkrankung werden wichtige Nerven, die Blasen- und Darmkontrolle und die Sensibilität des Leisten- und Analbereichs ermöglichen, gequetscht (meist aufgrund eines Bandscheibenvorfalls).

  Mögliche Symptome sind Taubheit im Leistenbereich, rund um den Darmausgang und an den Füßen und Verlust der Blasenkontrolle und sexueller Funktionen. Ohne einen raschen chirurgischen Eingriff können diese Symptome dauerhaft anhalten.

Nicht jeder Bandscheibenvorfall führt zum Kaudasyndrom. Leider machen nicht alle Chirurgen ihren Patienten klar, wie selten ein Kaudasyndrom ist – und ringen dem verängstigten Patienten nahezu sein Einverständnis zu einer Operation ab. Wenn Ihr Arzt das Wort »Kaudasyndrom« benutzt, sollten Sie sich folgende Fragen beantworten lassen:

- Wie groß ist die Wahrscheinlichkeit, dass bei mir ein Kaudasyndrom auftreten wird?
- Auf welche Symptome muss ich achten?
- Was soll ich tun, wenn diese Symptome auftreten?

- ✔ **Tumoren:** Häufig ist eine Operation notwendig, um einen Tumor im Bereich der Wirbelsäule zu entfernen. Auch gutartige Tumoren, die langsam wachsen und nicht metastasieren, können Druck auf wichtige Strukturen ausüben, insbesondere im Bereich der Hals- und der Brustwirbelsäule. Die Rückenschmerzen bei Tumoren im Bereich der Wirbelsäule können so stark sein, dass Sie nachts aus dem Schlaf aufwachen oder eine aufrechte Schlafposition für Sie angenehmer ist.

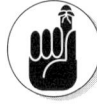

Wenn Ihr Tumor nur langsam wächst, nicht bösartig ist und keinen Druck auf umliegende Strukturen ausübt, müssen Sie möglicherweise nicht unbedingt operiert werden. Sie sollten sich von einem erfahrenen Spezialisten untersuchen und beraten lassen. Wie so häufig gilt auch hier: Holen Sie ruhig eine zweite Meinung ein!

- ✔ **Infektionen:** Genauso wie in jedem anderen Bereich Ihres Körpers können Sie auch im Bereich der Wirbelsäule eine Infektion bekommen. Wie es genau dazu kommt, ist nicht immer klar. Vielleicht ist Ihr Immunsystem sehr schwach oder Sie leiden unter Diabetes und Bakterien aus Ihrer Blutbahn erreichen das Rückenmark.

Sie spüren starke, hämmernde Schmerzen. Die Schmerzen scheinen in der Ruhe stärker zu sein und Sie erwachen nachts von ihnen. Verschiedene bildgebende Verfahren (vorgestellt in Kapitel 6) und Blutuntersuchungen erleichtern die Diagnose. In der Regel werden Sie Antibiotika-Infusionen erhalten. Eventuell muss der betroffene Bereich chirurgisch gereinigt werden.

Die Entscheidung für eine Operation

Meist werden letztendlich Sie selbst darüber entscheiden, ob Sie operiert werden. Ihr Einverständnis müssen Sie ja sogar schriftlich geben. Ihr Arzt wird Ihnen die Möglichkeit einer Operation nahe legen. Wie er Sie auf dem Weg zu einer Entscheidung begleitet, unterstützt und berät, ist unterschiedlich.

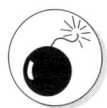

Vielleicht versucht man Sie zu einer schnellen Entscheidung zu drängen. Wir empfehlen unseren Patienten meist, eine Operation abzulehnen, solange sich ihr Zustand bessert. Es gibt keine Garantie dafür, dass Sie mit einer Operation schneller wieder gesund werden.

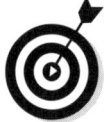

Da die meisten Rückenoperationen nicht dringend sind, haben Sie Zeit sich ausführlich zu informieren. Also treffen Sie die Entscheidung zur Operation nicht bei Ihrem ersten Termin in der Praxis des Neurochirurgen. Folgendes trifft wahrscheinlich auf Sie zu:

✔ **Sie haben eher Schmerzen im Bein als im Rücken.** Normalerweise wird eine Rückenoperation bei einem Bandscheibenvorfall empfohlen. Sie können dabei irgendeines oder alle der folgenden Symptome haben: Schmerzen im Gesäß, in einem oder beiden Beinen oder (selten) im Bereich der Lendenwirbelsäule. Die Heilung nach einem Bandscheibenvorfall dauert etwa 12 bis 16 Wochen. 85 bis 90 Prozent der Patienten können ohne Operation wirkungsvoll behandelt werden. Der vorgefallene Teil der Bandscheibe besteht zum größten Teil aus Wasser, wird also meist schrumpfen und vom Körper absorbiert werden. Der vorgefallene Gallertkern schrumpft langsam und die Bandscheibe verheilt. Der Druck auf den oder die Nerven lässt nach und Ihre Beschwerden werden weniger.

Wenn Sie unter einer Erkrankung im Bereich der Lendenwirbelsäule leiden und operiert werden sollen, treten nahezu immer Symptome im Bereich eines oder beider Beine auf. Die Nerven, die in Ihre Beine führen, verlassen im Bereich der Lendenwirbelsäule den Rückenmarkskanal. Also können Sie beispielsweise einen Bandscheibenvorfall im Lendenwirbelbereich haben, ohne aktuell unter Rückenschmerzen zu leiden.

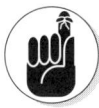
In einer neuen Studie haben wir herausgefunden, dass auch sehr umfangreiche Bandscheibenvorfälle erfolgreich konservativ behandelt werden können. Unsere Untersuchungen zeigen eine 62-prozentige Größenabnahme der Bandscheibe bei Kontrolluntersuchungen nach sechs Monaten.

✔ **Konservative Behandlungen schlagen bei Ihnen nicht an.** Konservative Therapien sind immer eine Behandlungsmöglichkeit, aber wenn Sie schon so ziemlich alles probiert haben und nichts geholfen hat, sind Sie vielleicht der richtige Kandidat für eine Operation. Auch wenn eine konservative Therapie nur teilweise anschlägt, kann eine Operation sinnvoll sein. Aber bedenken Sie: Sie müssen der konservativen Therapie auch ausreichend Zeit geben. *Und:* Ausschließlich auf passive Therapieformen wie Massage und Ultraschall (in Kapitel 7 mehr Informationen dazu) zu bauen, ist nicht ausreichend. Schließlich gilt es sorgfältig zu analysieren, warum alle aktivierenden Maßnahmen nicht erfolgreich waren und ob es gegebenenfalls nicht doch psychische oder soziale Bedingungen gibt, die einem Erfolg der konservativen Methoden quasi im Weg standen.

Sie können auch dann selbst entscheiden, ob Sie sich operieren lassen möchten, wenn die konservative Therapie Sie nicht vollständig geheilt hat. Wir haben Patienten in unserer Praxis, die sich lieber mit einigen Symptomen wie Taubheitsgefühlen, Rückenschmerzen oder Schmerzen im Bein arrangieren, als sich operieren zu lassen. Diese Symptome sind nicht gefährlich, sie werden nicht stärker und sie verursachen keine Langzeitschäden.

✔ **Ihre Symptome stimmen mit den bei Ihnen erhobenen Befunden überein.** Eine Operation kann dann sehr erfolgreich sein, wenn die Ursache Ihrer Beschwerden sicher diagnostiziert werden konnte und Ihre Beschwerden auch vollständig auf diese Ursache zurückzuführen sind. Wenn Sie beispielsweise unter Ischiasbeschwerden leiden, sollte in bildgebenden Verfahren ein Bandscheibenvorfall genau im dazu passenden Bereich der Lendenwirbelsäule nachweisbar sein. Auch alle anderen Untersuchungsbefunde (wie Schmerzen in bestimmten Bereichen des Gesäßes und des Beines) sollten genau zu dieser Diagnose passen.

Es ist verführerisch, sich zu einer Operation zu entscheiden (für Sie und für Ihren Arzt), wenn die Ergebnisse einer konservativen Therapie nicht optimal sind. Widerstehen Sie diesem Impuls, wenn Ihre Symptome nicht gut zu den erhobenen Befunden passen – die Operation ist möglicherweise wirkungslos.

✔ **Sie können die Schmerzen nicht mehr ertragen.** Wenn im Laufe einer konservativen Behandlung die Beschwerden stärker und nicht schwächer werden und ein für Sie unerträgliches Maß erreichen, kann eine Operation hilfreich sein.

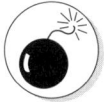
Chirurgen halten manchmal die Symptome ihrer Patienten für unerträglich und versuchen, sie zu einer Operation zu bewegen. Aber vergessen Sie nicht: *Sie* müssen mit Ihren Beschwerden leben, nicht Ihr Arzt, und nur *Sie* entschei-

den, was erträglich ist. Wir empfehlen eine Operation innerhalb von zwei bis drei Monaten.

Psychologische Aspekte bei einer Operation

Wenn Ihr Arzt Ihnen eine Operation empfiehlt, hat er dabei wahrscheinlich in erster Linie körperliche Aspekte im Hinterkopf. Er entscheidet aufgrund der klinischen Untersuchung, der Ergebnisse von Magnetresonanztomographie (MRT) oder Computertomographie (CT) und Ihrer körperlichen Verfassung. Ein guter Arzt sollte die psychische und emotionale Seite Ihrer Persönlichkeit nicht vernachlässigen.

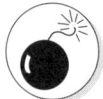

Es gibt auch psychische oder emotionale Gründe, die den Erfolg einer Operation einschränken oder sogar verhindern können:

- ✔ **Depression, Ängste oder andere emotionale Probleme:** Sprechen Sie bitte vor einer Operation solche Probleme gegenüber Ihrem Arzt an.

- ✔ **Mangelnde Unterstützung durch Angehörige oder familiär stark belastete Situation:** Mangelnde emotionale Unterstützung kann zu einer ganzen Reihe von Problemen im Zusammenhang mit einer Operation führen. Die familiäre Situation kann Ihre Rückenschmerzen sogar noch verstärken. Dann sollten Sie sich nicht operieren lassen, weil eine Operation in diesem Fall nicht helfen kann.

- ✔ **Schmerzphobie oder Krankenhausphobie:** Wenn Sie schon allein beim Gedanken an den Krankenhausaufenthalt und die Schmerzen direkt nach der Operation panisch werden, sprechen Sie mit Ihrem Arzt darüber, wie Sie sich auf diese Situation vorbereiten können. (Wir sprechen über die Vorbereitungen vor der Operation weiter hinten in diesem Kapitel noch ausführlich.)

- ✔ **Schlechte Erfahrungen mit Operationen:** Wenn Sie schon einmal schlechte Erfahrungen mit einer Operation gemacht haben, wird Sie der Gedanke an eine weitere Operation nervös machen. Hier kann die richtige Vorbereitung helfen.

- ✔ **Unrealistische Erwartungen:** Sprechen Sie mit Ihrem Arzt darüber, was Sie von einer Operation erwarten können. Wenn Sie zu hohe Erwartungen haben, muss das Operationsergebnis Sie enttäuschen.

Besprechen Sie alle Punkte der Liste, die Sie betreffen, mit Ihrem Arzt. Ihr Arzt oder ein psychotherapeutisch geschulter Spezialist kann Ihnen helfen. (Wir geben Ihnen in diesem Kapitel noch einige Hinweise zu diesem Thema.) Einige unserer Patienten entscheiden sich nach Aufarbeitung ihrer emotionalen Probleme zur Operation.

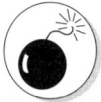

Manche Ärzte – aber auch die Betroffenen selbst – sind der Ansicht, dass Rückenschmerzen die Ursache der emotionalen Probleme seien. Ist der Rücken erst einmal »repariert«, gehe es den Patienten auch emotional wieder gut. Leider beeinflusst die Psyche die Schmerzwahrnehmung und vor allem die Schmerzverarbeitung ganz entscheidend. Durch eine Operation kann zwar das körperliche Problem behoben werden, aber emotionale Probleme und Schmerzen können dennoch anhalten.

Auch andere Faktoren können Ihr Operationsergebnis beeinflussen. Fangen wir mit den am häufigsten vorkommenden an und arbeiten wir uns dann zu den selteneren vor:

- ✔ **Chronisches Rückenschmerzsyndrom:** Je mehr Symptome des chronischen Rückenschmerzsymptoms bei Ihnen feststellbar sind (eine Liste aller Symptome finden Sie in Kapitel 3), umso weniger erfolgversprechend ist eine Operation bei Ihnen. Sie müssen zunächst das chronische Schmerzsyndrom angehen. Bessern sich Ihre Beschwerden dann bereits, ist eine Operation möglicherweise überflüssig. Wenn Sie sich aber nur operieren lassen, werden Sie wahrscheinlich anschließend unter einem Postnukleotomiesyndrom leiden, und das wäre wirklich sch...recklich.

- ✔ **Finanzielle oder juristische Probleme:** Möglicherweise sind Sie mit finanziellen oder sozialrechtlichen Problemen (wie Beantragung der Frühverrentung oder gerichtliche Auseinandersetzungen darüber) belastet, die in Zusammenhang mit Ihren Rückenschmerzen stehen. Der daraus entstehende Stress kann, ohne dass es Ihnen bewusst wird, den Erfolg einer Operation verhindern. Patienten, die in Rechtsstreitigkeiten im Zusammenhang mit ihren Rückenbeschwerden verwickelt sind, haben deutlich häufiger erfolglose Operationen als andere Patienten. Aber auch dieses Risiko kann durch eine gute Vorbereitung vor der Operation minimiert werden.

- ✔ **Drogenmissbrauch:** Wenn Sie große Mengen von Schmerzmitteln oder andere Drogen nehmen, haben Sie nur geringe Aussichten auf einen Operationserfolg (besonders wenn Sie den Medikamentenmissbrauch mit Ihren Rückenproblemen rechtfertigen). Vielleicht sind Sie auch von anderen Risikofaktoren wie Depression oder Angstattacken betroffen. Behandeln Sie zunächst Ihren Medikamentenmissbrauch und kümmern Sie sich dann um Ihren Rücken.

Der richtige Chirurg

Es ist ungemein wichtig, dass Sie auch bei einer chirurgischen Therapie aktiv in die Behandlung involviert sind. Nachdem Sie sich zu einer Operation entschlossen haben, müssen Sie den richtigen Chirurgen finden – das kann mühsam, frustrierend und belastend sein. Lesen Sie sich unsere Hinweise durch, wir möchten Ihnen helfen, einen guten Chirurgen und die bestmögliche Behandlung zu finden.

Informationen sammeln

Es gibt eine Reihe von Informationsquellen, die Sie benutzen sollten, um einen guten Chirurgen zu finden:

- **Ihr Hausarzt oder der behandelnde Rückenspezialist:** Hier sollten Sie zumindest zwei oder drei Empfehlungen bekommen können und mehr über unterschiedliche chirurgische Methoden erfahren.
- **Freunde und Verwandte:** In Ihrem Umfeld wird es sicher einige Menschen geben, die bereits persönliche Erfahrungen mit bestimmten Chirurgen gemacht haben.
- **Krankenhäuser und Ärztekammern:** Hier können Sie Namen und Adressen von Spezialisten erfahren. Mit einer Empfehlung für oder gegen einen bestimmten Arzt können Sie aber nicht rechnen.

Bewerten Sie die Informationen

Was aber ist ein »guter Chirurg«? Und wie können Sie herausfinden, welcher der empfohlenen »guten Ärzte« nun der richtige für Sie ist? In den folgenden Abschnitten reden wir darüber.

Der Umgang des Chirurgen mit seinen Patienten

Im Idealfall ist Ihr Chirurg ein Mensch, der

- Ihnen das Gefühl gibt, gut aufgehoben zu sein, und eine Beziehung zu Ihnen aufbaut.
- sich durch Ihre Fragen nicht bedroht fühlt.
- Ihnen Ihre Fragen verständlich und ausführlich beantwortet.
- sich die Zeit nimmt, Ihnen verschiedene Operationsmöglichkeiten vorzustellen und die Vorgehensweise gemeinsam mit Ihnen festzulegen.

Halten Sie sich fern von Chirurgen, für die Sie nur Frau Bandscheibenvorfall oder Herr Spinalkanalstenose sind. Ihr Chirurg sollte Sie als ganzen Menschen sehen und Sie auch so ansprechen.

Das Spezialgebiet des Chirurgen

Erkundigen Sie sich, welches Spezialgebiet Ihr Chirurg beherrscht. Einige Neurochirurgen oder orthopädischen Chirurgen operieren Patienten mit ganz unterschiedlichen Erkrankungen und vielleicht nur selten Rückenpatienten. Also muss der Chirurg, der Ihrer Mutter die neue Hüfte so hervorragend eingesetzt hat, nicht der richtige Chirurg für Ihren Rücken sein. Der beste Chirurg für Sie

- operiert nur im Bereich des Rückens.
- hat in diesem Bereich bereits viel Erfahrung gesammelt.
- hat sich bereits während seiner Ausbildung auf dieses Gebiet spezialisiert.

Je nachdem, wo Sie wohnen, haben Sie nicht viel Auswahl. Trotzdem sollten Sie auch bei einer kleinen Auswahl den Chirurg suchen, der für Ihren Fall der Beste ist.

Emotionale Risikofaktoren und der Erfolg einer Operation

Wenn emotionale oder psychische Umstände nicht bedacht werden, kann eine Operation zwar technisch ein großer Erfolg, klinisch aber ein Misserfolg sein. Ein Beispiel: Ein Patient mit einem Bandscheibenvorfall wird operiert. Nach der Operation wird eine MRT-Aufnahme angefertigt, die sehr gut aussieht – ein technischer Erfolg. Aber der Patient leidet weiter unter starken Rückenschmerzen – ein klinischer Misserfolg.

In der medizinischen Fachwelt beginnt man gerade erst, die Bedeutung emotionaler und psychischer Faktoren für den Erfolg einer Operation abzuschätzen. Eine neuere Untersuchung beschäftigte sich mit dem Zusammenhang von psychischen Traumata in der Kindheit und Erfolg von Rückenoperationen. Dazu wurden die Krankengeschichten von 86 Patienten ausgewertet, die als Erwachsene an der Wirbelsäule operiert wurden und als Kinder bis zu fünf verschiedenen psychologischen Risikofaktoren ausgesetzt waren. (Beispiele für psychologische Risikofaktoren sind körperliche Gewalt, sexueller Missbrauch, Alkohol- oder Drogenmissbrauch der Erziehungsberechtigten, Heimeinweisung und emotionale Vernachlässigung oder Gewalt.) Die Ergebnisse der Operationen wurden unter folgenden Fragestellungen beurteilt:

- ✔ Ob eine weitere Operation notwendig wurde.
- ✔ Wie die Kontroll-MRT sechs Monate nach der Operation aussah.
- ✔ Ob mehr als sechs Monate nach der Operation noch kontinuierlich Schmerzmedikamente eingenommen wurden.
- ✔ Ob eine regelmäßige Arbeit wieder aufgenommen werden konnte.

Je mehr Risikofaktoren bei einem Patienten zusammenkamen, umso geringer war seine Aussicht auf einen Operationserfolg. Die Patienten ohne Risikofaktoren hatten eine 95-prozentige Chance auf einen Operationserfolg. Ein Patient mit vier Risikofaktoren hatte nur eine Erfolgswahrscheinlichkeit von 7 Prozent. Patienten, auf die alle fünf Risikofaktoren zutrafen, hatten statistisch keinerlei Chance (0 Prozent) auf einen Operationserfolg.

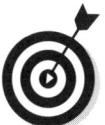

Wenn Ihr Rückenproblem sehr komplex ist und die Operation besonders anspruchsvoll zu werden scheint, können Sie sich auch in einer Universitäts- oder Spezialklinik operieren lassen.

Was Sie sofort stutzig machen sollte

Auch wenn Sie Ihren Chirurgen schon gefunden haben – wenn die folgenden Punkte zutreffen, sollten Sie Ihre Entscheidung noch einmal überdenken. Wenn Sie eines der folgenden Warnsignale sehen, sollten Sie das Problem entweder mit Ihrem Chirurgen zu beheben versuchen – oder sich nach einem anderen umsehen.

Ihr Chirurg lässt keine Fragen zu

Ein guter Chirurg zeigt ein angemessenes Mitgefühl, versucht Ihnen verschiedene Operationsmethoden zu erklären und diskutiert mit Ihnen, warum er eine bestimmte Methode favorisiert. Natürlich kann Ihr Chirurg nicht seitenlange Fragekataloge mit Ihnen durchsprechen. Aber Sie könnten beispielsweise wie folgt vorgehen:

- ✔ Bei Ihrem ersten Besuch sollten Sie allgemeine Fragen mit Ihrem Chirurgen besprechen. Hören Sie sich an, welche Behandlungsmethode er empfiehlt.

    Machen Sie sich klar, was für ein Gefühl er Ihnen vermittelt. Scheint er der richtige Arzt für Sie zu sein? Wie fühlen Sie sich mit ihm?

- ✔ Vereinbaren Sie einen zweiten Termin. Bei diesem zweiten Termin sollte ausreichend Zeit zur Verfügung stehen, alle Fragen zu besprechen. Sicher sind Ihnen nach dem ersten Termin noch einige eingefallen.

Fragen beim ersten Termin

Folgende Fragen können Sie beim ersten oder zweiten Besuch stellen:

- ✔ Wie lautet meine Diagnose und was bedeutet diese Diagnose für mich?
- ✔ Wie wird sich meine Erkrankung weiterentwickeln, wenn sie unbehandelt bleibt?
- ✔ Welche Behandlungsmöglichkeiten gibt es?
- ✔ Welche Risiken und welche Vorteile sind mit dieser Behandlungsmethode verbunden?
- ✔ Warum empfehlen Sie genau diese Behandlung?

Folgende Fragen tauchen auf, wenn Sie sich zur Operation entschlossen haben

Nachdem Sie sich entschieden haben, dass Sie sich operieren lassen möchten, tauchen möglicherweise die folgenden Fragen auf. Besprechen Sie diese mit Ihrem Chirurgen, bleiben Sie hartnäckig, bis Sie auf jede Frage eine befriedigende Antwort bekommen haben:

- ✔ Wie läuft die Operation Schritt für Schritt ab?
- ✔ Welche Komplikationen können auftreten und wie behandeln Sie diese?

8 ➤ Die Rückenoperation

✔ Wie wird es mir im Anschluss an die Operation gehen?
✔ Wie lange muss ich im Krankenhaus bleiben?
✔ Wie wird die Heilung und Rehabilitation verlaufen?
✔ Welche Vorbereitungen kann ich treffen, um die Operation so erfolgreich wie möglich zu machen?

Ihrem Chirurgen ist es nicht recht, dass Sie eine zweite Meinung einholen möchten

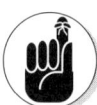
Vor einer Rückenoperation sollten Sie eigentlich immer eine zweite Meinung einholen!

Wenn Sie merken, dass es Ihrem Chirurgen nicht recht ist, dass Sie eine zweite Meinung einholen möchten, fragen Sie ihn warum oder suchen Sie sich einen anderen Arzt. Vielleicht wird Ihr Chirurg es Ihnen nicht gerade empfehlen, eine zweite Meinung einzuholen, aber er sollte damit einverstanden sein. Auch er kann schließlich von der Meinung eines erfahrenen Kollegen profitieren.

Ihr Chirurg verspricht Ihnen, Sie zu heilen

Jeder Chirurg, der Ihnen eine Operation als Heilung verspricht, ist unrealistisch und informiert Sie nicht umfassend. Wenn die Operation nicht alle Symptome kuriert, wird er Ihnen als Nächstes erzählen, dass Ihnen jetzt nichts mehr helfen kann oder er eine zweite Operation machen muss, um Sie zu heilen.

Ihr Chirurg möchte eine diagnostische Operation durchführen

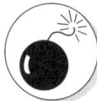
Eine diagnostische Operation dient in erster Linie der Diagnose, nicht der Therapie. Wir sind der Ansicht, dass mit den modernen technischen Untersuchungsmöglichkeiten (siehe Kapitel 6) eine diagnostische Operation nicht notwendig ist. Wenn Ihr Arzt sagt: »Ich schneide Sie auf, schaue, was nicht in Ordnung ist, und richte dann alles, so gut es geht.«, sollten Sie sich wirklich schleunigst nach einem anderen Arzt umsehen.

Ihr Chirurg spielt mit Ihren Ängsten

Seien Sie misstrauisch, wenn Sie den Eindruck haben, Ihr Arzt nutzt Ihre Ängste, um Sie zu einer Operation zu bewegen. Wir kennen Fälle, in denen Patienten gesagt wurde, dass sie ohne eine sofortige Operation für immer gelähmt wären. Eine andere Behauptung lautete, dass ohne eine sofortige Operation die Rückenschmerzen nie wieder verschwinden würden.

Es ist überflüssig zu sagen, dass diese Art und Weise unseriös ist, auch wenn vielleicht tatsächlich dringend operiert werden muss. Das Spielen mit Ihrer Angst kann sehr subtil verlaufen. Wenn Sie den Eindruck haben, Ihr Chirurg wendet diese Methode an, holen Sie sich eine zweite oder auch eine dritte Meinung ein.

Ihr Chirurg hält nichts von konservativer Therapie

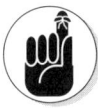

Stimmen Sie einer Operation nicht zu, wenn Sie nicht ausgiebig von konservativen Therapiemöglichkeiten Gebrauch gemacht haben. Sowohl Forschungsergebnisse als auch klinische Erfahrung zeigen, dass die meisten Rückenprobleme konservativ heilbar sind (siehe Kapitel 7). Auch ein Chirurg sollte mit konservativen Therapien vertraut sein und Sie fragen, welche bisher bei Ihnen eingesetzt wurden. Er muss beurteilen können, ob Sie richtig und ausreichend konservativ behandelt wurden. Konservative Therapien können beispielsweise physikalische Therapie, Übungen, Medikamente und anderes sein.

Die verschiedenen Operationsverfahren

In den folgenden Abschnitten möchten wir Ihnen einige Operationsverfahren vorstellen. Wir beginnen mit denen, die am wenigsten invasiv sind, und arbeiten uns dann zu den invasiveren vor.

Chemonukleolyse

Die *Chemonukleolyse* wird bei Bandscheibenvorfällen und daraus resultierenden Ischiasbeschwerden durchgeführt. Die Behandlung wird stationär durchgeführt. Chymopapain, ein auflösendes Enzym, wird in die betroffene Bandscheibe gespritzt. Die Bandscheibe löst sich ganz oder teilweise auf. Die ganze Prozedur findet unter Lokalanästhesie statt, damit Sie und der Chirurg sofort merken, wenn ein Nerv getroffen wird. Vorher muss unbedingt getestet werden, ob Sie allergisch auf Chymopapain reagieren.

Die Risiken der Chemonukleolyse sind:

✔ Eine Infektion im Bereich der Bandscheibe

✔ Eine allergische Reaktion auf das Enzym Chymopapain

✔ Eine Lähmung als Reaktion auf das Enzym

Perkutane Diskektomie

Perkutane Diskektomie bedeutet das Entfernen der Bandscheibe durch die Haut. Dies kann entweder mit einem Laser oder einer Saugvorrichtung geschehen. Die Behandlung wird ambulant und unter Lokalanästhesie durchgeführt, um eine Nervenverletzung zu verhindern.

Mittels Röntgendurchleuchtung und eventuell Arthroskopie kann der Chirurg den richtigen Sitz der Instrumente kontrollieren. In der Regel können Sie nach 48 bis 72 Stunden wieder einfache Tätigkeiten ausführen.

Der Eingriff ist angezeigt, wenn Sie unter Ischiasbeschwerden aufgrund eines Bandscheibenvorfalls leiden. Auch Bandscheibenvorfälle, die aufgrund der Nervenkompression zu einer starken Verspannung mit anschließender Skoliose führen (Ischias-Skoliose), sind eine Indikation für eine perkutane Diskektomie.

Zwar ist die perkutane Diskektomie kein riskanter Eingriff, aber trotzdem sind Infektionen oder Verletzungen von Nerven oder Blutgefäßen nicht ausgeschlossen. Einige Patienten erleiden innerhalb von drei bis sechs Monaten einen Rückfall. Einige Krankenhäuser und andere Einrichtungen befürworten diese Behandlung. Unserer Meinung nach ist ihr Nutzen zur Behandlung von Ischiaspatienten nur gering. Eine konservative Behandlung ist häufig erfolgreicher.

Perkutane Nukleotomie

Die *perkutane Nukleotomie* ist das mikrochirurgische Abtragen von Bandscheibenmaterial über eine Spül-Saug-Vorrichtung. Der Hautschnitt ist dabei weniger als drei Zentimeter lang und der Chirurg arbeitet unter mikroskopischer Kontrolle. In einigen Fällen wird gleichzeitig etwas Knochenmaterial, das den Rückenmarkskanal abdeckt, abgetragen (in Kapitel 2 mehr zu den anatomischen Details). Der Eingriff wird in der Regel stationär im Krankenhaus durchgeführt, er kann 45 Minuten bis zu mehreren Stunden dauern. Sie erhalten eine Vollnarkose und müssen bis zum nächsten Tag im Krankenhaus bleiben.

Bevor Sie sich zur Nukleotomie entschließen, sollten Sie sich konservativ behandeln lassen. In folgenden Fällen kann der Eingriff sinnvoll sein:

✔ Sie leiden unter einem Bandscheibenvorfall mit Ischiasbeschwerden.

✔ Sie leiden unter fortschreitenden neurologischen Ausfallerscheinungen, die Sie in Ihrem Alltag einschränken.

✔ Sie sind bereits älter und leiden unter einer Spinalkanalstenose (einer Verengung des Rückenmarkskanals), die zu Ischiasbeschwerden führt.

✔ Bandscheibenvorfälle treten bei Ihnen immer wieder an derselben Stelle auf.

Wahrscheinlich werden Sie am Tag nach der Operation bereits herumlaufen können. Sie sollten nur wenig Schmerzen haben, die sich leicht mit einem Schmerzmedikament kontrollieren lassen.

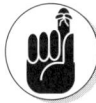

Das unangenehme Gefühl im Operationsbereich vergeht meist innerhalb weniger Tage. Es kann allerdings bis zu drei Monaten dauern, bis alle Ischiassymptome verschwunden sind. Das hängt unter anderem davon ab, wie lange die Beschwerden vor der Operation bereits bestanden und wie gut sich das Nervengewebe regeneriert.

Die Risiken der perkutanen Nukleotomie sind Infektionen, Nervenverletzungen, Probleme mit den Anästhesiemedikamenten, Blutgerinnsel und ein neuerlicher Bandscheibenvorfall. Prophylaktisch erhalten Sie ein Antibiotikum. Da die Nervenwurzel während des Eingriffs gereizt wird, treten nach der Operation häufig Taubheit oder Schwäche im Gebiet des betroffenen Nervs auf. Das hört sich alles ziemlich schrecklich an, aber in den meisten Fällen klingen alle Nebenwirkungen wieder vollständig ab.

Bei diesem Eingriff wird nur der Teil der Bandscheibe entfernt, der auf den Nerv drückt. Daher kann es in 5 bis 6 Prozent der Fälle später wieder zu einem Bandscheibenvorfall an derselben Stelle kommen. Wenn Sie zu dieser bedauernswerten Minderheit gehören, spüren Sie nach einer schmerzfreien Periode plötzlich wieder dieselbe Art von Schmerz wie vor der Operation. Allerdings sind die Schmerzen jetzt meist stärker als zuvor. Wenn eine konservative Therapie nicht anschlägt, ist eine erneute Operation meist erfolgreich.

Laminektomie

Bei einer *Laminektomie* wird ein Teil des Wirbelbogens entfernt, um das Rückenmark freizulegen oder zu entlasten. In der Regel wird die Bandscheibe entfernt.

Die Operation wird bei einer Spinalkanalstenose (Verengung des Rückenmarkskanals) oder immer wieder auftretenden Bandscheibenvorfällen durchgeführt. Auch wenn sich nach vorangegangenen Operationen zusätzliches Knochenmaterial im Bereich der Nervenaustrittsöffnungen gebildet hat, kann eine Laminektomie sinnvoll sein.

In der Regel werden Sie für zwei bis fünf Tage stationär in einem Krankenhaus aufgenommen. (*Bedenken Sie:* Wenn Sie bereits älter sind, werden Sie möglicherweise mehr Zeit für die Erholung und Rehabilitation benötigen.) Bis zur vollständigen Genesung können fünf bis sechs Monate vergehen, aber bereits nach zwei bis drei Wochen können Sie unter Anleitung mit einem speziellen Training beginnen.

Bei der Laminektomie können dieselben Zwischenfälle wie bei einer Nukleotomie auftreten, sie sind allerdings häufiger, da die Operation länger dauert und umfassender ist.

Spondylodese

Eine *Spondylodese* ist eine operative Wirbelsäulenversteifung, bei der zwei oder mehr nebeneinander liegende Wirbel fest miteinander verbunden werden. Dadurch wird die normale Bewegung zwischen den Wirbeln unterbunden. Man kann entweder die Zwischenwirbelgelenke versteifen oder es werden Klammern, Schrauben oder überbrückende Spane eingesetzt. Die technologische Entwicklung ist bei dieser Operation rasant, wir können daher nur einen kleinen Überblick über verschiedene Operationsmethoden geben:

- ✔ **Versteifung von dorsal:** Die meisten Spondylodesen werden im *dorsalen Bereich*, das heißt im zum Rücken hin gelegenen Bereich der Wirbel durchgeführt. Der Chirurg entfernt von zwei oder mehr Wirbeln Knochenmaterial, das durch Knochenmaterial aus der Hüfte oder dem Darmbein ersetzt wird. Man hofft, dass das implantierte Knochenmaterial zusammenwächst und die Wirbel miteinander verbindet. Wird die Verbindung durch Schrauben oder Ähnliches stabilisiert, können Sie als Patient schneller wieder aktiv werden.

✔ **Versteifung von ventral:** Hierbei arbeitet sich der Chirurg vom Bauchnabelbereich aus zu Ihrer Wirbelsäule vor. Meist wird die Versteifung durch so genannte Spane, kleine Metallzylinder, stabilisiert. Zu Ihrer Sicherheit sollte die Operation gemeinsam von einem erfahrenen Rückenchirurgen und einem Gefäßchirurgen oder anderen Chirurgen durchgeführt werden.

✔ **Eine Kombination von beidem:** In einigen seltenen Fällen wird eine Kombination beider Methoden durchgeführt. Dies kann der Fall sein, wenn eine vorhergehende Operation erfolglos war, wenn Sie rauchen (siehe den grauen Kasten »Wirbelsäulenversteifung bei Rauchern« in diesem Kapitel) oder wenn Sie bei einer vorhergehenden Operation eine Komplikation wie eine Infektion hatten. Entweder werden beide Operationen nacheinander mit einer Narkose durchgeführt oder Sie haben zwischen den Eingriffen ein paar Tage, in denen Sie sich erholen können.

Die Spondylodese wird erheblich seltener als die Nukleotomie oder die Diskektomie durchgeführt. Sie wird vor allem bei Rückenbeschwerden angewendet, die durch Aktivität (Bücken, Drehen oder Heben) schlechter und durch Ruhe besser werden. Auf dem Röntgenbild kann eine Instabilität zwischen zwei Wirbeln festgestellt werden.

Obwohl die Spondylodese ein größerer und risikoreicherer Eingriff als die bisher vorgestellten Verfahren ist, handelt es sich nicht um eine gefährliche Behandlungsmethode. Folgende Komplikationen können auftreten:

✔ Die Verbindung der Wirbel kann brechen oder sich lockern.

✔ Es können Schmerzen in dem Bereich der Hüfte auftreten, in dem Knochenmaterial gewonnen wurde.

✔ Die Wirbel wachsen nicht zusammen.

Bevor Sie sich für die Spondylodese entscheiden, müssen Sie Vorteile und Risiken abwägen. Nach dieser Operation werden Sie längere Zeit nicht arbeiten können, durch den längeren Krankenhausaufenthalt entstehen höhere Kosten. Wenn Sie allein unter einem Bandscheibenvorfall mit Ischiasbeschwerden leiden, ist unserer Meinung nach eine Spondylodese selten empfehlenswert.

Wenn Ihnen Ihr Arzt die Spondylodese empfiehlt, sollten Sie auf jeden Fall eine zweite Meinung bei einem erfahrenen Operateur einholen. (Es sei denn, es handelt sich um einen Notfall, bei dem nach einem Unfall sofort die Wirbelsäule stabilisiert werden muss.) Nur ein Spezialist sollte diese Operation durchführen. Außerdem sollten Sie darauf achten, dass die Operation, wie im nächsten Abschnitt beschrieben, sorgfältig vorbereitet wird.

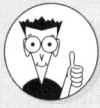

Operationsvorbereitung für Körper und Seele

Egal ob Sie ambulant oder stationär operiert werden – eine Operation kann mit sehr viel Stress für Sie verbunden sein. Die jüngsten Fortschritte in der Erforschung der Zusammenhänge von Körper und Seele können in vielen Bereichen hilfreich sein:

- ✔ Weniger Schmerzen nach der Operation
- ✔ Weniger Schmerzmedikamente
- ✔ Weniger Komplikationen
- ✔ Weniger Stress vor und nach der Operation
- ✔ Schnellere Heilung
- ✔ Mehr Zufriedenheit mit dem Operationsergebnis

Dr. William Deardorf (einer der Autoren dieses Buches) und Dr. John Reeves II entwickelten aufgrund von klinischen Tests ein Programm, das das Ergebnis von Rückenoperationen und anderen stressbesetzten medizinischen Behandlungsmethoden verbessert. Es enthält eine Vielzahl verschiedener Übungen zu diesem Thema.

Für dieses Programm wurden mehr als 200 Studien mit mehreren Tausend Patienten aus 30 Jahren Forschung ausgewertet. Die Studien wurden meist mit sehr spezifischen Fragestellungen von Universitäten durchgeführt. Aus diesen vielen Studien haben wir die wichtigsten Aspekte zusammengesucht, um eine Schritt-für-Schritt-Anleitung zu erarbeiten, mit der Sie

- ✔ sich ein individuelles Operationsvorbereitungsprogramm entwerfen können.
- ✔ Ihre Wahrnehmung Ihres Körpers verändern können.
- ✔ Strategien entwickeln können, mit Stress anders umzugehen.
- ✔ sich spirituelle Hilfe erschließen können.
- ✔ besser kommunizieren können.
- ✔ die Kontrolle über Ihre Situation behalten können.
- ✔ Entspannungs- und Imaginationstechniken benutzen können.
- ✔ Ihre Familie und Ihre Freunde vorbereiten können.
- ✔ mit der Krankenhaussituation besser zurechtkommen können.

Die Operationsvorbereitung

Die Vorbereitungen vor einer Operation umfassen medizinische, psychologische und psychosoziale Aspekte. Die meisten Chirurgen schauen nach den medizinischen Aspekten, vernachlässigen dabei aber die beiden anderen. Achten Sie auf alle drei Bereiche, damit Ihre Operation auch wirklich ein voller Erfolg wird!

Medizinische Vorbereitungen umfassen:

- ✔ **Besprechung mit dem Internisten oder Hausarzt vor der Operation:** Fragen Sie Ihren Hausarzt, ob Sie besondere Operationsrisiken haben.
- ✔ **Überprüfung der momentanen Medikation:** Nehmen Sie die letzen drei bis zehn Tage vor der Operation keine Aspirin-haltigen Medikamente, nicht-steroidale Entzündungshemmer oder blutverdünnende Medikamente ein. Diese Medikamente erhöhen das Blutungsrisiko während und nach der Operation. Ihr Hausarzt sollte das Absetzen der Medikamente überwachen.

> ### Wirbelsäulenversteifung bei Rauchern
>
> Rauchen ist ein wichtiger Risikofaktor bei der Spondylodese. Studien zeigen, dass Raucher weniger Chancen auf eine erfolgreiche Spondylodese haben als der Durchschnitt der Bevölkerung – nur 60 Prozent gegenüber 85 Prozent der Nichtraucher. Das Problem ist, dass die Wirbel nach der Operation schlechter miteinander verwachsen. Wir empfehlen, mindestens fünf bis sechs Wochen vor der Operation mit dem Rauchen aufzuhören. Sie sollten jede Anstrengung auf sich nehmen, um nicht zu rauchen, und dies mindestens so lange durchhalten, bis die Wirbel nach der Operation fest miteinander verwachsen sind. Eigentlich könnten Sie dann ja auch gleich ganz aufhören, oder?

Eine psychologische Untersuchung und Vorbereitung vor der Operation ist besonders dann wichtig, wenn Sie bereits eine erfolglose Operation hinter sich haben oder wenn der Eingriff, der bei Ihnen durchgeführt werden muss, sehr umfangreich ist. In solchen Fällen empfehlen wir eine psychologische Untersuchung und Vorbereitung bei einem Psychotherapeuten, der sich auf Schmerzpatienten spezialisiert hat. So haben Sie die Gelegenheit, über Ihre Ängste, Befürchtungen und Erwartungen zu sprechen und die Behandlung noch einmal in allen Einzelheiten durchzugehen. Sie sollten sehr gut darüber informiert sein, was Sie vor, während und nach der Operation erwartet. Vielleicht möchten Sie sich ja auch mit Entspannungstechniken oder mentaler Schmerzkontrolle beschäftigen (siehe auch den grauen Kasten »Operationsvorbereitung für Körper und Seele« in diesem Kapitel).

Die psychosoziale Vorbereitung betrifft die Arbeits- und Wohnsituation. Sie müssen Ihren Arbeitgeber darüber informieren, wie lange Sie voraussichtlich nicht arbeiten können. Wer wird während Ihrer Abwesenheit von zu Hause Ihre Pflichten übernehmen, Kinder oder Haushalt versorgen, die Blumen gießen oder Tiere füttern? Sprechen Sie mit Ihrer Familie darüber, was sie erwartet, wenn Sie aus dem Krankenhaus nach Hause kommen.

In der Zeit bis zur Operation können und sollten Sie Ihr ganz normales Alltagsleben leben, soweit es mit Ihren Beschwerden möglich ist. Sprechen Sie über alle Probleme, die auftreten könnten.

Darum müssen Sie sich eventuell kümmern:

✔ Finanzielle und versicherungstechnische Angelegenheiten klären

✔ Pläne für die Abwesenheit, die Krankenhausentlassung und die Rückkehr zum Arbeitsplatz machen

✔ Einen aktiveres Freizeitverhalten mit mehr rückenfreundlichem Sport planen

✔ Ihre Familie auf Ihre postoperative Reha-Phase vorbereiten

Die Zukunft der Rückenchirurgie

Im letzten Jahrzehnt hat sich im Bereich der Rückenchirurgie viel getan. Wenn Sie beispielsweise vor einigen Jahren wegen eines Bandscheibenvorfalls operiert wurden, hatten Sie eine Schnittwunde, die 10 bis 15 Zentimeter lang war. Sie mussten für vier bis sieben Tage im Krankenhaus bleiben und Ihre Reha dauerte anschließend zwei bis drei Monate.

Durch mikrochirurgische Techniken hat sich da einiges geändert: Ihre OP-Wunde ist nur noch drei bis fünf Zentimeter lang und am Tag nach der Operation können Sie wieder nach Hause gehen. Innerhalb von zwei bis drei Wochen können Sie wieder leichte Alltagsaktivitäten aufnehmen.

Die Zukunftsaussichten für die Chirurgie im Bereich der Lendenwirbelsäule sind glänzend. Demnächst werden noch weitere mikrochirurgische Operationsverfahren mit feineren und spezielleren Instrumenten möglich sein.

Eine weitere Möglichkeit wird vielleicht darin bestehen, diese Operationen unter MRT-Kontrolle durchzuführen. Dadurch könnte Ihr Chirurg den Operationsverlauf sehr genau einschätzen und besser den Gegebenheiten anpassen.

Aber egal mit welcher Methode Sie operiert werden oder wurden, unterliegen Sie bitte nicht dem verbreiteten Irrtum, dass damit die Sache erledigt sei, Ihr Rücken quasi repariert worden ist. Allein durch die operative Beseitigung von Nervenkompressionen ist Ihrem Rücken nicht seine natürliche Festigkeit und Funktionsfähigkeit zurückgegeben worden. Es bedarf auch nach einer solchen invasiven Intervention erheblicher Anstrengungen, um Ihren Rücken dauerhaft zu heilen. Vor allem da, wo durch die Entfernung von Bandscheibenmaterial Höhenverluste auftreten, muss durch entsprechenden Muskelaufbau für eine dauerhafte Festigkeit Ihrer Wirbelsäule gesorgt werden.

Teil III

Komplementärmedizin – ein Weg für Sie?

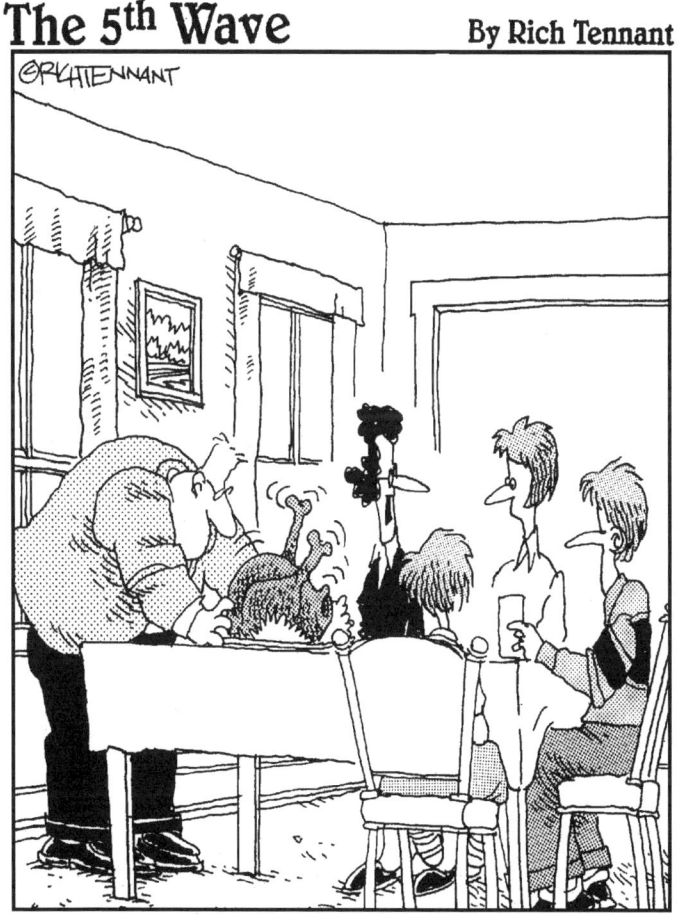

»So ist das, wenn man mit einem Chiropraktiker verheiratet ist:
Selbst die Weihnachtsgans wird vor dem Essen eingerenkt.«

In diesem Teil ...

Vielleicht sagen Ihnen unkonventionelle Behandlungsmethoden zu. Wir sind der Ansicht, dass komplementärmedizinische Behandlungen unter Umständen sehr gut helfen können, insbesondere, wenn sie mit einer konventionellen Therapie, wie wir sie in Teil II dieses Buches vorgestellt haben, kombiniert werden.

Die Bewertung komplementärmedizinischer Verfahren reicht von unkritischer Überhöhung bis hin zu dogmatisch-kritischer Verdammung. Für die einen grenzt die Wirkung an Wunder, für die anderen ist es pure Scharlatanerie. Wie auch sonst im Leben wird die Wahrheit wohl irgendwo in der Mitte liegen. Obwohl komplementärmedizinische Verfahren sicher keine Allheilmittel sind, können sie Ihnen dennoch helfen, und darum geht es hier ja schließlich. In diesem Teil stellen wir einige der üblichen komplementärmedizinischen Methoden vor, unter anderem Chiropraktik und Yoga.

Wie in der traditionellen westlichen Medizin ist es auch bei den komplementärmedizinischen Methoden manchmal schwierig bis sehr schwierig, jemanden zu finden, der Sie nicht nur »irgendwie« behandelt, sondern auch *gut* – das heißt auch hier mit therapeutischem Konzept und klaren, überprüfbaren Zielvorgaben. Also beschäftigen wir uns auch mit der Frage, wie Sie die Spreu vom Weizen trennen können. Sie werden sich vielleicht die Frage stellen, ob wir mit »komplementär« nicht vielleicht »alternativ« meinen. Ja und nein! Ja, denn wir reden über die gleichen Methoden, die in den Publikumsmedien allzu gerne »Alternativ-Therapien« genannt werden, aber auch nein, denn wir sehen in diesen Methoden keine langfristig wirksame Alternative zu den in Teil II vorgestellten Therapien. Als Ergänzung sind diese Methoden aber häufig gut geeignet, vor allem konservative Therapiepläne zu vervollständigen und so zum Beispiel Medikamente einzusparen.

Wissen aus dem alten Asien und neue Ideen

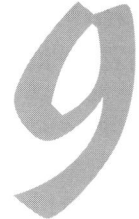

In diesem Kapitel

▸ Einen Alternativmediziner finden

▸ Alternative Heilmethoden studieren

▸ Einen guten Akupunkteur finden

▸ Phytotherapie ausprobieren

▸ Magnetfeldtherapie erforschen

▸ Mit Körperarbeit gesund werden

Immer mehr Patienten, die unter Gesundheitsproblemen (auch unter Rückenschmerzen) leiden, probieren so genannte alternative Behandlungsmethoden aus. Entweder möchten sie gar nicht traditionell medizinisch behandelt werden oder sie ergänzen eine etablierte medizinische Behandlungsmethode mit einer »alternativen«. Wir wissen, dass ein wirklich großer Teil der Patienten alternativen Heilmethoden gegenüber sehr aufgeschlossen ist.

Als Reaktion darauf beschäftigen sich viele medizinische Einrichtungen, Krankenhäuser und Krankenkassen mit diesem Thema und nehmen zunehmend mehr dieser nicht etablierten Heilmethoden in ihren Leistungskatalog auf. Krankenkassen untersuchen die Wirkung der Akupunktur, Krankenhäuser richten Abteilungen für Traditionelle Chinesische Medizin (TCM) ein und Heilpraktiker bieten teils verwegene Therapieformen an.

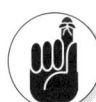

In diesem Buch benutzen wir die Ausdrücke *Alternativmedizin*, *Komplementärmedizin* und *ganzheitliche Medizin* gleichwertig. Im Zusammenhang mit unserer Arbeit bevorzugen wir den Begriff *Komplementärmedizin*, weil so ausgedrückt wird, dass diese Therapieformen die traditionelle Therapie durchaus komplementieren können. Diese Therapien sind für uns nie eine wirkliche *Alternative* zur evidenzbasierten Medizin. Unserer Meinung nach (und die Erfahrung vieler anderer bestätigt das) sollten zur Behandlung von Rückenproblemen verschiedene Therapieformen Hand in Hand eingesetzt werden, immer im Rahmen eines begründeten Therapieplans bei klar überprüfbaren Zielvorgaben. In diesem und den nachfolgenden Kapiteln wollen wir Ihnen die Informationen liefern, die Sie brauchen, um Komplementärmedizin sinnvoll und nutzbringend einzusetzen.

Zunächst wollen wir darüber sprechen, wie Sie einen guten komplementärmedizinischen Therapeuten finden können. Dieser Therapeut ist eventuell auf eine Behandlungsmethode spezialisiert (wie Akupunktur, Phytotherapie oder Chiropraktik). Dann sprechen wir über verschiedene komplementärmedizinische Therapieverfahren, die häufig bei Rückenschmerzen angewendet werden. Wir informieren Sie aber auch über andere interessante Themen rund um die Komplementärmedizin.

Einen Therapeuten finden

Bei der Auswahl eines Komplementärmediziners gilt vieles, was auch für die Auswahl eines anderen Arztes gilt:

- ✔ **Suchen Sie einen Generalisten, der von vielen Gebieten Ahnung hat.** Wir empfehlen, sich einen Allgemeinmediziner zu suchen, der auch viel von Komplementärmedizin versteht. Hier ist die Balance zwischen beiden Verfahren gesichert.

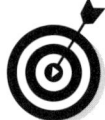

Wenn Sie einen Rückenspezialisten mit komplementärmedizinischen Kenntnissen suchen, nutzt Ihnen dieser Ratschlag natürlich nichts. Wenn Sie jemanden suchen, der sich auf eine bestimmte Behandlungsmethode spezialisiert hat, sollten Sie sich vorher mit Ihrem schulmedizinischen Arzt absprechen.

- ✔ **Suchen Sie sich einen Therapeuten, mit dem Sie gut sprechen können.** Sie sollten sich jemanden suchen, mit dem Sie offen reden können.

- ✔ **Holen Sie sich Empfehlungen von Menschen, zu denen Sie Vertrauen haben.** Solche Empfehlungen kann Ihnen vielleicht Ihr Arzt geben oder jemand, der bereits von diesem Therapeuten behandelt wurde. Da die meisten niedergelassenen Ärzte nicht viel Ahnung von Komplementärmedizin haben, wird es wahrscheinlich die Empfehlung eines anderen Patienten sein. Ein anderer Patient kann Ihnen einen guten Eindruck von der Arbeitsweise eines Therapeuten vermitteln.

- ✔ **Wählen Sie einen Arzt aus, der Ihre Bedürfnisse wahrnimmt.** Ihr Therapeut sollte Erfahrung in der Behandlung von Rückenschmerzen haben und gut auf Ihre spezifischen Bedürfnisse eingehen können.

- ✔ **Hüten Sie sich vor einem Therapeuten, der nicht mit Ihren anderen Ärzten (Hausarzt oder Rückenspezialist) zusammenarbeiten will.** Eine erfolgreiche Behandlung von Rückenschmerzen erfordert meist die Kooperation verschiedener Therapeuten und medizinischer Berufsgruppen. Weigert sich ein Therapeut mit den anderen zusammenzuarbeiten, sollte das ein Warnsignal für Sie sein.

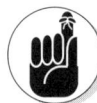

Dieser Hinweis betrifft nicht nur Komplementärmediziner, sondern jeden anderen Arzt genauso. Auch ein Schulmediziner sollte in der Lage sein, mit Ihnen offen und ohne Wertung über komplementärmedizinische Therapieverfahren zu sprechen. Auch wenn er von einigen Therapieverfahren wenig hält, sollte er Ihnen die Möglichkeit geben, eine eigene Entscheidung zu treffen.

Seien Sie sich aber darüber im Klaren, dass da, wo mehrere Therapeuten tätig werden, aus einem »Miteinander« schnell ein »Nebeneinander« werden kann. Es sollte daher dem »einen« Arzt Ihres Vertrauens möglichst die »Therapie-Hoheit« zufallen, denn ein guter Therapieplan muss erstens erstellt und zweitens überwacht werden.

Im schlimmsten Fall weiß sonst nämlich niemand, worauf Ihre möglicherweise paradoxen Reaktionen zurückzuführen sind.

✓ **Schauen Sie nicht allein auf Bezeichnungen und Diplome.** Wohlklingende Titel und Bezeichnungen bieten keine Garantie für eine fundierte erfolgreiche Behandlung. Erkundigen Sie sich ruhig, was eine bestimmte Bezeichnung bedeutet und wie sie Ihr Therapeut erworben hat.

Das beste Therapieverfahren auswählen

Bei komplementärmedizinischen Therapieverfahren spielen neben körperlichen auch mentale und emotionale Aspekte der Heilung eine große Rolle. Auch wenn die Behandlung in erster Linie den Körper im Visier zu haben scheint, ist es doch notwendig, dass Sie sich mit der Behandlung wohl fühlen. In diesem Abschnitt wollen wir Ihnen helfen, verschiedene komplementärmedizinische Behandlungsmethoden beurteilen zu können.

Die richtigen Fragen stellen

Nachdem Sie sich entschieden haben, auch eine komplementärmedizinische Behandlung auszuprobieren, können Sie sich einen oder zwei Therapeuten suchen, mit dem beziehungsweise denen Sie sich eine Zusammenarbeit vorstellen können. Damit Sie sich leichter für eine bestimmte Methode entscheiden können, stellen Sie die folgenden Fragen:

✓ Seit wann bieten Sie diese Behandlungsmethode an?

✓ Wie häufig setzen Sie diese Methode bei der Behandlung von Rückenproblemen ein? Wie hoch war der Prozentsatz der Patienten, bei denen Sie eine deutliche Besserung der Beschwerden erreichen konnten?

✓ Welche Risiken oder Nebenwirkungen können bei dieser Behandlungsmethode auftreten?

✓ Sind andere Behandlungsmethoden effektiver oder besser und führen sie zu dem gleichen Ergebnis?

✓ Wie sieht ein typischer Behandlungsplan aus? Wie viele Termine sind in der Regel notwendig?

Quacksalbern aus dem Weg gehen

Wichtig ist, die Spreu vom Weizen trennen zu können, wenn Sie sich komplementärmedizinisch behandeln lassen wollen. Es gibt auf dem Gesundheitsmarkt viele Scharlatane, die ihren Patienten das Geld aus der Tasche ziehen wollen.

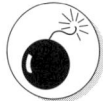

Damit Sie gute Erfahrungen mit der Komplementärmedizin machen können, dürfen Sie nicht an einen Quacksalber geraten. Wir verstehen darunter jemand ohne Ausbildung und ohne Verantwortungsgefühl, der Ihnen für nutzlose Therapien viel Geld abknöpft.

Daran erkennen Sie Quacksalber:

- ✔ **Es wird schnelle Heilung versprochen.** Oft wird versprochen, dass die Behandlung oder die Medikamente zu einer sofortigen Heilung führen. Wenn Sie schon lange unter Ihren Beschwerden leiden, ist die Aussicht auf schnelle Heilung für Sie zwar sehr verführerisch, aber objektiv gesehen nicht sehr wahrscheinlich.
- ✔ **Es werden viele Geschichten von Heilerfolgen erzählt.** Geschichten von Wunderheilungen und dankbaren Patienten werden erzählt, um die Glaubwürdigkeit des Therapeuten zu unterstützen. Oft werden Patienten angeführt, für die »die Schulmedizin nichts mehr tun konnte«. Diese Geschichten sind zwar beeindruckend, aber kein Beweis, dass auch Sie von diesem Therapeuten geheilt werden können. Ein gewisser Placebo-Effekt (Besserung, weil der Patient Besserung erwartet) oder die körpereigenen Heilungskräfte mögen hier durchaus eine Rolle spielen.
- ✔ **Es werden Geheimrezepte angewendet.** Alle Wirkstoffe eines Medikaments sollten offen deklariert sein. Ebenso wie jede Pharmafirma sollte auch Ihr Therapeut offen legen, was in seinem Medikament enthalten ist.
- ✔ **Es wird eine Heilmethode angewendet, die von der Schulmedizin verboten wurde.** Manche Therapeuten machen Werbung damit, eine Heilmethode anzuwenden, die von der Regierung, der mächtigen Pharma-Lobby oder den Interessensvertretern der Ärzte nur deswegen verboten wurde, weil sie zu Einkommenseinbußen bei den Ärzten oder Pillendrehern führen würde. Es gibt keine Zensur dieser Art. Es wird nur dann vor Produkten gewarnt, wenn sie gesundheitsschädliche Wirkung haben oder ihre Wirksamkeit stark angezweifelt wird.

Verschiedene alternative Behandlungsmethoden

Es gibt viele verschiedene alternative Behandlungsmethoden bei Rückenschmerzen. In den folgenden Abschnitten wollen wir Ihnen vorstellen, welche es gibt und wie sie wirken.

Akupunktur: Nadeln helfen Ihrem Rücken

Akupunktur ist eine weit verbreitete Behandlungsmethode gegen Rückenschmerzen. Im Folgenden erläutern wir die Grundlagen der Theorie und der praktischen Anwendung.

Akupunktur wird in China seit über 5000 Jahren angewendet. Es ist ein komplettes, in sich geschlossenes Behandlungssystem. Grundlage der Akupunktur ist das *Qi* oder *Chi* (gesprochen *Schi*).

Die Grundlagen der Akupunktur

In der chinesischen Vorstellung vom menschlichen Körper (das Gleiche gilt auch für Tiere) ist Qi die Lebensenergie, die entlang von 12 bis 14 Wegen, den so genannten *Meridianen*, durch den Körper fließt. Diese Meridiane gibt es auf beiden Seiten des Körpers. Sie laufen über die

Arme, Beine, den Rücken, den Rumpf und den Kopf, sowohl an der Oberfläche als auch in der Tiefe der Gewebe. Jeder Meridian ist mit einem bestimmten inneren Organ und Organsystem verbunden.

Die westliche Erklärung für die Wirkung der Akupunktur

Es wird Sie nicht überraschen, wenn wir Ihnen sagen, dass die traditionellen chinesischen Erklärungen für die Wirkung der Akupunktur den Vorstellungen westlicher Wissenschaftler widersprechen.

Insbesondere die Bedeutung von Qi stößt hier auf Widerstand. Stattdessen werden andere Erklärungen angeboten. So glaubt man, dass durch das Einstechen der Nadel *Endorphine* und andere Botenstoffe im Gehirn ausgeschüttet werden. *Endorphine* kommen natürlicherweise im Gehirn vor und vermindern die Schmerzwahrnehmung. Untersuchungen an Menschen und Tieren zeigen, dass Individuen, die mit einem Blocker der Endorphine (Naloxon) behandelt wurden, nicht mehr auf Akupunkturbehandlungen reagieren. Die Akupunktur wäre demnach ein »Gegenirritationsverfahren« wie etwa auch die in Kapitel 7 beschriebene transkutane elektrische Nervenstimulation (TENS). Diese Sichtweise führte folgerichtig dann auch zur »verwestlichten« Entwicklung der Elektroakupunktur, bei der über die Nadeln zusätzlich ein elektrischer Reiz auf die angenommenen Meridiane gegeben wird.

Viele Wissenschaftler glauben nicht an die Existenz eines unabhängigen Meridiansystems. Sie verweisen auf Studien, die zeigen, dass man bei einer mikroskopischen Untersuchung der Akupunkturpunkte mehr Nervenenden fand als an anderen Stellen der Haut. Die Akupunkturpunkte wären damit Teil des Nervensystems und nicht eines unabhängigen Meridiansystems.

Andere Wissenschaftler interpretieren die Akupunktur als eine reine Suggestionstechnik und können Studien anführen, die der Akupunktur trance-ähnliche Effekte bescheinigen, die vergleichbar mit der entspannenden Trance einer (Leer-) Hypnose sind.

Wie auch immer, viele westliche Forscher halten die Erfolge von Akupunkturbehandlungen immer noch für reine Placebo-Effekte. Allein der Wunsch des Patienten, durch Akupunktur geheilt zu werden, führe zu einer Besserung der Beschwerden.

Die Meridiane berühren an verschiedenen Stellen des Körpers die Körperoberfläche. Diese Stellen werden Akupunkturpunkte genannt. Nach der traditionellen chinesischen Medizin existieren Hunderte bis Tausende dieser Akupunkturpunkte. Werden sie stimuliert, fließt die Lebensenergie Qi. An speziell ausgesuchten Akupunkturpunkten werden feine Nadeln direkt unter die Haut gestochen und die Lebensenergie wird angeregt, gleichmäßig zu fließen. Bevor Qi die Lebensfunktionen (körperliche, mentale, emotionale und spirituelle) wieder vollständig aktivieren kann, müssen die einander gegenüberstehenden Kräfte des Körpers *Yin* und *Yang* ausgewogen sein. Die Stimulation der Akupunkturpunkte gleicht die Kräfte aus und bringt die Lebensenergie wieder in einen gleichmäßigen Fluss, der Körper kann heilen.

Wie sieht ein typisches Behandlungsprotokoll aus?

Akupunkturbehandlungen unterscheiden sich von Behandlungen mit westlichen Methoden. Im Folgenden stellen wir Ihnen ein typisches Behandlungsprotokoll vor.

Die Erstanamnese

Wie auch beim Besuch einer schulmedizinischen Praxis wird bei Ihrem ersten Besuch die so genannte *Erstanamnese* (ausführliche Krankengeschichte beim ersten Besuch) erhoben. Sie werden zu Ihrer Krankengeschichte und Ihren genauen Beschwerden befragt. Darüber hinaus werden noch viele andere persönliche Symptome abgefragt, die bei einer schulmedizinischen Behandlung keine Rolle spielen.

Vielleicht wird auch Ihre Zunge genauestens unter die Lupe genommen. Daneben spielen die Stimme, die Körperhaltung, die Farbe des Urins oder der Menstruationszyklus eine Rolle. Der Therapeut befragt Sie über Empfindlichkeiten oder Vorlieben für bestimmte Nahrungsmittel, Verdauungsprobleme, Ihre Schlafgewohnheiten und vieles mehr.

Die Behandlungen

Nach der Erstanamnese werden die Akupunkturnadeln in die entsprechenden Akupunkturpunkte gestochen. Akupunkturnadeln sind sehr feine Nadeln mit einem Durchmesser von 0,16 bis 0,22 Millimetern und unterschiedlicher Länge (ein bis mehrere Zentimeter). Die Nadeln sind aus Edelstahl, zum Teil mit Silikon überzogen, oder aus Edelmetallen wie Gold oder Silber. Früher wurden auch Nadeln aus Holz oder Bambus verwendet.

Akupunkturnadeln sind in der Regel einzeln steril verpackte Nadeln, die nur einmal verwendet werden. Vergewissern Sie sich, dass diese Regel eingehalten wird.

Meist werden zehn bis zwölf Nadeln an individuell ausgesuchten Punkten eingestochen. Sie bleiben etwa 15 bis 20 Minuten an Ort und Stelle und werden während dieser Zeit hin und wieder vorsichtig gedreht oder bewegt.

Das Einstechen der Nadeln tut nicht weh. Einige Patienten spüren ein leichtes Kribbeln. Ob und wie stark Sie das Einstechen spüren, hängt von der Erfahrung des Therapeuten ab.

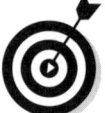
Wenn Sie beim Einstechen der Nadeln Schmerzen oder Missempfindungen haben, sollten Sie es Ihrem Therapeuten sagen. Manchmal reicht bereits eine leichte Veränderung der Nadelposition oder der Einstechtiefe, um das unangenehme Gefühl zu beseitigen.

Es fällt Ihnen sicher auf, dass die Nadeln nicht unbedingt dort platziert werden, wo Sie Beschwerden haben. Denken Sie an die Meridiane (siehe den Abschnitt »Die Grundlagen der

Akupunktur« weiter vorn in diesem Kapitel). Der Akupunkteur kann Punkte im Bereich des Ohres, des Kopfes, des Gesichts, der Beine oder Arme oder des Rumpfes verwenden, ohne auch nur einen Punkt im Bereich des Rückens aufzusuchen.

Die Behandlung dauert meist nur 15 bis 30 Minuten, manchmal verbleiben die Nadeln aber auch länger. Einige Patienten beschreiben einen leichten Schmerz oder ein Druckgefühl an den Einstichstellen, aber das trifft wirklich nur bei wenigen Menschen zu.

Wie häufig Sie behandelt werden und in welchen Abständen, hängt von vielen verschiedenen Faktoren ab: von der Arbeitsweise Ihres Therapeuten, der Erkrankung selbst, Ihrer Reaktion auf die Therapie etc. Für einige unserer Patienten waren zwei Behandlungen ausreichend, andere wurden anfangs zweimal wöchentlich und später zwei- bis viermal im Monat genadelt. Der Behandlungsplan wird individuell auf Sie abgestimmt.

Wie effektiv ist Akupunktur bei Rückenschmerzen

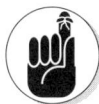

Unserer Ansicht nach ist Akupunktur dann am wirkungsvollsten, wenn sie Teil eines multidisziplinären Therapiekonzepts ist. Sie kann beispielsweise zusammen mit traditionellen Therapieverfahren oder mit alternativen Verfahren wie Phytotherapie eingesetzt werden.

Ob Akupunktur einen nachweisbaren Effekt auf Rückenbeschwerden hat, wird in der Fachwelt noch immer kontrovers diskutiert. Es ist sehr schwierig, wissenschaftliche Studien so zu konzipieren, dass Placebo-Effekte (der Patient glaubt an das Therapieverfahren und fühlt sich daher besser) und tatsächliche Wirkung getrennt erfasst werden. Aber dieses Problem tritt auch bei vielen anderen Therapieverfahren auf. In Deutschland wurde – finanziert von den gesetzlichen Krankenkassen – in einer groß angelegten Studie an mehreren Tausend Rückenschmerzpatienten die Wirkung der Akupunktur mit einer so genannten medizinischen »Standardtherapie« verglichen. Im Ergebnis zeigte sich die Akupunktur – teils überlegen – wirksam. Methodisch bedenklich an dieser Studie war allerdings die Auffassung über eine »Standardtherapie«, die sich keinesfalls mit der Meinung der Autoren dieses Buches deckt.

In unserer täglichen Arbeit halten wir diese Unsicherheit für kein großes Problem, schließlich geht es ja in erster Linie darum, dass Sie sich besser fühlen, warum auch immer.

Schmerzbehandlung ist bei uns sicher eine der häufigsten Indikationen für eine Akupunkturbehandlung. Viele Fachärzte, die im Bereich der Schmerzmedizin arbeiten (wie Anästhesisten, Neurologen und andere), nutzen die Akupunktur. Unsere Erfahrung zeigt, dass Patienten sehr individuell auf die Akupunkturbehandlung ansprechen. Bei einigen reichen einige wenige Behandlungen aus, um lang anhaltende Schmerzreduktion zu erreichen, andere brauchen in regelmäßigen Abständen ein Behandlungsintervall und wieder andere sprechen kaum auf die Behandlung an. Die Therapie besteht meist aus einem Behandlungsintervall von mehreren Terminen. Wenn Sie aber nach sechs bis zwölf Behandlungen noch keinen Effekt feststellen können, werden Ihnen auch zehn weitere Behandlungen kaum helfen.

Phytotherapie

Phytotherapie ist die Behandlung mit Heilpflanzen. Pflanzen waren schon lange vor den chemisch-pharmazeutisch hergestellten Medikamenten die Grundlage jeder Medizin. Es ist die älteste Form der Medizin überhaupt. Leider wird Ihr Arzt Ihnen wahrscheinlich keine Heilpflanzen verschreiben. Wenn Sie sich also phytotherapeutisch behandeln lassen möchten, müssen Sie sich einen Phytotherapeuten suchen.

Heilpflanzen

Heilpflanzen sind bestimmte Pflanzen, deren Heilwirkung in der Volksmedizin oft seit Jahrhunderten bekannt ist. Verwendet wird häufig nur ein Teil der Pflanze: die Blätter, die Blüten, Wurzeln oder Früchte. Viele Heilpflanzen sind auch als Gewürze oder Bestandteile von Seifen oder Aromaölen bekannt, einige sind giftig.

Von den geschätzten 250.000 bis 500.000 verschiedenen Pflanzen auf der Erde sind nur etwa 5.000 genauer auf ihre medizinische Verwendbarkeit untersucht worden. Etwa 25 Prozent aller heute verwendeten Medikamente stammen von Wirkstoffen aus Bäumen, Büschen oder Kräutern ab. Manche dieser Wirkstoffe werden noch heute aus Pflanzen gewonnen. Andere Wirkstoffe werden chemisch nachgebaut. 120 häufig verschriebene Medikamente stammen von 90 verschiedenen Pflanzenarten. Die Hälfte aller Pharmafirmen arbeitet mit Pflanzenspezialisten in allen Kontinenten zusammen, um weitere Wirkstoffe zu entdecken und nutzbar zu machen. Und 80 Prozent der Weltbevölkerung werden heute noch in erster Linie mit Heilpflanzen behandelt.

Heilpflanzen wirken im Grunde genauso wie synthetische Medikamente: Sie lösen chemische Reaktionen im Körper aus. Pflanzen werden unterschiedlich eingesetzt, beispielsweise als

- ✔ **ganze Pflanze:** Heilpflanzen können als ganze oder zerkleinerte Pflanze getrocknet und dann weiterverarbeitet werden. Sie finden beispielsweise als Tee Verwendung.

- ✔ **Tees:** Pflanzen geben ihre Wirkstoffe in heißem oder kochendem Wasser ab. Die Wirkstoffe können so vom Patienten aufgenommen werden.

- ✔ **Kapseln oder Tabletten:** Getrocknete Pflanzen werden häufig pulverisiert und dann zu Tabletten gepresst. Kleine Mengen des Pulvers können auch in Kapseln eingeschlossen werden. Der Verkauf von phytotherapeutischen Kapseln und Tabletten hat in den letzten 15 Jahren rasant zugenommen. Kapseln und Tabletten sind leicht und schnell einzunehmen und der unangenehme Geschmack einiger Heilpflanzen fällt weniger stark ins Gewicht.

- ✔ **Extrakte und Tinkturen:** Extraktionen sind Auszüge aus festen oder flüssigen Substanzen mit verschiedenen Lösungsmitteln (meist Alkohol). Alkoholische Auszüge aus Pflanzen werden als pflanzliche Tinkturen bezeichnet. Alkohol wird verwendet, da viele Wirkstoffe in Wasser nicht löslich sind und nur mit Alkohol gewonnen werden können. In Tinkturen und Extrakten sind die Wirkstoffe einer Heilpflanze konzentrierter und für den Körper leichter aufzunehmen.

- ✔ **ölige Essenzen:** Ölige Essenzen werden aus Heil- oder Aromapflanzen destilliert. Sie sind in der Regel sehr konzentriert (ein bis zwei Tropfen sind ausreichend). Wenn Sie ölige Essenzen einnehmen, müssen Sie sich genau an die Dosierungsanleitung halten. Möchten Sie sie lokal anwenden, müssen Sie sie wahrscheinlich verdünnen, um Hautirritationen zu vermeiden.

- ✔ **Salben und Cremes:** Seit Tausenden von Jahren werden Heilpflanzen zur lokalen Behandlung von Stichen, Bissen und Wunden angewendet. Auch heute noch gibt es viele Salben und Cremes mit Heilpflanzenauszügen zur Behandlung der Haut.

Was ist Phytotherapie?

Phytotherapie kann in sehr unterschiedlichen Ausformungen daherkommen. Wenn Ihnen Ihr Hausarzt einen pflanzlichen Hustensaft verschreibt, ist das genauso Phytotherapie wie eine Behandlung mit traditionellen chinesischen Heilkräutern. Sie sehen, unter dem Begriff *Phytotherapie* werden ganz unterschiedliche Behandlungssysteme zusammengefasst, denen nur eines gemein ist: Es werden pflanzliche Stoffe zur Therapie eingesetzt. Die zugrunde liegenden Philosophien und Denkweisen sind aber völlig unterschiedlich. Auf spezielle Pflanzen zur Behandlung einzugehen, würde daher völlig den Rahmen dieses Buches sprengen. Es gibt zu viele verschiedene Ansätze, Ihre Rückenbeschwerden zu heilen und Ihre Gesundheit zu stärken.

Ein Therapeut der traditionellen chinesischen Medizin würde Sie beispielsweise mit chinesischer Kräutermedizin und Akupunktur behandeln und Ihnen dazu spezielle Übungen verordnen. Ein Ayurveda-Therapeut beschäftigt sich gleichermaßen mit der Seele, dem Köper und dem Geist. Er arbeitet mit Kräutern, Diät, Übungen, Meditation, Massage und Atemtechniken. Die in der westlichen Welt übliche Phytotherapie folgt dem pharmazeutischen Weg: Eine Pflanze wird aufgrund eines oder mehrerer Wirkstoffe eingesetzt, um einen bestimmten chemischen Effekt im Körper auszulösen. Wegen der Komplexität dieses Themas wollen wir uns nur mit der folgenden Frage beschäftigen: Welche Fragen sollten Sie stellten, damit Sie eine sichere und wirkungsvolle Phytotherapie erhalten können?

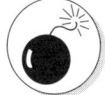

Setzen Sie nicht *natürlich* mit *sicher* gleich! Nicht alle phytotherapeutischen Medikamente werden von der Zulassungsstelle für Medikamente gleichermaßen überprüft. Viele Menschen halten Heilpflanzen generell für harmlos. Das ist nicht richtig! Nicht nur die Wirkungen und Nebenwirkungen von Phytotherapeutika können problematisch sein. Einige sind auch noch zusätzlich mit Giften und Spritzmitteln belastet.

Damit Ihre Phytotherapie auch wirklich gesund ist, beachten Sie die folgenden Punkte:

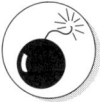

- ✔ **Wechselwirkungen:** Nehmen Sie Phytotherapeutika nur nach Absprache mit Ihrem Arzt. Das ist besonders wichtig, wenn Sie noch andere Medikamente einnehmen. Phytotherapeutika sind Medikamente und können gefährliche Wechselwirkungen mit anderen Medikamenten haben.

✔ **Konzentration:** Die Konzentration des Wirkstoffs kann von Charge zu Charge eines Präparats schwanken, es sei denn, das Medikament ist *standardisiert*. Das bedeutet, dass jede Tablette, Kapsel oder jeder Tropfen die gleiche Wirkstoffmenge enthält.

✔ **Dosierung:** Präparate unterschiedlicher Firmen können sich in ihren Konzentrationen stark unterscheiden. Einige Produkte enthalten sehr wenig Wirkstoff, andere sehr viel. Beginnen Sie mit einer niedrigen Dosierung, um Nebenwirkungen zu vermeiden.

✔ **Darreichungsform:** Viele Wirkstoffe gibt es in unterschiedlichen *Darreichungsformen*, das heißt als Kapseln, Saft, Tabletten oder Tee. Wählen Sie eine Darreichungsform, bei der Ihr Körper den Wirkstoff auch gut aufnehmen kann.

✔ **Kontamination:** Bei einigen Phytotherapeutika wurden Verunreinigungen mit Arsen, Quecksilber, Blei und anderen Giften festgestellt. Achten Sie darauf, Phytotherapeutika eines Importeurs oder Herstellers anzuwenden, der regelmäßige Qualitätskontrollen durchführt.

✔ **Andere Inhaltsstoffe:** Einige Phytotherapeutika enthalten Inhaltsstoffe, die möglicherweise nicht aufgelistet sind. Informieren Sie sich, ob Inhaltsstoffe enthalten sein können, die Nebenwirkungen oder Wechselwirkungen verursachen können. Auch Stabilisatoren können darunter fallen.

✔ **Anbau:** Versuchen Sie herauszufinden, woher Ihr Phytotherapeutikum stammt. Viele Pflanzen aus dem gewerblichen Anbau in Südamerika oder Asien sind mit Pestiziden oder Insektiziden verunreinigt.

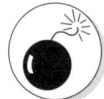

Verlassen Sie sich nicht allein auf die Aussagen eines Drogeriemitarbeiters. Erkundigen Sie sich bei Ihrem Therapeuten oder in einer spezialisierten Apotheke, wie Sie »sichere« Phytotherapeutika beziehen können. Wenn Sie schwanger sind oder stillen, sollten Sie Phytotherapeutika nur nach Absprache mit Ihrem Hausarzt oder der Hebamme einnehmen.

Magnetfeldtherapie

Schon seit dem 17. Jahrhundert gibt es Vermutungen darüber, dass »Magnetismus« – heute sprechen wir von magnetischen Feldern – heilend wirken könnten. Bis jetzt gab es aber keine wissenschaftlichen Beweise für diese Vermutung. Dennoch schwören viele Sportler, besonders Golfspieler, auf die heilende Wirkung von Magneten bei Verletzungen und Schmerzen. Überall begegnet uns Werbung für Magnete, magnetische Rückenstützen, biomagnetische Armreifen oder Magnetbetten.

Was ist Magnetfeldtherapie?

Die *Magnetfeldtherapie* ist nicht wirklich ein komplementärmedizinisches Therapieverfahren. Wie der Name schon sagt, wird hierbei der Körper oder ein erkrankter Teil des Körpers einem Magnetfeld ausgesetzt. Das Spektrum reicht vom Tragen magnetischer Bänder über das Auflegen einzelner, kleiner Magnete auf die Haut bis hin zur »klinischen« Anwendung, wobei der

Patient in einen Ring gelegt wird, in dem mit einem Gerät ein magnetisches Feld mit einer großen Feldstärke erzeugt wird. In diesem Abschnitt beziehen wir uns auf die kleinen Magneten, die Sie kaufen können und die eine messbare Feldstärke besitzen.

Auch in der Schulmedizin gibt es Gebiete, in denen Magnete und Elektrizität eingesetzt werden. Ein Beispiel ist die Magnetresonanztomographie (MRT). Bei diesem bildgebenden Verfahren wird ein starkes Magnetfeld erzeugt, um Bilder von Weichteilgewebe zu produzieren, die genauer als Röntgenaufnahmen sind. Auch bei Knochenbrüchen werden Magnetfelder eingesetzt, um die Heilung anzuregen. Abgesehen von diesen Anwendungen sind die meisten Schulmediziner gegenüber der Magnetfeldtherapie äußerst skeptisch.

Werden Rückenschmerzen mit Magnetfeldtherapie behandelt, müssen im Bereich des Rückens an verschiedenen Stellen Magneten positioniert werden. Abhängig von den individuellen Gegebenheiten werden die Magneten einzeln oder in Blöcken auf die schmerzenden Stellen oder auf Akupressurpunkte gelegt. Sowohl die Stärke der Magneten als auch die Behandlungsdauer kann variieren.

Was ist das Prinzip der Magnetfeldtherapie?

Jeder Magnet hat zwei Pole: Einen positiven Pol und einen negativen Pol. Fachleute sprechen dem negativen Pol beruhigende und normalisierende Einflüsse auf die Körperfunktionen zu. Im Gegensatz dazu hat der positive Pol anregende Effekte und kann bei längerer Anwendung auch ungesund wirken.

Die Stärke eines Magnets wird in *Gauss* oder *Tesla* gemessen (1 Tesla entspricht 10.000 Gauss). Jeder Magnet verlässt den Herstellungsprozess mit einer bestimmten Stärkeangabe in Gauss. Dabei kann die Stärke des Magnets an der Oberfläche der Haut weit unter diesem angegebenen Wert liegen. Zum Beispiel gibt ein 4.000-Gauss-Magnet nur 1.200 Gauss an den Patienten ab. Magnete, die die Haut nicht direkt berühren, weil sie in die Matratze oder das Kissen eingearbeitet sind, wirken noch schwächer. Mit dem Abstand zum Magneten nimmt die Feldstärke exponentiell ab.

Wie beeinflusst das Magnetfeld den Körper?

Die medizinischen Wirkungen des Magnetfeldes sind nicht bekannt, aber folgende Wirkungen werden angenommen:

- ✔ **Durchblutung:** Einige Experten sind der Meinung, dass Magneten die Durchblutung eines schmerzhaften Gebiets verbessern können. So wird mehr Sauerstoff in das erkrankte Gebiet geleitet, Entzündungsstoffe werden abtransportiert und die Schmerzen lassen nach.
- ✔ **Schmerzwahrnehmung:** Es wird immer wieder berichtet, dass Magnetfelder die Schmerzwahrnehmung in einem erkrankten Körperteil verändern. Es scheint zu einem Nachlassen der Schmerzen zu kommen. Wie das geschieht, ist allerdings unbekannt. Vielleicht unterbricht das Magnetfeld die Schmerzweiterleitung zum Gehirn, erhöht die Freisetzung von

Endorphinen (was noch nie überzeugend belegt wurde) oder ein anderer, bisher noch unbekannter Prozess findet statt.

Ist die Magnetfeldtherapie sicher?

Obwohl es noch keinen wissenschaftlichen Nachweis der Wirksamkeit der Magnetfeldtherapie gibt, ist sie doch populär. Neben größeren Geräten in spezialisierten Praxen werden insbesondere Gürtel oder Bandagen mit eingearbeiteten Magneten eingesetzt. Es gibt auch Matratzenauflagen mit eingearbeiteten Magneten.

Gürtel, Kissen oder Matratzenauflagen sind zwar frei verkäuflich und weder apotheken- noch verschreibungspflichtig. Trotzdem sollten sie nach Expertenmeinung nur unter der Anleitung eines erfahrenen Therapeuten eingesetzt werden. Bisher wurden keine ernsthaften Nebenwirkungen beschrieben, halten Sie aber ein paar Sicherheitsregeln ein:

- ✔ Sprechen Sie jede Art von Behandlung, auch die Magnetfeldtherapie, mit Ihrem Arzt ab. Wenn Sie einen Herzschrittmacher oder andere implantierte elektronische Hilfsmittel tragen, müssen Sie immer bereits vor der ersten Anwendung mit Ihrem Arzt sprechen. Legen Sie niemals einen Magneten direkt auf Ihren Herzschrittmacher.
- ✔ Verwenden Sie in der Schwangerschaft keine Magneten an Ihrem Bauch.
- ✔ Bleiben Sie nicht länger als acht bis zehn Stunden in einem Bett mit eingelagerten Magneten (Matratzenauflage, Bettdecke oder Kissen).

Wie wirkungsvoll ist eine Magnetfeldtherapie bei Rückenbeschwerden?

Die Magnetfeldtherapie hat keine oder nur geringe Nebenwirkungen und ist preisgünstig – was den Kauf handelsüblicher Magneten betrifft. Sie hat leider aber auch keine oder nur geringe Wirkungen. Daher geben wir uns hier etwas weniger tolerant und raten ausdrücklich vom Kauf teurer Matratzen, Bänder und Bandagen ab. Auch die Anschaffung noch teurerer elektrischer/ elektronischer Apparaturen mit teils gigantischen (theoretischen) Feldstärken ist nicht zu empfehlen. Noch herrscht viel zu viel Spekulation über mögliche Wirkmechanismen bei absolut unzureichender Datenlage über die klinische Anwendung der Magnetfeldtherapie. Die teils grotesk pseudowissenschaftliche Verkaufsmasche einiger Hersteller diskreditiert darüber hinaus diese Verfahren als komplementäre Therapien.

Sollte trotz dieser deutlichen Stellungnahme dennoch Ihre Neugier (oder Verzweiflung?) obsiegen, empfehlen wir wie bei allen anderen Therapieverfahren auch, Ihren Arzt zumindest darüber zu informieren.

Physiotherapie

Berührung wird seit Jahrhunderten als Mittel zur Behandlung von Krankheiten und zur Minderung von Spannungen eingesetzt, genauso genommen entstammt der Ausdruck »Behandlung« diesen ersten prämedizinischen Bemühungen. Physiotherapie arbeitet mit Massage, Bewegung und Energiebalance. Sie wird zur Schmerzreduktion, Muskelheilung, Stimulation der Durchblutung, des Lymphabflusses und der Tiefenentspannung eingesetzt. Viele Patienten suchen vor allem in den »neuen Körpertherapien« Erleichterung von starken Rückenschmerzen, die meisten werden jedoch immer noch nahezu »reflexhaft« von Ihren Hausärzten zur Krankengymnastik geschickt, in der Regel ausgestattet mit einem Rezept über »6 x Krankengymnastik und Massage«. Es gibt viele verschiedene Formen der Physiotherapie, wir können in diesem Rahmen nur die geläufigsten vorstellen.

In diesem Abschnitt geht es nur um *professionelle* Physiotherapie und Massagetechniken. Es wird Ihnen nicht erklärt, wie Sie massieren sollen. Dieser Abschnitt kann Ihnen helfen, die für Sie passende Art von Physiotherapie zu finden, die bei Ihren Beschwerden wirksam ist.

Physiotherapie kann folgende Aspekte umfassen:

- **Druck oder tiefgehende Einreibungen**, um Muskeln, Bindegewebe und andere Gewebe zu beeinflussen
- **Bewusstmachen des Körpers und Anleitung** zu einer guten Haltung und richtigen Bewegung, um den Körper zu unterstützen
- **Atmung und emotionaler Ausdruck**, um Spannungen abzubauen und körperliche Funktionen zu verbessern

Die Physiotherapie bei Rückenschmerzen kann ganz unterschiedliche Ansätze nutzen, die einzelnen Behandlungen können unterschiedlich lang dauern, in unterschiedlichen Abständen wiederholt werden und auch der Preis für eine einzelne Behandlung kann sehr unterschiedlich sein. Für die Auswahl eines Therapeuten können Sie die Liste benutzen, die wir an Anfang dieses Kapitels erstellt haben. Wie bei den anderen komplementärmedizinischen Therapieverfahren empfehlen wir auch bei der Körpertherapie die Absprache mit Ihrem behandelnden Arzt.

Pilates

Wenn Sie das nächste Mal beim Griechen essen gehen, sollten Sie auch einmal Pilates bestellen, sie sind einfach köstlich. Nein, das war nur einer unserer Scherze! Ehrlich gesagt ist Pilates ein System von Übungen, die vor gut einem Jahrhundert von einem Mann namens Joseph Pilates entwickelt wurden. Nach schweren Erkrankungen in seiner Kindheit beschäftigte sich Joseph Pilates mit westlichen und östlichen Heilmethoden. Außerdem entwickelte er verschiedene Geräte, die seine eigene Rehabilitation unterstützten.

Die *Pilates-Methode* (oder nur *Pilates*, wie Insider sagen) legt Wert auf die aufrechte, gerade Haltung des Körpers, die Vermeidung von Verletzungen, die richtige Atmung und die Stärkung und Dehnung der Muskulatur. Ursprünglich nur bei professionellen Tänzern bekannt, gibt es heute überall Pilates-Kurse für Menschen jeden Alters, mit unterschiedlicher Kondition und auch für Rückenpatienten.

Hier wird mehr Wert auf die Streckung der Muskulatur als auf den Aufbau von Muskelmasse gelegt, Sie werden also nicht hinterher wie ein Bodybuilder aussehen. Ihr Bauch und Ihr Rücken sollen sich zur festen Stütze Ihres gesamten Körpers entwickeln. Pilates verbessert die Haltung, das Körpergleichgewicht und die Stabilität der Wirbelsäule. Anschließend kann immer noch – sofern nötig – am Muskelaufbau gearbeitet werden.

Neben speziellen Bodenübungen werden bei Pilates verschiedene Widerstandsgeräte mit Federn und Seilzügen eingesetzt. In unterschiedlichen Körperhaltungen werden mit den Armen und Beinen Druck- und Zugbewegungen ausgeführt. Die Muskulatur des Bauches wird besonders gefordert. Atmung, Bewegung und Entspannung geschehen rhythmisch.

Die Pilates-Methode schwappte quasi als eine »Modeerscheinung« aus den USA nach Deutschland herüber. In zahllosen Büchern gemäß dem Strickmuster »Pilates gegen alles« wurde diese Methode leider ziemlich banalisiert. Darüber hinaus ist sie in Deutschland nicht von den gesetzlichen Krankenkassen anerkannt und dadurch leider in das semiprofessionelle Spektrum abgeglitten. Sie sollten daher nur an Pilates-Kursen mit professionellen Fachkräften teilnehmen. Machen Sie sich klar, dass es sich hierbei vor allem um ein »Körperhaltungstraining« handelt und weniger um eine funktionelle Gymnastik. Bevor Sie sich also im nächsten Fitnessstudio anmelden, schauen Sie sich den Trainer an und vergewissern Sie sich, dass er vor einem fundierten professionellen Hintergrund arbeitet.

Therapeutische Massage

Massage ist eine sehr häufig eingesetzte Therapieform bei Beschwerden des Bewegungsapparats, insbesondere zur Schmerzbekämpfung. Die Forschung zeigt, dass Massage verschiedene positive Effekte bei Rückenschmerzen haben kann:

- ✔ Entspannung der Muskulatur und Beruhigung des Nervensystems
- ✔ Reduzierung von Narbengewebe und Verminderung von Fibrosen und Verklebungen nach Verletzungen
- ✔ Verminderte Schwellung
- ✔ Verbesserte Durchblutung in der Muskulatur

Therapeutische Massagen mindern die Muskelanspannung und fördern die Entspannung. Die Muskelspannung (durch Aktivität, Verletzungen oder Stress) kann zu Ermüdung der Muskulatur und Schmerzen im Bereich der Nerven führen. Anhaltende *Muskelkontraktionen* (Muskelanspannung) führen zu einer Ansammlung von Stoffwechselschlacken im Muskel und dem umliegenden Gewebe. Je länger der Muskel angespannt bleibt, umso mehr Stoffwechselschlacken sammeln sich an und übersäuern den Muskel. Das alles führt zu Schmerzen. Durch die therapeutische Massage wird nicht nur die Entspannung erleichtert. Auch der Abtransport der Stoffwechselschlacken über Blut und Lymphe wird unterstützt.

Die Alexander-Technik

Anfang des 20. Jahrhunderts stellte Frederick Matthias Alexander den Einfluss fehlerhafter Haltung (Sitzen, Stehen und Bewegen) auf das emotionale und körperliche Wohlbefinden fest. Er entwickelte eine Methode, bei der eine natürliche Haltung und natürliche Bewegungsabläufe mittels gezielter Berührungen, bestimmter Bewegungsübungen und Training des Bewusstseins vermittelt werden sollen. Dabei wird insbesondere an der Haltung des Kopfes, Halses und Rückens gearbeitet.

Die Feldenkrais-Methode

Moshe Feldenkrais war ein Physiker, der unter einer schweren Sportverletzung litt. Da er sich nicht operieren lassen wollte, suchte er nach einer anderen Therapiemethode. Er studierte das Nervensystem und die Bewegungsabläufe der Menschen. So entwickelte er ein eigenes Behandlungsprogramm, in das er sein Wissen von Kampfsportarten, Physiologie, Anatomie, Psychologie und Neurologie einfließen ließ. Er konnte sein eigenes Gebrechen so weit lindern, dass er wieder schmerzfrei laufen konnte.

Die Feldenkrais-Methode konzentriert sich auf die Stärkung der Selbstwahrnehmung, versucht, negative Bewegungsmuster umzuwandeln und eine gesunde Atmung einzuüben. Kleinste Bewegungen sollen die Körperwahrnehmung verbessern und der Patient soll letztendlich seine eingeschränkten Bewegungsmuster zugunsten individueller, optimaler Bewegungsmuster aufgeben. Auch durch Berührungen des Trainers werden Bewegungsmuster bewusst gemacht und verändert.

Rolfing

Ida Rolf war eine Biochemikerin. Sie kam das erste Mal mit Physiotherapie in Berührung, als sie wegen einer Atemwegserkrankung erfolgreich von einem Osteopathen behandelt wurde. Als ein Ergebnis ihrer Behandlung formulierte sie einen Grundsatz: Die Struktur des Körpers beeinflusst alle physischen und psychischen Prozesse. Dr. Rolf beschäftigte sich außerdem intensiv mit Yoga. 1970 gründete sie das Rolf-Institut.

Rolfing beruht auf der Vorstellung, dass die richtige Haltung des Körpers die Grundlage für alle Tätigkeiten des Menschen ist. Dr. Rolf glaubte, dass ein Körper ohne die richtige Haltung unter Muskelverkrampfung und Stress leidet. Wird die ungesunde Haltung über Monate oder Jahre nicht korrigiert, kompensieren die Gewebe die Fehlhaltung. Jede Bewegung wird anstrengend und der Geist kann nicht mehr klar arbeiten, negative Gefühle entstehen.

Bei einer Rolfing-Behandlung wird der Patient wieder in die Balance gebracht. Die *Faszien* werden massiert und gestreckt. Faszien sind dünne, elastische Häute, die jeden Muskel, Knochen, jedes Blutgefäß, die Nerven und Organe umfassen. Mit den Knöcheln, Fingern und Ellbogen übt der Therapeut Druck auf die Faszien aus. Die Behandlung kann leichte bis mittlere Schmerzen verursachen. Neben der körperlichen Behandlung werden die richtigen Bewegungsabläufe eingeübt.

Rolfing (und viele andere körpertherapeutische Behandlungsmethoden) beruht auf ähnlichen Grundsätzen wie die Arbeit von Wilhelm Reich. Reich war Psychoanalytiker und ein Freund von Sigmund Freud. Er war einer der ersten, der einen Zusammenhang zwischen der Körperhaltung, dem Verhalten und den eigenen Gefühlen und Emotionen herstellte. Er entwickelte ein körpertherapeutisches Behandlungsverfahren mit bestimmten Atemübungen, mit dem er verschüttete Gefühle wieder an die Oberfläche bringen wollte. Er hatte den Eindruck, dass es mit Körpertherapie möglich wäre, chronische körperliche Anspannungen zu vermindern und verschüttete Erinnerungen und Gefühle in das Bewusstsein zu holen. Viele Körper- und Psychotherapeuten arbeiten mit diesem Ansatz und behandeln so psychische und körperliche Probleme zusammen.

Brügger-Therapie

Neben den bislang aufgeführten, meist von den gesetzlichen Krankenversicherungen nicht anerkannten, physiotherapeutischen Verfahren gibt es natürlich auch noch die »Klassiker« der traditionellen Krankengymnastik. Je nach Ausbildung der Krankengymnasten wird hier Neues und Altes vermengt, es werden Massagetechniken mit Bewegungstherapien und Dehnübungen sowie Muskelaufbau und Haltungsschulung teils wild durcheinander kombiniert. Krankengymnasten werden inzwischen auch in Deutschland Physiotherapeuten genannt. Das ist ein staatlich anerkannter Heilberuf mit entsprechender Ausbildung und dazugehöriger Prüfung. Sofern Physiotherapeuten mit den Krankenkassen abrechnen wollen, sind sie gehalten, ausschließlich auf ärztliche Anweisung (Verordnung) tätig zu werden.

Leider haben Ärzte in der Regel keine Ausbildung in »Krankengymnastik« beziehungsweise Physiotherapie und haben daher selten eine Vorstellung von dem, was sich aus der von ihnen verordneten Krankengymnastik für die Betroffenen ergibt. Da sie den Physiotherapeuten keine klaren Anweisungen geben, können sie die Durchführung ihrer Verordnung auch nicht kontrollieren.

Dabei ist es eigentlich ganz einfach. Das, was sich unter der Bezeichnung »Krankengymnastik« in den letzten 50 Jahren entwickelt hat, ist aus klar strukturierten Methoden hervorgegangen, so wie es bei Pilates oder Feldenkrais auch der Fall ist. Und diese klar strukturierten Methoden lassen sich auch immer noch bei entsprechend geschulten Physiotherapeuten abrufen. Die in der Behandlung von Rückenschmerzen bewährteste Therapie ist die so genannte Brügger-Therapie.

Dr. Brügger war ein Schweizer Neurologe, der sich Mitte der 50er Jahre des 20. Jahrhunderts intensiv mit Krankheiten des Bewegungsapparats und des Nervensystems befasste. Aus der klinischen Beobachtung heraus, dass es Verschleiß im menschlichen Körper ohne Schmerzen, aber auch Schmerzen ohne nachweisbaren Verschleiß von Gelenken und der Wirbelsäule gibt, formulierte er sein Verständnis von Krankheit und Schmerz im Bewegungsapparat. Brügger wird häufig als Vorreiter einer ganzheitlichen Medizin angesehen, weil er gleichermaßen psychologische, soziale und klimatische Faktoren als wichtig für seine Theorie und Therapie befand und Orthopädie und Neurologie in seinem Forschungsansatz verband. Vor allem führte er den Begriff »Funktionskrankheiten« ein, unter dem er schmerzhafte Erkrankungen des Bewegungsapparats versteht, bei denen die krankhaften funktionellen Veränderungen für das

9 ➤ Wissen aus dem alten Asien und neue Ideen

Krankheitsverständnis wichtiger sind als die in der klassischen Orthopädie stets überbewerteten Schäden am Gewebe (Verschleiß), die dazu führen, dass Schmerzen am Bewegungsapparat und der Wirbelsäule meist auf »degenerative Schäden« zurückgeführt werden und daher auch Medikamente und Operationen die Therapien der ersten Wahl sein sollen.

Brügger hingegen ging von folgenden allgemeinen biologischen Prinzipien aus:

✔ Die Funktion formt das Organ.

✔ Der Organismus braucht angemessene Reize, um sich zu entwickeln. Unpassende, zu starke oder zu schwache Reize schädigen das Gewebe.

Die normalen Bewegungsmuster, die für die notwendigen Reize zum Erhalt und zur Erneuerung des Organismus sorgen, werden bei drohender oder bereits bestehender Schädigung verändert. Das Gehirn entwickelt Bewegungs-»Schonprogramme«, um das bedrohte Gewebe zu schützen. Bewegungen, die nicht in das Schonprogramm passen, werden vom Nervensystem mit dem Signal Schmerz belegt. Das führt zu funktionellen Veränderungen, ohne dass bereits eine Gewebsschädigung eingetreten sein muss. Es gibt aber keine strukturellen Gewebsschäden ohne funktionelle Veränderungen. Für die Therapie folgt daraus, dass in erster Linie die Funktion verbessert werden muss, um angemessene Reize für den Wiederaufbau des Gewebes auszulösen. Des Weiteren setzt die Therapie nach Brügger nicht am Schmerz, sondern an den schmerzauslösenden Faktoren an.

In der modernen deutschen Schmerztherapie ist die Brügge-Methode zum Goldstandard bei Kreuzschmerzen, Nacken-, Schulter- und Armschmerzen, in die Beine ausstrahlenden Schmerzen (Ischialgie) und Abnutzungserscheinungen an den Gelenken (Arthrosen) geworden. Als hauptverantwortlichen schmerzauslösenden Faktor sah Brügger die durch unsere Lebens- und Arbeitsumstände erzwungene gebeugte Körperhaltung an, die Lösung der Probleme demzufolge in einer ausgleichenden »aufrichtenden« Therapie.

Im Gegensatz zur zivilisatorisch gebeugten Körperhaltung werden bei der natürlichen aufrechten Körperhaltung die Aufbauelemente (Knochen, Gelenke, Band- und Kapselapparat, Muskelsystem) optimal, das heißt mit dem kleinsten Aufwand, beansprucht. Bei der gebeugten Körperhaltung kommt es dagegen zur kompensatorischen vermehrten Anspannung jener Muskeln, die in die aufrechte Körperhaltung drängen. Das Abweichen von dieser Position verstärkt reflektorische Verspannungen und lässt die Muskeln, die an diesen Bewegungen und Körperhaltungen beteiligt sind, schmerzen. Eine erfolgreiche Therapie beinhaltet:

✔ Erlernen aufrechter Körperhaltung während der Arbeit im Alltag

✔ Korrektur der Statik des gesamten Körpers

✔ Lösen der infolge länger anhaltender konzentrischer Muskelkontraktion entstandenen Muskelverkürzungen

In der Regel werden die Patienten nach der Untersuchung und der Diagnose durch den Arzt zur Physiotherapie an einen speziell ausgebildeten Brügger-Therapeuten überwiesen. Dieser erstellt seinerseits nach Anamnese und Inspektion einen Funktionsbefund, in dem Fehlfunktionen und Mängel in der Streckfähigkeit einzelner Körperabschnitte erhoben werden. Es folgt eine Arbeitshypothese mit den notwendigen therapeutischen Maßnahmen, die fortlaufend in der Therapie auf ihre Angemessenheit überprüft werden. Bei größeren Schmerzen und stärkeren Beeinträchtigungen ist die Therapie eher passiv, sie wird umso aktiver und alltagsnäher, je mehr Störfaktoren aufgelöst worden sind. Zu den passiven Maßnahmen gehören das Abtupfen mit heißen Handtüchern zum Abtransport der Mini-Ödeme, Dehnlagerungen etc. Aktive Übungen sind das Training von Alltagsaktivitäten und eine Ausgleichsgymnastik. Kernstück der Therapie sind aber bestimmte Übungen mit und ohne Therapeut und Thera-Band, in denen das Nervensystem in seinen Bewegungsmustern quasi »umprogrammiert« wird. Die Muskulatur soll ihre natürliche Fähigkeit zurückgewinnen, sich zusammenzuziehen und nachzugeben. Ziel der Therapie ist der Abbau von Störfaktoren, um die aufrechte Haltung des Menschen und die ungehinderte Entfaltung des Organismus frei von Schmerz zu ermöglichen.

Klingt doch verlockend, nicht wahr? Wir jedenfalls empfehlen diese Methode bereits sehr frühzeitig, wenn erste, noch klar bewegungsabhängige Schmerzen auftreten. Sollte Ihr Arzt noch nie etwas von Brügger gehört haben, ist es an der Zeit für ihn, sich darüber zu informieren. Wenn er Ihnen die obligate Verordnung ausstellt, dann achten Sie darauf, dass er Ihnen explizit »x mal KG nach Brügger« verordnet, damit der Physiotherapeut auch weiß, was verlangt wird.

Fragen Sie auch in Ihrer Physiotherapie-Praxis gezielt nach einem ausgebildeten Brügger-Therapeuten. Sehr häufig bekommen Patienten in Praxen etwa Folgendes zu hören: »Ja, Brügger machen wir hier auch, aber wir haben hier eine eigene, viel bessere Methodik entwickelt, die sich aus bla, bla, bla zusammensetzt!« In einer solchen Einrichtung sind Sie falsch. Hier werden Sie möglicherweise auch gut behandelt, aber nicht mit dem, was wir gerade aufgezeigt haben. Ein Brügger-Therapeut wird sich nicht verlegen auf die Schuhspitzen schauen, sondern offensiv und mit hoher Motivation an den ihm erteilten Auftrag machen.

Chiropraktik für Ihren Rücken

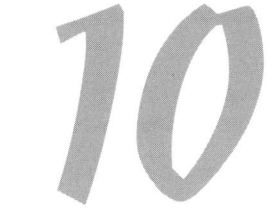

In diesem Kapitel

▶ Der Therapieansatz der Manuellen Medizin

▶ Der sinnvolle Einsatz von Manueller Medizin als Therapie

▶ Die Diagnose- und Therapiemethoden der Manuellen Medizin

▶ Mögliche Nebenwirkungen der Manuellen Medizin

▶ Das Ende einer manuell-medizinischen Behandlung

Sie kennen sicher den Small-Talk-Grundsatz, bei einer Party nie über Politik oder Religion zu sprechen. Auch die Chiropraktiker standen lange auf dieser Liste. Manche Leute schwören auf Chiropraktik und lassen sich lieber von einem Chiropraktiker als von einem Orthopäden behandeln. Andere fragen sich, ob »Chiropraktiker« überhaupt eine medizinische Berufsbezeichnung ist. Viele erzählen von tollen Heilerfolgen nach einer chiropraktischen Behandlung. Anderen wird schon allein bei der Vorstellung schlecht, jemand zerrt an ihren Gelenken herum.

In Deutschland gibt es die Zusatzbezeichnung Chirotherapie für Ärzte seit 1976; es gibt auch noch einige Krankengymnasten, die diese Therapieform anbieten. Aber hauptsächlich ist diese Methode in Deutschland (anders als zum Beispiel in den USA) in den ärztlichen Bereich überführt worden. *Chirotherapie* bedeutet Therapie mit den Händen, das Wort ist gleichbedeutend mit dem Ausdruck *Manuelle Therapie*.

In den USA haben etwa 40 Prozent der Rückenschmerzpatienten nach einer chiropraktischen Behandlung weniger Schmerzen. 25 Prozent der Patienten waren erfolglos von einem konventionellen Arzt vorbehandelt worden. Wenn Sie noch nie wegen Rücken- oder Nackenproblemen bei einem Chiropraktiker waren, interessiert es Sie sicher, mehr darüber zu erfahren. Dr. John J. Triano vom Texas Back Institute war so freundlich, einige Richtlinien für uns zu erarbeiten, wann Chiropraktik als Therapie für Sie in Frage kommt, wann sie sicher nicht in Frage kommt und wie Sie einen qualifizierten Manualtherapeuten finden können.

In mehr als 70 Ländern dieser Welt wird die Chirotherapie als Behandlungsmethode offiziell anerkannt. Aufgrund dieser großen Zahl gibt es Diskussionen darüber, ob es sich eigentlich um eine komplementäre oder eine schulmedizinische Behandlungsmethode handelt. Viele Konflikte zwischen Schulmedizinern und Chiropraktikern wurden im Laufe der Jahrzehnte gelöst. Im Jahr 1975 wurde begonnen, die Wirksamkeit der Chiropraxis wissenschaftlich zu untersuchen und mittlerweile besteht kein Zweifel mehr an ihr. In den letzten 25 Jahren wurden Qualitätsrichtlinien für die Ausbildung und die Behandlung entwickelt. Weltweit gibt es immer mehr Versicherungsgesellschaften und medizinische Einrichtungen, die die Chiropraktik im Behandlungsrepertoire akzeptieren.

In diesem Kapitel wollen wir uns mit der Chiropraktik als einer möglichen Behandlungsmethode bei akuten Rückenschmerzen beschäftigen.

Was Chiropraktiker über Rückenschmerzen sagen

Der Grundsatz der Chiropraktik ist, dass Ihr Körper über die notwendigen Selbstheilungskräfte verfügt. Der Chiropraktiker hilft Ihnen nur, diese Selbstheilungskräfte zu aktivieren. Diese Einstellung ist wirklich nicht die schlechteste!

In der Chirotherapie werden zwei Verfahren (die *Manipulation* und die *Mobilisation*) eingesetzt, um mechanische Verletzungen zu korrigieren oder auszugleichen.

Es gibt Fälle, in denen die Veränderungen oder Verletzungen einfach zu tiefgreifend sind, als dass eine Chirotherapie allein ausreichen würde. Sie benötigen vielleicht die zusätzliche Behandlung eines Internisten oder Chirurgen. Jede Therapieform für sich kann möglicherweise nicht ausreichen, um bestimmte Erkrankungen zu heilen.

Genau wie Schulmediziner halten auch ärztliche wie nicht-ärztliche Chiropraktiker Verletzungen der Wirbelsäule oder der benachbarten Muskeln für die Ursache von Rückenbeschwerden. Und das wissen Chiropraktiker bereits seit dem späten 19. Jahrhundert! In Deutschland wurden sie damals im Volksmund »Knochenbrecher« genannt und wirkten überwiegend in ländlichen Gebieten, wo es zum einen zu wenig Ärzte gab und es sich zum anderen die Landbevölkerung auch nur in absoluten Notfällen leisten konnte, »den Arzt zu rufen«. Der Knochenbrecher ist jedenfalls Vergangenheit, heute »geht man zum Einrenken«.

Verletzungen können aufgrund eines einzelnen Ereignisses entstehen (etwa eines Autounfalls) oder aber durch eine schlechte Haltung über einen längeren Zeitraum. Die Verletzung hat eine Reihe von Auswirkungen, die zu Ihren Beschwerden führt. Das können beispielsweise Schmerzen und Verspannungen im Bereich der verletzten Stelle sein, aber auch Symptome im Bereich der Arme oder Beine, die von der Verletzung gar nicht direkt betroffen sind.

Ebenso wie Schulmediziner beziehen auch ärztliche wie nicht-ärztliche Chiropraktiker in unterschiedlichem Maße psychische oder emotionale Probleme in ihre Behandlung mit ein. Einige betrachten Ihren verletzten Körper isoliert von Ihrer Persönlichkeit, andere beschäftigen sich viel mit dem gegenseitigen Einfluss von Körper und Geist.

Es ist beruhigend zu wissen, dass die meisten akuten Rücken- oder Nackenschmerzen auch ohne Behandlung abheilen, aber: Mit Behandlung geht es meist schneller!

Wann Manuelle Therapie die richtige Therapieform ist

Normalerweise sind ein bis zwei Tage Bettruhe und vielleicht ein einfaches Schmerzmittel ausreichend, um mit akuten Rückenschmerzen fertig zu werden. Wenn Sie weiter gar nichts tun, nur versuchen, Ihren Alltag so gut es geht, trotz akuter Rückenschmerzen zu meistern, wird es Ihnen wahrscheinlich schon nach einigen Tagen besser gehen. Wenn die Schmerzen aber nicht aufhören wollen, stärker werden oder Sie nicht die Möglichkeit haben, sich zu schonen, sind Sie ein typischer Fall für den Chiropraktiker. Eine gute chiropraktische Behandlung kann Ihre Wiederherstellung beschleunigen und spart Ihnen eine Menge Zeit, die Sie statt mit Schmerzen sinnvoller verbringen können.

Die Sprache der Chiropraktiker

Wie alle anderen Profis haben auch Chiropraktiker eine »eigene Sprache«. Dank des folgenden kleinen Chiropraktiker-Wörterbuches werden Sie wissen, was gemeint ist:

- ✔ **Aktive Therapie:** Es ist erforderlich, dass Sie selbst Verantwortung für Ihre Therapie übernehmen mittels gezielter Übungen, verbesserter Ergonomie Ihrer Körperhaltung und Änderungen in Ihrem Arbeitsverhalten und vor allem in der Lebensführung.

- ✔ **Diversifizierte Vorgehensweise:** Die Therapie mittels einer Reihe von Manipulationstechniken, die quasi den »Goldstandard« der Chiropraktik darstellen. Die Manipulationen werden schnell ausgeführt und lassen es »schön krachen«.

- ✔ **Ergonomie:** Wörtlich übersetzt hieße es »Funktionswissenschaft«, gemeint sind aber Anweisungen des Chiropraktikers in Richtung vernünftige Haltung und Bewegung Ihrer Wirbelsäule im Alltag und am Arbeitsplatz.

- ✔ **Erhaltungstherapie:** So wie Ihr Auto regelmäßige Inspektionen braucht, so sollen auch Sie sich – zumindest aus Sicht der Chiropraktiker – regelmäßig einer Inspektion unterziehen, damit der Chiropraktiker mittels geeigneter Manipulationen an Ihrer Wirbelsäule Rückfälle oder wiederkehrende Schmerzepisoden verhindern kann. Ob diese Form der Prävention effektiv etwas bringt, wurde unseres Wissens leider noch nie untersucht. Daher sind wir auch keine großen Fans dieses erhaltungstherapeutischen Ansatzes.

- ✔ **Manipulation:** Hierbei wird gezielt und kontrolliert mit Druck und Drehbewegungen gearbeitet, um Gelenke wieder beweglich zu machen.

- ✔ **Passive Therapie:** Ihr Therapeut behandelt Sie, ohne dass Sie etwas tun müssen – das Gegenteil von *aktiver Therapie*. Für viele Patienten ein »verführerischer Ansatz«, sich ganz in kundige Hände zu begeben, um repariert zu werden. Klappt bei chronischen Rückenschmerzen leider gar nicht und bei massiven akuten Blockierungen nur teilweise.

- ✔ **Subluxationen:** Mit diesem Ausdruck beschreiben Chiropraktiker Gelenke, die in ihrer Funktion schmerzhaft eingeschränkt und wenig beweglich sind. Subluxationen können allein oder verbunden mit anderen Symptomen auftreten. Wenig sensible Chiropraktiker sprechen auch schon mal von «verrutschten« oder »verschobenen« Wirbeln, was für die Betroffenen natürlich dramatisch klingt. Aber Wirbel verrutschen nicht, die bleiben artig da, wo sie hingehören. Da muss man auf der Hut sein, dass nicht die eigene Vorstellungskraft mit einem durchgeht.

Schaut man sich die Chiropraktik vorurteilsfrei an, sieht man, dass sie eine sichere, aber in ihrer Effektivität beschränkte Methode ist, verschiedene akute Schmerzzustände zu behandeln, beispielsweise:

- ✔ **Akute Rückenschmerzen** lassen sich meist gut mit Chiropraktik behandeln.
- ✔ **Subakut ausstrahlende oder wandernde Schmerzen im Bereich des Beines** sprechen nicht so gut auf die Methode an, aber es kann einen Versuch wert sein.
- ✔ **Chronische Rückenschmerzen** können mitunter durch Chiropraktik gelindert werden, aber eine vollständige Heilung ist auch bei häufigen Behandlungen nicht zu erwarten.

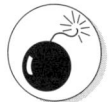

Gewebeveränderungen aufgrund einer Verletzung oder eines degenerativen Prozesses können zu stark sein, um chiropraktisch behandelt werden zu können. Wenn Ihre Beschwerden trotz Therapie nicht innerhalb einer angemessenen Zeit besser werden, sollte Ihr Chiropraktiker, sofern er nicht über eine andere Methodik verfügt, Sie zu einem anderen Facharzt (Allgemeinmediziner, Schmerztherapeut oder Orthopäde) schicken.

Bevor Sie mit der chiropraktischen Behandlung beginnen, stellen Sie Ihrem Therapeuten ein paar Fragen:

- ✔ Welches Problem wollen Sie bei mir behandeln?

   Ihr Therapeut sollte in der Lage sein, Ihnen zu sagen, welches Problem Ihre Beschwerden verursacht. Er sollte auch wissen, welche Alltagsverrichtungen Ihre Heilung eventuell hinauszögern. Er sollte Ihnen Tipps geben können, was Ihnen helfen kann.

- ✔ Wann kann ich mit einer Linderung meiner Schmerzen rechnen?

   Die meisten Patienten (etwa acht von zehn) spüren vorübergehend eine sofortige Besserung. Einige Patienten haben nach der Behandlung einen Tag lang ein »wundes« Gefühl. Hier hilft häufig eine Kälteanwendung. In den meisten Fällen sollte nach zwei Wochen, in hartnäckigeren Fällen nach vier Wochen, eine anhaltende Besserung spürbar sein.

- ✔ Welche anderen Behandlungen empfehlen Sie mir?

   Welche anderen Therapien bei Ihnen sinnvoll eingesetzt werden können, hängt von der Ursache Ihrer Beschwerden ab. Auch die Dauer der Erkrankung spielt eine Rolle. Je nachdem können Medikamente, Massagen, physikalische Therapie, Krankengymnastik oder Injektionen sinnvoll sein.

- ✔ Was haben Sie vor, wenn die Therapie nicht den gewünschten Erfolg zeigt?

   Während der ersten vier Wochen der Behandlung (falls Ihre Beschwerden überhaupt so lange anhalten) passt der Manualtherapeut die Therapie immer wieder an den Krankheitsverlauf an. Ist keine Besserung feststellbar, werden vielleicht weitere Diagnoseverfahren angewendet, um die Ursache der Beschwerden genauer erfassen zu können. Oder Ihr Chiropraktiker schickt Sie zusätzlich zu einem anderen Fachmediziner um den diagnostischen und therapeutischen Fokus zu erweitern. Die Kombination von medikamentöser Therapie und Chiropraktik ist häufig erfolgreich.

✔ Was kann ich selbst tun, um schneller wieder gesund zu werden?

Sie erleichtern sich den Alltag, wenn Sie sich klar machen, dass Rückenschmerzen zwar lästig sind, aber kein Grund, das Leben nicht zu genießen. Befolgen Sie die Ratschläge Ihres Arztes: Lassen Sie Aktivitäten weg, die Ihrem Rücken schaden, und machen Sie regelmäßig die verordneten Gymnastikübungen. Im Allgemeinen sind Rückenschwimmen, Spaziergänge und Fahrradfahren empfehlenswert.

✔ Sprechen Sie mit meinem Hausarzt über die erhobenen Befunde und die empfohlene Behandlung?

Das ist unbedingt notwendig! Kommunikation und Kooperation aller Therapeuten ist eine Grundvoraussetzung für eine rasche und anhaltende Heilung!

Was Sie erwartet – Diagnose und Therapie

Ihr erster Besuch in der Praxis dient dazu, dass Ihr Therapeut und Sie sich kennen lernen. Sie müssen vielleicht ein paar Fragebögen ausfüllen, damit Ihr Therapeut schneller zu einer Diagnose kommen kann. Der Beginn der Beschwerden und wann und in welcher Form Schmerzen auftreten, wird erfragt. Für die Untersuchung müssen Sie sich teilweise ausziehen. Einige der Instrumente des Chiropraktikers werden Sie kennen, andere sind Ihnen fremd. Sie werden benutzt, um herauszufinden, was Ihnen fehlt.

Nachdem der Therapeut eine Diagnose gestellt hat, erklärt er sie Ihnen und bespricht den Therapieplan mit Ihnen. Wenn Sie mit dem Therapieplan einverstanden sind, beginnt die Behandlung. Wenn Sie nach Hause gehen, werden Sie vielleicht Hilfsmittel wie Bandagen oder ein Korsett mitnehmen, auch Nahrungsergänzungsmittel können verordnet werden. Dazu empfiehlt Ihnen Ihr Therapeut einige Übungen, die Sie zu Hause regelmäßig machen sollen.

Diagnosemethoden

Ein Chiropraktiker wird Sie immer gründlich untersuchen, um herauszufinden, wo das Problem sitzt und wie Sie behandelt werden müssen. Sie werden gefragt, wie, wann und wo Ihre Schmerzen oder Beschwerden begannen. Danach folgt die körperliche Untersuchung. Sie müssen einige Dinge machen wie sich bücken, Beine und Arme strecken und beugen und Muskeln gegen einen Widerstand anspannen. Die Sensibilität der Haut wird getestet, ebenso die Reflexe.

Außerdem tastet der Therapeut Ihre Muskeln und Knochen am Rücken, Hals und den Gliedmaßen ab, um Verspannungen oder Lähmungen festzustellen. Mit speziellen Untersuchungen wird die Festigkeit der Bänder und die Beweglichkeit der Gelenke getestet.

Nach der Anamnese und der körperlichen Untersuchung ordnet der Chiropraktiker vielleicht noch spezielle Untersuchungen an. Er sollte Ihnen folgende Fragen dazu beantworten können:

✔ Warum ist diese Untersuchung notwendig?

✔ Welche Konsequenzen kann das Untersuchungsergebnis für die Therapie haben?

✔ Welche Risiken oder Nebenwirkungen hat diese Untersuchung?

Die speziellen Untersuchungen können sein:

✔ **Röntgenuntersuchung**, um die Knochenstruktur Ihrer Wirbelknochen zu untersuchen.

✔ **MRT-Aufnahmen**, um die Bandscheiben, Nerven und andere Weichteilgewebe zu untersuchen.

✔ **Blutuntersuchungen**, um internistische Ursachen Ihrer Beschwerden wie Entzündungen, Tumoren oder systemische Erkrankungen zu diagnostizieren.

Hin und wieder schickt der Chiropraktiker einen Patienten zu einem Spezialisten, um beispielsweise einen beschädigten Nerv genauer untersuchen zu lassen oder um eine Nervenblockade (wie beim Zahnarzt) durchführen zu lassen. Diese Verfahren werden in Kapitel 7 genauer erklärt.

Einige Chiropraktiker möchten, dass Patienten stets geröntgt werden, aber Sie sollten sich darüber im Klaren sein, dass das nicht notwendig ist. Eine Röntgenuntersuchung ist dann notwendig, wenn Sie seit einem Unfall, einem Sturz oder einem anderen Trauma unter Schmerzen leiden, wenn bei Ihnen eine Erkrankung wie eine Infektion, ein Tumor oder eine massive Degeneration vermutet wird oder wenn Ihre Schmerzen trotz Behandlung nicht weniger werden. Eine Magnetresonanztomographie (MRT) sollte gemacht werden, wenn Verdacht auf einen Bandscheibenvorfall besteht. In Kapitel 6 finden Sie viele Informationen zu den unterschiedlichen Untersuchungsverfahren.

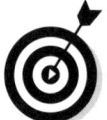

Die meisten Rückenprobleme müssen nicht mit aufwändigen technischen Geräten untersucht werden. Erkundigen Sie sich immer, welche Konsequenzen bestimmte Untersuchungen für Ihre Therapie haben.

Behandlungsmethoden

Bei Rückenproblemen wird die spinale Manipulationstherapie (SMT) von allen chiropraktischen Techniken am häufigsten angewendet. Hierbei werden kleine Kraftimpulse an blockierten Wirbelgelenken eingesetzt.

Alle Chiropraktiker lernen die verschiedenen Behandlungsmethoden während ihrer Ausbildung. Die meisten Chiropraktiker behandeln in erster Linie Gelenkserkrankungen des Rückens und der Beine und Arme. Außerdem bieten viele auch andere, komplementärmedizinische, konservative (das heißt nicht-chirurgische) Behandlungsmethoden von Rücken- oder Nackenproblemen an. Das Wissen über diese komplementärmedizinischen Therapieformen müssen sich Chiropraktiker in speziellen Kursen aneignen.

Neben Massagen oder Stretching gibt Ihnen Ihr Chiropraktiker vielleicht noch etwas »Hilfe zur Selbsthilfe«: Gymnastikübungen, Hinweise aus der Rückenschule, Nahrungsergänzungsmittel oder Tipps für den Alltag.

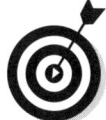

Wenn Sie gut therapiert werden, sollten Sie auch rasch die ersten Erfolge sehen. In chronischen Fällen (Beschwerden bestehen seit mehr als drei Monaten), wird es anfangs nur langsam und in kleinen Schritten besser werden. Um zu sehen, ob die Methode überhaupt Sinn macht, müssen aber die kleinen Schritte der Besserung klar erkennbar sein. Die verschiedenen Symptome können unterschiedlich lang anhalten.

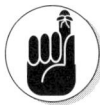

Denken Sie an die Regel »Drei Schritte vorwärts, ein Schritt zurück«. Wir sehen häufig Patienten mit Rückenschmerzen, bei denen die Heilung genau so verläuft. Vergessen Sie nicht: Wenn es erst drei Schritte vorwärts geht und dann einen zurück, haben Sie trotzdem zwei Schritte geschafft. Denken Sie an diese Regel und lassen Sie sich von Rückfällen nicht frustrieren.

Mögliche Nebenwirkungen

Jede effektive Behandlungsmöglichkeit hat auch mögliche Nebenwirkungen. Glücklicherweise ist die Chiropraktik keine gefährliche Therapiemethode und die Liste möglicher Nebenwirkungen ist recht kurz. Die häufigste Nebenwirkung (etwa 12 Prozent aller Patienten) ist ein örtlich begrenztes »Wundheitsgefühl« nach der ersten Behandlung. Andere Nebenwirkungen sind Müdigkeit oder Wärmegefühl in Armen oder Beinen. Diese Effekte halten nur kurz an und haben keine Nachwirkungen.

> ### Puristen und andere
>
> Zu Beginn des 20. Jahrhunderts fingen Chiropraktiker an, neben der Manipulation auch andere Therapieverfahren einzusetzen. Einige Chiropraktiker (die Puristen) lehnten diese »Verwässerung« der Chiropraktik ab. Heutzutage arbeiten die meisten Chiropraktiker eng mit Angehörigen anderer medizinischer Berufe zusammen beziehungsweise sind selbst im Arztberuf ausgebildet. Und nur wenige Puristen beharren darauf, Rückenprobleme allein mit der Manipulationstherapie zu behandeln.

Sehr seltene Nebenwirkungen sind Nervenquetschungen oder Schlaganfälle. Die meisten Chiropraktiker sehen diese Komplikationen nicht ein einziges Mal in ihrer gesamten Berufstätigkeit. Die Wahrscheinlichkeit, dass Sie eine solche Komplikation erleiden, ist geringer als das Auftreten von Magengeschwüren nach Einnahme freiverkäuflicher Schmerzmittel.

Der Abbruch einer chiropraktischen Therapie

Moderne Chiropraktiker schauen auf den messbaren Erfolg ihrer Behandlung. Wenn Ihre Beschwerden nicht besser oder sogar schlechter werden, sollten Sie die Behandlung abbrechen. Wenn Ihr Chiropraktiker Sie über eine längere Zeit nur passiv behandelt, sollten Sie die Behandlung ebenfalls abbrechen.

Niemand, auch Ihr Arzt nicht, kann Ihnen sagen, wie lange eine Behandlung dauert, bis sie erfolgreich ist. Im Allgemeinen aber sollte die Behandlung einfacher Rückenschmerzen nicht länger als acht Wochen dauern. Wir empfehlen in der Regel sechs bis maximal zwölf Behandlungen. Wenn in dieser Zeit keine anhaltende Besserung erreicht werden konnte, sollte die Behandlung beendet werden.

Folgende Faktoren können dafür sorgen, dass die Behandlung länger dauert:

✔ Die Symptome halten bereits seit mehr als acht Tagen an.

✔ Starke Beschwerden bessern sich nicht.

✔ Die gleichen Beschwerden traten zuvor bereits mehr als dreimal auf.

✔ Es liegen noch andere Probleme der Knochen oder Gelenke vor (Arthritis, Bandscheibenvorwölbungen oder -vorfälle und so weiter).

Bei Bandscheibenvorfällen und gequetschten Nerven kann die spinale Manipulationstherapie die Beschwerden verschlechtern. Gehen Sie bei diesen Problemen bitte nicht zum Chiropraktiker.

Auch wenn die Chirotherapie inzwischen ein allgemein integrierter Bestandteil des Medizinbetriebs ist, bleibt sie dennoch eine umstrittene Methode, da sie einige unauflösbare Grundkonflikte mit sich bringt. Auch wenn Chiropraktiker inzwischen viel von aktiver Mitarbeit der Betroffenen reden, bleiben die Patienten dennoch häufig in der traditionellen passiven Grundhaltung gegenüber den »kundigen Händen«. Man lässt halt einrenken, man lässt sich behandeln, die Wahrnehmung des gesamten therapeutischen Prozesses beschränkt sich allzu oft auf den Erfolg der spür- und hörbaren physischen Manipulationen an der Wirbelsäule. Dadurch kann eine Art Abhängigkeit vom Therapeuten entstehen, die gelegentlich extreme Formen annehmen kann. Wir sehen etwa ein- bis zweimal im Jahr Patienten, die ihre Halswirbelsäule über Jahre ein- bis zweimal wöchentlich haben einrenken lassen, mit dem Resultat einer nunmehr hypermobilen Halswirbelsäule die jetzt erst recht kaum noch beeinflussbare Beschwerden macht. In diesen Fällen ist leider ein »empfänglicher« Patient an einen gewissenlosen Therapeuten geraten – mit fatalen Folgen.

Solche Extremfälle sehen wir wie gesagt selten, aber auch im »grünen Bereich« sind immer wieder Tendenzen in Richtung einer »hohlen Methodengläubigkeit« zu beobachten, die zu nichts Gutem führt. In der modernen Schmerztherapie werden dennoch einzelne manualtherapeutische Manipulationen in Behandlungskonzepte integriert – stets begleitet von anderen flankierenden Maßnahmen.

Yoga – alles miteinander verbunden

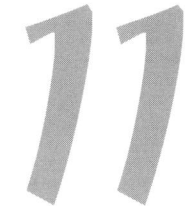

In diesem Kapitel

▷ Yoga-Stellungen einüben

▷ Atmung kontrollieren

▷ Meditation entdecken

▷ Rückenschmerzen mit Yoga behandeln

▷ Yoga und der Fünf-Stufen-Plan

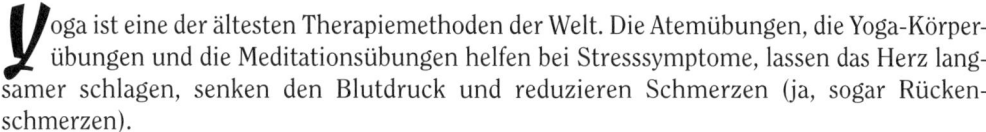

Yoga ist eine der ältesten Therapiemethoden der Welt. Die Atemübungen, die Yoga-Körperübungen und die Meditationsübungen helfen bei Stresssymptome, lassen das Herz langsamer schlagen, senken den Blutdruck und reduzieren Schmerzen (ja, sogar Rückenschmerzen).

Yoga ist ein Wort aus der indischen Sprache Sanskrit und bedeutet »Vereinigung«. Gemeint ist damit die Vereinigung körperlicher, geistiger und spiritueller Energie, um Gesundheit und Selbstverwirklichung zu stärken. Patanjali schrieb im 2. Jahrhundert v.Chr. das Buch »Die Yoga-Sutren«, die Grundlage des klassischen Yoga. Nach der Yoga-Lehre beeinflusst ein rastloser Geist die Gesundheit des Körpers und ein kranker Körper macht umgekehrt den Geist schwach und widerstandslos.

 Yoga ist mehr als ein paar Verrenkungen. Es umfasst ein ganzes System von Körperübungen, Verhaltensweisen, Atem- und Meditationsübungen und Entgiftungsmethoden. Yoga ist eine spirituelle Lebensweise. Dicke Bücher wurden über Yoga geschrieben und es würde den Rahmen dieses Kapitels sprengen, einen vollständigen Überblick über Yoga zu geben. (Sie können natürlich auch mal einen Blick in *Yoga für Dummies* werfen, das ebenfalls im Verlag Wiley-VHC erschienen ist.)

In diesem Kapitel finden Sie Hinweise, wie Yoga Ihnen helfen kann, mit Ihren Rückenschmerzen fertig zu werden.

Hatha Yoga

Hatha Yoga ist eine sehr verbreitete Yoga-Schule. *Hatha Yoga* ist eine körperbetonte Art von Yoga. Es besteht aus Körperübungen (*Asana*) und Atemübungen (*Pranayama*). Ein positiver Effekt bei Rückenschmerzen ist meist sofort feststellbar. Durch *Asanas* und *Pranayama* wird die Meditation (*Dhyana* und *Samadhi*) vorbereitet.

- ✔ **Asanas** verbessern die Körperhaltung und die Durchblutung. Der Geist kann sich entspannen. Drüsen, Lunge und Herz können Energie tanken. Asanas können bei Rücken-, Nacken- und Gelenkschmerzen helfen.
- ✔ **Pranayama** reguliert die Atmung. Dadurch kann der Körper entspannen, der Geist kommt zur Ruhe und kann sich auf einen Punkt konzentrieren, die Energie fließt wieder.
- ✔ **Dhyana** und **Samadhi** sind verschiedene Stufen der Meditation. Sie werden durch Asanas und Pranayama erreicht. Weiter hinten in diesem Kapitel sprechen wir noch einmal über Samadhi.

Die Körperübungen: Asanas

Asana bedeutet auf Sanskrit leicht. Viele der Yoga-Übungen oder Asanas scheinen ohne viel Bewegung abzulaufen, aber alle benötigen geistige Aktivität. Durch die Yoga-Übungen lernen Sie, die Funktionen des vegetativen Nervensystems zu steuern (beispielsweise Herzschlag und Atmung) und körperlich zu entspannen. So können Sie Rückenschmerzen vorbeugen oder sie mildern.

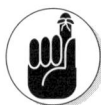

Asanas helfen, die Balance zwischen Gegensätzen wie vorwärts und rückwärts, Ruhe und Bewegung oder Ein- und Ausatmen zu finden. Eine der bekanntesten Asanas ist der *Lotussitz* (Sie wissen schon: Die Beine wie Brezeln verschlungen.). Im Lotussitz wird das rechte Fußgelenk auf dem linken Oberschenkel abgelegt und das linke Fußgelenk auf dem rechten Oberschenkel. Dann werden die Handrücken auf den Knien abgelegt. (Üben Sie diese Stellung nicht allein! Sie müssen dafür einigermaßen gelenkig sein. Das wird im Yoga-Kurs trainiert, bevor Sie die Übung machen.)

Die Atemübungen: Pranayama

Atemkontrolle oder *Pranayama* bedeutet zu lernen, die eigene Atmung zu kontrollieren. Pranayama heißt wörtlich übersetzt: die Kontrolle über *Prana*, die Lebensenergie. Stress, falsche Ernährung oder Gifte können den Fluss von Prana stören und körperliche, geistige oder spirituelle Schäden hinterlassen. Pranayama gewährleistet den richtigen Fluss von Prana durch Ihren Körper.

Bei diesen Übungen lernen Sie, ruhig und gleichmäßig zu atmen und den Geist auf einen Punkt zu konzentrieren. Eine Pranayama-Übung wird im grauen Kasten »Eine einfache Atemübung« erklärt. Die Atemübungen helfen Ihnen zu entspannen. In Kapitel 12 beschäftigen wir uns mit dem Thema Entspannungstechniken (niedriger Ruhepuls, Blutdrucksenkung, Muskelentspannung und wenig Schmerzempfinden). Atemübungen werden häufig als Vorbereitung zur Meditation angewendet.

Eine einfache Atemübung

Eine einfache Atemübung zur Entspannung ist das gezielte Ein- und Ausatmen durch ein Nasenloch.

Setzen Sie sich aufrecht auf ein festes Kissen oder einen Stuhl. Richten Sie den Kopf, Hals und Rücken auf. Atmen Sie dreimal tief ein und aus. Konzentrieren Sie sich dabei auf die Bewegung Ihres Zwerchfells. (In Kapitel 12 erklären wir mehr zum Thema Zwerchfellatmung. Bei diesem Atemtyp bewegt sich das Zwerchfell und die Bauchmuskulatur, Rippen und Brustkorb bewegen sich nur wenig.) Atmen Sie genauso lange ein wie aus. Atmen Sie langsam, kontrolliert und locker.

Nach den drei Atemzügen können Sie abwechselnd durch jedes Nasenloch atmen. Verschließen Sie mit Ihrem rechten Daumen das rechte Nasenloch und atmen Sie vollständig aus. Verschließen Sie dann Ihr linkes Nasenloch mit dem rechten Zeigefinger und atmen Sie ein.

Wiederholen Sie diese Übung (links ausatmen, rechts einatmen) noch zweimal. Achten Sie darauf, dass Ein- und Ausatmen gleich lang andauern. Nachdem Sie das dritte Mal durch das rechte Nasenloch eingeatmet haben, atmen Sie durch dasselbe Nasenloch aus. Atmen Sie anschließend durch das linke Nasenloch ein.

Auch dieser Teil der Übung soll insgesamt dreimal wiederholt werden. Legen Sie dann die Hände auf die Knie und atmen Sie dreimal durch beide Nasenlöcher aus und ein. Das ist ein Durchlauf dieser Atemübung. Hier noch einmal die kurze Zusammenfassung:

durch beide Nasenlöcher ein- und ausatmen	dreimal
links ausatmen, rechts einatmen	dreimal
rechts ausatmen, links einatmen	dreimal
durch beide Nasenlöcher ein- und ausatmen	dreimal

Versuchen Sie, mit der Zeit langsamer zu atmen, so dass Ein- und Ausatmung länger werden. Wir empfehlen, diese Übung einmal morgens und einmal abends durchzuführen.

Meditation und Samadhi

Asanas und Pranayama können Ihnen helfen, einen Zustand der Meditation zu erreichen, in dem Ihr Körper völlig entspannt und Ihr Geist auf einen Punkt fokussiert ist. Der höchste Zustand der Meditation ist *Samadhi*, die mystische Vereinigung mit dem geistigen Zentrum aller Existenz.

Auch wenn Sie niemals diesen Bewusstseinszustand erfahren werden, ist Meditation sehr hilfreich. Wenn Sie meditieren, befinden Sie sich in einem Zustand großer Gelassenheit und Ruhe. Dabei schlägt Ihr Herz langsamer, der Blutdruck sinkt, die

Erregungsmuster im Gehirn ändern sich. Die Sauerstoffverwertung des Körpers wird optimiert. Das Immunsystem wird angeregt und Schmerzen lassen nach.

Yoga zur Behandlung von Rückenschmerzen

Yoga beeinflusst verschiedene Faktoren, die Rückenschmerzen verursachen können: Ihre Körperhaltung, die Spannung der Muskulatur, die Beweglichkeit, Ihr Körpergewicht, Ihre Ernährung. Diese Aufzählung verdeutlicht bereits, wie positiv sich Yoga auf Rückenprobleme auswirken kann. Eine Untersuchung in den USA zeigte, dass 98 Prozent der Patienten von Yoga profitierten.

Eine häufige Ursache für Rückenprobleme sind Probleme der Bänder und Muskeln des Rückens, insbesondere aufgrund schlechter Haltung und zu langem Sitzen oder Stehen. Langes Sitzen ist wahrscheinlich das größere Problem. (Mehr Informationen zum Thema Haltung finden Sie in Kapitel 13.)

Wahrscheinlich lehnen auch Sie sich, wie die meisten Menschen, während des Tages nach vorne. Eine bessere Körperhaltung beim Sitzen, Stehen, Gehen und Heben kann Rückenproblemen vorbeugen oder bestehende Rückenprobleme verbessern. Eine schlechte Haltung fordert einfach ihren Tribut – nach Tagen, Wochen oder Jahren. Besonders betroffen ist die Altersgruppe der 30- bis 40-Jährigen.

Lassen Sie einfach mal im Geiste einen typischen Arbeitstag Revue passieren: Sie stehen morgens auf und sitzen nach vorn übergebeugt auf der Bettkante. Sie gehen ins Bad und sitzen nach vorn übergebeugt auf der Toilette. Sie stellen sich vor den Spiegel, um sich zu rasieren oder zu schminken, und lehnen sich wieder vor. Sie setzen sich ins Auto und fahren nach vorn gelehnt zur Arbeit. Bei der Arbeit sitzen Sie den ganzen Tag und lehnen sich nach vorn, um auf den Bildschirm zu schauen oder zu schreiben. Und abends sitzen Sie möglicherweise auch zu Hause vor dem Computer und surfen im Internet. Diese nach vorn gebeugte Haltung kann einfach irgendwann zu viel für Ihren Rücken sein.

Eine einfache Übung verdeutlicht Ihnen, was in Ihrem Rücken passiert, wenn Sie sich zu viel nach vorn beugen: Setzen Sie sich an den Schreibtisch und drücken Sie mit der Spitze eines Zeigefingers kräftig gegen die Tischkante. Bleiben Sie eine Weile in dieser Position. Zuerst tut Ihnen die Fingerspitze weh. Nach einer Weile schmerzt der ganze Finger, schließlich die Hand und eventuell sogar der ganze Arm. Dieses kleine Beispiel führt Ihnen genau das vor Augen, was mit den Bändern und Muskeln Ihres Rückens passiert, wenn Sie sich während der Arbeit nach vorn beugen. Und die Anspannung in einem Teil Ihres Körpers, wie beispielsweise im Rücken, verursacht auch Schmerzen und Anspannung in anderen Teilen des Körpers. Es ist nicht ausreichend, ein- oder zweimal in der Woche Yoga (oder andere Formen der Gymnastik) zu machen, wenn Sie den Rest der Woche in schlechter Haltung am Schreibtisch sitzen.

Yoga ist eine sehr gute Methode, sowohl für sich allein als vorbeugende Behandlung als auch als Teil einer multidisziplinären Behandlung. Yoga verbessert nicht nur Ihre Haltung, sondern kann Ihr ganzes Leben verändern.

11 ➤ Yoga – alles miteinander verbunden

 Bevor Sie sich als Rückenpatient zu einem Yoga-Kurs anmelden, sollten Sie mit Ihrem behandelnden Arzt darüber sprechen.

Yoga und Rückenübungen

Wenn Sie unter mittleren bis starken Rückenschmerzen leiden, die Sie in Ihrem Alltag einschränken, sollten Sie zunächst im Einzelunterricht mit einem Yogalehrer arbeiten. Ihr Yoga-Lehrer sollte Erfahrung mit der Anleitung von Rückenpatienten haben. Vielleicht müssen einige Yoga-Übungen für Sie abgewandelt werden. Eine weitere Möglichkeit ist es, Übungen langsamer durchzuführen oder den Schwierigkeitsgrad der Übungen langsamer zu steigern. Sie sollten Ihre Schmerzen während der Übungen jederzeit kontrollieren können.

 Yoga wird meist als Kurs in einer Gruppe angeboten. Wenn Sie unter Rückenschmerzen leiden, kann es sinnvoller sein, zunächst Einzelunterricht zu nehmen. Gruppenunterricht kann vor allem dann nachteilig und sogar gefährlich sein, wenn die Gruppe sehr groß ist. Sprechen Sie auf jeden Fall mit Ihrem Arzt, bevor Sie mit dem Kurs beginnen. Yoga-Lehrer finden Sie über Fitnesscenter oder Krankengymnastikpraxen. In einigen Orten gibt es auch Yoga-Zentren, manche sind sogar auf die Behandlung von Rückenpatienten spezialisiert.

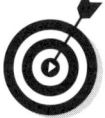 Es gibt keine staatliche Prüfung oder Qualitätskontrolle für Yoga-Lehrer. Daher müssen Sie sich auf die Empfehlung von Freunden, Verwandten oder Arbeitskollegen verlassen. Vielleicht können Sie mit Ihrem zukünftigen Yoga-Lehrer einige Probestunden vereinbaren.

Jede Form von Rückenübungen, auch Yoga, soll Ihnen wieder Ihre normale Beweglichkeit ermöglichen. Dazu gehört die Flexion (die Beugung nach vorne), die Extension (die Überstreckung nach hinten) und die Rotation (Drehbewegung). Entscheidend ist es, die für Sie passenden Übungen auszuwählen und das richtige Lerntempo zu finden. Der Unterricht wird ergänzt durch Übungen, die Sie regelmäßig zu Hause durchführen sollen. Ihr Ziel erreichen Sie leichter, wenn Yoga-Lehrer und Arzt zusammenarbeiten oder sich zumindest von Zeit zu Zeit austauschen.

Wichtige Fragen sind: Welche Übungen sollen gemacht werden? Wann sollen die Übungen gemacht werden? Wie häufig sollen sie wiederholt werden? Da diese Fragen für jeden Patienten individuell beantwortet werden müssen, können wir in diesem Kapitel keine Anleitung für ein auf Sie persönlich abgestelltes Yoga-Programm geben.

Die meisten Patienten, wahrscheinlich auch Sie, leiden aufgrund einer zu schwachen Bauchmuskulatur, einer verkürzten Beugesehne im Unterschenkel-Fuß-Bereich, verkürzten Bändern und verspannten Muskeln im Rückenbereich unter Rückenschmerzen. Wenn Sie ein Trauma oder eine Rückenoperation hatten, kann Narbengewebe, das gedehnt werden muss, ein zusätzliches Problem sein. Ein für Sie maßgeschneidertes Yoga-Programm kann Ihnen helfen, diese Probleme zu lösen und wieder ins Gleichgewicht zu kommen.

Ein Tagebuch

Wie wir in Kapitel 7 erwähnt haben, kann es hilfreich sein, mit einem Freund oder Bekannten gemeinsam zu üben. Sie können auch ein Übungstagebuch führen. Das kann sehr umfangreich und ausführlich sein, aber auch sehr einfach und kurz gehalten werden. Meist lässt sich die kurze Version besser durchhalten. Es reicht ein kurzer täglicher Eintrag in einen Kalender:

- ✔ Haben Sie heute Ihre Yoga-Übungen gemacht: ja oder nein?
- ✔ Hatten Sie heute Schmerzen und wann hatten Sie sie? Halten Sie die Schmerzintensität mit einer bestimmten Punktezahl auf einer Skala von 0 = keine Schmerzen bis 10 = unerträgliche Schmerzen fest.
- ✔ Notieren Sie, wie viel Wasser, Saft oder Kräutertee Sie heute getrunken haben. Ziel ist es, mindestens 1,5 bis 2 Liter am Tag zu trinken.

Notieren Sie sich auch, welche Bewegungen zu Schmerzen geführt haben. So könnte Ihre Notiz aussehen: »Mein Rücken schmerzt links im Lendenwirbelsäulenbereich, wenn ich den Mülleimer in die Mülltonne entleere« oder »Wenn ich länger als 20 Minuten am Schreibtisch sitze, tut meine Brustwirbelsäule weh«. Wenn Sie dieses Tagebuch ein oder zwei Wochen geführt haben, lässt sich häufig erkennen, dass Sie auf bestimmte Anforderungen meist mit Rückenschmerzen reagieren. Mit diesen Informationen können Sie Ihre Übungen und Aktivitäten Ihren »Schwachstellen« besser anpassen.

Es ist gut möglich, dass Sie herausfinden, dass kleine Unterbrechungen der Schreibtischarbeit Ihnen helfen, schmerzfrei zu bleiben. Oder Sie sehen, dass Sie mit ein paar Yogaübungen Ihre Schmerzen eindämmen können. Außerdem kann es sehr tröstlich sein, an einem ausgesprochen schlechten Tag in den Kalender zu schauen und zu sehen, dass Sie auch bereits viele gute Tage hatten. Ein schlechter Tag von Zeit zu Zeit gehört zu einem normalen Heilungsverlauf dazu. Sie wissen ja: Drei Schritte vor und einen Schritt zurück!

Ruhe und Entspannung

Eines ist klar: Wenn Sie sich nachts nicht ausreichend erholen können, haben Sie mehr Rückenschmerzen und bekommen noch weitere gesundheitliche Probleme dazu. Viele Menschen verstehen nicht, dass sich der Kopf genauso ausruhen muss wie der Körper. In unserer schnelllebigen und hektischen Zeit ist es oft schwer, abends den Kopf frei zu bekommen und erholsamen Schlaf zu finden. Aber acht Stunden im Bett zu liegen, bedeutet noch lange nicht, dass Sie die Ruhe und Erholung bekommen, die Ihr Körper und Ihr Geist brauchen.

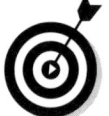

Eine gute *Schlafhygiene* gehört zu einem Programm gegen Rückenschmerzen dazu. Yoga-Atemübungen und -Körperübungen können Bestandteil der Schlafhygiene werden. Schlafhygiene bedeutet, verschiedene Faktoren zu beachten, die für ruhigen, erholsamen Schlaf wichtig sind. Beispielsweise sollten Sie jeden Stress aus Ihrem Schlafzimmer verbannen, unbezahlte Rechnungen genauso wie spannende Filme. Wenn Sie mehr als eine halbe Stunde lang schlaflos im Bett gelegen haben, stehen Sie wieder auf. Machen Sie keine anregenden Sachen wie Gymnastik in der letzten Stunde vor dem Schlafengehen.

Was Ihnen kurz vor dem Schlafengehen und im Bett durch den Kopf geht, beeinflusst Ihren Schlaf. Auch wenn Ihr Körper bereits schläft, kann sich Ihr Kopf noch mit unangenehmen Dingen beschäftigen. Am nächsten Tag fühlen Sie sich unausgeruht. Zähneknirschen oder unterbrochener Schlaf können Hinweise darauf sein, dass die Nachtruhe nicht erholsam war. Yoga-Atemübungen und Meditationsübungen können Ihnen helfen, tiefen und erholsamen Schlaf zu finden. Nur dann kann auch Ihr Rücken die Anforderungen des nächsten Tages gut verkraften.

Yoga-Ausstattung

Für Ihre Yoga-Übungen brauchen Sie neben bequemer Kleidung in erster Linie eine Matte, auf der Sie Ihre Übungen machen können.

Über alle anderen Hilfsmittel wird Sie Ihr Yoga-Lehrer informieren. Im Handel sind spezielle Kissen, Gurte und Augenkissen erhältlich. Sprechen Sie erst mit Ihrem Lehrer, welche dieser Hilfsmittel Sie benötigen, bevor Sie viel Geld für eine aufwändige Ausstattung ausgeben.

Die Verbindung von Körper und Geist

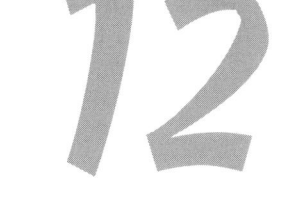

In diesem Kapitel

▷ Die Schmerzen über Gedanken beeinflussen

▷ Entspannen – nicht nur abhängen

▷ CCR und PMR als Entspannungstechnik

▷ Entspannung und Imagination

▷ Biofeedbacktraining

▷ Selbsthypnose

Körperliche, geistige und emotionale Faktoren beeinflussen Ihre Rückenschmerzen. Wie wir bereits an anderer Stelle erwähnt haben, können Sie schreckliche Schmerzen haben, aber Ihr Arzt kann keine Veränderung der Wirbelsäule feststellen. Andere Patienten zeigen zwar bei der Röntgenuntersuchung gravierende Abnutzungserscheinungen, haben aber keinerlei Rückenschmerzen. Auch Ihre Psyche kann Ihre Schmerzen beeinflussen:

✔ Bei bestimmten Formen von Rückenschmerzen, beispielsweise stressabhängigen Beschwerden

✔ In der Dauer Ihres Heilungsprozesses

✔ Bei Depressionen oder Ängsten im Zusammenhang mit Rückenschmerzen

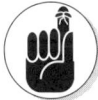 Sowohl Gedanken als auch Gefühle können Ihre Schmerzen sehr stark beeinflussen. Genauso können Sie auch mithilfe Ihrer Gedanken und Gefühle Ihre Schmerzen beeinflussen.

 Im Englischen wird von der *mind-body-connection*, der Verbindung von Körper und Geist gesprochen. Bekannt ist, dass Gefühle und Gedanken (*mind*) und Körper (*body*) sich gegenseitig stark beeinflussen. Dieser Einfluss kann für Sie als Patienten negativ sein, aber Sie können diesen Einfluss auch für sich nutzen, um Ihre Schmerzen zu kontrollieren oder zu mindern.

Techniken, die die Verbindung zwischen Körper und Geist nutzen, werden immer populärer als Therapie bei vielen Erkrankungen, auch bei der Behandlung von Rückenschmerzen. In diesem Kapitel stellen wir Ihnen einige dieser Techniken vor. Die meisten gehören zu den Entspannungstechniken.

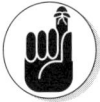
Sie werden merken, dass diese Behandlungsmethoden sich in einem wesentlichen Punkt von vielen anderen Therapien unterscheiden: Sie wirken nur dann, wenn der Patient sie regelmäßig anwendet. Deshalb müssen Sie sich selbst motivieren, Ihre Übungen regelmäßig zu machen. Nur dann können Sie von der Wirkung der Entspannungstechniken profitieren. Vielleicht können Sie sich mit Belohnungen bei der Stange halten. Für jede Woche regelmäßiges Training könnten Sie sich beispielsweise mit einem Taschenbuch oder einem Kinobesuch loben.

Kontrollieren Sie Ihre Gedanken und Gefühle

Ebenso wie Sie permanent die Welt um sich herum wahrnehmen und bewerten, nehmen Sie auch die Vorgänge in Ihrem Körper wahr und empfinden sie als positiv oder negativ.

Permanent laufen Gedanken unbewusst oder automatisch ab. Diese unbewussten Gedanken fließen sehr schnell und haben großen Einfluss auf Sie. Sie fragen sich, wie Gedanken, obwohl unbewusst, uns dennoch stark beeinflussen können? Das können Sie jeden Tag erleben. Stellen Sie sich vor, Sie spielen Volleyball und ein harter Schmetterball fliegt auf Ihre Position zu. Sie haben in diesem Spiel bereits mehrmals einen Schmetterball nicht mehr zurückspielen können und Ihre Mannschaft hat dadurch Punkte verloren. Auch wenn Ihr Bewusstsein Ihnen sagt, dass Sie es schaffen können, kann der unbewusste Gedanke, dass Sie den Ball nicht bekommen werden, einflussreicher sein. Sie fühlen sich unsicher, sind aufgeregt und bekommen schließlich den Ball tatsächlich nicht.

Unbewusste Gedanken beeinflussen uns – unser Verhalten, unsere Gefühle und auch Schmerzzustände – außerordentlich stark. Aber wir werden Ihnen in diesem Kapitel auch zeigen, wie Sie aus negativen unbewussten Gedanken positive Gedanken werden lassen können.

Unbewusste Gedanken wahrnehmen

Forschungen zeigen, dass Menschen in Stresssituationen die Tendenz haben, sich an negativen unbewussten Gedanken festzuhalten. Diese Gedanken ziehen, wie man unschwer vermuten kann, negative Gefühle wie Niedergeschlagenheit, Angst und Depression nach sich. Auch die Schmerzwahrnehmung wird verstärkt. Wenn Sie sich negative Gedanken bewusst machen und verstehen, wie Sie davon beeinflusst werden, können Sie diesen Kreislauf durchbrechen.

Rückenschmerzen machen Stress und können unbewusst negative Gedanken auslösen. Vielleicht kennen Sie einige der folgenden Gedanken:

- ✔ Es wird mir nie wieder besser gehen.
- ✔ Mein Rücken wird immer schlimmer.
- ✔ Ich werde als Krüppel enden.
- ✔ Warum passiert das ausgerechnet mir?

Diese Gedanken sind nicht nur negativ, sondern – was noch viel entscheidender ist – schlicht falsch! Denken Sie einmal genau darüber nach!

Beinahe alle unsere Patienten berichten, dass sie hin und wieder diese Gedanken haben. Und wenn diese Gedanken auftauchen, sind sie glaubwürdiger als jede andere Erfahrung, die der Patient vorher gemacht hat.

Sie können sich denken, was die Folgen dieser negativen Gedanken sind. Lesen Sie sich die Gedanken einmal laut vor! Forschungen zeigen, dass schon das Vorlesen dieser negativen Gedanken Traurigkeit und Nervosität auslöst. Wenn Sie zurzeit unter Rückenschmerzen leiden, werden Sie vielleicht sogar schon spüren, wie Ihre Schmerzen stärker werden.

Nutzen Sie Gedanken zu Ihrem Vorteil

Reflektierte rationale Gedanken sind genau das Gegenteil dieser unbewussten negativen Gedanken. Erwägen Sie Ihre Situation rational und überlegen Sie, welche Möglichkeiten Sie haben, mit Ihren Beschwerden umzugehen. Das kann folgendermaßen aussehen:

- ✔ Niemand kann in die Zukunft blicken. Es nützt mir mehr, optimistisch zu sein, als alles nur pessimistisch zu sehen.
- ✔ Der Schmerz ist heute zwar schlechter als sonst, aber in vielen Bereichen habe ich bereits Fortschritte gemacht.
- ✔ Es gibt überhaupt keinen Hinweis darauf, dass die Rückenschmerzen mich jemals zu einem Krüppel machen werden.
- ✔ Ich werde mir Gedanken darüber machen, wie ich meine Situation verbessern kann. Das ist viel sinnvoller, als darüber nachzudenken, warum das alles mir passiert.

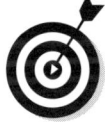

Sie sehen: Es gibt für jeden negativen Gedanken ein gutes Gegenargument. Lesen Sie sich die obige Liste einmal laut vor. Sie werden sehen, dass Sie sich gleich besser fühlen. Wir verordnen einigen unserer Patienten, sich eine solche Liste zu machen und sie immer mit sich zu tragen. Wenn dann die negativen Gedanken überhand nehmen, kann man sich diese Liste selbst laut vorlesen.

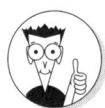

Sie sind kein hilfloses Opfer Ihrer unbewussten Gedanken. Sie können lernen, negative Gedanken wahrzunehmen und sie durch hilfreiche positive Gedanken zu ersetzen.

Ihre Gedanken beeinflussen

Negative Gedanken verursachen negative Gefühle wie Angst, Niedergeschlagenheit, Wut, Ärger oder Hoffnungslosigkeit. Das alles macht Ihre Rückenschmerzen nur noch schlimmer. Je mehr Schmerzen Sie haben, umso negativer werden aber auch Ihre Gedanken, negative Gefühle werden verstärkt und damit auch Ihre Schmerzen – ein echter Teufelskreis!

Dr. Aaron Beck, Dr. Albert Ellis und einige andere haben ein nützliches Modell entwickelt, das Ihnen hilft zu verstehen, wie Gedanken, Gefühle und Verhalten sich gegenseitig beeinflussen. Es wird nach den englischen Schlüsselbegriffen das *ABCDE-Modell* genannt:

Activating event: Das **auslösende Ereignis** ist der Anlass für eine bestimmte Reaktion. Das kann ein plötzlicher Schmerz im Rücken genauso wie ein zäher Stau im Berufsverkehr sein.

Belief: Der **unbewusste Gedanke** folgt diesem Auslöser. Sie können beispielsweise glauben, Ihre Rückenschmerzen werden nie wieder besser. Oder Sie glauben, wenn Sie positiv denken, dass Sie nur einen vorübergehenden Rückfall haben.

Consequent emotion: Das nachfolgende **Gefühl** entsteht nicht, wie die meisten Menschen meinen, als Konsequenz des auslösenden Erlebnisses, sondern hängt vom unbewussten Gedanken ab; es ist die körperliche Umsetzung der autonomen unbewussten Gedanken.

Disputing thought: Sie können mächtige **Gegenargumente** anführen, um die unbewussten Gedanken zu kontrollieren. Mit guten Gegenargumenten können Sie negative Gefühle überwinden und Hoffnung fassen.

Evaluation: Anschließend folgt die **Beurteilung**. Wenn Sie überzeugende Gegenargumente gegen die unbewussten negativen Gedanken anführen konnten, müssen Sie Ihre Situation nicht pessimistisch beurteilen, sondern können das Gute darin erkennen und sich daran erfreuen.

Tabelle 12.1 zeigt zwei mögliche Situationen.

Ablauf	Situation 1	Situation 2
Auslöser	Ihr Herz schlägt etwas rascher und Sie fühlen sich nervös und zittrig.	Sie haben Rücken- oder Nackenschmerzen.
unbewusster Gedanke	»Ich habe einen Herzinfarkt!«	»Etwas stimmt nicht. Meine Wirbelsäule ist kaputt. Niemand glaubt mir, wie schlecht es mir geht!«
Gefühl	Angst und Panik	Hoffnungslosigkeit, Hilflosigkeit, Angst, Niedergeschlagenheit und Ärger
Beurteilung und Schlussfolgerung	Sie gehen zum Arzt oder rufen den Notarzt.	Sie bewegen sich langsam und roboterhaft. Sie ziehen sich zurück und nehmen Schmerzmedikamente.

Tabelle 12.1: Zwei mögliche Situationen und Ihre Reaktion aufgrund unbewusster Gedanken

Der Patient in der ersten Situation ist sich sicher, dass er gerade einen Herzinfarkt erlitten hat. Seine Gefühle und sein Verhalten sind dementsprechend ängstlich. Stellen Sie sich vor, der Patient würde stattdessen Folgendes denken: »Ach, ich habe vier Tassen Kaffee getrunken.

Deshalb bin ich so zittrig und aufgeregt.« Vor diesem Hintergrund wären die Gefühle und das Verhalten völlig anders, obwohl die Symptome dieselben sind.

In der zweiten Situation verstärken die Rückenschmerzen eine Reihe von negativen Gedanken. Der Patient fühlt sich noch schlechter. Wirkungsvolle Gegenargumente könnten hier sein: »Meine Wirbelsäule ist stark und stabil« oder »Ich werde einen Therapeuten finden, der mir weiterhelfen kann« oder »Ich muss mich nicht von meinen Schmerzen bestimmen lassen, sondern kann die Schmerzen kontrollieren«. Bereits die positiven Gedanken machen die Situation erträglicher.

 Ihre Gefühle werden von Ihren Gedanken beeinflusst und nicht durch das auslösende Erlebnis.

A = auslösendes Erlebnis	B = unbewusster Gedanke	C = Gefühl
Ich sitze bei der Arbeit. Mein Chef gibt mir zu viele Aufträge. Ich spüre, wie die Schmerzen in meinem Nacken und Rücken stärker werden.	Mein Rücken ist ernsthaft krank.	Furcht
	Meine Wirbelsäule ist schwach und verletzlich.	
	Eine falsche Bewegung und es wird schlimmer.	
	Ich werde nie wieder ein normales Leben führen können.	Hilflosigkeit
	Ich kann diese Schmerzen nicht mehr aushalten.	
	Es gibt nichts, was ich gegen diese Schmerzen machen kann.	Hoffnungslosigkeit
	Die anderen sind für meine Rückenschmerzen verantwortlich.	Ärger
	Mein Chef versteht mich nicht.	
	Man gibt mir zu viel Arbeit.	
	Es müsste mir schon längst besser gehen.	Schuldgefühle
	Wenn ich doch damals diesen Unfall nicht gehabt hätte!	
	Die Schmerzen werden mich und meine Familie noch ruinieren.	

Abbildung 12.1: Beispiel eines Drei-Säulen-Arbeitsblatts

Die Drei-Säulen- und Fünf-Säulen-Technik

Die Beispiele in Tabelle 12.1 zeigen Ihnen, wie sehr Ihre Gedanken Ihre Gefühle und Reaktionen beeinflussen. Aber wie können Sie dieses Wissen für sich einsetzen? Mit der Drei-Säulen- und Fünf-Säulen-Technik können Sie lernen, unbewusste, negative Gedanken in positive, gewinnbringende Gedanken zu verwandeln.

A = auslösendes Erlebnis	B = unbewusster Gedanke	C = Gefühl	D = Gegenargument	E = Beurteilung
Ich sitze bei der Arbeit. Mein Chef gibt mir zu viele Aufträge. Ich spüre, wie die Schmerzen in meinem Nacken und Rücken stärker werden.	Mein Rücken ist ernsthaft krank.	Angst	Schmerzen allein sind kein Anzeichen einer Verletzung.	weniger Angst
	Meine Wirbelsäule ist schwach und verletzlich.		Meine Wirbelsäule ist stark.	
	Eine falsche Bewegung und es wird schlimmer.		Das Risiko einer Verletzung der Wirbelsäule ist für mich genauso hoch wie für alle anderen.	
	Ich werde nie wieder ein normales Leben führen können.	Hilflosigkeit	Niemand kann die Zukunft vorhersehen.	Gefühl von Kontrolle
	Ich kann diese Schmerzen nicht mehr aushalten.		Ich lerne mit den Beschwerden umzugehen. Das ist mir auch früher gut gelungen.	
	Es gibt nichts, was ich gegen diese Schmerzen machen kann.	Hoffnungslosigkeit	Ich kann einiges tun. Zum Beispiel ...	mehr Hoffnung
	Die anderen sind für meine Rückenschmerzen verantwortlich.	Ärger	Schuldzuweisungen helfen mir auch nicht weiter.	weniger Ärger
	Mein Chef versteht mich nicht.		Mein Chef verhält sich allen Mitarbeitern gegenüber ähnlich.	
	Man gibt mir zu viel Arbeit.		Ich kann einiges schaffen, wenn ich ruhig und strukturiert vorgehe.	
	Es müsste mir schon längst besser gehen.	Schuldgefühle	Ich bemühe mich um eine Linderung meiner Rückenbeschwerden.	weniger Schuldgefühle
	Wenn ich doch damals diesen Unfall nicht gehabt hätte!		Es war nicht meine Schuld.	
	Die Schmerzen werden mich und meine Familie noch ruinieren.		Es gibt einiges, was ich tun kann, um mit meiner Familie ein schönes Leben zu führen.	

Abbildung 12.2: Beispiel eines Fünf-Säulen-Arbeitsblatts

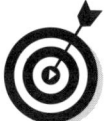 Das Drei-Säulen-Arbeitsblatt arbeitet mit den ersten drei Schritten des ABCDE-Modells. Wenn Sie die drei Spalten durcharbeiten, sehen Sie, wie aus negativen Gedanken negative Gefühle werden. Wie ein solches Arbeitsblatt aussehen kann, zeigt Ihnen Abbildung 12.1.

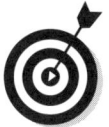 Vielleicht fällt es Ihnen schwer, in die zweite und dritte Spalte Ihre unbewussten Gedanken und Ihre Gefühlen einzutragen. Unbewusste, negative Gedanken enthalten häufig Ausdrücke wie *sollte*, *müsste*, *nie* oder *immer*, beispielsweise »Ich müsste mit den Schmerzen fertig werden.«, »Nie hat jemand Verständnis für meine Beschwerden!« oder »Es müsste mir schon viel besser gehen!«.

 Viele Patienten können zunächst ihre Gefühle leichter beschreiben als ihre Gedanken. Sie können auch die dritte Spalte vor der zweiten Spalte ausfüllen.

Wenn Sie sich in das Drei-Säulen-Schema (Abbildung 12.2) eingearbeitet haben, erweitern Sie das Arbeitsblatt um zwei Spalten. Fügen Sie die Spalten für die Gegenargumente und Ihre Beurteilung hinzu.

Die Gegenargumente in der Spalte D werden passend zu jedem negativen Gefühl in der Spalte B formuliert. In der Spalte E beschreiben Sie, wie die Gegenargumente Ihre ursprünglichen Gefühle beeinflussen.

Die richtige Entspannung – mehr als nur ausruhen

Es ist wichtig, zwischen Entspannung oder *Relaxation* im therapeutischen Sinn und Entspannung in der Umgangssprache zu unterscheiden. Wenn wir über Entspannungstechniken sprechen, fragen unsere Patienten häufig, ob sie nicht einfach etwas machen können, was sie gerne tun, wie Musik hören oder im Garten sitzen. Diese Dinge sind zwar entspannend und erholsam, aber nicht im therapeutischen Sinn.

Eine therapeutische Tiefenentspannung, wie sie seit Anfang der 30er Jahre des 20. Jahrhunderts von verschiedenen Ärzten und Psychologen mit immer neuen Methoden beschrieben wurde, führt unter anderem zu folgenden körperlichen Reaktionen:

✔ Beruhigung des Herzschlags

✔ Beruhigung der Atmung

✔ Reduzierung des Blutdrucks

✔ Entspannung der Muskulatur

✔ Abnahme der Stoffwechselrate und des Sauerstoffverbrauchs

Was ist Stress?

Ganz allgemein gesagt kann Stress als ein geistiges oder körperliches Reaktionsmuster unserer Biologie auf jeweilige Umweltherausforderungen definiert werden. Ihr Körper reagiert auf jedwede Herausforderung mit einer Erhöhung des Blutdrucks, einem schnelleren Herzschlag, schnellerer Atmung, Muskelanspannung und verminderter Durchblutung von Haut, Händen und Füßen.

Dies erreicht er, indem er infolge einer biologischen und emotionalen Reaktionskette mehr Stresshormone produziert, die kurzfristig die Leistungsbereitschaft und Leistungsfähigkeit erhöhen. Diese Reaktionsmuster halfen unseren Vorfahren, in Gefahrensituationen zu kämpfen oder zu fliehen. Aber wie vieles im Leben gereicht uns diese Eigenschaft unserer Biologie zum Guten wie auch zum Schlechten. Sitzen Sie etwa daheim im Sessel und Ihr Körper produziert lange nach Feierabend immer noch Stresshormone, die Sie nur am Vormittag bei der Arbeit brauchen konnten, schaden diese Hormone dem Körper mehr, als sie nutzen.

Forschungsergebnisse zeigen, dass bis zu 85 Prozent aller Gesundheitsprobleme auf Probleme mit der Stressverarbeitung zurückzuführen sind. Das bedeutet keineswegs, dass die Probleme nur in Ihrem Kopf stattfinden. Es bedeutet, dass anhaltender Stress im Körper zu Veränderungen und auch Schädigungen führt. Beispiele für durch negativen Stress induzierte Gesundheitsprobleme sind Kopfschmerzen vom Spannungstyp, Rückenschmerzen, Schlafstörungen, Verdauungsbeschwerden und Bluthochdruck. Negativer – also nicht hilfreicher – Stress kann jede Erkrankung verschlimmern und jede chirurgische Behandlung erschweren – egal ob vor, nach oder während der Operation.

Nur wenn Sie regelmäßig eine Entspannungstechnik üben, können Sie lernen zu entspannen. Wenn Sie bewusst entspannen können, werden Sie auch in anderen Bereichen Ihres Alltags merken, dass Sie entspannter sind. Willentlich und bewusst entspannen zu können

- ✔ reduziert Ängste im Allgemeinen.
- ✔ beugt Stress vor.
- ✔ erhöht die Produktivität.
- ✔ verbessert die Konzentrationsfähigkeit und das Gedächtnis.
- ✔ führt zu tieferem, erholsamerem Schlaf und weniger Müdigkeit tagsüber.
- ✔ macht Ihnen Ihre Gefühle und Gedanken bewusster. (»Gestresst« zu sein bedeutet oft, sich seiner Gefühle und Bedürfnisse nicht bewusst zu sein.)

Es gibt verschiedene Entspannungstechniken wie progressive Muskelentspannung (PMR), Atemübungen, Imaginationen, CCR (cue-controlled relaxation – Entspannung auf Befehl), (Selbst-)Hypnose und Biofeedback und Kombinationen dieser Techniken. In den folgenden Abschnitten wollen wir Ihnen einige Techniken im Einzelnen vorstellen.

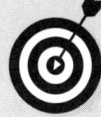

Übung macht den Meister

Es ist wie im richtigen Leben: Bevor Sie etwas können, müssen Sie es üben. Das gilt auch für die Entspannungsübungen, die wir Ihnen in diesem Kapitel vorstellen. Die folgenden Tipps können Ihnen helfen, effektiv zu üben:

- ✔ **Üben Sie ein- oder zweimal am Tag.** Sie müssen mindestens einmal täglich üben, um eine Entspannung erreichen können. Anfangs dauert jede Übung vielleicht länger, mit der Zeit werden Sie den Zustand der Entspannung aber schneller erreichen.

- ✔ **Suchen Sie sich ein ruhiges Plätzchen.** Üben Sie an einem Platz, an dem Sie nicht gestört oder abgelenkt werden. Stellen Sie das Telefon ab und legen Sie leise, meditative Musik auf, um Hintergrundgeräusche zu überdecken.

- ✔ **Kündigen Sie Ihre Übungen fünf Minuten vorher an.** Setzen Sie sich fünf Minuten, bevor Sie anfangen, eine Frist: »In fünf Minuten fange ich an.« Das hilft Ihnen, regelmäßig zu üben, und den anderen, Sie nicht zu stören.

- ✔ **Üben Sie immer zur gleichen Zeit.** So fällt es Ihnen leichter, die Übungen nicht zu vergessen. Wählen Sie einen Zeitraum aus, zu dem Sie eine gute Chance haben, nicht gestört zu werden. Üben Sie nicht, wenn Sie sehr müde sind (direkt nach dem Essen oder unmittelbar vor dem Schlafengehen).

- ✔ **Wählen Sie eine bequeme Körperhaltung.** Die meisten Menschen üben auf dem Rücken liegend, die Beine ausgestreckt und die Arme auf der Seite abgelegt. Wenn Sie unter starken Rückenschmerzen leiden, sollten Sie die Beine aufstellen oder ein Kissen unter die Knie legen.

- ✔ **Tragen Sie bequeme Kleidung.** Legen Sie Schmuck, Brille, Uhren und Gürtel ab und tragen Sie Sportkleidung. Sie sollten es so bequem wie möglich haben.

- ✔ **Legen Sie alle Sorgen vorher ab.** Schreiben Sie alle Sorgen und Kümmernisse, die Sie belasten, auf einen Zettel. Legen Sie den Zettel dann buchstäblich zur Seite. So können Sie sich besser auf die Entspannung einlassen.

- ✔ **Nehmen Sie Ihren Verstand zurück.** Sie müssen Ihrem Körper erlauben, sich zu entspannen. Sie sollten nicht krampfhaft versuchen zu entspannen. Konzentrieren Sie sich nur auf Ihre Atmung, die Entspannung kommt dann schon.

Atemübungen

Es kommt Ihnen vielleicht merkwürdig vor, so etwas Einfaches und Selbstverständliches wie Atmen zu üben. Atmen ist eine Voraussetzung für unser Leben und natürlich können wir alle atmen. Aber nur sehr wenige Menschen können so atmen, dass sie den größtmöglichen Nutzen aus ihrer Atmung ziehen.

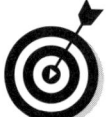

Unserer Erfahrung nach sind Atemübungen die einfachste Art, Entspannung zu lernen. Die Übungen in diesem Abschnitt sind unkompliziert und benötigen nur wenig Bewegung.

Es gibt zwei Arten von Atmung:

- ✔ **Brustatmung:** Brustatmung bedeutet, bei der Atmung bewegt sich hauptsächlich der Brustkorb. Beim Einatmen hebt sich der Brustkorb, die Schultern gehen nach oben und die Bauchdecke wird nach innen gezogen. Diese Atmung ist meist flach und kurz. Sie kann auch schnell und unregelmäßig sein. Brustatmung verursacht leicht Verspannungen im Nacken- und Schulterbereich.

  In Angstsituationen verfallen wir häufig in Brustatmung. Hyperventilation, stockende Atmung, eingeschnürte Atmung oder das Gefühl, das Bewusstsein zu verlieren, können auftreten. Bei Stress neigen wir zu Brustatmung und können dadurch schlechter mit der Anspannung umgehen.

- ✔ **Bauchatmung:** Bauchatmung oder Zwerchfellatmung ist die Atmung der neugeborenen Babys. Auch Erwachsene zeigen im Schlaf Bauchatmung. Die meisten von uns gewöhnen sich aber leider die Brustatmung an.

Um richtig zu entspannen, müssen Sie sich der Bauchatmung entsinnen, sie gegebenenfalls sogar wiedererlernen. Wenn Sie diese Atmung beherrschen, können Sie jederzeit leicht entspannen.

Bewusstes Atmen

Bevor Sie mit Atemübungen anfangen, sollten Sie sich bewusst machen, wie Sie jetzt atmen.

1. **Legen Sie sich bequem hin.**

   Als Rückenpatient liegen Sie mit aufgestellten Knien besser (siehe Abbildung 12.3). Wenn Sie aus irgendwelchen Gründen gar nicht auf dem Rücken liegen können, setzen Sie sich in einen Sessel.

2. **Schließen Sie die Augen und legen Sie eine Hand auf das Brustbein und die andere auf Ihren Bauchnabel.**

3. **Atmen Sie normal weiter und beobachten Sie, welcher Teil Ihres Körpers sich beim Einatmen und Ausatmen bewegt.**

Die Hand auf Ihrem Brustbein fühlt die Brustatmung, die Hand auf Ihrem Bauch die Bauchatmung.

4. **Achten Sie darauf, welche Hand sich bewegt, wenn Sie einatmen – die auf Ihrer Brust oder die auf Ihrem Bauch.**

Wenn sich die Hand auf Ihrem Bauch mitbewegt, atmen Sie mit Ihren Bauchmuskeln. Wenn sich die Hand auf Ihrem Brustbein bewegt, atmen Sie hauptsächlich mit der Rippenmuskulatur.

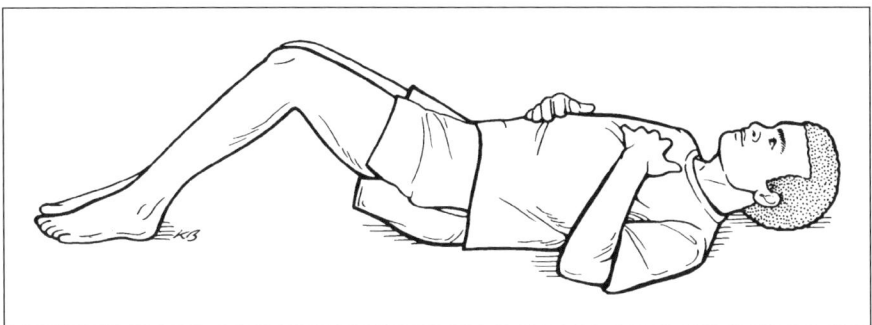

Abbildung 12.3: Die richtige Haltung, um die Atmung wahrzunehmen

Bauchatmung oder Zwerchfellatmung

Die folgende Übung hilft Ihnen, die Bauchatmung zu trainieren. Üben Sie so lange, bis Sie fünf bis zehn Minuten lang die Bauchatmung durchhalten können.

1. **Legen Sie sich bequem auf den Rücken, die Beine ausgestreckt nebeneinander.**

   Lassen Sie die Zehen ruhig nach außen zeigen. Legen Sie die Arme seitlich neben dem Körper ab, ohne dass sie ihn berühren. Die Handflächen zeigen nach oben. Schließen Sie die Augen.

2. **Konzentrieren Sie sich auf Ihre Atmung und legen Sie eine Hand auf die Stelle des Körpers, die sich beim Ein- und Ausatmen am meisten zu bewegen scheint.**

   Ihre Hand kann auf der Brust, auf dem Bauch oder irgendwo dazwischen liegen.

3. **Legen Sie vorsichtig beide Hände oder ein Buch auf Ihren Bauch. Konzentrieren Sie sich wieder auf Ihre Atmung.**

   Achten Sie darauf, wie sich Ihr Bauch beim Einatmen hebt und beim Ausatmen senkt. Versuchen Sie, das Buch oder Ihre Hände mit jedem Atemzug anzuheben und wieder abzusenken.

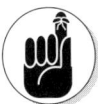 Atmen Sie bei dieser Übung durch die Nase. Vielleicht müssen Sie sich vor der Übung die Nase reinigen.

Wenn Sie Schwierigkeiten haben, mit der Bauchmuskulatur zu atmen, unterstützen Sie die Bewegung Ihres Bauches mit Ihren Händen: Pressen Sie die Bauchdecke beim Ausatmen runter und lassen Sie Ihre Hände beim Einatmen hoch drücken.

4. **Üben Sie einige Minuten und beobachten Sie die Bewegung Ihres Brustkorbs.**

    Bewegt sich Ihr Brustkorb harmonisch mit Ihrem Bauch mit oder wirken die Bewegungen abrupt und hart? Konzentrieren Sie sich auf die Bewegung Ihres Bauches und lassen Sie Ihren Brustkorb diesen Atembewegungen harmonisch folgen.

Wenn Ihnen die Bauchatmung sehr schwer fällt, legen Sie sich auf den Bauch. Legen Sie den Kopf bequem auf den gefalteten Händen ab. Machen Sie tiefe Atemzüge und spüren Sie nach, wie Ihre Bauchdecke gegen den Boden drückt.

5. **Üben Sie die Bauchatmung etwa fünf bis zehn Minuten lang. Achten Sie darauf, ob sich Ihr Körper verspannt.**

    Beginnen Sie am Kopf und gehen Sie Ihren ganzen Körper bis zu den Zehen durch: Spüren Sie Anspannungen der Muskulatur? Typische Stellen für Verspannungen sind der Nacken, der Rücken oder die Schultern. Wenn Sie Verspannungen spüren, versuchen Sie ganz bewusst, die Muskulatur locker zu lassen, während Sie Ihre Atemübung machen.

Entspannte Atmung

Wenn Sie die Bauchatmung sicher beherrschen, hilft Ihnen die folgende Übung, zu entspannen:

1. **Legen Sie sich auf den Rücken.**

    Beugen Sie die Knie und stellen Sie die Füße etwa 20 Zentimeter weit auseinander. So liegt Ihre Wirbelsäule gestreckt und trotzdem bequem. Wenn Sie unter Rückenschmerzen leiden, kann es angenehmer sein, sich ein Kissen unter die Knie und Unterschenkel zu legen.

2. **Suchen Sie Ihren Körper nach Verspannungen ab, so wie wir es im vorigen Abschnitt besprochen haben.**

    Verspannungen machen sich häufig als Schmerzen oder harte Stellen bemerkbar. Merken Sie sich die verspannten Stellen (»Meine Schultern und mein Rücken sind etwas verspannt.«). Kontrollieren Sie diese Stellen noch einmal nach der Übung.

3. **Legen Sie eine Hand auf den Bauch und eine Hand auf die Brust.**

4. **Atmen Sie langsam und tief durch die Nase in den Bauch ein, so dass sich die Hand auf dem Bauch hebt.**

    Ihr Brustkorb sollte sich nur wenig bewegen und der Bewegung des Bauches folgen.

5. **Wenn Sie Schritt 4 sicher beherrschen, nehmen Sie einen tiefen Atemzug: Atmen Sie durch die Nase mit einem kleinen Lächeln ein.**

6. Atmen Sie durch den Mund mit einem Pust-Geräusch aus.

7. Machen Sie lange und langsame Atemzüge, die die Bauchdecke deutlich anheben und absenken.

   Konzentrieren Sie sich auf das Geräusch und das Gefühl, das bei jedem Atemzug entsteht.

   Atmen Sie nach diesem Schema fünf bis zehn Minuten lang. Wiederholen Sie die Übung ein- bis zweimal täglich. Wenn Sie die Übung eine Woche lang einmal täglich wiederholt haben, können Sie sie auf 15 bis 20 Minuten ausdehnen.

8. Am Ende einer Übungseinheit kontrollieren Sie Ihren Körper noch einmal auf Verspannungen.

   Vergleichen Sie den Grad Ihrer Anspannung am Anfang und am Ende der Übung. So bekommen Sie eine Vorstellung davon, wie Sie durch Atemübungen entspannen können.

Wenn Ihnen die Übung vertraut ist, können Sie sie natürlich auch jederzeit tagsüber durchführen, auch zusätzlich zu den ohnehin von Ihnen vorgesehenen Übungszeiten.

CCR – Entspannen auf Kommando

CCR ist die Abkürzung der englischen Originalbezeichnung *cue-controlled relaxation* – Entspannung auf Befehl oder, etwas weniger militärisch, auf ein Signal hin. Es ist eine effektive Methode zur Entspannung, die Sie entweder in Verbindung mit Atemübungen oder allein anwenden können. Für die CCR brauchen Sie ein Signal, das mit der Entspannung verknüpft wird. Dieses Signal kann alles sein (beim Militär wäre es eine Trillerpfeife), es spricht aber viel dafür, dass Sie für ein bestimmtes Wort entscheiden, das Sie leise beim Ausatmen sagen (wie *Ruhe*, *Atem* oder *Eins*), es kann aber auch ein Merksatz oder eine Zeile aus einem Gebet sein.

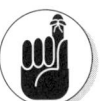
Bevor Sie mit CCR loslegen können, müssen Sie die entspannte Atmung beherrschen (siehe vorhergehende Abschnitte). Sie sollten diese Atemtechnik mindestens eine Woche lang geübt haben.

So beginnen Sie mit CCR:

1. Wählen Sie ein Signalwort oder -satz aus.

2. Gewöhnen Sie sich an das Signal.

   Sich an dieses Signal zu gewöhnen bedeutet, dem Körper beizubringen, auf dieses Signal hin quasi automatisch zu entspannen. Wenn Sie die entspannte Atmung üben, benutzen Sie die letzten Atemzüge für die Gewöhnung an das Signalwort. Wenn Sie beispielsweise das Wort *Ruhe* gewählt haben, sagen Sie während des Ausatmens sehr langsam und gedehnt *Ruuuheee*. Wenn Sie diese Übung häufig wiederholt haben, entspannen Sie immer leichter, wenn Sie das Signalwort sagen.

Sie können CCR in Situationen nutzen, in denen Atemübungen zur Entspannung nicht möglich sind, Sie aber Angst, Panikgefühle oder Stress kontrollieren möchten. Nutzen Sie die Kraft der CCR, um

- ✔ **Ihrem Körper Entspannung zu signalisieren.** Auch wenn Sie keine Atemübungen machen können, erlaubt jede Situation CCR, um ruhiger und entspannter zu werden.

- ✔ **negative Gedanken zu stoppen.** CCR ist ein wirksames Instrument, um negative oder unproduktive Gedanken zu unterbrechen. Wenn Sie merken, dass negative Gedanken in Ihrem Kopf kreisen und Sie bestimmen, können Sie sich mit CCR aus dieser Situation befreien.

- ✔ **sich selbst auf eine unangenehme medizinische Untersuchung oder Behandlung vorzubereiten.** CCR hilft Ihnen auch als Vorbereitung auf schmerzhafte oder unangenehme Eingriffe – etwa eine Magnetresonanztomographie (MRT) oder eine selektive Spinalnervenwurzelblockade.

- ✔ **mit einem akuten Rückfall besser umgehen zu können.** Benutzen Sie Ihr Signalwort, wenn Sie merken, dass Ihre Rückenschmerzen plötzlich stärker werden.

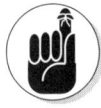

CCR ist eine sehr hilfreiche Technik, die Sie in vielen verschiedenen Situationen anwenden können. Aber es ist genauso wie mit allen anderen Fähigkeiten auch: Sie können sie nur benutzen, wenn Sie sie beherrschen. Und dafür müssen Sie üben!

Progressive Muskelrelaxation nach Jacobson (PMR)

Die progressive Muskelrelaxation (auch progressive Muskelentspannung genannt) ist ein Entspannungsverfahren, das mit seinen Übungen auf einen entspannten psychophysiologischen Zustand abzielt. Die Methode wurde von dem amerikanischen Arzt Edmund Jacobson 1929 in den USA entwickelt. Physikalischer Hintergrund dieser Methode ist die Erkenntnis, dass bei Anspannung und anschließender Entspannung eines Muskels oder einer Muskelgruppe der Muskeltonus (die Muskelgrundspannung) sinkt. Sie ist eine relativ einfach und schnell zu erlernende Entspannungstechnik, bei der Sie sehr schnell Erfolge erzielen können. Die PMR ist nahezu uneingeschränkt anwendbar und aus psychotherapeutischer Sicht auch sehr gut als Selbststeuerungstechnik etwa bei Angsterkrankungen einzusetzen.

Die Voraussetzung zur Durchführung der Methode ist, dass Sie den Anspannungs- und Entspannungszyklus zunächst erkennen lernen, um ihn anschließend positiv zu beeinflussen.

Dabei konzentrieren Sie sich nacheinander auf bestimmte fest definierte Muskelgruppen. Sie spannen diese Muskeln an und halten die Spannung circa 5 bis 7 Sekunden. Dann wird die gesamte Muskelgruppe wieder losgelassen (entspannt) und Sie beobachten circa 20 bis 30 Sekunden lang die sich einstellenden Veränderungen, wobei Sie sich während dieser Lockerung vor allem auf Ihre Empfindungen konzentrieren.

12 ▶ Die Verbindung von Körper und Geist

Nacheinander werden so zunächst 16 von Dr. Jacobson definierte Muskelgruppen des Körpers erst willentlich zu maximaler Spannung angespannt und anschließend wieder entspannt:

1. **dominante Hand und Unterarm (Hand zur Faust ballen)**
2. **dominanter Oberarm (an Lehne drücken oder Unterarm anwinkeln)**
3. **nicht-dominante Hand und Unterarm (Hand zur Faust ballen)**
4. **nicht-dominanter Oberarm (an Lehne drücken oder Unterarm anwinkeln)**
5. **Stirn (Augenbrauen hochziehen, Stirn runzeln)**
6. **obere Wangenpartie und Nase (Augen fest schließen, Nase hochziehen)**
7. **untere Wangenpartie und Kiefer (Zähne zusammenbeißen, Mundwinkel zurückziehen)**
8. **Nacken und Hals (Kinn auf die Brust pressen oder Nacken gegen Stuhl drücken)**
9. **Brust, Schultern, obere Rückenpartie (tief einatmen und Luft anhalten, Schulterblätter zusammenziehen oder hochziehen)**
10. **Bauchmuskulatur (fest anspannen, als ob Sie einen Schlag erwarten)**
11. **dominanter Oberschenkel (Bein leicht vom Boden anheben oder auf den Boden drücken)**
12. **dominanter Unterschenkel (Zehenspitzen gegen Boden pressen)**
13. **dominanter Fuß (nach innen drehen und Zehen anziehen)**
14. **nicht-dominanter Oberschenkel (Bein leicht vom Boden anheben oder auf den Boden drücken)**
15. **nicht-dominanter Unterschenkel (Zehenspitzen gegen Boden pressen)**
16. **dominanter Fuß (nach innen drehen und Zehen anziehen)**

Diese vorzügliche und einfache Methode fristete lange Jahre eher ein Schattendasein als Außenseitermethode. Die auf medikamentöse Methoden ausgerichtete Medizin des 20. Jahrhunderts feierte ihre ersten Höhepunkte und warf quasi wöchentlich immer neue Pillen gegen nahezu alles auf den Markt. Da blieben vor allem solche übenden Verfahren auf der Strecke. Erst das Aufblühen der Verhaltenstherapie in den 1950er-Jahren in den USA und ab den späten 1960er Jahren auch in Europa rückte diese Entspannungstechniken um so mehr in den Fokus des Interesses als mit dem Wandel der Verhaltenstherapie zur Verhaltensmedizin *(behavioural medicine)* vor allem auch die Stressverarbeitungsstörungen als krankheitsrelevant erkannt wurden.

So empfehlen Therapiekonzepte von Verhaltensmedizinern aus dem Jahre 1975, das Verfahren zweimal täglich über einen Zeitraum von 20 Minuten anzuwenden. Der Patient soll am Anfang vor allem auf die unterschiedlichen Empfindungen des angespannten und des entspannten Muskels achten. Wenn der Patient die Übung nach zwei bis vier Wochen sicher beherrscht, werden die Muskeln in sieben Gruppen und circa ein bis zwei Wochen später in vier Muskelgruppen zusammengefasst.

Sieben Muskelgruppen:

✔ Hand, Unterarm und Oberkörper der dominanten Körperseite

✔ nicht-dominante Hand, Arm und Oberarm

✔ Gesicht

✔ Nackenmuskulatur

✔ Brust-, Bauch-, Schultern- und Rückenmuskulatur

✔ dominantes Bein

✔ nicht-dominantes Bein

Vier Muskelgruppen:

✔ beide Hände, Unterarme und Oberarme

✔ Gesichts- und Nackenmuskulatur

✔ Brust-, Schulter-, Rücken- und Bauchmuskulatur

✔ beide Beine und Füße

Nach etwa drei bis vier Wochen werden schließlich zusammen mit der Verkürzung der Entspannungsübungen zusätzlich Selbstanweisungen eingeführt. So könnte beispielsweise bei Rückenschmerzpatienten eine solche Selbstinstruktion in etwa so aussehen: »Wenn mein Rückenschmerz kommt, dann entspanne ich mich.«

In der Regel können Sie nach sechs bis sieben Wochen Übungsdauer mit dieser Entspannungsmethode schnell und tief entspannen. Darauf folgt die wichtige Phase der Übertragung der so erzielten Entspannung auf Alltagssituationen. Hierbei wird die Übung zum Beispiel mit einfachem Zählen kombiniert (zum Beispiel »Eins ..., zwei ..., achten Sie darauf, wie sich Ihre Arme und Hände immer mehr und mehr entspannen, drei ..., vier ..., konzentrieren Sie sich ... «), so dass Sie in Stresssituationen oder beim Warten auf den Bus durch Zählen einen Entspannungszustand erreichen können. In einigen Studien konnte nachgewiesen werden, dass Schmerzpatienten vor allem durch diese kompakten Anwendungsformen in verschiedenen Alltagssituationen langfristig erfolgreicher in der Schmerzbewältigung waren als andere Patienten ohne diese Technik der entspannten Selbstinstruktion.

Vor allem in Europa und besonders in Deutschland hat sich die progressive Muskelrelaxation zum »Marktführer« bei den Entspannungsverfahren entwickelt. Vor allem die Erfolge bei Schmerzpatienten aller Ausprägung und bei unspezifischen Rückenschmerzen haben die PMR zum festen Bestandteil vieler Reha-Maßnahmen werden lassen. Allerdings zeigte die Anwendungsforschung der 1980er- und 1990er-Jahre auch klar die Notwendigkeit einiger besonderer Anpassungen der Methode speziell für Schmerzpatienten:

✔ Die Muskelgruppen sind anfangs nur so leicht anzuspannen, dass der Unterschied zur Entspannung gerade noch wahrgenommen werden kann. Dieses Vorgehen verhindert zu starke Anspannung und fördert gleichzeitig die Entwicklung eines sensibleren Körperbewusstseins. Die in der Ur-Form geforderte maximale Anspannung kann neue Schmerzen auslösen, die wiederum zu neuen Verspannungen führen, die wiederum die Schmerzen anhaltend verstärken können.

✔ Treten bei der Anspannung Schmerzen in bestimmten Muskelgruppen auf, so sind diese Muskelgruppen weniger stark anzuspannen beziehungsweise bei der Anspannung (eventuell auch benachbarter Muskelgruppen) ganz auszulassen. In diesem Fall sollten Sie sich nur auf die nicht schmerzenden Körperteile konzentrieren oder sich die Entspannung ausschließlich innerlich vorstellen. Auf keinen Fall aber dürfen Sie Schmerzen in Kauf nehmen!

✔ Bei der Anspannung der Muskelgruppen darf der Atem nicht angehalten werden, da dies die Anspannung verstärkt bis hin zur Verkrampfung der Muskeln. Außerdem können dadurch bei geeigneter Disposition sogar Kopfschmerzen entstehen.

✔ Die meisten Patienten mit unspezifischen Rückenschmerzen erleben anfangs vorhandene Schmerzen und vor allem innere Unruhe während der Entspannungsübung stärker, da durch die Konzentration nach innen die Außenreize ausgeblendet werden und sie stattdessen stärker auf ihren schmerzenden Körper achten. Dies sollten Sie wissen und als Teil eines erwünschten Lernprozesses interpretieren. In der Regel ist dies ein vorübergehender Effekt, der sich mit zunehmender Beherrschung der Entspannungsreaktion verliert, aber dennoch immer wieder auftreten kann.

✔ Sie müssen motiviert sein, die Muskelentspannung regelmäßig einzuüben, ohne zunächst die Erwartung damit zu verbinden, die Übung werde bald oder sofort ihre Rückenschmerzen verändern. Deutliche Effekte sind erst nach einigen Wochen zu erwarten.

✔ Sie werden nur dann von der Entspannung ausreichend profitieren, wenn sie mindestens einmal täglich üben, noch besser zwei- bis dreimal, wobei Sie eine der Übungen notfalls im Bett durchführen können und dies dann gegebenenfalls als Einschlafhilfe dienen kann. Unkonzentriertes, gar »schlampiges« Üben wird dazu führen, dass die Entspannung nicht richtig erlernt wird und Sie somit nicht die gewünschten Erfolge erzielen werden.

Sowohl die CCR-Methode als auch die PMR sind – wenn man sie virtuos beherrscht – sehr effektive Instrumente in der Bewältigung von Rückenschmerzen. Und Sie werden nicht schlecht staunen, wenn Sie erst herausfinden, welche anderen Lebenssituationen und Herausforderungen Sie mit diesen Techniken ebenfalls besser bewältigen können.

Und Sie werden noch mehr staunen, wenn wir Ihnen im nächsten Abschnitt verraten, wie Sie die Effektivität dieser Verfahren noch weiter steigern können, indem Sie diese Entspannungsformen durch Imaginationen zur wirklichen »mind-body-connection« werden lassen.

Imaginationstechniken

Imagination oder *Visualisierung* – beispielsweise das Vorstellen einer angenehmen Situation – ist eine großartige Möglichkeit, Schmerzen zu kontrollieren. In diesem Abschnitt benutzen wir die Begriffe *Imagination* und *Visualisierung* synonym.

Imagination hat nichts mit Zauberei zu tun. Imagination erleben wir täglich, nämlich immer wenn wir tagträumen oder auch bei Träumen beim Schlafen. Genauso können Sie sich auch vorstellen, wie der Fußball ins Tor fliegt, noch bevor Sie überhaupt geschossen haben.

Ihr Leben beweist Ihnen jeden Tag aufs Neue die Macht der Imagination. Denken Sie daran, was passiert, wenn Sie ein spannendes Buch lesen. Während des Lesens schlägt Ihr Herz schneller, Ihre Hände schwitzen und Ihre Atmung wird rascher. Dies sind alles reale Reaktionen auf irreale Bilder, die in Ihrem Kopf entstehen, während Sie von Ihrer Lektüre gefesselt sind. Das Buch regt Ihr Imaginationsvermögen an und Ihr Körper reagiert darauf, auch wenn der Mörder nur im Buch sein Unwesen treibt und nicht in Ihrem Wohnzimmer.

Imagination nutzen

Bevor Sie mit Imaginationen arbeiten, müssen Sie sich überlegen, welche Bilder Ihnen am besten helfen können. Denken Sie daran, dass Ihre Vorstellungskraft eine natürliche Gabe ist, die Sie kontrollieren können. Stellen Sie sich vor, Sie sind der Drehbuchautor und Regisseur Ihres persönlichen Kopfkinos – Sie können sich vorstellen, was Sie möchten. Und Sie können sich je nach Stimmung das entsprechende Programm zusammenstellen: heute ein Thriller, morgen eine Komödie oder wie wäre es zur Abwechslung mal wieder mit einer Love-Story?

Wenn Sie anfangen, Imaginationsübungen für sich zu entwickeln, denken Sie an ein paar Punkte:

✔ **Nehmen Sie eine Kassette oder eine CD mit Ihrer Imaginationsübung auf.** Es kann eine große Hilfe sein, sich solch ein Medium als Anleitung Ihrer Imagination aufzunehmen.

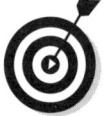
Zunächst müssen Sie ein Skript schreiben. In diesem Skript müssen Pausen markiert sein. Sie können mit einer Anleitung Ihrer Atemübungen oder zur PMR beginnen. Nehmen Sie dann das Skript auf. Lesen Sie sehr langsam und bauen Sie ausreichend Pausen ein. Sprechen Sie mit sanfter ruhiger Stimme. Flüstern Sie nicht, sprechen Sie ohne dramatische Betonungen, eher monoton.

✔ **Benutzen Sie ein vertrautes Bild.** Unsere eigenen Erfahrungen und Forschungsberichte zeigen, dass es sinnvoller ist, mit vertrauten Bildern zu arbeiten. Es ist erheblich leichter, im Geiste Bilder vertrauter Umgebungen auftauchen zu lassen als völlig fremde Landschaften. Also wählen Sie lieber einen Wald oder einen Strand aus, den Sie erst vor kurzem gesehen haben (und natürlich in angenehmer Erinnerung haben). So ist es viel leichter, ein umfassendes Bild zu beschreiben.

Die positiven Wirkungen von Imaginationen

Ihre natürliche Vorstellungskraft können Sie sinnvoll für Ihre Gesundheit einsetzen.

- ✔ **Um die körperliche Heilung zu unterstützen:** Viele Imaginationen werden entworfen, um die natürlichen Selbstheilungskräfte Ihres Körpers zu unterstützen. Manche Imaginationen fordern Sie auf, sich Ihre Abwehrzellen vorzustellen, wie sie schädliche Erreger auffressen oder verletzte Gewebe, die von kräftigen Blutgefäßen mit allen notwendigen Nährstoffen versorgt werden. Besonders zur Unterstützung der Heilung von Rückenproblemen sind Imaginationen sehr hilfreich. Sie können sich zum Beispiel die verhärteten Muskelknoten Ihres Rückens vorstellen, die Sie Knoten für Knoten lösen. Dann streichen Sie den Rücken mit warmem Aromaöl ein, um die Heilung anzuregen.

- ✔ **Um Schmerzen zu lindern:** Imaginationen können Ihnen helfen, weniger Schmerz zu spüren. Zum Beispiel können Sie sich in Ihrer Vorstellung von den Schmerzen entfernen.

- ✔ **Um Ihren Schlaf zu verbessern:** Schlafstörungen sind bei Rückenpatienten weit verbreitet. Imaginationen können helfen zu entspannen, beispielsweise indem Sie sich vorstellen, dass Ihr ganzer Körper warm und schwer wird.

- ✔ **Um Ihre Muskulatur zu entspannen:** Sie können sich Ihre Muskelanspannung wie einen Ball vorstellen, der bei jedem Ausatmen kleiner wird, oder die angespannten Muskeln wie ein verknotetes Seil, das Sie entwirren und glatt streichen.

- ✔ **Um sich von einer unangenehmen medizinischen Behandlung abzulenken:** Imaginationstechniken können sehr hilfreich sein, wenn Sie eine unangenehme Behandlung vor sich haben. Wenn Sie sich vorstellen, wie Sie barfuß durch den Sand gehen oder einen schönen Waldweg entlang wandern, kann das eine große Hilfe sein.

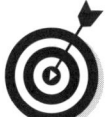 Imaginationen, die Sie aus Ihren eigenen Erinnerungen und Erfahrungen aufbauen, müssen nicht Ihre gesamten Erfahrungen umfassen. Sie können sich wie aus einem Baukasten einzelne Teile herausnehmen und zusammensetzen.

- ✔ **Setzen Sie alle fünf Sinne ein.** Wenn Sie beispielsweise mit einem Strandbild arbeiten möchten, stellen Sie sich die blaue Oberfläche des Wassers vor, riechen Sie die salzige Luft, spüren Sie den Wind auf Ihrer Haut, schmecken Sie den Salzgeschmack auf den Lippen und lauschen Sie den Möwen und dem Geräusch der Brandung.

- ✔ **Verwenden Sie ein angenehmes Bild.** Jeder Mensch hat persönliche Vorlieben. Während der eine sich an einen wunderschönen Urlaub am Meer erinnert, denkt der andere nur an die grässlichen Quallen im Wasser.

- ✔ **Bauen Sie Ihr Bild langsam auf.** Manchmal ist es schwer, sich eine ganze Szene mit allen Sinneseindrücken auf einmal vorzustellen.

Ein langsamer Bildaufbau soll Frust und Enttäuschung vorbeugen. Wenn Sie beispielsweise mit dem Bild eines Waldes arbeiten wollen, stellen Sie sich zunächst vor, Sie machen sich von zu Hause aus auf den Weg in den Wald. Vielleicht stellen Sie sich vor, mit der Bahn aus der Stadt zu fahren und an einem kleinen Bahnhof auszusteigen. Sie nehmen einen kleinen Fußweg in die hügelige Waldlandschaft, die Sie sich als Bild ausgesucht haben. So ist es leichter sich zu entspannen und Sie sind nicht von der Anforderung, ein komplettes Bild zu entwerfen, überfordert.

✔ **Benutzen Sie nur ein Bild für eine Übung.** Es ist anstrengend, während einer Imagination mehrere verschiedene Bilder zu verwenden. Und Sie möchten sich doch entspannen!

✔ **Beginnen Sie die Imagination mit einer Entspannungsübung.** Es ist zwar nicht notwendig, jede Imagination mit einer Entspannungsübung zu beginnen, wie wir sie in den vorigen Abschnitten vorgestellt haben, aber es ist einfacher.

✔ **Jede Imagination sollte insgesamt etwa 10 bis 20 Minuten dauern.** Ihr Rücken macht eventuell Probleme, wenn Sie länger als 10 bis 20 Minuten ruhig liegen oder sitzen. Deswegen sollten Sie die Imagination nicht zu lange ausdehnen. Eine kürzere Übung lässt aber nicht genug Zeit, ein Bild zu entwickeln und zu entspannen. Sie sollen sich schließlich nicht durch die Imaginationsübung hetzen. Wenn Sie länger üben möchten und dabei keine Schmerzen bekommen, ist nichts dagegen einzuwenden.

✔ **Üben Sie die Imagination.** Vielleicht fällt es Ihnen anfangs etwas schwer, eine Imagination für alle fünf Sinne zu entwickeln. Aber auch hier gilt: Übung macht den Meister! Wenn Ihre Bilder anfangs noch ohne Tonspur laufen, verzweifeln Sie nicht. Auch Spielberg hat einmal klein angefangen!

Verführerische Ablenkung

Ablenkung bedeutet, dass die Konzentration von einer Sache auf eine andere gelenkt wird. Forschungen und klinische Erfahrung zeigen, dass Ablenkung eine effektive Methode ist, mit Stress umzugehen und Schmerzen zu kontrollieren. Bestimmte Techniken können Ihnen helfen, Ihre Konzentration von einer unangenehmen, schmerzhaften Sache auf eine angenehmere abzulenken. Auch die Imaginationstechniken, die wir hier vorstellen, sind eine Möglichkeit, sich abzulenken. Sie beschäftigen den Geist oder Kopf.

Vielleicht haben Sie selbst schon Techniken gefunden, mit denen Sie sich von unangenehmen medizinischen Untersuchungen oder Behandlungen ablenken können. In einer Studie wurden Patienten nach einer unangenehmen Untersuchung befragt. Die meisten lenken sich ab, zählen die Löcher in der Deckenverkleidung, singen, summen oder pfeifen, sagen Gedichte auf oder denken über die Weihnachtsgeschenke nach.

Als Ablenkungsmanöver können Sie auch einen bestimmten Punkt im Raum anstarren, den Takt eines Musikstücks mit dem Fuß schlagen, Musik hören oder Witze erzählen.

✔ **Beenden Sie eine Imagination schrittweise und nicht abrupt.** Die häufigste Nebenwirkung von Imaginationen sind Schwindelgefühle. Wenn Sie nach der Imagination leise bis fünf zählen und dann sagen: »Ich fühle mich wach und entspannt!«, beugen Sie Benommenheit vor.

Imaginationsübungen

Sie können unsere Beispiele für Ihre Imaginationen benutzen oder eigene entwickeln. Im ersten Beispiel machen wir drei Punkte an den Stellen, an denen Sie eine Pause einlegen sollten.

✔ **Passive Muskelentspannung:** Wenn Sie bereit sind, schließen Sie langsam die Augen ... Atmen Sie tief durch die Nase ein, füllen Sie dabei Ihre Lungen vollständig mit Luft. Nehmen Sie die Luft auf und lassen Sie sie tief in Ihre Lungen eindringen. Spüren Sie den kühlen Hauch der frischen Luft in Ihrer Nase ... Atmen Sie jetzt durch Ihren Mund aus und spitzen Sie dabei ein wenig die Lippen ... Spüren Sie, dass die Luft, die Sie ausatmen, warm und feucht ist? ... Lassen Sie die ganze Luft aus Ihren Lungen entweichen ... Wiederholen Sie diesen Teil einige Male.

Entspannen Sie sich. Konzentrieren Sie sich auf Ihre Hände und Finger ... Spüren Sie in Ihre Hände und Finger ... Stellen Sie sich das Gefühl vor, wenn Ihre Hände und Finger immer mehr entspannen ... Lösen Sie alle Spannungen in Ihren Händen und Fingern auf und erlauben Sie ihnen zu entspannen.

Atmen Sie ruhig und kontinuierlich weiter. Spüren Sie Ihre Arme ... Spüren Sie, wie sich die Entspannung von den Fingern und Händen in die Unterarme und Oberarme ausbreitet ... Ihre Hände und Arme fühlen sich vielleicht warm und schwer an oder aber kühl und leicht ... Konzentrieren Sie sich darauf, wie sich die Entspannung für Sie anfühlt. Während Ihre Arme immer mehr entspannen, breitet sich das Gefühl in die Schultern, den Hals und den Kopf aus ... Lassen Sie Ihre Stirn entspannen ... Spüren Sie, wie die Muskeln um Ihre Augen langsam entspannen ... Wenn Ihr Kiefer entspannt, spüren Sie vielleicht, dass Ihre Lippen sich etwas öffnen ... Lassen Sie Ihre Schultern völlig entspannen.

Wenn Sie so weit sind, lenken Sie Ihre Aufmerksamkeit auf Ihren Bauch und Ihren Rücken. Stellen Sie sich vor, wie es wäre, wenn alle Muskeln Ihres Bauches und die Rückenmuskeln weich und schlaff werden ... Es ist, als ob Sie mit jedem Atemzug Entspannung einatmen und Anspannung ausatmen ... Genießen Sie diese Vorstellung und lassen Sie das angenehme Körpergefühl in Ihre Oberschenkel kriechen ... Spüren Sie, wie sich die Entspannung langsam über alle Muskeln der Beine und Füße ausbreitet ... Jetzt fühlt sich Ihr ganzer Körper schwerer oder leichter an. Vielleicht kribbelt es an einigen Stellen Ihres Körpers, wenn Sie entspannen. Das alles ist ganz normal ... Achten Sie nur darauf, wie sich die Körperentspannung für Sie anfühlt ...

Diese angeleitete Imaginationsübung kann zu einer der folgenden Szenen ausgebaut werden. Wir zeigen Ihnen hier nur zwei Beispiele:

- **Die Strandszene:** Es ist Spätnachmittag an einem sommerlichen Tag. Sie gehen einen schattigen, kleinen Pfad entlang, der zu einer kleinen Bucht mit einem Sandstrand führt. Als Sie vom Weg auf den Sand kommen, sehen Sie, dass die Bucht menschenleer ist. Die Sonne steht tief und goldorange am Himmel. Sie berührt fast den Horizont. Der Sand ist warm und weich an Ihren Füßen. Sie können das Meer riechen und schmecken. Sie setzen sich in den warmen Sand und genießen die Reflektion der Sonnenstrahlen auf der glänzenden Wasseroberfläche.

- **Den Schmerz ausatmen:** Stellen Sie sich vor, Ihr Atem geht bis in den schmerzenden Teil Ihres Körpers. Bei jedem Atemzug kommt frische, gesunde Luft herein. Jeder Atemzug bedeutet Wohlbefinden und Heilung für Ihre erkrankten Gewebe. Bei jedem Ausatmen nehmen Sie wahr, dass der schmerzende Bereich kleiner und kleiner wird. Sie atmen Schmerz und Verspannung aus. Atmen Sie weiter Entspannung ein und Schmerzen aus.

Klingt gut, nicht? Den Schmerz einfach ausatmen! Wunderbare Vorstellung – sicher wollen Sie gleich loslegen. Erlauben Sie uns aber noch einige Anmerkungen: Diese simple Technik funktioniert. Sie funktioniert anfangs nicht bei allen gleich gut, aber es bessert sich schnell. Grundvoraussetzung ist aber, dass Sie sich auf die Methode einlassen können und gegebenenfalls eine anfangs bestehende innere Unruhe so lange akzeptieren, bis sie nachlässt. Aber das kennen Sie ja schon von den Entspannungsübungen.

Grundsätzlich entscheidet neben Ihrer Vorstellungskraft aber auch Ihre Fähigkeit zu genießen über den Erfolg mit diesen Imaginationen. Jede dieser Traumreisen ist ja kein Selbstzweck, sondern soll Ihnen vor allem Genuss verschaffen, und das funktioniert nur, wenn Sie auch in der Lage sind zu genießen. Und daran kann es gewaltig hapern. Insbesondere Patienten mit chronischen Rückenschmerzen fallen dadurch auf, dass ihnen jegliche Fähigkeit zu genießen abhanden gekommen ist. Weil es ihnen schlecht geht, zeigen sie auch der Welt, dass es ihnen schlecht geht, und unterstreichen dies, indem sie mehr oder weniger demonstrativ den Genüssen des Lebens entsagen. Und so verlernen sie nach und nach, offen zu sein für die kleinen Freuden des Lebens. Wenn Sie sich jetzt ertappt fühlen, dann ist es Zeit, noch einmal auf unsere Idee mit dem Schokoladeneis vom Anfang des Buches zurückzukommen.

Jetzt ist für Sie der Zeitpunkt gekommen, noch einmal intensiv darüber nachzudenken ob Sie sich nicht doch für eine Portion von diesem leckeren Schokoladeneis begeistern können. Sie können ja heimlich mit einer Kugel anfangen – einfach mal reinschmecken. Schließen Sie die Augen – genießen Sie den zarten Schmelz – und vielleicht bekommen Sie ja Lust auf eine weitere Kugel – diesmal mit Vanillegeschmack?

Sollten Sie mit unseren Beispielen so richtig gar nichts anfangen können und immer noch skeptisch Ihrer neuen Karriere als künftiger Drehbuchautor und Regisseur Ihres Kopf-Kinos gegenüberstehen, dann empfiehlt sich ein Besuch in einer gut sortierten Fachbuchhandlung. Hier können Sie unter verschiedenen professionell erstellten CDs wählen und nach den für Sie passenden Imaginationen suchen. Auch die Deutsche Schmerzhilfe e.V. hält ein speziell für Schmerzpatienten geeignetes Sortiment an Entspannungs- und Imaginations-CDs bereit.

Biofeedbacktraining

Beim *Biofeedbacktraining* lernen Sie, bewusst bestimmte vegetative Funktionen Ihres Körpers (wie Herzschlag oder Gehirnwellen) zu steuern. Ein Gerät misst die vegetative Funktion und teilt Ihnen das Messergebnis mit. Verschiedene Funktionen können gemessen werden:

- ✔ Die Hauttemperatur, die durch die Durchblutung der Haut beeinflusst wird
- ✔ Der Hautwiderstand, der durch die Tätigkeit der Schweißdrüsen beeinflusst wird
- ✔ Die Muskelanspannung
- ✔ Der Herzschlag
- ✔ Die Aktivität des Gehirns

Die vegetativen Funktionen werden gemessen, damit Sie lernen können, sie zu kontrollieren. Wenn beispielsweise die Muskelanspannung mit Ihren Rückenschmerzen zusammenhängt, kann man die Muskelanspannung messen. Wenn Sie lernen, die Anspannung zu kontrollieren, können Sie so auch Ihre Schmerzen reduzieren. Wenn Sie unter einem Angstproblem leiden, schlägt in Angstsituationen Ihr Herz schneller. Wenn Sie lernen, Ihren Herzschlag zu kontrollieren, können Sie so auch besser Kontrolle über Ihre Angst behalten. Um bewusstes Entspannen zu lernen, können Sie mit jeder dieser Funktionen arbeiten.

> ### Humor, Gesundheit und Rückenschmerzen
>
> »Lachen ist die beste Medizin!«
>
> Lachen und Humor machen nicht nur Spaß, sondern hellen Ihre Stimmung auf, entspannen, trainieren das Herz-Kreislauf-System und verbessern soziale Kontakte. Neben diesen offensichtlichen Effekten gibt es Hinweise darauf, dass Lachen tatsächlich Medizin ist. Forschungsergebnisse zeigen, dass Lachen die Schmerzempfindlichkeit reduziert, für erholsamen Schlaf sorgt und Ihr Immunsystem anregt.
>
> - ✔ Sehen Sie sich lustige Filme an und lesen Sie lustige Bücher.
> - ✔ Legen Sie sich ein eigenes Witzbuch an, in das Sie lustige Erlebnisse oder gute Witze eintragen. Lustige Karikaturen oder Cartoons können Sie ausschneiden und in das Buch einkleben.
> - ✔ Erzählen Sie Witze und lernen Sie, über sich selbst zu lachen.
> - ✔ Schauen Sie sich auch die witzigen Seiten einer unangenehmen Situation an. Manchmal ist Lachen das Einzige, was Sie in einer stressigen Situation tun können, also machen Sie es!
> - ✔ Verbringen Sie viel Zeit mit fröhlichen, optimistischen Menschen.

 Biofeedback tut weder weh, noch hat es irgendetwas mit Spritzen oder Operation zu tun. Es werden Ihnen Elektroden auf die Haut gesetzt, die die Anspannung der Muskulatur messen. Dafür werden Muskelgruppen ausgesucht, bei denen man Übersäuerung, Verkrampfungen oder eine Disbalance vermutet. Über den Computer werden die Elektroden verbunden und die Messung wird in ein Bild umgewandelt. Auf einem Monitor können Sie das Maß der Anspannung sehen und lernen, es bewusst zu beeinflussen. Abbildung 12.4 zeigt eine Patientin beim Biofeedbacktraining.

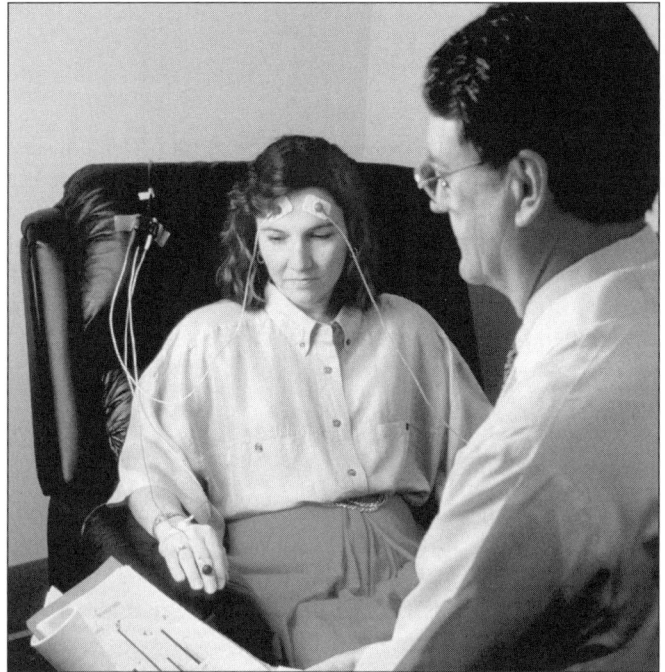

Abbildung 12.4: Kein gruseliges Frankenstein-Experiment, sondern nur eine Patientin beim Biofeedbacktraining

 Obwohl Biofeedbacktraining seit über 20 Jahren immer wieder in den Medien stark propagiert wird, gibt es nur sehr wenige Studien über die Wirksamkeit dieser Methode. Es ist immer noch unklar, ob die positiven Effekte, die man beobachtet hat, tatsächlich durch die bewusste Beeinflussung vegetativer Funktionen hervorgerufen werden oder nicht. Die Situation wird zusätzlich dadurch erschwert, dass Patienten sogar häufig dann von einer Besserung ihrer Beschwerden berichten, wenn im Computer gar keine Veränderungen sichtbar sind. Dazu kommt noch, dass in Deutschland die meisten Krankenversicherer diese Methode entweder gar nicht oder nur sehr gering honorieren, so dass die Apparaturen nicht wirtschaftlich eingesetzt werden können. Das alles sorgt dafür, dass die ebenfalls aus der Verhaltensmedizin hervorgegangene Biofeedbackmethode immer noch nicht den Stel-

lenwert hat, den viele Experten ihr zumessen. Wir sind ganz eindeutig der Meinung, dass allein die beachtliche Zahl erfolgreich therapierter Patienten einen Behandlungsversuch mit diesem übenden Verfahren wert ist.

Wir empfehlen eine kurze Serie von sechs bis zwölf Behandlungen, wenn bei Ihnen Muskelverspannungen eine Rolle spielen oder Ihre Symptome Sie sehr stark ängstigen.

Neurofeedback

Neurofeedback ist nichts anderes als ein EEG-gesteuertes Feedbacksystem. Im ganzen Nervensystem werden alle Botschaften durch kleine elektrische Signale weitergeleitet. Genauso funktioniert auch Ihr Gehirn. Mit speziellen Elektroden kann die Aktivität von Millionen von Gehirnzellen gemessen werden. Das Ergebnis dieser Messung wird als *Elektroenzephalogramm* (oder EEG) bezeichnet. Ein EEG zeigt viele Kurven, die rauf und runter gehen, abhängig von Ihrer Gehirnaktivität. Anhand der Muster der Wellen können verschiedene Bewusstseinszustände unterschieden werden, Angst, Aufregung, Entspannung und so weiter.

Neurofeedback kann Ihnen helfen, Ihre Gehirnaktivität zu kontrollieren, besser zu entspannen und weniger Schmerzen zu empfinden. Beim Training wird ein Computer verwendet, der die gemessene Gehirnaktivität in optische oder akustische Signale umwandelt. Wenn Sie lernen, die Aktivität der Gehirnzellen bewusst zu beeinflussen, können Sie einfacher entspannen und die Schmerzempfindlichkeit nimmt ab.

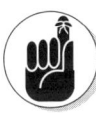
Der wesentliche Punkt bei allen Biofeedbackverfahren ist es, dem Patienten so schnell wie möglich beizubringen, auf Kommando und ohne Geräte zu entspannen; das gelingt meist mit anderen Entspannungstechniken oder Entspannungskassetten oder -CDs genauso gut.

Manche Biofeedback-Therapeuten behandeln Patienten viele Male hintereinander und anstatt ihnen beizubringen, ohne die Geräte zu entspannen, machen sie ihre Patienten von den Apparaten abhängig. Einige Studien zeigen, dass die Biofeedbackgeräte möglicherweise gar nicht notwendig sind, sondern die gleichen Ergebnisse auch mit einfacheren Entspannungstechniken erreicht werden können. Trotzdem sind wir der Meinung, dass es für viele Patienten hilfreich ist, die Veränderungen tatsächlich auf einem Bildschirm zu sehen. Dazu kommt noch, dass der Konstellation Mensch gegen Maschine eine besondere Motivation entspringt: Kaum ein Mensch möchte sich dem Computer geschlagen geben, allein hierin liegt das Erfolgsgeheimnis der Computerspiele begründet.

Eine besondere Empfehlung: Hypnose

Hypnose ist ein halbwacher Bewusstseinszustand, in dem es für Sie leichter sein kann, zu entspannen und Schmerzen zu kontrollieren. Die Entdeckung der Hypnose wird seit über 200 Jahren immer wieder Franz Anton Mesmer zugeschrieben, den man fälschlicherweise auch als den »Vater der Hypnose« bezeichnet. Mesmer war ein Scharlatan, ein Suggestiv-Künstler, der auf Jahrmarktniveau Auftritte als Heiler absolvierte und unter anderem mit damals mythischen Konzepten eines »animalischen Magnetismus« Massenheilungen veranstaltete und zu europaweiter Bekanntheit gelangte. Schon zu Lebzeiten wurde Mesmer der Scharlatanerie bezichtigt. Im 19. Jahrhundert erfuhren seine Heilansätze eine romantische Verklärung und legten das Fundament für ein auch heute immer noch zu beobachtendes schwärmerisches Interesse an »den anderen Heilern«. Vor allem auf die romantischen Verklärungen des 19. Jahrhunderts gehen die meisten heute noch verbreiteten Mythen über diese Methode zurück und sorgen dafür, dass die Hypnose immer wieder abgelehnt und stets »neu entdeckt« wurde. Das alles hat natürlich nichts mit dem zu tun, was wir heute unter »klinischer Hypnose« verstehen. Zurzeit wird Hypnose von nahezu allen Psychotherapieschulen häufig eingesetzt, um verschiedene psychologische und medizinische Probleme, unter anderem Rückenschmerzen, zu behandeln. Hypnose kann für Patienten vor unangenehmen Eingriffen oder Untersuchungen wie Magnetresonanztomographie (MRT) oder Spinalnervenwurzelblockaden sehr nützlich sein.

Bei Rückenproblemen sollte Hypnose von einem Profi, einem spezialisierten Arzt oder Psychotherapeuten, angewendet werden. Achten Sie sehr genau darauf, dass Sie es mit einem seriösen, klinisch erfahrenen Therapeuten zu tun haben und sich nicht in den Händen eines »modernen Mesmer« befinden. Wenn Sie eine entsprechende Einweisung von einem Profi erhalten haben, können Sie zusätzlich Techniken der Selbsthypnose anwenden.

Hypnose umfasst folgende Elemente:

- ✔ **Konzentration:** Der Einstieg in die hypnotische Trance beginnt vor allem mit der Einengung Ihrer Wahrnehmung auf das Wesentliche, nämlich die Stimme des Therapeuten, der Sie durch die Trance führen und begleiten wird.
- ✔ **Entspannung:** Sie beginnen mit Atemübungen zur Entspannung, ähnlich den Übungen, die wir in diesem Kapitel vorgestellt haben.
- ✔ **Imagination:** Entspannungsübungen und Imaginationstechniken helfen Ihnen, sehr tief zu entspannen. Hypnosetherapeuten benutzen häufig spezielle Bilder mit Abwärtsbewegungen (in Aufzügen oder auf Treppen), um eine sehr tiefe Entspannung zu erreichen.
- ✔ **Suggestion:** Hypnosetherapeuten arbeiten mit hypnotischen Suggestionen, die bestimmte Bedürfnisse besonders ansprechen. Die Suggestionen werden aufgrund der in einer klinischen Anamnese erhobenen Probleme der Patienten ausgewählt. Einige Beispiele:
  - Sie atmen tief ein und aus und fühlen sich stark.
  - Sie fühlen sich ruhig und entspannt. Sie brauchen sich um nichts zu sorgen. Sie brauchen sich erst wieder um Ihre Probleme zu kümmern, wenn Sie wieder gesund sind.
  - Sie werden tief und fest schlafen.

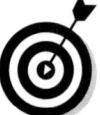

Bei Ihren Atem- und Entspannungsübungen können Sie die gleichen Suggestionen verwenden. Wenn Sie im Rahmen einer Selbsthypnose Suggestionen verwenden möchten, sollten Sie realistische Suggestionen auswählen. Beispiele für realistische Suggestionen sind: »Wenn ich anfange zu entspannen, lassen meine Rückenschmerzen nach« oder »Mein Selbstvertrauen wird heute im Laufe des Tages immer besser werden«. Einige neuere Studien belegen übrigens, dass indirekte Suggestionen deutlich effektiver als direkte Suggestionen sind. Gute Therapeuten nutzen diese Erkenntnis und wählen ihre Anweisungen in der Trance so, dass für den Patienten alles möglich ist, nichts aber sein muss. Damit sollen mögliche unbewusste »Abwehrmechanismen«, die selbstverständlich auch in Trance vorhanden sein können, umgangen werden und dem Patienten ein weiteres Scheitern – auch in der hypnotischen Trance – erspart bleiben.

Sie merken, dass sich die Techniken der verschiedenen Entspannungsmethoden zum Teil überschneiden. Viele Methoden arbeiten mit ähnlichen Mechanismen. Stellen Sie sich Ihr persönliches Entspannungstraining zusammen, so wie es für Sie besonders wirkungsvoll ist. Seien Sie sich aber darüber im Klaren, dass die »klinische Hypnose« anders als die »Selbsthypnose« mehr als eine Entspannungstechnik ist. Sie ist klar ein psychotherapeutisches Prozedere, in dem Sie als Betroffener zusammen mit einem ärztlichen oder nicht-ärztlichen Psychotherapeuten entsprechend einer klinischen Anamnese direkt an den Krankheitsmechanismen arbeiten und bleibende Veränderungen anstreben.

 Wir haben noch nie von schädlichen Nebenwirkungen der Hypnose gehört. Wenn Sie Interesse daran haben, sich auf eine Psychotherapie mittels Hypnose einzulassen, sollten Sie sich an einen professionellen Therapeuten wenden, der über eine seriöse klinische Ausbildung verfügt und der Erfahrung mit der Behandlung von Schmerzpatienten hat. Lassen Sie sich dabei nicht von wohlklingenden Diplomen zwielichtiger Ausbildungsinstitute blenden. Leider wimmelt es gerade im »heilkundlichen Spektrum« nur so von modernen Mesmers, die mittels Hypnose ohne seriösen Hintergrund Nikotinentwöhnung, Gewichtsreduktion, Suchttherapie und auch Schmerztherapie bewerben. Bei diesen »Kirmes-Therapeuten« wird im besten Fall nichts für Sie herausspringen.

Die Hypnose ist eine sehr schnell wirksame Methode in vielen, teils sehr unterschiedlichen Psychotherapien. Sie ist bei nahezu allen psychosomatischen Krankheitsbildern geeignet, bei psychovegetativen Störungen, bei Angst- und Suchterkrankungen und bei posttraumatischen Belastungsstörungen. Dennoch sei der Vollständigkeit wegen die Auffassung der WHO (World Health Organization, Weltgesundheitsorganisation der UNO) angefügt, die von der Behandlung psychotischer oder psychiatrischer Erkrankungen mittels Hypnose abrät.

Sieben Märchen über Hypnose

Es gibt viele Missverständnisse und Vorurteile über Hypnose. Und die Vorurteile werden in den Medien sorgsam gepflegt. Das ist einer der Gründe dafür, warum Hypnose leider zu selten eingesetzt wird. Dies sind die sieben häufigsten Missverständnisse zum Thema:

- **Hypnose ist so etwas wie sehr tiefer Schlaf oder Bewusstseinsverlust.** Hypnose ist ein Zustand entspannter Aufmerksamkeit. Sie können hören, sprechen, sich bewegen und eigenständig denken. Die Gehirnströme sind vergleichbar mit denen im Wachzustand. Während im Schlaf Reflexe wie der Patellarsehnenreflex (Kniereflex) nicht auslösbar sind, sind diese Reflexe in Hypnose voll erhalten.

- **Um sich hypnotisieren zu lassen, muss man einen schwachen Willen haben oder sehr passiv sein.** Das Gegenteil ist der Fall. Gerade kreative Menschen mit einem starken Willen können sich häufig besser konzentrieren und daher leichter hypnotisieren lassen. Hypnose kann nur dann erfolgreich angewendet werden, wenn der Patient mitarbeiten will.

- **Unter Hypnose kann jemand anderes über den Patienten verfügen.** Das ist wahrscheinlich nicht nur das größte, sondern auch das dümmste Vorurteil gegenüber Hypnose. Niemand kann gegen seinen Willen hypnotisiert werden. Niemand kann unter Hypnose dazu gebracht werden, etwas gegen seinen Willen zu tun.

- **Man wird vielleicht nicht wieder wach.** Ehrlich gesagt, ist es viel schwerer, hypnotisiert zu werden, als aus der Hypnose zu erwachen. Wenn Sie bei einer Hypnosebehandlung sich selbst überlassen werden, werden Sie innerhalb kurzer Zeit wieder ganz munter und wach werden.

- **Unter Hypnose erzählt man Geheimnisse aus seinem Leben.** Auch unter Hypnose sind Sie sich aller Dinge bewusst, die um Sie herum passieren, es sei denn, Sie möchten speziellen Anweisungen folgen, die Ihnen ermöglichen, bestimmte Geschehnisse zu vergessen. Also können Sie auch nicht dazu gebracht werden, Geheimnisse zu verraten, die Sie nicht verraten möchten.

- **Die meisten Menschen können gar nicht hypnotisiert werden.** Es gibt zwar Unterschiede, wie leicht jemand hypnotisiert werden können, aber völlig unmöglich ist es bei den wenigsten Menschen (wenn die Patienten mitarbeiten). Schwierigkeiten treten dann auf, wenn jemand zu dringlich hypnotisiert werden möchte, wenn starke Ängste vor der Hypnose vorliegen oder wenn Patienten nicht wirklich gesund werden möchten. Ein erfahrener Therapeut kann mit diesen Schwierigkeiten umgehen.

- **Hypnose heilt rasch alle Erkrankungen.** Übertriebene und unwahre Erzählungen über die Hypnose führen zu solchen Fehleinschätzungen. Leider bringen sie die Hypnose mehr in Misskredit als viele andere Vorurteile.

Teil IV
Rehabilitation

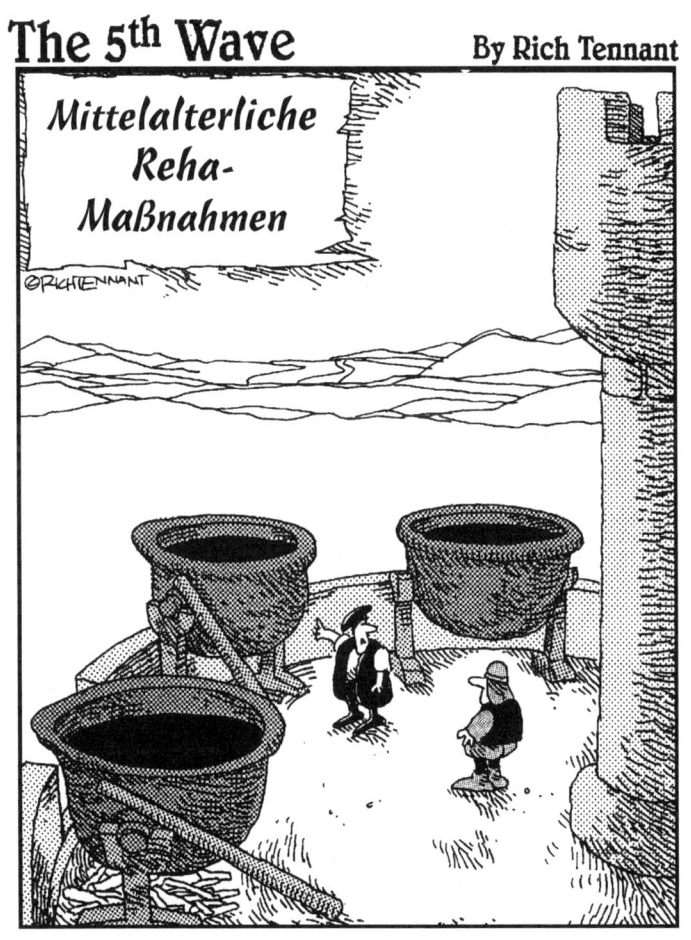

In diesem Teil ...

Auch wenn die genaue Ursache Ihrer Rückenbeschwerden nicht bekannt ist, wird Ihr Arzt oder Therapeut ein Behandlungsprogramm für Sie zusammenstellen. Wenn Sie den Empfehlungen Ihres Arztes folgen, werden Sie wieder gesund werden und ohne Einschränkungen leben können. Aber es ist wichtig, dass Sie die Anweisungen Ihres Arztes auch wirklich umsetzen.

Dieser Teil des Buches hat einen ganz praktischen Bezug. Wir erklären Ihnen, was Ihr Arzt Ihnen aufgetragen hat. Wir helfen Ihnen, ein vernünftiges Übungsprogramm zusammenzustellen. Und wir geben Ihnen viele Tipps, was Sie noch zusätzlich tun können. Außerdem stellen wir Ihnen noch einige nützliche Dinge vor, die Ihnen Ihre Schmerzen erleichtern und Ihr Leben angenehmer machen können.

Haltung bewahren

In diesem Kapitel

▶ Gesunde Standpunkte

▶ Rückenfreundliche Sitzhaltungen

▶ Komfortable Schlafpositionen

▶ Optimale Fortbewegung

▶ Einfache Hilfen beim Bücken und Heben

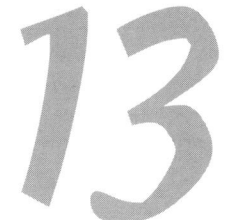

Wenn wir über Haltung sprechen, fallen Ihnen bestimmt auch als Erstes die Ermahnungen Ihrer Eltern ein: »Sitz gerade bei Tisch!«, »Lass dich nicht so hängen!«. Ihre Eltern wussten, dass eine gute Körperhaltung Ihren Rücken gesund hält. Aber für einen starken Rücken müssen Sie mehr tun, als in Hab-Acht-Stellung zu stehen oder so aufrecht am Schreibtisch zu sitzen, als hätten Sie einen Stock verschluckt.

Es werden zwei verschiedene Kategorien von Haltungen unterschieden:

✔ **Statische Haltungen** sind Haltungen ohne Bewegung, beispielsweise Sitzen oder Stehen.

✔ **Dynamische Haltungen** sind Bewegungsabläufe wie Heben, Gehen oder Beugen.

Wenn Sie wissen, wie sich eine gesunde Körperhaltung anfühlt und wie sie aussieht, können Sie sich bei Schmerzattacken besser bewegen und Rückfällen vorbeugen.

Statische Haltungen

Statische Haltungen sind die Haltungen in Ruhe. Sie können auch ohne jede Bewegung unnötigen Druck auf Ihre Wirbelsäule ausüben. Ohne Zweifel verbringen Sie die meiste Zeit des Tages sitzend, stehend und liegend. Wenn Sie es schaffen, sich in diesen Positionen rückenfreundlich zu halten, sind Sie schon einen großen Schritt weiter auf dem Weg zu einem gesunden Rücken.

Stehen

Sie sind ein Individuum und haben eine eigene, für Sie gesunde und komfortable Haltung im Stand. Im Idealfall erfordert diese Haltung minimalen Muskeleinsatz und gewährleistet ein gutes Gleichgewicht.

Beurteilen Sie Ihre Haltung im Stand

Wenn Sie sich so vor einen Ganzkörperspiegel stellen, dass Sie sich von der Seite sehen, können Sie Ihre eigene Körperhaltung gut beurteilen.

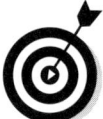
Wenn Sie noch einen zweiten Spiegel haben, können Sie die Spiegel so im Winkel zueinander aufstellen, dass Sie sich von der Seite sehen können, ohne den Kopf wenden zu müssen (wie in einer Umkleidekabine im Bekleidungsgeschäft).

Stellen Sie sich erst einmal so hin, wie Sie auch sonst stehen. Betonen Sie dann Ihre normale Körperhaltung, lassen Sie die Schultern etwas mehr als gewöhnlich hängen oder den Bauch ruhig weit vorstehen. Wenn Sie Ihre normale Haltung übertreiben, können Sie die Schwachpunkte leichter erkennen. Stellen Sie sich die folgenden Fragen, während Sie sich im Spiegel betrachten:

- ✔ **Sind meine Knie durchgestreckt oder gebeugt?** Ihre Knie sollten fast gerade sein, aber nicht ganz durchgestreckt.

- ✔ **Was ist mit meiner Lendenwirbelsäule, meinem Becken und meinem Bauch?** Im Idealfall sollte Ihre Hüfte waagerecht sein. Dann bildet Ihre Lendenwirbelsäule eine kleine Kurve und Ihr Bauch steht nicht vor. Diese Haltung mit *gekipptem Becken* beschreiben wir in Kapitel 14. Wir geben Ihnen weiter hinten in diesem Kapitel noch mehr Tipps zu dieser Haltung.

- ✔ **Hängen meine Schultern herunter?** Ihre Schultern sollten weder nach vorn fallen noch schlaff herunterhängen. Die Schultern sollten mit dem Rumpf eine gerade Linie bilden.

- ✔ **Sind mein Hals und mein Kopf nach vorn gestreckt?** Ihr Kopf sollte gerade oben auf dem Schultergürtel aufsitzen. Dann ist der Hals auch in der richtigen Haltung: gerade gestreckt mit einer kleinen Krümmung der Halswirbelsäule.

Wenn Sie sich im Spiegel betrachten, sehen Sie vielleicht, dass Ihre Haltung nicht optimal ist. Können Sie Ihre Haltung einer der beiden folgenden Kategorien zuordnen?

- ✔ **Die militärische Haltung:** Das ist genau die Haltung, die Sie als Kind einnehmen sollten, wenn Ihre Eltern gesagt haben: »Stell dich gerade hin!« Sie stehen so aufrecht und gerade, wie es nur geht. Auch wenn diese Haltung gut aussieht – gesund ist das nicht! Es besteht die Gefahr, dass Sie beim Versuch, den Bauch einzuziehen, ein Hohlkreuz machen. Ihr Kopf rutscht leicht zu weit nach hinten, was zu Verspannungen im oberen Bereich des Rückens führt.

- ✔ **Die zusammengesunkene Haltung:** In dieser Haltung tragen Sie den Kopf zu weit vorgestreckt, die Schultern fallen nach vorn und abwärts und der Bauch fällt nach vorn (siehe Abbildung 13.1, zweites Bild). Diese Haltung führt zu Verspannungen im Bereich der Lendenwirbelsäule. Der vorgestreckte Kopf kann zu Beschwerden im Bereich der Halswirbelsäule führen.

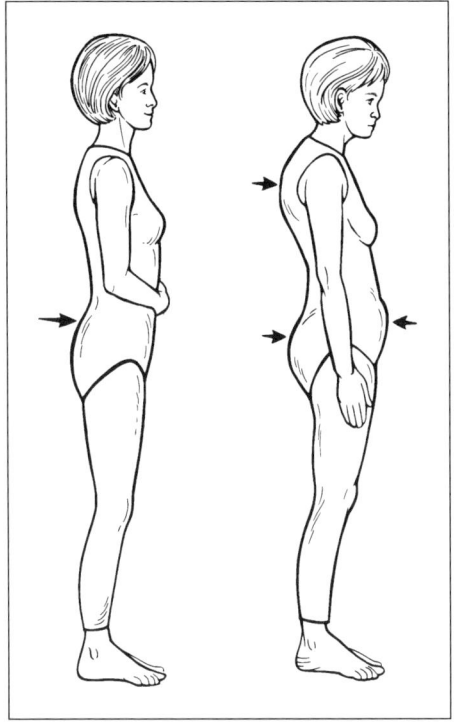

Abbildung 13.1: Die militärische Haltung und die zusammengesunkene Haltung

Gewöhnen Sie sich eine bessere Haltung im Stand an

Nachdem Sie Ihre Haltung vor dem Spiegel analysiert haben, können Sie sie jetzt gezielt verbessern. (Abbildung 13.2 zeigt die richtige Körperhaltung.)

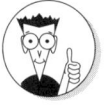
Anfangs fühlt sich die richtige, gesunde Körperhaltung unbequem an. Kein Wunder, wenn Sie seit 30, 40 oder mehr Jahren anders stehen. Aber glauben Sie uns: Sie können Ihre Haltung verbessern. Und Sie werden merken, wie gut Ihnen das tut.

Um die richtige Haltung zu üben, müssen Sie sich an eine Wand stellen. Die Fersen sollten etwa fünf Zentimeter Abstand zur Wand haben. (So schaffen Sie ausreichend Platz für Ihr Gesäß.) Kippen Sie das Becken etwas, indem Sie den unteren Teil des Rückens gegen die Wand drücken. Die Knie sollten nicht fest durchgedrückt, sondern ganz leicht gebeugt sein.

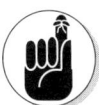
Das gekippte Becken ist eine gute Haltung. Machen Sie die Übung zum Kippen des Beckens, die wir Ihnen in Kapitel 14 erklären. So stärken Sie Ihre Bauchmuskeln und kommen leichter in die richtige Haltung im Stand.

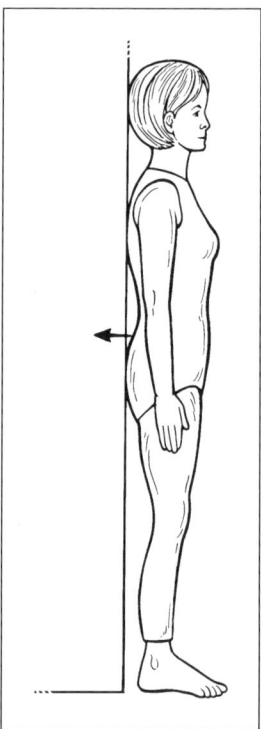

Abbildung 13.2: Die korrekte Haltung im Stand

Folgende Hinweise erleichtern Ihnen das gesunde Stehen:

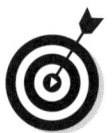

- ✔ Wenn Sie längere Zeit stehen müssen, sollten Sie eine kleine Fußstütze benutzen. Die meisten Menschen stehen automatisch mit beiden Füßen auf dem Boden, so wie links in Abbildung 13.3 gezeigt. Rechts wird gezeigt, wie einfach es ist, den Fuß auf einen kleinen Schemel zu stellen (ein Stapel Bücher ist auch hilfreich), um die richtige Haltung einzunehmen. Sie sollten den Fuß von Zeit zu Zeit wechseln. Diese Haltung unterstützt die Aufrichtung der Wirbelsäule und entlastet die Zwischenwirbelgelenke.

- ✔ Versuchen Sie, sich nicht anzulehnen oder vornüber zu beugen, wenn Sie längere Zeit stehen müssen. Wenn Sie sich beispielsweise beim Kochen längere Zeit über die Arbeitsplatte lehnen, werden die Muskeln im Bereich der Lendenwirbelsäule ganz schön strapaziert. Wenn Sie sich unbedingt nach vorn beugen müssen, sollten Sie gleichzeitig die Knie etwas knicken, so fangen Sie einen kleinen Teil der Belastung ab.

- ✔ Das Tragen hochhackiger Schuhe belastet die Lendenwirbelsäule.

- ✔ Sie können Verspannungen im Lendenwirbelsäulenbereich schon dadurch mindern, dass Sie häufig benutzte Gegenstände in Augenhöhe unterbringen. Dadurch müssen Sie sich deutlich weniger bücken und nach vorn lehnen.

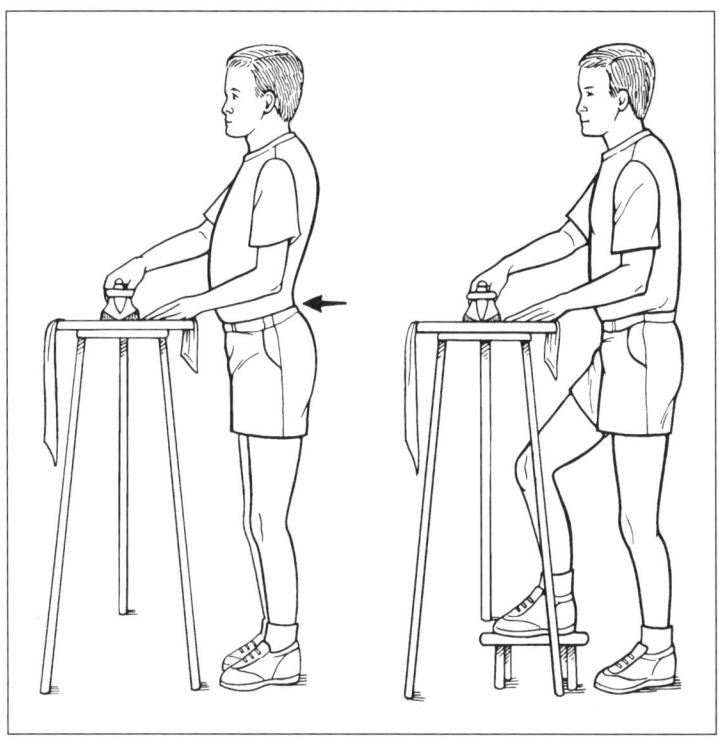

Abbildung 13.3: Links die falsche Körperhaltung ohne Fußschemel; rechts die richtige Haltung mit einem kleinen Schemel

✔ Wenn Sie lange Zeit stehen müssen, versuchen Sie, sich so viel wie möglich dabei zu bewegen. Wechseln Sie Ihre Haltung immer wieder – sonst überlasten Sie einzelne Muskelgruppen.

 Je stärker Sie sich Ihrer ungesunden Angewohnheiten bewusst werden, umso mehr können Sie sie durch gesunde Alternativen ersetzen – umso weniger Probleme werden Sie mit Ihrem Rücken haben.

Sitzen

Etwa die Hälfte der US-amerikanischen Arbeitnehmer sitzt mehr als die Hälfte der Arbeitszeit. Das ist in anderen Industriestaaten nicht anders. Auch Sie werden wahrscheinlich einen Großteil Ihrer Zeit sitzend verbringen. Leider werden die Auswirkungen des Sitzens auf die Wirbelsäule erst in letzter Zeit erforscht.

Sitzen und insbesondere langes Sitzen in immer der gleichen Haltung ist für Ihre Wirbelsäule mehr Stress als Stehen, Liegen und in einigen Fällen sogar als Heben. Wenn Ihr Rücken in der sitzenden Position nicht gut unterstützt wird, ermüdet Ihre Muskulatur sehr schnell. Wenn

Ihre Muskeln aber ermüden, krümmen Sie den Rücken, Ihr Schwerpunkt wird nach vorn verlagert und Ihr Becken kippt nach hinten. Dadurch wird die Lendenwirbelsäule in eine unnatürliche Position gebracht. Das hat zur Folge, dass die Bandscheiben Ihrer Lendenwirbelsäule die gesamte Last Ihres Oberkörpers tragen müssen, ein unglaublicher Druck. Zwar gibt es spezielle Stühle, die dieses Problem verhindern sollen, aber sie werden häufig falsch benutzt.

Beurteilen Sie Ihre Haltung im Sitzen

Genauso wie im vorigen Abschnitt über das Stehen beschrieben, ist es wichtig, dass Sie sich Ihre Haltung im Sitzen bewusst machen. Nur so können Sie herausfinden, was ungesund ist und wie Sie Ihre Haltung verbessern können. Setzen Sie sich auf einen Stuhl, ganz entspannt, wie Sie sonst auch sitzen. Sie können, wie im Abschnitt über die Haltung im Stehen beschrieben, einen Spiegel zur Kontrolle Ihrer Haltung einsetzen.

Überprüfen Sie Ihre Haltung auf die folgenden Angewohnheiten:

- ✔ **Zusammengesackte Haltung:** Wenn Sie beim Sitzen zusammensacken, wird Ihr Rücken nach außen gewölbt, während Ihre Brust heruntersackt. Der Kopf fällt entweder nach vorn oder wird hinten angelehnt. Er kann nicht mehr im Gleichgewicht über dem Körper getragen werden.

  In dieser Haltung lastet sehr viel Druck auf der Lendenwirbelsäule. Bei zurückgelehntem Kopf werden die Gelenke im Nacken aufeinander gepresst. Die Nacken- und Schultermuskeln müssen viel mehr arbeiten, als wenn Hüfte, Schultern und Kopf in einer Linie getragen werden. Nach längerem Sitzen fällt es Ihnen vielleicht schwer, sich im Stand richtig aufzurichten.

- ✔ **Angespannte Haltung:** In dieser Haltung spannen Sie permanent Ihre Muskulatur an, um Ihren Rücken zu unterstützen. Vielleicht haben Sie sich diese Haltung einmal angewöhnt oder Sie sind gerade in einer für Sie unangenehmen Situation. Wir haben festgestellt, dass Menschen mit dieser Sitzhaltung sich ihrer Anspannung oft erst bewusst werden, wenn sie ihnen mittels Biofeedback (siehe Kapitel 12) gezeigt wird.

  Sowohl bei schlechter Haltung als auch bei gesunder Haltung kann diese übermäßige Anspannung auftreten. Manche Menschen haben zwar eine gute Haltung, spannen dabei aber alle Muskeln an. Mit Biofeedbacktraining (siehe Kapitel 12) kann man eine entspanntere Haltung einüben.

- ✔ **Zu langes Sitzen:** Wahrscheinlich sitzen auch Sie wie die meisten Menschen beinahe den ganzen Tag. Leider ist Ihr Körper nicht dafür gebaut, so viel zu sitzen. Selbst wenn Sie sich eine gesunde Sitzhaltung angewöhnt haben, braucht Ihr Körper von Zeit zu Zeit etwas Bewegung. Sonst verspannen Ihre Muskeln und die Sehnen verkürzen sich.

- ✔ **Sitzen mit übereinander geschlagenen Beinen:** Eine häufige Angewohnheit ist es, mit übereinander geschlagenen Beinen zu sitzen. Wenn Sie nur kurze Zeit so sitzen, kann das sehr entspannend für Ihre Muskeln sein. Wenn Sie aber lange Zeit so sitzen, bekommen

Sie dieselben Probleme wie andere »Vielsitzer« auch. Wenn Sie außerdem in einem Sessel sitzen, müssen Sie eine zusammengesackte oder eine angespannte Haltung einnehmen.

Versuchen Sie einmal, darauf zu achten, ob Sie immer das gleiche Bein überschlagen. Wechseln Sie die Beine regelmäßig, damit Ihr Rücken nicht einseitig überlastet wird. Legen Sie Pausen ein, in denen Sie die Beine nicht übereinander schlagen.

Gewöhnen Sie sich eine bessere Sitzhaltung an

Haben Sie eine der ungesunden Angewohnheiten, die wir im vorigen Abschnitt besprochen haben, bereits angenommen? Die folgenden Hinweise zum gesunden Sitzen können Ihnen helfen, komfortabler zu sitzen und gleichzeitig Ihren Rücken zu entlasten:

✔ **Bringen Sie Ihr Becken in die richtige Position.** Wenn Ihr Becken in der richtigen Position ist, richten Sie automatisch Ihre Lendenwirbelsäule und Ihren gesamten Oberkörper auf. Schieben Sie zunächst Ihr Steißbein so weit wie möglich nach hinten und neigen Sie dabei den Oberkörper nach vorn. Richten Sie anschließend Ihren Oberkörper gerade auf. Danach müssen Sie nur noch das Becken eventuell etwas nach vorn oder hinten kippen und schon sitzen Sie gut. Abbildung 13.4 zeigt den ganzen Bewegungsablauf.

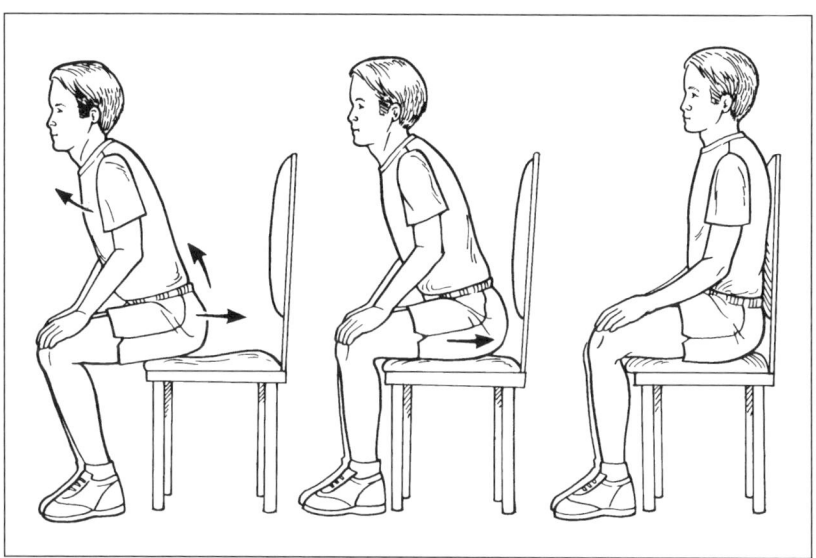

Abbildung 13.4: So können Sie sich richtig hinsetzen.

✔ **Halten Sie Becken, Brust und Kopf aufrecht.** Wenn Ihnen die gesunde Sitzhaltung etwas vertrauter geworden ist, können Sie immer mal wieder die Position ändern, um die Belastung einzelner Rückenabschnitte möglichst klein zu halten. Das Wichtigste ist, dass Becken, Brust und Kopf in etwa eine Linie bilden. Außerdem sollte der Winkel zwischen Ober- und Unterköper etwa konstant sein. Wenn Sie sich also bequem nach hinten lehnen möchten, sollten Sie den Unterkörper etwas anheben. Abbildung 13.5 zeigt eine gesunde Sitzposition an einem Computerarbeitsplatz mit den entsprechenden Winkeln.

- Wenn Sie in einem Sessel nach hinten gelehnt sitzen, sollten Sie die Füße auf einen kleinen Schemel oder ein dickes Telefonbuch stellen, so dass die Knie etwas angehoben werden (siehe Abbildung 13.5). Die Knie sind etwas höher als die Hüfte und der Winkel zwischen Ober- und Unterkörper bleibt gleich.
- Wenn Sie ganz vorn auf der Stuhlkante sitzen, sollten Sie die Knie etwas niedriger als die Hüfte haben. Sie können die Beine etwas auseinander stellen und einen Fuß vor den Stuhl und den anderen unter den Stuhl schieben.

✔ **Benutzen Sie einen guten Stuhl.** Sie sollten einen guten Stuhl wählen, insbesondere wenn Sie den ganzen Tag darauf sitzen müssen, beispielsweise an Ihrem Arbeitsplatz. Je länger Sie sitzen, umso mehr passt sich Ihr Körper dem Stuhl an. (Häufiges Umsetzen hilft dagegen!) Der graue Kasten »Der Stuhlkauf« enthält ein paar Hinweise, wie Sie einen guten Stuhl finden können.

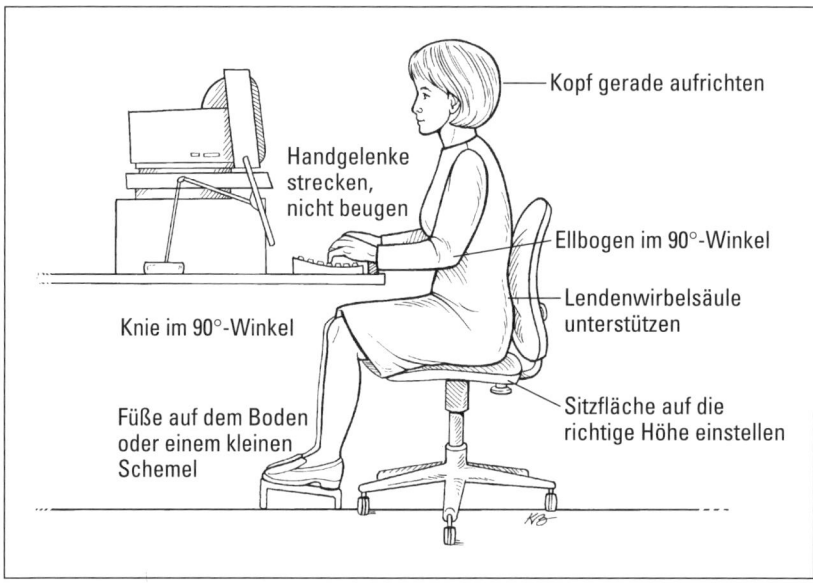

Abbildung 13.5: Eine gesunde Sitzhaltung am Arbeitsplatz

✔ **Die richtige Unterstützung für Ihren Rücken.** Wenn Sie einen Stuhl benutzen müssen, der Ihren Rücken nicht unterstützt, können Sie ihn mit Hilfsmitteln »aufrüsten«. Ein zusammengerolltes Handtuch oder ein kleines Kissen, das Sie sich quer in den Bereich der Lendenwirbelsäule legen, unterstützt den unteren Rücken. Wenn Sie in einem ausgesessenen Stuhl oder Sofa zu tief einsinken, hilft manchmal ein gefaltetes Handtuch oder sogar ein Buch, um Ihnen mehr Halt zu geben.

✔ **Machen Sie Pausen, um herumzulaufen.** Der beste Weg den Rücken stark und gesund zu erhalten, besteht darin, eine Pause zu machen und sich ein bisschen die Füße zu vertreten. Das kann ganz schön schwierig sein, besonders wenn man gerade in eine Aufgabe vertieft ist und gar nicht merkt, dass man schon seit zwei oder drei Stunden bewegungslos am Schreibtisch sitzt.

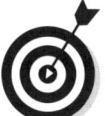 Wenn Sie dazu neigen, die Zeit zu vergessen, können Sie sich einen Kurzzeitwecker auf 30 Minuten stellen, der Sie an die kleine Pause erinnert. In Kapitel 14 zeigen wir Ihnen einige Übungen zum Dehnen der Rückenmuskulatur; solche Übungen eignen sich hervorragend für eine Pause.

Der Stuhlkauf

Wenn Sie losziehen, um einen Stuhl zu kaufen, der das Prädikat »rückenfreundlich« verdient, werden Sie wahrscheinlich von der riesigen Auswahl erschlagen werden. Sammeln Sie erst einmal alle Informationen, die Sie über die verschiedenen Stühle bekommen können. Welcher Stuhl für Sie der richtige ist, hängt von Ihrem Körperbau und der Tätigkeit ab, die Sie auf dem Stuhl sitzend ausüben wollen. Krankengymnasten, Physiotherapeuten, Orthopäden oder speziell geschultes Verkaufspersonal können Sie beraten.

Hier einige allgemeine Hinweise:

- ✔ Ein guter Stuhl unterstützt Ihre Wirbelsäule in der natürlichen Position. Achten Sie vor allem auf die Lendenwirbelsäule, sie sollte in ihrer natürlichen Krümmung unterstützt werden, der Stuhl darf hier nicht zu flach, aber auch nicht zu stark gepolstert sein. Wenn Sie nicht an einem Schreibtisch sitzen, können Sie einen Stuhl benutzen, der es Ihnen erlaubt, sich etwas nach hinten zu lehnen und die Füße auf einer kleinen Fußstütze abzustellen.
- ✔ Der Schreibtischstuhl sollte sich leicht in der Höhe verstellen lassen. Wenn der Stuhl zu hoch ist, wird die Lendenwirbelsäule zu stark gekrümmt, Ihre Füße baumeln fast in der Luft und die Muskulatur des Rückens verspannt sich. Bei guten Stühlen lässt sich die Sitzhöhe hydraulisch verstellen.
- ✔ Qualitätsbürostühle (was normalerweise gleichbedeutend mit teuer ist) unterstützen in der Regel mit einer Aufpolsterung die Lendenwirbelsäule. Das ist unbedingt notwendig, sonst werden Sie nach kurzer Zeit unter Verspannungen leiden, die zu ernsthaften Rückenschmerzen führen können.
- ✔ Nehmen Sie keinen Stuhl, in dem Sie versinken. In einem weichen Stuhl muss Ihre Muskulatur mehr arbeiten als in einem festeren.
- ✔ Die Vorderkante der Sitzfläche sollte abgepolstert sein. Andernfalls werden die Blutgefäße in Ihren Beinen abgedrückt.
- ✔ Ihr Gesäß sollte den größten Teil des Gewichts Ihres Oberkörpers tragen. Bei einigen Stühlen ist die Sitzfläche so geneigt, dass das Gewicht auf die Oberschenkel verlagert wird.
- ✔ Nehmen Sie lieber einen Stuhl mit Armlehnen. Wenn Sie hin und wieder die Arme auf den Lehnen ablegen können, werden Ihre Schultern und der Nacken entlastet. Außerdem können Sie sich beim Aufstehen und Hinsetzen auf den Armlehnen abstützen und dadurch Ihren Rücken entlasten.

Liegen

Wenn Sie Ihre Liegeposition verbessern möchten, schauen Sie sich als Erstes Ihre Matratze an. Wenn Ihr Bett zu weich ist, müssen Ihre Rückenmuskeln die ganze Nacht arbeiten, um Ihre Wirbelsäule gerade zu halten. Dass Ihre Muskulatur dabei leicht verkrampft, können Sie sich vorstellen.

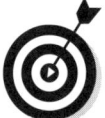

Ersetzen Sie einen alten Sprungfederrahmen durch einen modernen Lattenrost. Wenn Ihr Lattenrost zu weich ist, können Sie in der Mitte ein oder mehrere Bretter einlegen. Werfen Sie einen Blick in den grauen Kasten »Der Matratzenkauf«, bevor Sie losziehen und sich eine neue Matratze anschaffen.

Selbst wenn Sie eine gute Matratze haben, kann die Liege- und Schlafposition Ihre Rückenschmerzen beeinflussen. Es gibt zwar Hinweise und Tipps, in welcher Haltung Sie schlafen sollten, aber die Forschungsergebnisse zu diesem Thema sind nicht eindeutig. Für manche Rückenpatienten scheint es völlig nebensächlich zu sein, in welcher Körperhaltung sie schlafen.

In erster Linie ist es wichtig, dass Sie gut schlafen. Sie können die folgenden Hinweise nutzen, aber denken Sie daran: Sie müssen sich wohl fühlen!

Die folgenden Hinweise zu gesundem Schlaf können Ihnen vielleicht helfen:

- ✔ **Auf dem Bauch schlafen:** Wenn Sie auf dem Bauch schlafen, wird die Lendenwirbelsäule über ihr natürliches Maß hinaus gekrümmt. Wenn Sie aber anders nicht schlafen können, sollten Sie sich ein kleines Kissen oder Handtuch unter das Becken legen.

- ✔ **Auf dem Rücken schlafen:** Auch wenn Sie flach auf dem Rücken schlafen und die Beine ausstrecken, wird Ihre Lendenwirbelsäule stark gekrümmt. Wenn Sie gerne auf dem Rücken schlafen, legen Sie sich ein kleines Kissen oder ein aufgerolltes Handtuch unter die Knie. So wird die Lendenwirbelsäule entlastet.

- ✔ **In Embryonalstellung schlafen:** Wie viele andere Rückenpatienten auch schlafen Sie vielleicht am liebsten auf der Seite. Sie beugen die Hüfte und die Knie leicht. Legen Sie sich ein sehr kleines Kissen oder ein Handtuch zwischen die Knie. Auch unter den Kopf und den Hals sollten Sie ein Kissen legen, damit die Halswirbelsäule nicht abgeknickt wird.

- ✔ **Hüten Sie sich vor der Couch:** Die Couch ist so etwas wie ein kleines weiches Bett. Sie liegen dort vielleicht, um zu lesen, Fernsehen zu gucken oder zu schlafen. Gesünder ist es auf jeden Fall, auf dem Boden zu liegen, die Knie etwas erhöht auf einigen Kissen oder einem Schemel. Legen Sie sich als Unterstützung ein kleines Kissen unter den Kopf.

Der Matratzenkauf

Es ist das gleiche Problem wie bei den Bürostühlen: Die Auswahl an Matratzen ist erschlagend. Matratze und Lattenrost sollten zusammenpassen. Hier einige Hinweise:

- ✔ Eine gute Matratze sollte sieben bis fünfzehn Jahre halten. Das ist von der Qualität der Matratze, aber auch von ihrer Pflege abhängig.
- ✔ Sie sollten die Matratze regelmäßig lüften und, abhängig von den Oberflächen, hin und wieder wenden. Wenn Sie unter Rückenschmerzen leiden, sollten Sie sich bei dieser Arbeit natürlich helfen lassen und unsere Hinweise zum richtigen Heben (weiter hinten in diesem Kapitel) beachten.
- ✔ Da Sie rund ein Drittel Ihrer Zeit in Ihrem Bett verbringen, sollten Sie sich vor dem Kauf gründlich informieren. Leider können Sie auf einer Matratze nicht ein paar Wochen »zur Probe liegen«. Im Geschäft sollten Sie sich allerdings ruhig einmal ein Viertelstündchen darauf legen.
- ✔ Es gibt sehr viele verschiedene Matratzen. Sie werden aus vielen verschiedenen Materialien hergestellt. Für welche Sie sich entscheiden, hängt auch von Ihren persönlichen Vorlieben für bestimmte Materialien ab. Die Matratze sollte weder so weich sein, dass Ihr Gesäß einsinkt, noch so hart, dass Ihre Lendenwirbelsäule in Rückenlage in der Luft schwebt.

Es gibt spezielle Matratzengeschäfte, in denen Sie sich ausführlich informieren können. Sie können auch Ihren Arzt oder Therapeuten fragen, ob er eine bestimmte Matratze empfiehlt.

Dynamische Haltungen

Dynamische Haltungen sind alle Haltungen, die Ihr Körper einnimmt, wenn Sie in Bewegung sind. Damit sich Ihr Körper bewegen kann, müssen Knochen, Bänder, Muskeln und Sehnen koordiniert zusammenarbeiten. Dabei wollen Sie Ihre Bewegung möglichst einfach, effektiv und für Ihren Körper unschädlich ausführen.

Dynamische Haltungen zu beurteilen ist etwas schwieriger: Sie haben nicht so viel Zeit, sich selbst zu beobachten und vorauszuplanen. In den folgenden Abschnitten wollen wir Ihnen einige gesunde Bewegungsabläufe vorstellen.

Gehen

Gehen ist die einfachste Form der Fortbewegung. Wie viel ein Mensch geht, ist individuell sehr unterschiedlich, aber allein dadurch, dass es in Gebäuden die häufigste Fortbewegung ist, hat das Gehen für jeden einen großen Stellenwert. Außerdem ist Gehen eine einfache, aber effektive Rückenübung.

Beurteilen Sie Ihren Gang

Auch beim Gehen ist es zunächst wichtig, selbst zu erkennen, wie Sie gehen. Sie können sich entweder in einem Spiegel oder in der reflektierenden Scheibe eines Schaufensters beobachten. Übertreiben Sie Ihre normale Körperhaltung ruhig ein wenig, damit die Charakteristika deutlich hervortreten. Wenn Sie eher locker und ungezwungen gehen, übertreiben Sie ruhig ein bisschen. Wenn Sie eher angestrengt marschieren, können Sie Ihre Muskulatur noch mehr anspannen. In diesem Abschnitt beschreiben wir einige ungesunde Bewegungsmuster, die man häufig finden kann. Vielleicht erkennen Sie sich ja selbst darin wieder.

- ✔ **Bauch-voraus-Gang:** Wenn Sie beim Gehen den Bauch ausstrecken, biegen Sie auch die Lendenwirbelsäule stärker nach vorn und Ihr Becken kippt ebenfalls nach vorn. Diese Art zu gehen kann bestehende Probleme der Lendenwirbelsäule verstärken. Es sieht ein bisschen so aus, als wenn erst Ihr Bauch käme und dann der Rest Ihres Körpers.

- ✔ **Kopf-voraus-Gang:** Wenn Sie direkt vor sich auf den Boden schauen, fallen Sie automatisch in diese Körperhaltung. Dabei wird meist auch der Brustkorb nach vorn gesenkt und dadurch Nacken- und Schultergürtelmuskulatur stärker belastet. Die Muskulatur verhärtet sich und die Atmung ist erschwert.

- ✔ **Lockerer Gang:** Beim lockeren Gang wackelt der Körper. Arme und Kopf führen nebenbei noch ein paar extra Bewegungen aus. Menschen mit schlechter Bemuskelung und sehr beweglichen Gelenken neigen zu diesem Gangbild.

- ✔ **Steifer Gang:** Das ist das genaue Gegenteil des lockeren Ganges. Menschen mit Muskelverspannungen, Angst vor Stürzen oder starken Schmerzen gehen häufig sehr steif. Es sieht so aus, als würden diese Menschen ein Korsett tragen, meist vom Hals bis zum Steißbein, manchmal aber auch vom Kopf bis zum kleinen Zeh. Das Gangbild kann roboterhaft sein. Die Muskulatur muss hart arbeiten und ermüdet rasch. Die Gefahr von Stürzen und Rückfällen ist groß.

- ✔ **Stampfender Gang:** Bei diesem Gang wird bei jedem Schritt fest aufgestampft, als müssten Sie den Takt für eine ganze Marschtruppe vorgeben. Das erzeugt Erschütterungen, die über Ihre Fersen und Beine bis in den Rücken und die Wirbelgelenke fortgetragen werden und die Gelenke belasten. Der stampfende Gang ist meist angewöhnt und bei Eile oder barfuß noch ausgeprägter.

- ✔ **Stressgang:** Dieses Gangbild wird durch schnelle, abgehackte Schritte charakterisiert. Der Oberkörper wird nach vorn gebeugt und der Kopf scheint dem Körper vorauszueilen. Die schnellen Schritte erzeugen ebenfalls Schockwellen, die sich durch den ganzen Körper fortsetzen. Dabei werden alle Muskeln angespannt. Emotionaler Druck oder Eile verstärken das Gangbild.

Gewöhnen Sie sich einen gesünderen Gang an

Bevor Sie Ihren Gang verbessern, schauen Sie, ob eines der beschriebenen Gangmuster auf Sie zutrifft. Dann wissen Sie genau, worauf Sie achten müssen. Hier ein paar Tipps zum gesunden Gehen:

Der Schuhkauf

Ihre Schuhe beeinflussen Ihre Haltung und Ihren Gang und damit auch Ihre Rückenschmerzen. Zum einen können Schuhe das Aufsetzen des Fußes mehr oder weniger stark abfedern und zum anderen beeinflussen Absatzhöhe und Schuhform die Krümmung Ihrer Lendenwirbelsäule. Ganz egal, ob Sie sich Sportschuhe oder Schuhe zu Anzug oder Kleid kaufen, achten Sie auf ein paar Dinge:

- ✔ Der Teil des Schuhs, der Ihre Ferse umschließt, heißt Fersenkammer. Er sollte stabil sein und Ihrer Ferse genug Halt beim Laufen geben. Der Schuh sollte in diesem Bereich etwas fester oder verstärkt sein. Wenn die Fersenkammer zu weich gearbeitet ist, bewegt die Ferse sich zu stark während des Gehens, das kann zu Verspannungen im Bereich der Beine und der Lendenwirbelsäule führen.

- ✔ Der Absatz des Schuhs sollte gedämpft sein, damit Ihr Körpergewicht beim Auftreten abgefedert wird. Sehr harte Absätze können den Aufprall nicht abfedern Die Ferse sollte etwas höher liegen als der Zehenbereich. Der Absatz sollte genauso breit sein wie der Fersenbereich des Schuhs, damit sich das Körpergewicht gut verteilt. Schmale Absätze erfordern mehr Balance, was wiederum zu Verspannungen in den Beinen und im Rücken führt.

Lassen Sie schiefe Absätze früh genug erneuern. Das ungleichmäßige Stehen und Gehen kann zu Problemen im Rücken führen.

- ✔ Die Schuhsohle sollte flexibel sein, damit sie beim Laufen nachgibt. Ist der Schuh zu fest, gewöhnen Sie sich einen unnatürlichen Gang an. Außerdem ist der Schuh unbequem mit einer zu starren Sohle. Andererseits sollte die Sohle auch nicht zu weich sein, damit sie dem Fuß, insbesondere im Mittelfußbereich, genug Halt und Unterstützung gibt.

- ✔ Die Innensohle sollte der anatomischen Form Ihrer Fußsohle angepasst sein. Im Bereich des Mittelfußes (oder Fußgewölbes) muss die Innensohle etwas aufgepolstert sein, um Ihren Fuß optimal zu unterstützen, sonst besteht die Gefahr, dass sich das Fußgewölbe abflacht. Insgesamt soll die Innensohle gepolstert sein, um die Kraft beim Auftreten zu dämpfen.

- ✔ Der Bereich des Schuhs, der die Zehen umschließt, ist die Zehenkammer. In der Zehenkammer muss genug Platz sein, damit sich die Zehen beim Gehen frei bewegen können. Rechts und links der Zehen soll der Schuh Halt geben und den Fuß auf der Sohle halten. Ihre Zehen sollen sich nicht eingeengt fühlen und Sie dürfen beim Laufen die Kappe des Schuhs nicht spüren.

- ✔ **Halten Sie Ihr Becken gerade.** Legen Sie beim Gehen einmal die Hände auf die beiden Darmbeinschaufeln. (Sie spüren die harten Kanten seitlich neben dem Bauchnabel.) Beide Hände sollten immer gleich hoch sein. Wenn die Hände sich abwechselnd nach oben und unten bewegen, geht Ihr Becken zu sehr mit und überträgt zu viel Bewegung auf die Wirbelsäule.

✔ **Entspannen Sie sich.** Benutzen Sie die Atemübungen (siehe Kapitel 12), um nicht zu verspannen. Bei jedem Ausatmen geben Sie Anspannung ab. Diese Technik hilft Ihnen bei steifem, stampfendem Gang und beim Stressgang.

✔ **Machen Sie Ihren Kopf ganz leicht.** Das hört sich komisch an, aber wenn Sie daran denken, dass Kopf und Schultern ganz leicht sind, werden Sie die richtige Körperhaltung einnehmen können. Kopf und Nacken sollen sich entspannen und bequem und locker auf der Mitte des Oberkörpers sitzen. So vermeiden Sie Verspannungen im Schulter-Nacken-Bereich.

✔ **Landen Sie sanft.** Denken Sie daran, Ihre Beine geschmeidig zu bewegen und die Füße sanft aufzusetzen und abzurollen. Dadurch vermeiden Sie Stampfen und Erschütterungen – einfach leicht und geschmeidig aufsetzen und den Fuß abrollen lassen. Gehen Sie ruhig langsam dabei. Tragen Sie bequeme Schuhe mit einer gepolsterten Sohle (siehe auch den grauen Kasten »Der Schuhkauf«).

✔ **Gehen Sie geschmeidig.** Tragen Sie Körper und Kopf aufrecht, damit Sie frei atmen können. Die Hüften sollen nicht wackeln und der Kopf soll sich nicht nach vorn und hinten oder zur Seite bewegen. Sie verstehen schon: Nicht mit allen Körperteilen schlackern! Schauen Sie nach vorn, während Sie gehen. Bewegen Sie Ihren ganzen Körper geschmeidig und kraftvoll, aber nicht angespannt.

Heben und Bücken

Jeder assoziiert beim Stichwort »Rückenschmerzen« spontan Heben und Bücken. Denken Sie einfach mal an Ihren ganz normalen Alltag: Jeden Tag bücken Sie sich und heben alle möglichen Dinge hoch. Und wenn Sie diese Bewegungen nicht rückenfreundlich ausführen, setzen Sie Ihre Wirbelsäule tagtäglich ganz schön unter Druck. Selbst bei leichten Gegenständen kann das wiederholte Bücken und Heben Ihrem Rücken erhebliche Probleme bereiten. Wenn Sie sich aber rückenfreundliche Bewegungsmuster beim Bücken und Heben angewöhnen, tun Sie Ihrem Rücken wirklich einen großen Gefallen.

Beurteilen Sie Ihre Bewegungen beim Bücken und Heben

Die folgenden Beschreibungen erklären Ihnen, was Sie beim Bücken und Heben *nicht* tun sollen. So können Sie selbst herausfinden, welche Fehler Sie machen und sich gleich einen gesünderen Bewegungsablauf angewöhnen.

✔ **Füße zu eng beieinander:** Die Füße zu eng nebeneinander zu stellen, ist einer der häufigsten Fehler. Wenn Sie Ihre Füße nicht wenigstens schulterbreit auseinander stellen, haben Sie zu wenig Hebelkraft und stehen instabil. Außerdem ist es in dieser Haltung sehr verlockend, den Rücken beim Bücken rund zu machen.

✔ **In der Taille einknicken:** Ein anderer häufiger Fehler besteht darin, die Knie und die Hüfte gerade zu lassen und nur in der Taille einzuknicken. Dabei wird der Rücken weit nach vorn gebogen. Abbildung 13.6 zeigt diese ungesunde Haltung. Die meisten Menschen machen diesen Fehler. Noch schlimmer wird es, wenn Sie sich gleichzeitig noch zur Seite drehen.

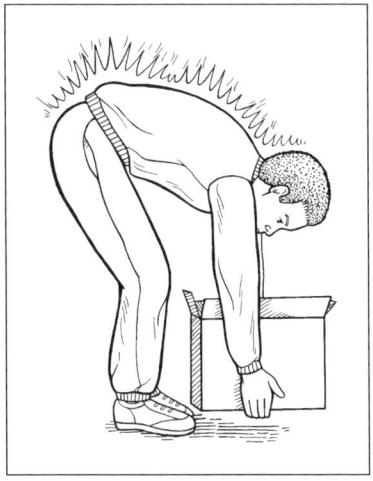

Abbildung 13.6: Ungesunde Haltung beim Anheben eines Gegenstands

✔ **Gewicht ungleichmäßig verteilen:** Beispiele dieses ebenfalls häufigen Fehlers sehen Sie überall: Ein schwerer Koffer wird in einer Hand getragen, die andere Hand bleibt leer oder eine Umhängetasche wird mit einem Schulterriemen nur über einer Schulter getragen.

✔ **Einen zu schweren Gegenstand tragen:** Einen zu schweren Gegenstand allein zu tragen oder zu versuchen, ihn zu tragen, führt ebenfalls zu Verspannungen in der Muskulatur. Zu schwer ist ein Gegenstand dann, wenn Sie ihn nur mit einer schnellen ruckartigen Bewegung heben oder transportieren können und nicht langsam und kontrolliert.

Gewöhnen Sie sich rückenschonendes Bücken und Heben an

Wenn Sie es schaffen, sich eine gesündere Haltung beim Bücken und Heben anzugewöhnen, können Sie Rückenproblemen vorbeugen und Rückfälle vermeiden. Eigentlich müssen Sie nur Ihren gesunden Menschenverstand einsetzen und sich etwas Zeit nehmen.

✔ **Stellen Sie Ihre Füße etwas auseinander.** Ihre Füße und Knie sollten mindestens schulterbreit auseinander stehen. In dieser Haltung können Sie Knie und Hüfte beugen und Ihren Rücken gerade halten.

✔ **Benutzen Sie Ihre Beine beim Heben.** Wenn Sie sich bücken und etwas anheben, sollten Sie Ihre Beine die Arbeit tun lassen. Das schont den Rücken. Hocken Sie sich so hin, dass Ihre Brust nach vorn zeigt und Ihr Gesäß nach hinten. In dieser Position können Sie den Rücken gerade halten (siehe Abbildung 13.7).

✔ **Drücken Sie den Gegenstand an sich.** Wenn Sie einen Gegenstand heben oder tragen, sollten Sie das Gewicht so nah wie möglich am Körper tragen. Wenn Sie einen Gegenstand aus der Hocke aufheben, lassen Sie die Arme zwischen Ihren Oberschenkeln (siehe Abbildung 13.7). So können Sie einen Großteil des Gewichts mit den Beinen heben und Ihr Körperschwerpunkt wird kaum verschoben.

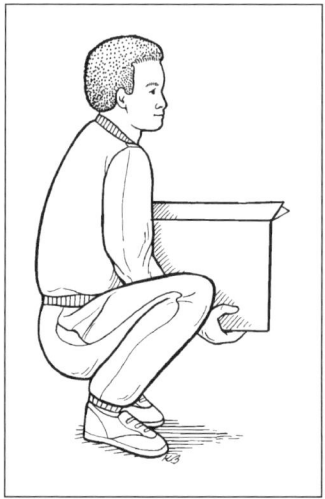

Abbildung 13.7: So heben Sie Gegenstände aus der Hocke rückenschonend an.

Eine andere gute Technik zum Anheben ist das Heben aus dem Kniestand, wie es in Abbildung 13.8 gezeigt wird. So können Sie große Gegenstände mit Griff oder Henkel gut anheben. Knien Sie sich mit einem Knie neben den Gegenstand und drücken Sie dann beide Beine gleichzeitig gerade durch. Lassen Sie den Oberkörper dabei gerade. Gegenstände ohne Griff können Sie in dieser Haltung über Ihren Oberschenkel an Ihren Bauch rollen und dann damit aufstehen. Aber halten Sie auf jeden Fall den Rücken gerade.

✔ **Verteilen Sie das Gewicht gleichmäßig.** Wenn irgend möglich, sollten Sie ein Gewicht immer auf beide Seiten des Körpers gleichmäßig verteilen. Teilen Sie den Einkauf lieber auf zwei kleine Tüten auf, als alles in eine große zu stecken. Wenn das nicht möglich ist, wechseln Sie immer wieder die Traghand. Sehr schwere Lasten sollten Sie gar nicht alleine tragen. Benutzen Sie einen Rollwagen oder lassen Sie sich helfen. Denken Sie daran: Manchmal erfordert rückengesundes Tragen etwas mehr Zeit, aber Ihr Rücken sollte es Ihnen wert sein.

✔ **Tragen Sie Lasten nicht oberhalb der Taille.** Wenn es geht, sollten Sie Lasten nicht oberhalb der Taille und vor allem nicht oberhalb der Schultern tragen. Beide Tragepositionen verstärken die Krümmung Ihrer Lendenwirbelsäule und verursachen Verspannungen in der Muskulatur und Überlastung der Bänder und Gelenke. Sie sind erheblich anfälliger für Rückenprobleme, wenn Sie Lasten oberhalb der Hüfte oder der Schultern tragen.

Tipps für rückenschonendes Heben

Wahrscheinlich machen Sie es wie die meisten Menschen: Wenn Sie etwas heben möchten, bücken Sie sich, packen es und hieven es hoch. Sie können das so ohne weiteres Nachdenken machen, weil Sie bisher wahrscheinlich keine Schmerzen oder Schädigungen davongetragen haben – was wieder einmal zeigt, wie stark und kraftvoll Ihr Rücken arbeitet. Leider kann es Ihrem Rücken plötzlich zu viel werden. Nach einem anstrengenden Tag spüren Sie Schmerzen und das kann der Beginn einer echten Leidensgeschichte werden. Wenn Sie die folgenden Tipps für rückenschonendes Heben und Tragen beachten (und natürlich die Hinweise aus dem letzten Abschnitt), werden Sie diese Erfahrung vielleicht nie machen müssen:

- ✔ **Halten Sie Ihre Arme gerade.** Wenn Sie mit der Kraft Ihrer Beine einen Gegenstand heben, versuchen Sie, die Arme so gerade wie möglich zu halten. Und zwar gerade nach unten, nicht gerade zur Seite oder nach vorn.

- ✔ **Auch das Absetzen schwerer Gegenstände ist schwierig.** Auf den ersten Blick scheint es leichter zu sein, schwere Gegenstände abzusetzen, aber die Belastung für den Rücken ist ganz ähnlich. Viele Menschen spüren das erste Mal Rückenschmerzen, wenn sie beim Absetzen eines schweren Gegenstandes die Kontrolle über ihn verlieren und versuchen, zu retten, was zu retten ist.

- ✔ **Heben Sie langsam.** Heben Sie Gegenstände langsam, aber nicht im Zeitlupentempo an. Zu schnelles Heben erschwert die Kontrolle über die körpereigenen Bewegungen. Zu langsames Heben erfordert mehr Kraft und Gleichgewicht.

- ✔ **Passen Sie bei ausladenden Gegenständen auf.** Schwierig ist es, ausladende, schwere Gegenstände ohne Griffe zu heben. Seien Sie vorsichtig, wenn Sie so ein Ding vor sich haben. Versuchen Sie, einen Griff zu befestigen, oder holen Sie sich Hilfe.

- ✔ **Planen Sie voraus.** Vor der richtigen Hebetechnik kommt erst einmal die richtige Planung. Leider wird dieser Punkt meist vernachlässigt. Bei guter Planung können Sie es häufig vermeiden, schwere Gegenstände allein heben zu müssen.

✔ **Vermeiden Sie Drehbewegungen beim Anheben.** Eines der schlimmsten Dinge, die Sie Ihrem Rücken antun können, ist es, sich beim Heben zu drehen. Drehen und Heben in einer Bewegung übt unglaublichen Druck auf einzelne Punkte Ihrer Wirbelsäule aus und kann zu einem Bandscheibenvorfall oder anderen Rückenverletzungen führen (siehe Kapitel 3). Heben Sie den Gegenstand besser erst so hoch, wie wir es Ihnen erklärt haben, und drehen Sie sich dann mit dem ganzen Körper zur Seite.

✔ **Besser schieben als ziehen.** In den meisten Fällen ist es rückenschonender, einen schweren Gegenstand zu schieben als zu ziehen. Das entlastet Ihre Rückenmuskulatur.

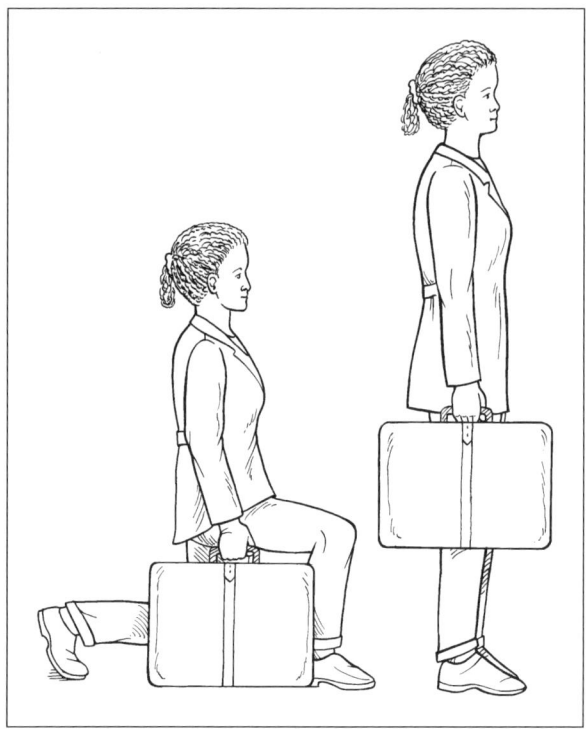

Abbildung 13.8: Lasten aus dem Kniestand heben

✔ **Heben Sie nicht zu schwer.** Eine Frau sollte nicht mehr als 12 bis 16 Kilogramm und ein Mann nicht mehr als 22 bis 28 Kilogramm heben. Wenn Sie einen Gegenstand bewegen müssen, der deutlich schwerer ist, lassen Sie sich helfen oder benutzen Sie einen Rollwagen oder eine Sackkarre.

Trainieren Sie Ihren Rücken

In diesem Kapitel

▸ Die Kombination von Ausdauersport und Rückenübungen

▸ Die Ge- und Verbote beim Sport

▸ Das Übungsprogramm für Ihren Rücken

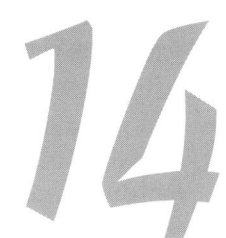

Ein gutes Übungsprogramm für den Rücken stärkt die Bauch- und Rückenmuskulatur, unterstützt die richtige Haltung und verringert die Häufigkeit von Rückenbeschwerden. Ein Übungsprogramm kann außerdem bestehende chronische Rückenschmerzen lindern.

Dieses Kapitel stellt Ihnen ein umfassendes Rückentrainingsprogramm vor, das Sie mit einem Ausdauersport wie Nordic Walking, Fahrradfahren oder Schwimmen kombinieren sollten. Wenn Sie jeden Tag abwechselnd entweder Rückenübungen machen oder sich dem Ausdauersport widmen, sind Sie bestens trainiert.

Ein Ausdauertraining ist nicht nur für Rückenpatienten wichtig, sondern für jeden Menschen. Sie bauen Muskulatur auf und Stress ab, Ihr Schlaf bessert sich und vieles mehr (siehe Kapitel 7).

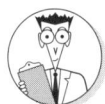
Bevor Sie mit dem Training beginnen, sollten Sie Rücksprache mit Ihrem Arzt halten. Wenn Sie lange keinen Sport getrieben haben oder aufgrund anderer Erkrankungen ein erhöhtes Risiko haben, ist das unbedingt notwendig. Insbesondere Bluthochdruck oder Herzerkrankungen sind Risiken, die eine genaue ärztliche Überwachung erfordern.

Übungstipps

Damit Ihr Trainingsprogramm sicher und effektiv ist, sollten Sie die folgenden Warnungen und Tipps unbedingt befolgen:

✔ **Nehmen Sie sich Zeit fürs Training.** Planen Sie voraus. Stellen Sie sicher, dass Sie während der Übungen ungestört sind. Die meisten Übungen, die wir in diesem Kapitel vorstellen, dauern etwa 15 bis 30 Minuten und sollten, um den größten Nutzen zu bringen drei- bis fünfmal wöchentlich wiederholt werden.

Wenn Sie morgens mit den Übungen beginnen möchten, sollten Sie sich vorher ein bisschen warm machen, indem Sie eine kleine Runde laufen oder schnell gehen.

- ✓ **Trainieren Sie auf einer festen Unterlage und tragen Sie bequeme Sportbekleidung.** Ein Teppich oder eine einfache Übungsmatte ist ein guter Untergrund. Sie können die Übungen nicht vernünftig auf dem Bett oder auf einem harten Boden ausführen.
- ✓ **Bewegen Sie sich langsam und gleitend.** Wenn Sie mit dem Trainingsprogramm anfangen, ist es besonders wichtig, alle Übungen langsam und kontrolliert zu machen. Machen Sie ruhig nach jeder Übung eine kleine Pause, wenn es Ihnen hilft, die Übungen richtig und sicher durchzuführen.
- ✓ **Passen Sie die Übungen Ihrer individuellen Leistungsfähigkeit an.** Wenn Sie mit dem Training beginnen, machen Sie von jeder Übung nur so viele Wiederholungen, dass Sie keine oder nur sehr wenig Schmerzen haben. Steigern Sie dann die Anzahl nach Ihrem eigenen Quotensystem (in Kapitel 7 finden Sie hierzu nähere Erläuterungen). Fangen Sie beispielsweise mit drei Wiederholungen an und steigern Sie sich jede Woche um ein bis zwei Wiederholungen.

Sie sollten nie so viel trainieren, dass Sie über Ihre körperlichen Möglichkeiten hinausgehen oder eine starke Verschlechterung Ihrer Schmerzen spüren.

- ✓ **Geben Sie anderen gegenüber ein Versprechen ab.** Erzählen Sie Ihrer Familie, Ihren Freunden und Bekannten von Ihrem Trainingsprogramm. Dann fällt es Ihnen leichter, konsequent zu trainieren.
- ✓ **Suchen Sie sich Mitstreiter.** Suchen Sie sich einen oder mehrere Mitstreiter, mit denen Sie gemeinsam trainieren können. Wenn Sie sich regelmäßig verabreden und sich ein bestimmtes Pensum vornehmen, ist es viel leichter, regelmäßig zu trainieren.
- ✓ **Konzentrieren Sie sich auf Ihre Atmung.** Wenn Sie den Ablauf der Übung verstanden haben, sollten Sie anfangen, sich auf die richtige Atmung zu konzentrieren, wie wir es in Kapitel 12 erklären. Atmen Sie tief und regelmäßig ein und aus. Halten Sie nicht den Atem an und vermeiden Sie flache Atmung.

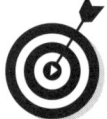
Denken Sie an folgenden Merksatz: Langsam durch die Nase einatmen und langsam durch den Mund ausatmen! Sprechen Sie diesen Merksatz ruhig in Gedanken mit, dann haben Sie nämlich automatisch auch den richtigen Rhythmus.

Hier müssen Sie aufpassen

Ein paar Warnungen müssen wir auch aussprechen, damit Ihr Trainingsprogramm Ihnen hilft und nicht etwa schadet:

- ✓ **Gehen Sie zum Arzt, wenn Sie Taubheitsgefühle im Anal- beziehungsweise im Genitalbereich, plötzlich Erektionsprobleme oder Lähmungen in den Beinen verspüren.** Wenn Sie irgendeines dieser Probleme haben, müssen Sie sofort zum Arzt gehen. In Kapitel 5 und in Kapitel 21 gibt es weitergehende Informationen zu diesen und weiteren Alarmsignalen.

- ✔ **Beginnen Sie nicht in einem akuten Anfall von Rückenschmerzen mit dem Training.** Warten Sie lieber, bis sich der akute Schmerz etwas gelegt hat, es sei denn, Ihr Arzt verordnet Ihnen Bewegung. Es kann zwischen einem Tag und drei Wochen dauern, bis ein akuter Anfall schwächer wird.

- ✔ **Rechnen Sie mit Muskelkater und leichten Schmerzen.** Wenn Sie sehr untrainiert sind, kann es passieren, dass Sie nach der ersten Übungseinheit unter Muskelkater und leichten Schmerzen leiden. Beginnen Sie daher wirklich langsam mit den Übungen und machen Sie nur zwei bis drei Wiederholungen. Je regelmäßiger Sie trainieren, umso schneller werden Sie Freude an den Übungen haben.

Wenn Sie während des Trainings plötzlich starke Schmerzen haben oder neue Beschwerden auftreten oder eines der bereits besprochenen Alarmsignale auftritt, gehen Sie sofort zum Arzt. Wenn Sie bei einer Übung Schwierigkeiten haben, weil sie sehr schmerzhaft ist, lassen Sie sie für ein paar Tage weg. Nehmen Sie sie dann mit weniger Wiederholungen erneut in Ihr individuelles Trainingsprogramm auf.

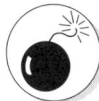

- ✔ Seien Sie vorsichtig bei den Dehnübungen: Dehnen Sie nur so weit, wie es für Sie erträglich ist. Wir wollen Sie nicht zum Gummimenschen ausbilden. Bewegen Sie sich immer langsam bei den Dehnübungen, rucken Sie nicht und federn Sie nicht nach. Bei ruckartigen Bewegungen können Sie sich leicht Muskeln, Bänder oder Sehnen verletzen.

Das Trainingsprogramm für Ihren Rücken

Unser Trainingsprogramm ist hervorragend dazu geeignet, die Muskulatur des Rückens und der Bauchdecke zu stärken und zu dehnen. Die Übungen dauern zusammen etwa 15 bis 30 Minuten, je nachdem, wie viele Wiederholungen Sie machen. Fangen Sie langsam an und steigern Sie die Anzahl der Wiederholungen allmählich.

Wir haben ein allgemeines Trainingsprogramm zusammengestellt, Ihr Arzt oder Physiotherapeut empfiehlt Ihnen vielleicht die eine oder andere kleine Änderung. Sie beginnen die Übungen in Rückenlage, drehen sich dann auf den Bauch, machen im Vierfüßlerstand weiter und stehen schließlich auf.

Übung 1: Das Becken kippen

Bei dieser Übung werden nicht nur die Bauch- und Rückenmuskeln gedehnt und die Beweglichkeit der Hüfte verbessert, sondern Sie lernen auch, Ihre Lendenwirbelsäule zu kontrollieren (siehe Abbildung 14.1).

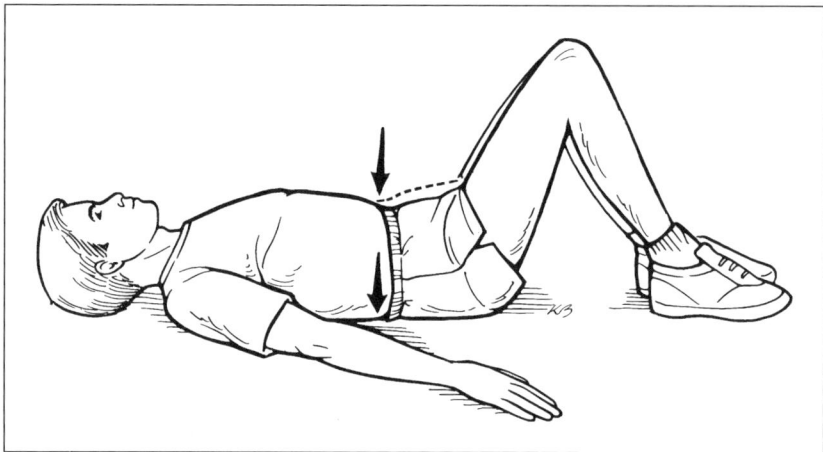

Abbildung 14.1: Das Kippen des Beckens streckt die Bauch- und Rückenmuskulatur und erhöht die Beweglichkeit.

1. **Legen Sie sich auf den Rücken, ziehen Sie die Knie an. Halten Sie die Füße flach auf dem Boden und legen Sie die Arme neben den Körper. Ihre Füße sollten etwa schulterbreit auseinander stehen, die Knie dürfen etwas enger beieinander sein.**
2. **Drücken Sie Ihre Lendenwirbelsäule flach auf den Boden.**

   Dabei kippt Ihre Hüfte nach vorn.
3. Halten Sie diese Position für einige Minuten und entspannen Sie dann.

   Atmen Sie ein, während Sie die Lendenwirbelsäule nach unten drücken, und atmen Sie aus, wenn Sie entspannen.

Machen Sie anfangs zwei bis drei Wiederholungen, soweit Ihnen das möglich ist, und steigern Sie sich dann langsam auf fünf bis zehn Wiederholungen.

Übung 2: Ein Bein anziehen

Bei dieser Übung werden die Muskeln der Hüfte, des unteren Rückens und des Gesäßes gedehnt.

1. **Legen Sie sich auf den Rücken. Ziehen Sie ein Bein an und stellen Sie den Fuß flach auf. Das andere Bein liegt ausgestreckt.**

2. Ziehen Sie mit dem Arm derselben Seite das gebeugte Knie in Richtung Brust. Ziehen Sie langsam und kontinuierlich, lassen Sie dabei das andere Knie und den Rücken auf dem Boden (siehe Abbildung 14.2).

3. Halten Sie diese Stellung etwa fünf Sekunden lang.

4. Stellen Sie das Bein wieder in der Ausgangsposition ab.

   Wiederholen Sie die Übung zwei- bis fünfmal mit demselben Bein.

5. Wiederholen Sie dann mit dem anderen Bein die Schritte 2 bis 4.

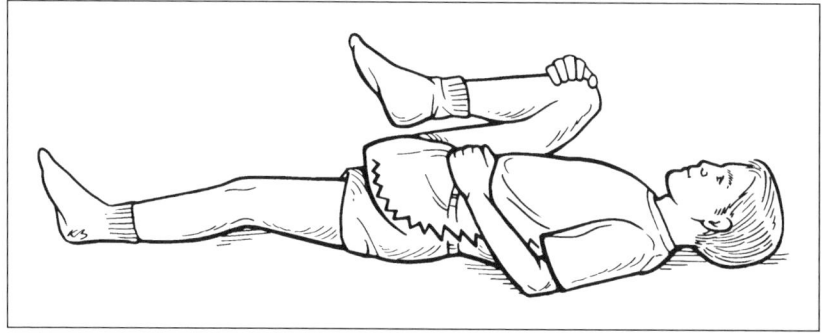

Abbildung 14.2: Wenn Sie ein Bein anziehen, dehnen Sie dabei die Muskulatur von Hüfte, Rücken und Gesäß.

Übung 3: Beide Knie anziehen

Auch diese Übung dehnt die Muskeln im Bereich der Hüfte, des Gesäßes und des unteren Rückens.

1. Legen Sie sich auf den Rücken, beugen Sie beide Beine und stellen Sie die Füße flach auf. Die Knie sollten etwas auseinander sein, so wie es Ihnen bequem ist.

2. Heben Sie beide Knie an und ziehen Sie sie zur Brust. Wenn Sie möchten, können Sie beide Beine nacheinander anheben oder mit den Händen nachhelfen.

   Sie können die Beine mit den Händen fassen und es so, wie es in Abbildung 14.3 dargestellt ist, vorsichtig gen Brust ziehen.

3. Halten Sie diese Position etwa fünf Sekunden lang (einundzwanzig, zweiundzwanzig ...).

4. Legen Sie Ihre Beine nacheinander wieder ab und machen Sie eine kleine Pause vor der nächsten Wiederholung.

Machen Sie die Übung anfangs zwei- oder dreimal hintereinander und steigern Sie sich dann langsam auf 10 bis 20 Wiederholungen.

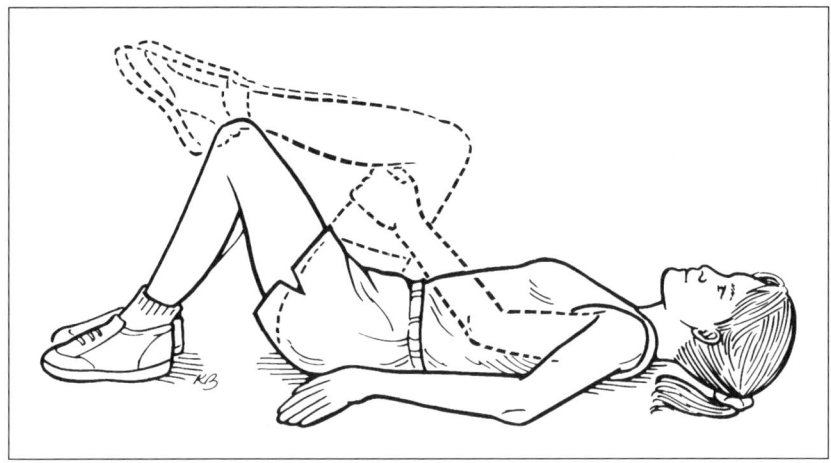

Abbildung 14.3: Wenn Sie beide Beine anziehen, strecken Sie dabei die Muskulatur von Hüfte, Rücken und Gesäß.

Übung 4: Die Brezel

Bei dieser Übung wird die Muskulatur an der Innenseite Ihrer Oberschenkel und im Bereich der Hüfte hervorragend gedehnt.

1. **Legen Sie sich auf den Rücken und beugen Sie die Knie.**
2. **Legen Sie ein Bein über das andere.**
3. **Halten Sie die Beine in dieser Position und ziehen Sie beide Beine zur Brust hin (siehe Abbildung 14.4). Ziehen Sie gleichmäßig und achten Sie darauf, dass Ihr Kopf am Boden liegen bleibt.**

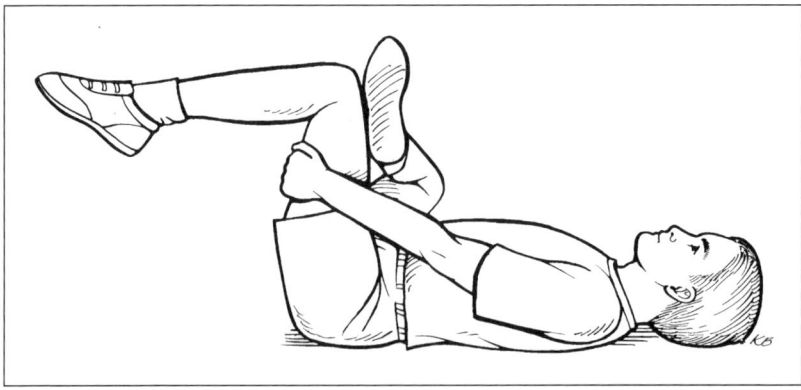

Abbildung 14.4: Keine Sorge, Sie werden sich schon nicht verknoten.

4. Halten Sie diese Position etwa fünf Sekunden lang.
5. Entspannen Sie sich, legen Sie die Beine nebeneinander und wiederholen Sie die Übungen andersherum.

Übung 5: Die Hüfte anheben

Diese Übung trainiert Ihre Gesäßmuskulatur.

1. Legen Sie sich auf den Rücken, beugen Sie die Knie und stellen Sie die Füße etwa schulterbreit flach auf den Boden. Legen Sie die Arme neben den Körper.
2. Heben Sie Ihre Hüfte etwas an, so wie es in Abbildung 14.5 gezeigt wird.

Sie sollten kein Hohlkreuz machen, sondern nur die Hüfte etwas anheben. Versuchen Sie, nicht den Bauch herauszustrecken. Ihr Körper sollte von den Schultern bis zu den Knien eine gerade Linie bilden.

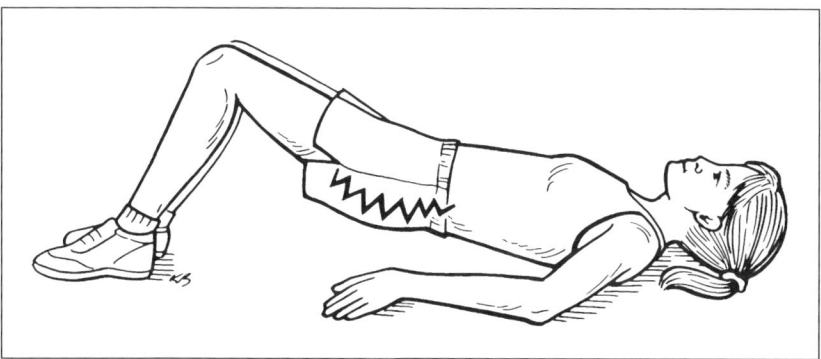

Abbildung 14.5: Das Anheben der Hüfte trainiert die Gesäßmuskulatur.

3. Halten Sie diese Position etwa fünf Sekunden lang.
4. Legen Sie Ihre Hüfte langsam wieder ab.

Wiederholen Sie die Übung anfangs zwei- oder dreimal und steigern Sie sich dann auf fünf Wiederholungen.

Übung 6: Kleine Sit-ups

Diese Übung stärkt die gerade Bauchmuskulatur.

1. **Legen Sie sich auf den Rücken, beugen Sie die Knie und stellen Sie die Füße flach auf.**
2. **Legen Sie die Arme gekreuzt über den Brustkorb. Der Rücken soll dabei flach auf dem Boden liegen bleiben. Heben Sie langsam den Kopf und die Schultern vom Boden (siehe Abbildung 14.6).**

   Diese Übung ist anfangs wirklich schwierig. Sie werden vielleicht nur den Kopf heben können. Aber keine Sorge, wenn Sie regelmäßig üben, wird es bald besser.

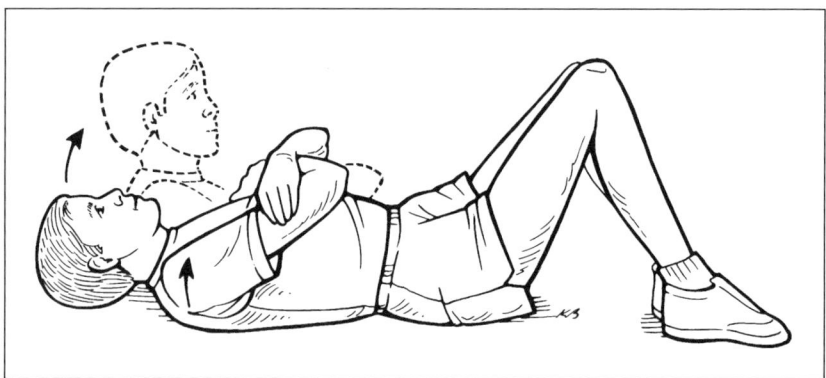

Abbildung 14.6: Kleine Sit-ups stärken die gerade Bauchmuskulatur.

3. **Halten Sie diese Position einige Sekunden lang.**

   Wenn Sie besser werden, können Sie fünf bis zehn Sekunden in dieser Haltung bleiben.

4. **Legen Sie Ihren Oberkörper wieder vorsichtig auf dem Boden ab.**

Wiederholen Sie die Übung anfangs zwei- oder dreimal, steigern Sie sich dann auf fünf bis zehn Wiederholungen.

Übung 7: Diagonale Sit-ups

Diese Variation der Sit-ups stärkt die schräge Bauchmuskulatur.

1. **Legen Sie sich auf den Rücken, beugen Sie die Knie und stellen Sie die Füße flach auf den Boden. Verschränken Sie die Hände im Nacken.**
2. **Heben Sie eine Schulter vom Boden an und bewegen Sie den Ellbogen dieser Seite zum gegenüberliegenden Knie (siehe Abbildung 14.7).**

   Bewegen Sie sich langsam und kontrolliert. Nehmen Sie nicht mit den Armen Schwung.

3. **Gehen Sie wieder in die Ausgangsposition zurück.**

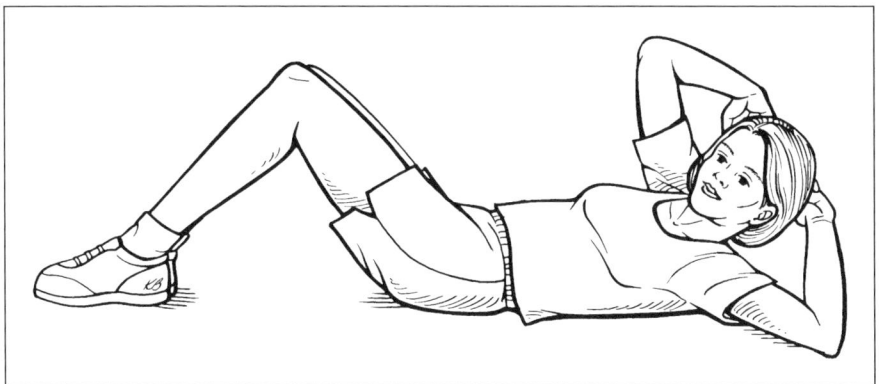

Abbildung 14.7: So stärken Sie Ihre schräge Bauchmuskulatur.

4. Wiederholen Sie die Übung mit der anderen Schulter.

Übung 8: Dehnen der Beugemuskulatur

Mit dieser Übung können Sie die Beugemuskulatur Ihres Beines dehnen.

1. **Legen Sie sich auf den Rücken. Ein Bein ist gebeugt und der Fuß flach auf dem Boden aufgestellt. Das andere Bein liegt gestreckt auf dem Boden.**
2. **Heben Sie das gestreckte Bein an, bis Sie ein leichtes Ziehen auf der Hinterseite des Beines spüren.**

   Helfen Sie mit Ihren Händen, das Bein aufzurichten und oben zu halten, so wie es in Abbildung 14.8 gezeigt wird. Wenn Sie Ihr Knie nicht fassen können, legen Sie ein Handtuch unter den Oberschenkel oder das Knie und ziehen Sie an beiden Enden des Handtuchs. Nur Olympioniken müssen das Bein völlig gestreckt anheben, bei uns Normalsterblichen ist eine leichte Beugung im Kniegelenk erlaubt.

3. **Halten Sie diese Position etwa 20 Sekunden lang.**
4. **Legen Sie das Bein dann langsam wieder ab.**
5. **Wiederholen Sie die Übung mit dem anderen Bein.**

Fangen Sie mit etwa zwei oder drei Wiederholungen an. Nach einer Weile werden Sie fünf Wiederholungen schaffen.

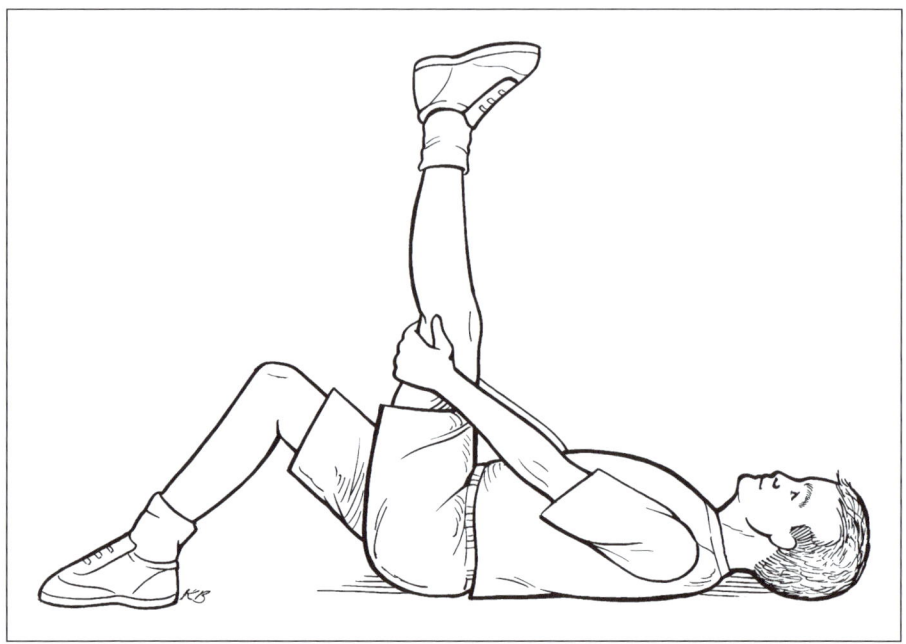

Abbildung 14.8: So können Sie die Beugemuskulatur Ihres Beines dehnen.

Übung 9: Hochdrücken

Mit dieser Übung können Sie Ihre Bauchmuskulatur dehnen und die Muskeln des Oberkörpers stärken.

1. **Legen Sie sich auf den Bauch, die Füße etwas auseinander, den Kopf etwas über dem Boden halten oder die Stirn ablegen. Legen Sie die Hände mit den Handflächen nach unten neben das Gesicht, so wie es in Abbildung 14.9 gezeigt wird.**

2. **Mit den Armen drücken Sie Ihren Oberkörper hoch und stützen ihn auf den Ellbogen ab (siehe zweites Bild in Abbildung 14.9).**

   Vielleicht fühlt sich Ihr Bauch oder Ihre Lendenwirbelsäule hierbei etwas eingeengt. Versuchen Sie, mindestens 20 Sekunden in dieser Position zu verharren, bis Sie sich besser fühlen.

3. **Drücken Sie sich mit den Armen (die Hände mit den Handflächen auf dem Boden) so weit wie möglich nach oben. Lassen Sie dabei die Hüfte und die Beine flach auf dem Boden liegen (drittes Bild in Abbildung 14.9).**

   Spannen Sie Ihren Rücken nicht an.

14 ➤ Trainieren Sie Ihren Rücken

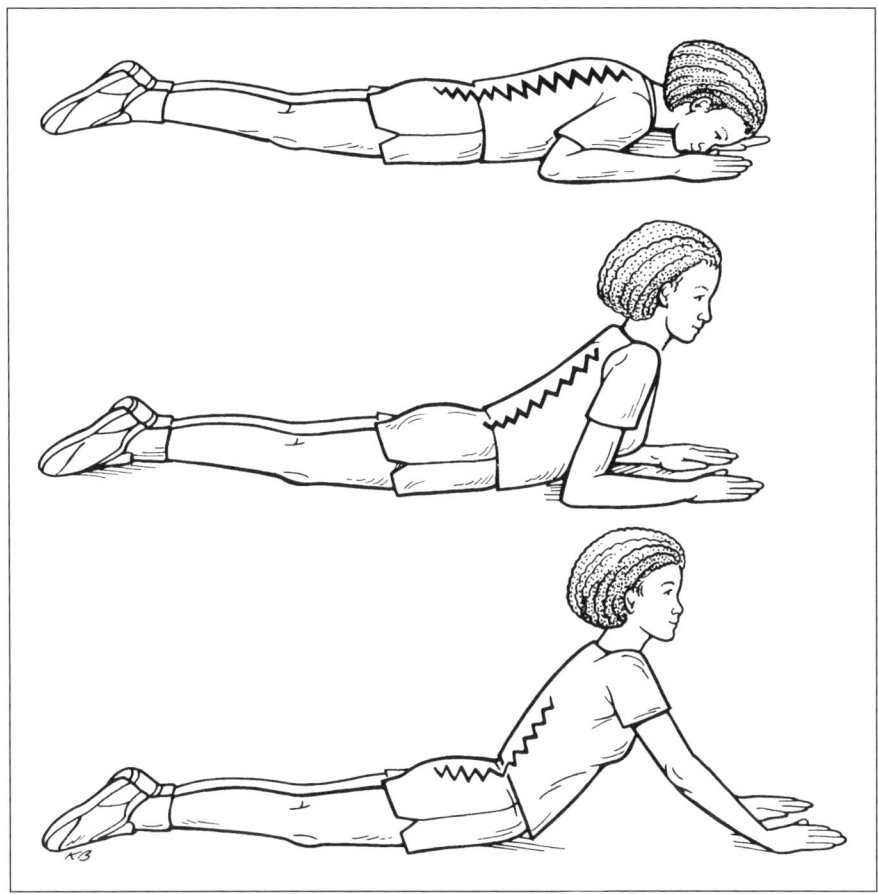

Abbildung 14.9: Durch das Hochdrücken des Oberkörpers stärken Sie die Muskulatur des Oberkörpers und dehnen die Bauchmuskulatur.

4. **Halten Sie diese Position 20 bis 30 Sekunden lang.**

5. **Legen Sie Ihren Oberkörper langsam und vorsichtig auf dem Boden ab.**

Wiederholen Sie die Übung anfangs zwei- oder dreimal, später dann bis zu fünfmal.

Übung 10: Katzenbuckel

Wie die erste Zeichnung in Abbildung 14.10 zeigt, müssen Sie für diese Übung in den Vierfüßerstand gehen. Mit dieser Übung stärken Sie die Muskulatur des Rückens und des Bauches.

1. **Begeben Sie sich in den Vierfüßerstand (auf Hände und Knien, wie in Abbildung 14.10) und halten Sie den Nacken parallel zum Boden. Verteilen Sie Ihr Körpergewicht gleichmäßig auf alle vier Gliedmaßen.**

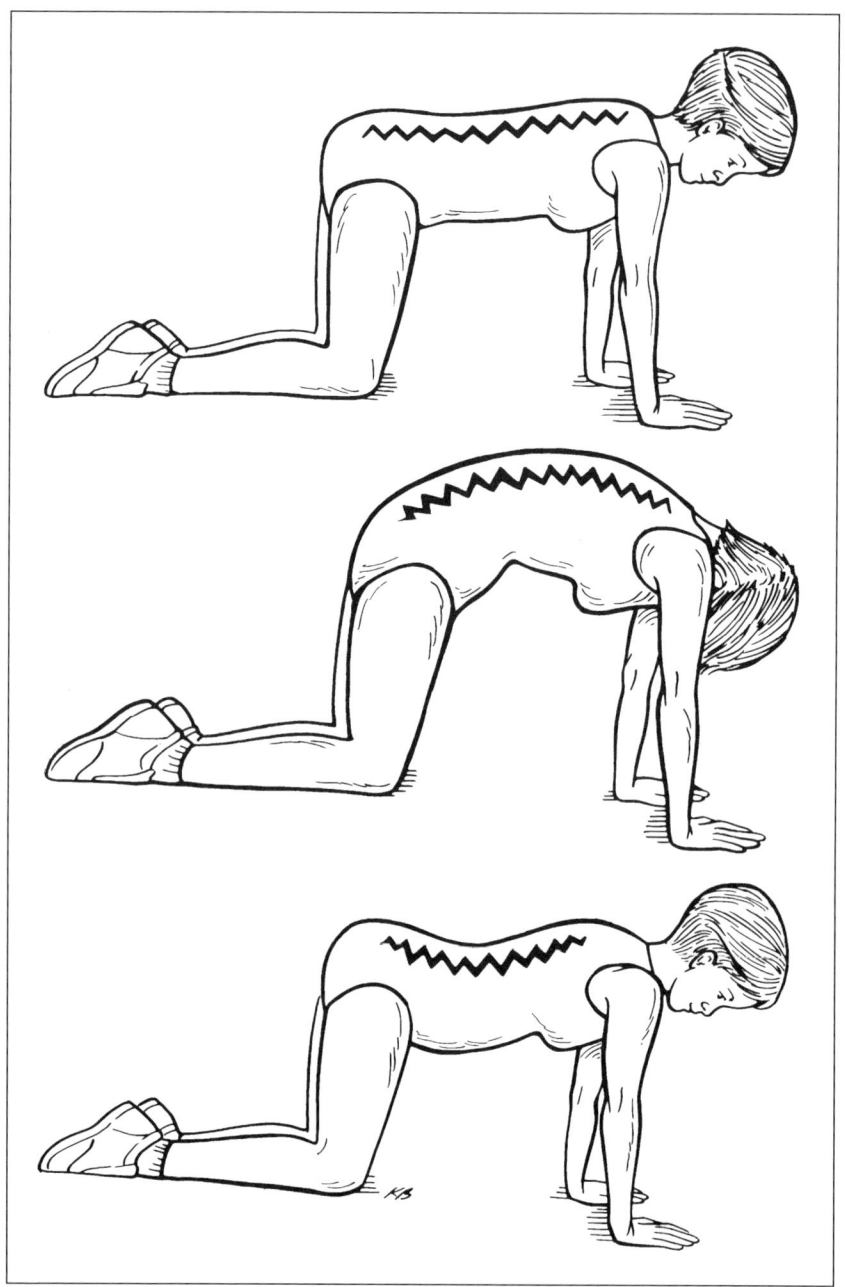

Abbildung 14.10: Die Katzenbuckel-Übung

2. **Drücken Sie Ihren Rücken nach oben raus, ziehen Sie dabei Ihren Bauch ein und lassen Sie den Kopf etwas absinken, wie in der zweiten Zeichnung in Abbildung 14.10.**

3. Halten Sie diese Stellung etwa fünf Sekunden lang.
4. Senken Sie den Rücken langsam ab und lassen Sie ihn durchhängen. Halten Sie dabei die Arme gestreckt, so wie in der dritten Zeichnung in Abbildung 14.10.

   Arme und Beine sollen dabei gleich viel Körpergewicht tragen.
5. Bleiben Sie wieder fünf Sekunden lang in dieser Stellung.

Wiederholen Sie diese Übung zwei- oder dreimal. Sie können sich bis zu fünf Wiederholungen steigern. Achten Sie darauf, alle Bewegungen weich und geschmeidig auszuführen.

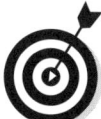 Atmen Sie durch die Nase ein, wenn Sie einen Katzenbuckel nach oben drücken, und atmen Sie durch den Mund aus, wenn Sie den Rücken nach unten durchhängen lassen.

Übung 11: Arm strecken

Mit dieser Übung stärken Sie Ihre Muskeln im Bereich der Schultern und des oberen Rückens.

1. Begeben Sie sich in den Vierfüßerstand und halten Sie den Nacken parallel zum Boden.
2. Strecken Sie einen Arm nach vorn aus. Ihr Kopf sollte dabei nicht hoch genommen werden (siehe Abbildung 14.11).

   Bei dieser Übung ist es wichtig, das Gewicht immer gleichmäßig auf die vier Gliedmaßen zu verteilen.

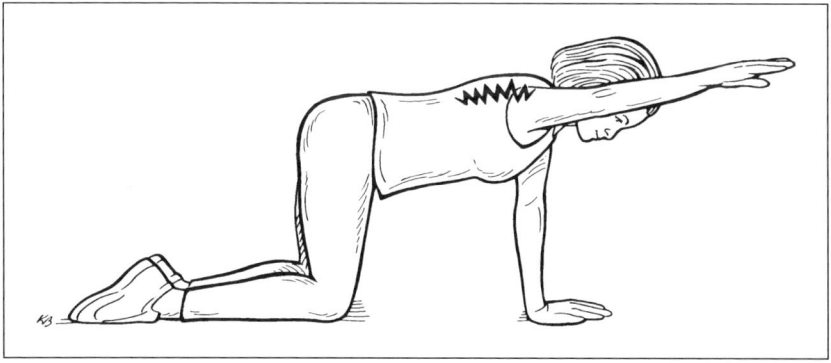

Abbildung 14.11: Das Strecken des Armes stärkt die Muskulatur der Schultern und des oberen Rückens.

3. Halten Sie den Arm etwa fünf Sekunden lang ausgestreckt.
4. Kehren Sie in die Ausgangsposition zurück.

5. Wiederholen Sie die Übung fünfmal mit dem gleichen Arm.

6. Wechseln Sie den Arm und wiederholen Sie die Schritte 2 bis 5.

Übung 12: Bein strecken

Mit dieser Übung können Sie die Muskulatur des Gesäßes stärken.

1. **Begeben Sie sich in den Vierfüßerstand. Belasten Sie Arme und Beine gleich und halten Sie den Nacken parallel zum Boden.**

2. **Heben und strecken Sie ein Bein hinter Ihrem Körper gerade in die Luft, halten Sie es parallel zum Boden (siehe Abbildung 14.12).**

   Sie können Ihren Fuß strecken oder beugen, wie es Ihnen angenehmer ist.

Während der Übung soll Ihr Rücken mit Ihrem Kopf und Ihrem Gesäß weiter eine gerade Linie bilden. Nicht den Rücken durchhängen lassen!

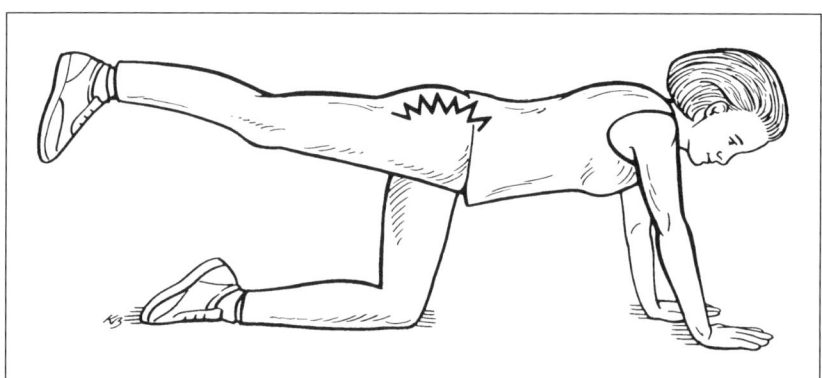

Abbildung 14.12: Das Strecken des Beines stärkt die Muskulatur des Gesäßes.

3. **Bleiben Sie fünf Sekunden lang in dieser Position.**

Wenn Sie mit dem Training beginnen, werden Sie diese Position vielleicht nur zwei oder drei Sekunden halten können. Aber Sie werden sich steigern und genug Muskelkraft aufbauen, um die fünf Sekunden spielend zu meistern.

4. **Gehen Sie in die Ausgangsposition zurück und wiederholen Sie die Übung drei- bis fünfmal.**

5. **Wiederholen Sie mit dem anderen Bein die Schritte 2 bis 4.**

Übung 13: Arm und Bein diagonal anheben

Die Übungen 11 und 12 sind eine gute Vorübung für diese etwas schwierigere Übung. Wenn Sie anfangs damit noch Schwierigkeiten haben, trainieren Sie zunächst nur die beiden vorigen Übungen.

1. Gehen Sie in den Vierfüßerstand und balancieren Sie sich gut aus. Halten Sie den Nacken parallel zum Boden.
2. Strecken Sie ein Bein nach hinten aus (wie in Übung 12 parallel zum Boden) und strecken Sie gleichzeitig den Arm der anderen Körperhälfte nach vorn aus (wie in Übung 11).

   Bein, Gesäß, Rücken, Nacken, Kopf und Arm sollten eine gerade Linie bilden, wie es in der Abbildung 14.13 gezeigt wird.
3. Halten Sie diese Position drei Sekunden lang.
4. Gehen Sie wieder in die Ausgangsposition zurück.
5. Wiederholen Sie die Übung mit der anderen Seite.

Sie sollten nach und nach fünf Wiederholungen auf jeder Seite schaffen.

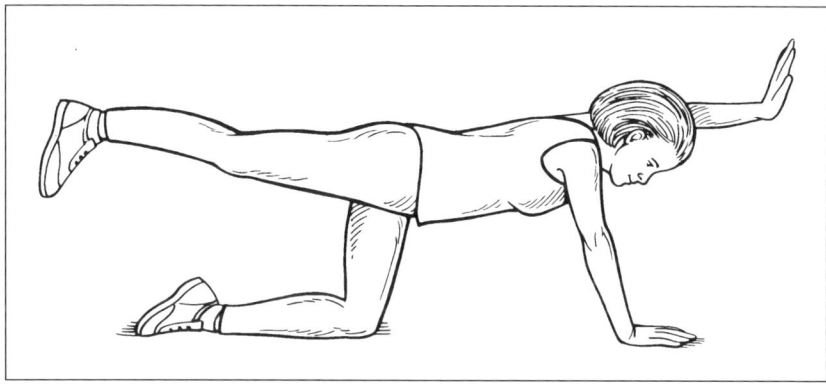

Abbildung 14.13: Arm und Bein diagonal anzuheben stärkt die Muskulatur des Rückens, der Schultern und des Gesäßes.

Übung 14: Die Wand runterrutschen

Das hört sich zwar nicht gerade nach Sport an, aber natürlich sollen Sie sich nicht einfach runterrutschen lassen. Wie Sie nach der Übung sicher bestätigen können, stärkt die Übung die Muskulatur des Rückens, der Hüfte und des Beines.

1. **Stellen Sie sich mit dem Rücken an eine Wand oder Tür. Die Füße sollen etwa schulterbreit auseinander stehen, so wie es in der ersten Zeichnung in Abbildung 14.14 gezeigt wird.**

    Legen Sie die Hände auf die Hüften oder lassen Sie die Arme baumeln. Gucken Sie geradeaus, das erleichtert es Ihnen, den Kopf gerade zu halten.

2. **Gleiten Sie langsam mit dem Rücken die Wand hinunter, bis Sie in der Hocke sind, die Knie etwa 90 Grad gebeugt (siehe zweite Zeichnung in Abbildung 14.14).**

    Wenn Ihre Knie nicht richtig mitmachen möchten, hören Sie etwas früher auf.

3. **Bleiben Sie etwa fünf Sekunden lang in dieser Position.**

4. **Gleiten Sie die Wand langsam wieder hoch, bis Sie wieder in der Ausgangsposition sind.**

Anfangs werden Sie vielleicht nur zwei oder drei Wiederholungen am Tag schaffen. Ihr Ziel sollte es sein, fünf Wiederholungen zu schaffen und jeweils eine Minute lang in der Hocke zu bleiben.

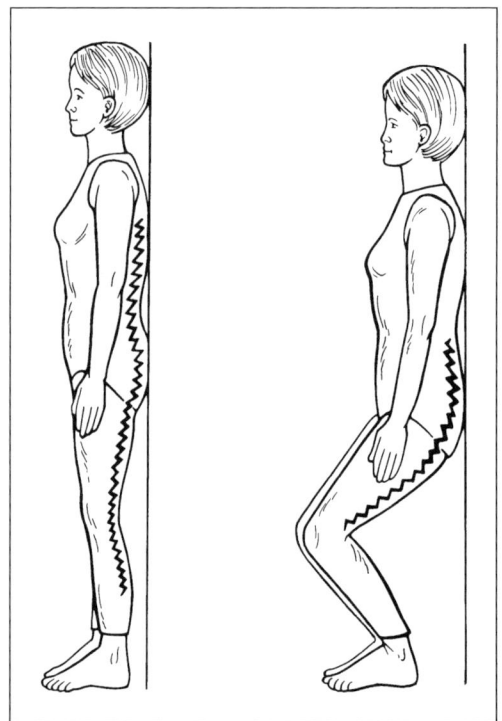

Abbildung 14.14: Die Wand runter- (und wieder rauf-) rutschen

Übung 15: Seitliches Strecken

Nach Übung 14 gehen Sie bitte einen Schritt von der Wand weg, so dass Sie frei stehen.

Diese Übung dehnt die Muskulatur seitlich am Rumpf und des Rückens.

1. **Strecken Sie einen Arm gerade über Ihren Kopf. Beugen Sie Ihren Oberkörper etwas zur anderen Seite, so wie es Abbildung 14.15 zeigt.**

   Stützen Sie die andere Hand auf der Hüfte ab. Passen Sie auf, dass Sie Ihren Oberkörper nicht verdrehen.

2. **Halten Sie den Arm etwa fünf Sekunden lang nach oben gestreckt.**
3. **Gehen Sie wieder in die Ausgangsposition zurück.**
4. **Wiederholen Sie die Übung fünfmal oder häufiger.**
5. **Wechseln Sie die Seiten und wiederholen Sie die Schritte 1 bis 4.**

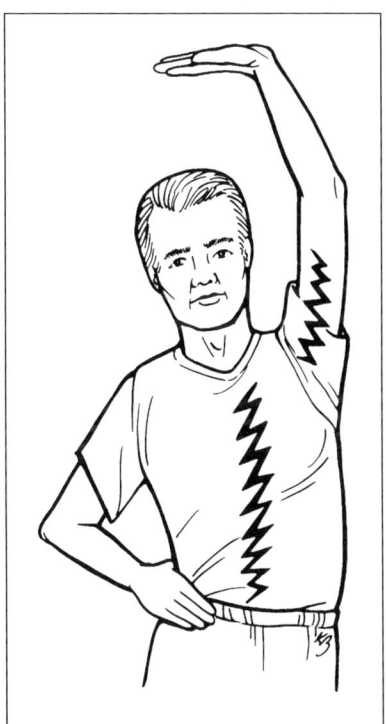

Abbildung 14.15: Strecken Sie die Rückenmuskulatur und die seitliche Rumpfmuskulatur.

 Führen Sie diese Streckübung immer in fließenden Bewegungen durch und vermeiden Sie, die Muskeln durch heftige Bewegungen zu zerren.

Übung 16: Hohlkreuz

Mit dieser Übung dehnen Sie Ihre Schulter- und Hüftmuskulatur.

1. **Stellen Sie sich gerade hin, die Füße etwa schulterbreit auseinander und die Zehenspitzen gerade nach vorn gerichtet. Legen Sie die Handflächen oben auf die Pobacken (siehe Abbildung 14.16).**
2. **Atmen Sie langsam ein und aus, bis Sie anfangen, sich zu entspannen.**
3. **Beugen Sie Ihren Oberkörper nach hinten und lassen Sie dabei die Knie gerade.**

   Versuchen Sie, beim Beugen nach hinten auszuatmen.
4. **Halten Sie das Hohlkreuz etwa fünf Sekunden lang.**
5. **Kehren Sie langsam und vorsichtig wieder in die Ausgangsposition zurück.**

Wiederholen Sie die Übung drei- bis fünfmal.

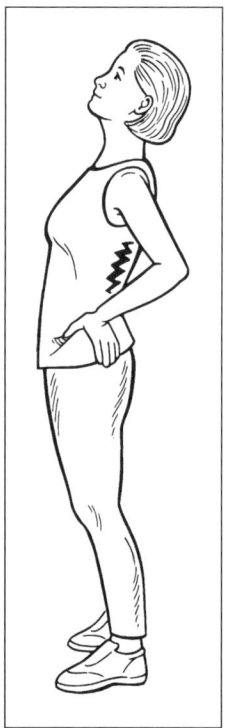

Abbildung 14.16: Mit der Hohlkreuz-Übung strecken Sie Ihre Muskeln von den Schultern bis zu den Hüften.

Die Medizinische Kräftigungstherapie (MKT)

Das primäre Ziel der so genannten Medizinischen Kräftigungstherapie – besser bekannt als Kieser-Training – ist eine spezifische Kräftigung der Muskulatur unseres Halteapparats. Als Ursache der Schmerzzustände wird hierbei eine allgemeine Schwächung bestimmter Muskelgruppen unterstellt, die für unsere aufrechte Haltung verantwortlich sind. Die Therapie besteht in gezieltem Training an entsprechenden Geräten mit der Zielsetzung einer Funktionsverbesserung und einer Steigerung der Leistungsfähigkeit der jeweiligen Muskelgruppen.

Das Training soll unter sportmedizinischer Kontrolle und Anleitung an entsprechend ausgerichteten Geräten erfolgen, die zunächst die Streckmuskulatur der Lendenwirbelsäule kräftigen. Im weiteren Verlauf werden dann die Muskulatur des Oberkörpers (oberflächliche Rückenmuskulatur, Brustmuskulatur), die Bauchmuskulatur und schließlich die Gesäß- und Beinmuskulatur auftrainiert.

Flapsig formuliert begeben Sie sich für längere Zeit in eine »Mucki-Bude« und suchen dort die moralische Auseinandersetzung mit Geräten, die Sie mit Bergen schweren Eisens quälen. Über Sinn und Unsinn dieses Therapiekonzepts wird seit Jahren heftig diskutiert. Wir ersparen Ihnen hier an dieser Stelle die Einzelheiten. Fakt ist, dass viele Betroffene durchaus davon profitiert haben. Andere konnten leider nicht von dieser Methode profitieren, wie von vielen anderen Methoden halt auch.

Grundsätzlich stellt das Ergebnis eines sinnvoll durchgeführten Kieser-Trainings nichts anderes dar als das, was wir Ihnen anhand anderer Methoden in diesem Buch bereits geschildert haben: die gezielte Aktivierung Ihres Körpers und die Stärkung seiner Belastbarkeit. So werden Sie mit den Gewichten und Maschinen nicht viel mehr erreichen als zum Beispiel mit der gewissenhaften Durchführung der Übungen, die wir in diesem Kapitel vorgestellt haben. Es wird auch nicht schneller gehen und die Effekte werden auch nicht länger anhalten.

Sie machen sich aber mit Ihrer Entscheidung für die Medizinische Kräftigungstherapie abhängig von einer situativen beziehungsweise stationären Gegebenheit, denn Sie können das Trainingsstudio leider nicht mit sich führen. Und das halten wir schon für einen entscheidenden Nachteil.

Wenn Sie dieses Buch aufmerksam gelesen haben, wird Ihnen wahrscheinlich aufgefallen sein, dass wir eine grundsätzliche Skepsis gegenüber der Überlegenheit einzelner Methoden haben. Das gilt auch für das Kieser-Training. Entscheidend für Ihren persönlichen Weg raus aus dem Rückenschmerz ist, dass es Ihnen gelingt, Vertrauen zu sich selbst zu finden und die Motivation aufzubringen, das, was Ihnen gut tut, fest in Ihren Lebensrhythmus einzubauen und die negativen Aspekte an den Rand zu drängen.

Wir bevorzugen daher Maßnahmen, die von Ihnen erlernt und immer und überall unabhängig von Therapeuten oder Geräten selbstständig durchgeführt werden können. Denn nur solche Maßnahmen lassen sich dauerhaft in Ihre Lebensführung integrieren.

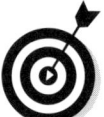 Nach den Übungen sollten Sie sich bei einem kleinen Spaziergang wieder abkühlen. Das tut gut und macht Sie für den Rest des Tages fit.

So, dass war jetzt zwar ganz schön anstrengend für Sie, aber wir sind sicher, dass Sie mit diesen Übungen das Beste für sich und Ihren Rücken erreichen werden. Gestatten Sie uns noch einige Hinweise:

✔ Diese 16 Übungen sind ein recht strammes Programm, das Sie so sicher nicht jeden Tag durchführen müssen.

✔ Variieren Sie selbst gemäß Ihrer Tagesform, nehmen Sie sich aber vor, im Laufe der Woche alle Übungen annähernd gleich oft durchgeführt zu haben.

✔ Vermeiden Sie vor allem teilnahmslose Routine bei der Durchführung der Übungen gemäß dem Motto »Da müssen wir jetzt durch!«. Beobachten Sie stattdessen genau, was die einzelnen Übungen »mit Ihnen machen«. Horchen Sie in Ihren Körper hinein, überprüfen Sie immer wieder, welche Übungen in Ihrer aktuellen Befindlichkeit die spürbar beste Linderung bringt.

✔ Gönnen Sie sich auch mal einen freien Tag, genießen Sie ihn (Stichwort Schokoladeneis!). Halten Sie Ihren inneren Schweinehund aber dennoch an der kurzen Leine.

✔ Über kurz oder lang wird Sie der »Tag der großen Frustration« überkommen. Alles scheint Ihnen zwecklos, trotz Ihrer Mühen haben Sie das Gefühl, auf der Stelle zu treten. Dann nehmen Sie einfach dieses Buch, pfeffern es in die Ecke, schreien Ihren Frust raus und machen einen langen Spaziergang. Wenn Sie dann zurückkommen, kramen Sie das Buch wieder aus der Ecke hervor und sagen Sie sich: »Morgen wird alles wieder besser und ich lasse mich von so einem Rückschlag nicht von meinem Weg abbringen!«

Produkte, die Ihnen das Leben erleichtern

15

In diesem Kapitel

▸ Ein komfortables Zuhause

▸ Eine erholsame Nachtruhe

▸ Ein rückenfreundlicher Arbeitsplatz

▸ Eine angenehme Reise

▸ Ein hilfreiches Training

Es gibt inzwischen zahlreiche Produkte und Hilfsmittel, die als rückenfreundlich oder schmerzlindernd beworben werden. So manches wird als therapeutisch sinnvoll dargestellt, als schon in der Vorsorge unerlässlich. Dieser Markt ist schier unübersichtlich und es lassen sich auch keine generellen Aussagen darüber machen, was für Sie persönlich wirklich sinnvoll ist. Da hilft nur ausprobieren.

Wenn Sie beispielsweise stehen, nehmen Sie eine Haltung an, in der Ihre Wirbelsäule aufgerichtet ist. In dieser Haltung tragen die Wirbelsäule und der Rücken wenig Körpergewicht. Deshalb empfinden die meisten Menschen es als erholsam und entspannend, nach langem Sitzen oder Liegen aufzustehen und ein paar Schritte zu gehen.

Wenn Sie aber nicht stehen, wird Ihre Haltung in erster Linie von den Möbeln bestimmt, die Sie benutzen. Da Sie vermutlich, wie die meisten Menschen, den größten Teil des Tages nicht stehen, ist der Einfluss Ihrer Möbel auf Ihre Rückengesundheit nicht zu unterschätzen. Sie entscheiden, ob Sie mit der Ausstattung oder Wahl Ihrer Sitz- und Schlafmöbel etwas für Ihre Rückengesundheit tun wollen oder nicht.

Grob lässt sich zum Beispiel der »Möbel-Markt« in zwei große Produktgruppen unterteilen:

✔ **Produkte, die hinsichtlich ihrer Rückenverträglichkeit entwickelt wurden:** Zu diesen Produkten gehören eigens entwickelte Bürostühle, verstellbare Betten und Sessel. Diese Produkte sollten bedienerfreundlich sein und sich auf Ihre Bedürfnisse einstellen lassen. Solche Produkte sind leider meist teuer, achten Sie daher darauf, dass Sie nicht unverhältnismäßig teuer sind.

✔ **Produkte, mit denen Sie jedes Möbelstück »aufwerten« können:** Hiermit sind beispielsweise spezielle Kissen oder Keile gemeint, die Sie auf Stühle oder Sessel legen können, um rückenfreundlicher darauf zu sitzen. Sie sind in der Regel nicht sehr teuer, sind tragbar und für den Arbeitsplatz oder im Urlaub möglicherweise eine sinnvolle Alternative bei schlechten Stühlen.

Fürs traute Heim

Daheim sollten Sie sich nach einem anstrengenden Arbeitstag erholen können. Allerdings kann es leicht passieren, dass Ihre Möbel zu Hause Ihren Rücken stärker belasten als ein Acht-Stunden-Tag im Büro.

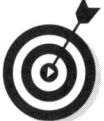
Hüten Sie sich vor Sofas oder Sesseln, in denen Sie versinken. In dieser Haltung ist Ihr Rücken rund und Ihr Kinn hängt auf der Brust. Sie entspannen ein paar Minuten und schon fängt es an, im Rücken zu zwicken. Aus einem guten Sessel stehen Sie entspannter wieder auf, als Sie sich hineingesetzt haben.

Im Privatbereich haben Sie die Möglichkeit, über Ihre Möbel zu entscheiden. Nutzen Sie diese Chance! Achten Sie darauf, dass Ihre Sessel anatomisch geformt sind. Ein guter Sessel sorgt dafür, dass Oberkörper und Beine im richtigen Winkel zueinander gehalten werden und Ihre Wirbelsäule die natürliche Krümmung beibehält.

Je nachdem, für welches Modell Sie sich entscheiden, können Sie den Sessel mit besonderen Aufpolsterungen für die Lendenwirbelsäule ausstatten, die (bei einigen Modellen) eine Massagefunktion haben. Auch eine Unterstützung für die Halswirbelsäule gehört mit dazu. So fällt es Ihnen leichter, Rücken, Nacken und Schultern gerade zu halten, auch wenn Sie entspannen möchten.

Mit einem mobilen, verstellbaren Arbeitstisch können Sie das Vergnügen, in einem bequemen Sessel oder einem verstellbaren Bett zu sitzen, mit Arbeit oder spannender Lektüre verbinden. Im Idealfall ist bei einem solchen Arbeitstisch die Arbeitsfläche geteilt: eine kleine Fläche für Getränke, Stifte oder Ähnliches und eine größere, kippbare für Laptop, Buch oder Notizblock. So können Sie bequem, ohne den Kopf nach vorn beugen zu müssen, arbeiten oder lesen und trotzdem ein Glas Wasser sicher abstellen.

Für einen erholsamen Schlaf

Schlaf ist die Basis für körperliche Gesundheit und geistige Fitness. Rückenschmerzen sind die häufigsten Schmerzen in der Nacht und viele Rückenpatienten leiden darunter, morgens erschöpft und gerädert zu erwachen.

Während der Schlafphase können Sie Ihre Körperhaltung nicht bewusst kontrollieren. Eine gute Matratze unterstützt Ihre Wirbelsäule, auch wenn Sie sich viel im Bett bewegen. Was nun eine wirklich gute Matratze ausmacht, wird kontrovers diskutiert. Die einen bevorzugen einen weichen Untergrund, andere mögen es gerne »brett-hart«. Da hilft nur ausprobieren und wiederholtes Probeliegen. In einem guten Bettengeschäft sollte dies kein Problem sein.

Lassen Sie sich nicht beschwatzen, kaufen Sie nur ein Produkt, von dem Sie sich selbst überzeugt haben. Sie müssen nämlich in Ihrer Schlafstatt etwa zehn bis zwölf Jahre Ihres Lebens verbringen und bedenken Sie, dass Betten nicht nur zum Schlafen herhalten müssen.

15 ▶ Produkte, die Ihnen das Leben erleichtern

Verstellbare Lattenroste

Es ist gemütlich und verführerisch, im Bett zu lesen oder Fernsehen zu schauen. Aber ein paar in den Rücken gestopfte Kissen ermöglichen dem geplagten Rücken keine entspannte Haltung. Verstellbare Lattenroste lösen dieses Problem und erlauben unendlich viele verschiedene Einstellungen. Gleichgültig, in welcher Position Sie gerne einschlafen, diese Bettrahmen lassen sich so einstellen, dass auch Sie eine rückenfreundliche Position finden werden, die Ihnen behagt. Eine demokratische Abstimmung im Doppelbett ist nicht notwendig, jede Seite lässt sich individuell justieren.

Sollten Sie sich für verstellbare Lattenroste entscheiden, dann entscheiden Sie sich auch automatisch gegen Federkernmatratzen. Sie müssen sich dann eine vollflexible Latex- oder Schaummatratze zulegen, die hoffentlich Ihre Wirbelsäule genügend stabilisiert.

Der harte Arbeitsalltag

Die meisten Menschen verbringen unzählige Stunden am Schreibtisch. Ein schlecht eingerichteter Arbeitsplatz verursacht nicht nur Rückenschmerzen, sondern auch Unzufriedenheit mit der Arbeit. Wir geben im Folgenden einige Hinweise, wie Ihr Arbeitsplatz eingerichtet sein kann, um die Arbeit zu erleichtern und nicht zusätzlich mühevoller zu machen.

Der erste Blick bei der Einrichtung eines rückenfreundlichen Arbeitsplatzes fällt auf den Stuhl: Sie brauchen einen verstellbaren Stuhl, der sich an Sie und an Ihren Schreibtisch anpasst. Alle Bürostühle sollten eine genau einstellbare Rückenlehne haben, die Ihre Lendenwirbelsäule optimal unterstützt. So können Sie aufrecht mit gerader Halswirbelsäule sitzen und Ihre Bandscheiben werden von unnötigem Druck entlastet. Spezielle Sitzkissen (Konturkissen) verteilen das Körpergewicht so, dass Sie lange in der richtigen Position sitzen können.

Die Armlehnen lassen sich leicht anpassen, je nach Bedarf. Bei Computerarbeit unterstützen Armlehnen Ihre Schultern. Eingedrehte Armlehnen können die Handgelenke bei der Tipparbeit an der Tastatur unterstützen und verhindern Verspannungen im Nackenbereich.

Wirklich gute Stühle passen sich bei Bewegungen nach vorn oder hinten an. Außerdem gibt es Modelle mit Nackenstützen und spezieller Unterstützung im Lendenwirbelsäulenbereich.

Tragbare Sitzeinlagen

Ein tragbares Sitzkissen, das in jeden Stuhl passt und Ihren Rücken aufrecht hält, ist bei der Behandlung chronischer Rückenschmerzen wirklich wertvoll und gleichzeitig preiswert. Der Sitz sorgt dafür, dass Ihr Becken nicht nach hinten fällt, und das Rückenteil unterstützt die Lendenwirbelsäule.

Höhenverstellbare Arbeitsplätze

Eine höhenverstellbare Arbeitsfläche ist wirklich eine große Hilfe für Rückenpatienten. Bei einigen Tischen können Sie mit einem kleinen Fußpedal die Höhe variabel zwischen 60 und 120 Zentimetern einstellen. So können Sie, ohne die Arbeit unterbrechen zu müssen, eine

Stunde im Stehen arbeiten oder auf einem anderen Stuhl weiterarbeiten, gerade wie es Ihnen recht ist. Wenn Sie dann noch den Bildschirm gerade vor sich stellen, ein Mousepad mit Handgelenksunterstützung und ein Headset für das Telefon benutzen, sind Sie wirklich schon einen Schritt weiter gekommen.

Ergonomische Fußstützen

Zu einem rückenfreundlichen Arbeitsplatz gehört auch eine Fußstütze. Ein Stapel Telefonbücher ist zwar eine Hilfe, sinnvoller ist aber ein verstellbarer Fußschemel, der sich kippen lässt. Der Fußschemel sorgt für eine ungehinderte Blutzirkulation und verhindert, dass Sie während der Arbeit nach vorn rutschen.

Auf Reisen

Egal ob Sie auf Geschäftsreise gehen oder der lang ersehnte Urlaub bevorsteht: Sie sollten sich auch für Reisen so ausrüsten, dass Sie keine Angst vor Rückenschmerzen haben müssen.

Aufblasbare Rückenstützen

Aufblasbare kleine Kissen unterstützen den Lendenwirbelbereich, wenn Sie auf schlechten Sitzen oder Stühlen ausharren müssen. So wird die richtige Haltung Ihrer Wirbelsäule unterstützt, die Bandscheiben werden entlastet und Sie können länger bequem sitzen. Klein und handlich, wie diese Kissen sind, passen sie nicht nur ins Reisegepäck, sondern auch in die Handtasche für den Restaurantbesuch.

Trainingsausrüstung

Bewegung ist ein wichtiger Grundpfeiler bei der Behandlung von Rückenschmerzen. Wenn Sie gut informiert und angeleitet mit dem Training beginnen, werden Sie erheblich weniger unter Rückfällen leiden.

Sprechen Sie immer mit Ihrem Arzt, bevor Sie mit dem Training anfangen oder sich auf andere Art und Weise selbst behandeln.

Der Gymnastikball

Jeder kennt ihn, den preiswerten Ball, den es mittlerweile selbst in Discountern zu kaufen gibt. Sie finden ihn in verschiedenen Farben und Größen. Rückenschule, Sportvereine und Kindergärten arbeiten mit ihm. Bekannt wurde er als Gymnastikball für Rückenpatienten, mittlerweile findet er sich als Spielgerät im Kinderzimmer. Machen Sie aber nicht den Fehler eines Übergebrauchs. Der Gymnastikball ist ein Trainingsgerät und kein Sitzmöbel. So mancher Mensch mit Rückenschmerzen hat diesen Fehler schon begangen und seinen Schreibtischstuhl durch einen Gymnastikball ersetzt. Das endet in der Regel mit noch mehr Schmerzen, denn für die Rückenmuskulatur ist das lange Sitzen auf dem Ball eine Überforderung.

Teil V

Zurück in den Alltag: Arbeit, Freizeit, Sexleben

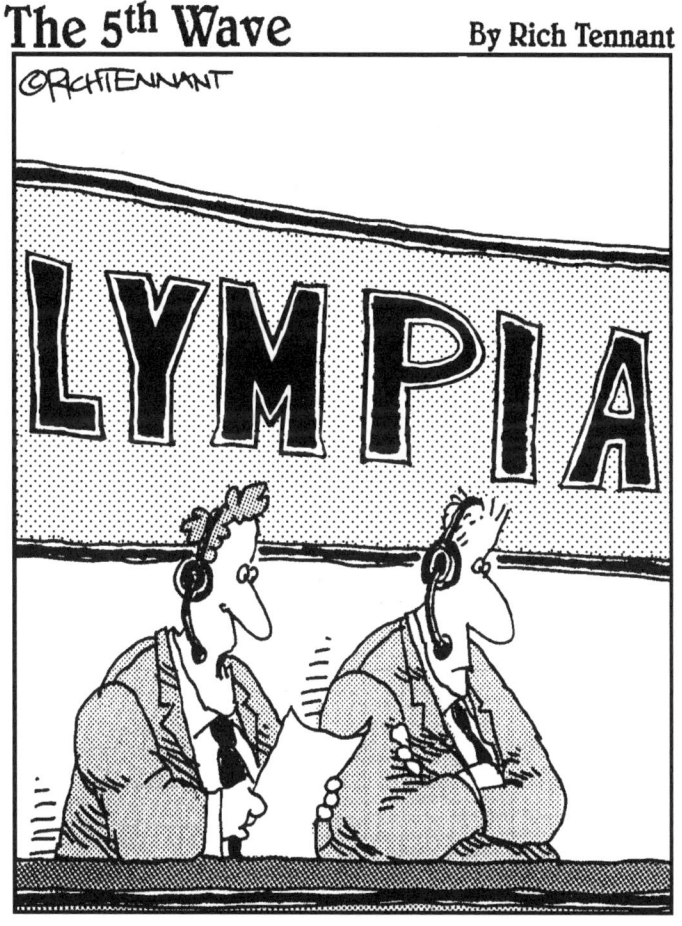

Und wie immer seit Einführung der neuen, rückenschonenden Regeln haben alle 26 Teilnehmer eine Goldmedaille gewonnen.

In diesem Teil ...

Rückenschmerzen können Ihr ganzes Leben verändern, selbst Ihr Sexleben kann darunter leiden. Je mehr Angst Sie vor einem Rückfall haben und je mehr Sie glauben, Ihren Rücken durch besondere Vorsicht schützen zu müssen, umso schwerer wird Ihnen der normale Alltag fallen. Aber wozu haben Sie schließlich dieses Buch gekauft! Wir helfen Ihnen dabei, Ihren Rücken gesund zu erhalten und Ihre Ängste abzubauen. Und nach und nach können Sie Ihr Leben wieder in vollen Zügen genießen.

Zurück an den Arbeitsplatz

In diesem Kapitel

▸ Tätigkeiten, die den Rücken stark belasten

▸ Stolpersteine auf dem Weg an den Arbeitsplatz

▸ Rückkehr an den Arbeitsplatz

▸ Ergonomie am Arbeitsplatz

Wenn Sie wegen Ihrer Rückenschmerzen längere Zeit nicht arbeiten konnten, ist die Aussicht, sich wieder den Belastungen der Arbeitswelt stellen zu müssen, vielleicht beängstigend. Sie haben möglicherweise Zweifel daran, Ihrer Tätigkeit wieder voll gewachsen zu sein, insbesondere wenn Sie in Ihrem Beruf körperlich arbeiten müssen. Aber bedenken Sie, dass die meisten Menschen sich mit ihrer Arbeit identifizieren – von den Vorteilen eines Gehaltsschecks mal ganz abgesehen.

Eine Rückenerkrankung, die Sie so stark beeinträchtigt, dass Sie Ihrer Arbeit nicht nachgehen können, ist nicht nur eine körperliche Herausforderung, sondern auch eine mentale und emotionale. Je länger Sie krank sind, umso mehr werden Ihr Gefühlsleben und Ihre sozialen Kontakte beeinträchtigt.

Sie sind nicht allein!

Rückenbeschwerden sind mittlerweile eine echte Volkskrankheit. Allein in den USA leiden 5,2 Millionen Menschen unter Beschwerden im Bereich der Lendenwirbelsäule. Davon ist die eine Hälfte zeitweise, die andere Hälfte dauerhaft arbeitsunfähig.

Bei Arbeitnehmern unter 45 Jahren sind Rückenbeschwerden der häufigste Grund für Fehlzeiten. Bei Arbeitnehmern zwischen 45 und 65 ist es immer noch der dritthäufigste Grund für Arbeitsunfähigkeit. Studien zeigen, dass Arbeitnehmer aufgrund von Rückenbeschwerden länger am Arbeitsplatz fehlen als Arbeitnehmer mit anderen Erkrankungen.

Nach sechsmonatiger Fehlzeit beträgt die Chance, dauerhaft an den Arbeitsplatz zurückzukehren, 75 Prozent. Nach zwölfmonatiger Fehlzeit beträgt sie nur noch 50 Prozent. Erstaunlicherweise ist die Chance nach zwei Jahren Krankheitsdauer gleich null. Diese Zahlen treffen zwar auf amerikanische Arbeitnehmer zu, müssen aber nicht unbedingt für Sie gelten.

Wenn Sie die Tipps und Hinweise in diesem Kapitel befolgen, können Sie möglicherweise auch nach langer Krankheitsdauer wieder eine Tätigkeit aufnehmen.

Riskante Tätigkeiten

Wir werden in diesem Abschnitt nicht bestimmte Berufe mit gefährlichen Tätigkeiten betrachten. Das würde den Rahmen sprengen. Aber wir möchten riskante Bewegungsabläufe aufzeigen, damit Sie wissen, welche Gefahren Sie meiden sollten und wie Sie das tun können. Hier können Sie auch Anregungen bekommen, wenn Sie nach der Krankheit an einem Wiedereingliederungsprogramm in den beruflichen Alltag teilnehmen möchten.

Heben und Bücken am Arbeitsplatz

Wenn Sie während Ihrer Arbeit regelmäßig schwer heben, Lasten ziehen oder tragen müssen, können häufig wiederholte Bewegungsabläufe und daraus resultierende Verspannungen zu Bandscheibenbeschwerden im Bereich der Lendenwirbelsäule führen.

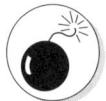 Denken Sie beim Heben an die richtige Körperhaltung. Wie wir in Kapitel 13 erläutert haben, ist nichts schlimmer, als beim Heben eines Gegenstandes gleichzeitig den Oberkörper zu drehen. Auf diese Weise können Sie Risse in den Strukturen um die Bandscheibe herum provozieren, wie Untersuchungen gezeigt haben. Wenn Sie bei der Arbeit gleichzeitig heben und sich drehen, ist Ihr Risiko für einen Bandscheibenvorfall im Lendenwirbelsäulenbereich zwei- bis dreimal höher.

Eine Reihe von Faktoren beeinflusst die Wahrscheinlichkeit eines Rückenproblems für körperlich arbeitende Menschen: Wie schwer Gegenstände sind, die Sie heben müssen, wie häufig Sie heben müssen und wie Sie Lasten heben. Natürlich spielt es auch eine Rolle, wie fit Sie sind. Wenn Sie schwerer heben, als Sie können, erhöht sich Ihr Risiko für eine Erkrankung der Lendenwirbelsäule um den Faktor 4. In Kapitel 13 finden Sie eine Anleitung zum richtigen Heben. Wie schwer ein Mensch heben kann, variiert natürlich individuell sehr stark und ist von der Statur und Bemuskelung abhängig. Im Allgemeinen gilt jedoch, dass Frauen maximal etwa 12 bis 16 Kilogramm und Männer etwa 22 bis 28 Kilogramm heben sollten. Seien Sie vorsichtig, wenn Sie regelmäßig Gegenstände heben müssen, die schwerer sind. Holen Sie sich Hilfe oder erleichtern Sie sich auf andere Art die Arbeit.

Wenn Sie beruflich häufig schwer heben müssen, sollten Sie auf jeden Fall unsere Hinweise zur richtigen Körperhaltung beim Bücken und Heben (siehe Kapitel 13) beachten. Neben der Körperhaltung schützt regelmäßiges Training vor Rückenbeschwerden. Auch ein gutes Korsett (siehe Kapitel 23) kann helfen. Wenn Sie bereits Probleme mit dem Rücken haben und beruflich regelmäßig schwer heben müssen, sollten Sie darüber nachdenken, ob Sie diese Art von Arbeit überhaupt weiter ausüben können. Mit dem Thema »berufliche Wiedereingliederung« beschäftigen wir uns noch weiter hinten in diesem Kapitel.

Vibration und Erschütterung

Wenn Sie regelmäßig Erschütterungen ausgesetzt sind, wie sie durch Motoren entstehen, ist Ihr Risiko, an Lendenwirbelsäulenproblemen, Ischias oder einem Bandscheibenvorfall zu erkranken, signifikant erhöht. Untersuchungen zeigen, dass Vibrationen mit der Frequenz eines

Automotors den Rücken belasten. Berufliche Belastung mit Erschütterungen dieser Art verdoppeln oder verdreifachen Ihr Risiko.

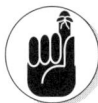 Auch wenn Sie täglich mehr als 30 Kilometer zur Arbeit fahren müssen oder beruflich Lkw fahren, erhöht sich Ihr Risiko für Rückenerkrankungen. Wenn Sie mehr als die Hälfte Ihrer Arbeitszeit hinter dem Steuer verbringen, ist Ihr Risiko für einen Bandscheibenvorfall dreimal höher als bei anderen Berufstätigen.

Wenn Sie bei der Arbeit viel sitzen müssen, erhöht sich Ihr Risiko für Rückenprobleme zusätzlich. (Mehr Informationen zu diesem Thema in Kapitel 13.) Sind beide Risikofaktoren – Sitzen und Erschütterung – kombiniert, hat Ihre Wirbelsäule wirklich Stress! Erschütterungen lassen außerdem die Rückenmuskulatur schneller ermüden.

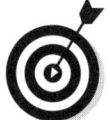 Wenn Sie bei Ihrer Arbeit Erschütterung und Vibration ausgesetzt sind und noch nicht unter Rückenproblemen leiden, sollten Sie sich die Informationen, die Sie in diesem Kapitel bekommen, wirklich zu Herzen nehmen, um Problemen vorzubeugen. Fahren Sie möglichst wenig über unebenes Gelände, sitzen Sie in einer rückenfreundlichen Haltung hinter dem Steuer (siehe Kapitel 13) und verwenden Sie ein spezielles Sitzkissen. Wenn Sie zurzeit wegen Rückenproblemen nicht arbeiten können, müssen Sie sich speziell auf die Rückkehr zum Arbeitsplatz vorbereiten. Lesen Sie sich in diesem Zusammenhang auch den Abschnitt »Die Rückkehr an den Arbeitsplatz« weiter hinten in diesem Kapitel durch.

Sitzende Tätigkeiten

Wenn Sie bei der Arbeit hauptsächlich sitzen, ist Ihr Risiko für Rückenprobleme erhöht. Generell sind sitzende Tätigkeiten nicht gut für den Rücken, weil in dieser Haltung der Druck auf die Bandscheiben erhöht ist.

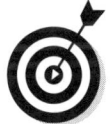 Auch wenn Sie manchmal das Gefühl haben, an Ihren Schreibtisch gefesselt zu sein, können Sie etwas für Ihren Rücken tun: Setzen Sie sich aufrecht hin, dehnen Sie sich und machen Sie hin und wieder eine kleine Pause. Versuchen Sie die Zeit, die Sie insgesamt am Tag oder in der Woche am Schreibtisch sitzen, einzuschränken.

In Kapitel 13 gehen wir genauer darauf ein, wie Sitzen Ihrem Rücken schadet und was Sie dagegen tun können.

Die Rückkehr an den Arbeitsplatz

In diesem Abschnitt wollen wir Ihnen zeigen, wie Sie wieder Schritt für Schritt an Ihren Arbeitsplatz zurückkehren können. Ob und wie Ihr Versicherungsträger eine berufliche Wiedereingliederung unterstützt, müssen Sie mit Ihrer Versicherung und dem behandelnden Arzt absprechen. Wir versuchen, Sie auf diesem Weg zu unterstützen.

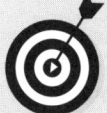 **Pendler**

Viele Menschen müssen täglich zur Arbeit pendeln. Dabei addieren sich zwei Risiken: Sitzen und Vibration. Hier ein paar Tipps für Sie, falls Sie auch zu dieser Gruppe gehören:

- ✔ **Achten Sie auf Ihre Körperhaltung.** Setzen Sie sich so hin, wie wir es in Kapitel 13 beschreiben. Sitzen Sie aufrecht, das Becken nach hinten gekippt. Stellen Sie Ihren Autositz so ein, dass Sie die Pedale erreichen können, ohne sich strecken zu müssen. Kippen Sie die Rückenlehne um etwa 5 bis 15 Grad nach hinten.

- ✔ **Machen Sie Dehnübungen für Pendler.** Legen Sie hin und wieder die Arme gerade auf das Lenkrad, um Ihre Lendenwirbelsäule und Ihr Becken zu entlasten. Drücken Sie den Rücken immer wieder einmal nach vorne und oben, um die Muskulatur zu dehnen.

- ✔ **Kontrollieren Sie Ihren Sitz.** Wenn Sie mit dem eigenen Auto oder längere Strecken in anderen Verkehrsmitteln unterwegs sind, sollten Sie den Sitz kontrollieren. Vielleicht benötigen Sie ein kleines Kissen für den Lendenwirbelbereich oder Sie können Ihren Sitz so einstellen, dass Sie besser darin sitzen. Wenn Sie die Arme auf der Armlehne ablegen, wird Ihre Wirbelsäule entlastet.

- ✔ **Schauen Sie nicht die ganze Zeit zur gleichen Seite.** Wenn Sie längere Zeit zu einer Seite schauen oder den Kopf neigen, kann das zu Muskelverspannungen führen. Diese Muskelverspannungen können sich vom Nacken bis zur Lendenwirbelsäule ausbreiten. Achten Sie darauf, Ihre Haltung von Zeit zu Zeit zu ändern.

- ✔ **Bleiben Sie entspannt.** Im Berufsverkehr kann man sich leicht aufregen und verspannen. Legen Sie entspannende Musik auf oder lesen Sie im Zug ein gutes Buch. Auch die Atemübungen, die wir in Kapitel 12 vorstellen, eignen sich für Pendler.

- ✔ **Planen Sie bei langen Autofahrten Pausen ein.** Bei langen Autofahrten sollten Sie eine Pause einplanen. Steuern Sie einen Parkplatz an, steigen Sie aus und bewegen Sie sich.

Was hält Sie von der Arbeit ab?

Auch wenn Sie nach einer Erkrankung des Rückens wieder arbeiten möchten, spüren Sie vielleicht noch einige Widerstände in sich. Hier sind ein paar der möglichen Gründe:

- ✔ **Rechtliche Auseinandersetzungen:** Im Zusammenhang mit Ihrer Rückenerkrankung sind vielleicht noch rechtliche oder versicherungstechnische Dinge zu klären und Sie befürchten, dass eine Rückkehr an den Arbeitsplatz für Sie nachteilig sein könnte.

- ✓ **Unzufriedenheit mit der Arbeit:** Neuere Untersuchungen zeigen, dass die Unzufriedenheit mit dem Arbeitsplatz häufig dazu führt, dass Patienten arbeitsunfähig werden oder länger krankgeschrieben sind.
- ✓ **Gute finanzielle Absicherung für den Krankheitsfall:** Das ist einleuchtend: Wenn Sie trotz Krankheit über ein ausreichend hohes Einkommen verfügen, fällt es Ihnen schwerer, wieder zur Arbeit zu gehen, als wenn Sie aus materieller Not heraus auf jeden Cent angewiesen sind.
- ✓ **Psychische Faktoren:** Psychische Faktoren wie Angstzustände, Depressionen, beruflicher Stress oder Unzufriedenheit mit der Arbeitsstelle sind Risikofaktoren für Rückenerkrankungen. Und genauso können diese Faktoren auch Ihre Rückkehr an den Arbeitsplatz hinauszögern.
- ✓ **Schlechte medizinische Versorgung:** Wer medizinisch schlecht versorgt ist, wird unter Umständen nicht so schnell wieder gesund. Schlechte medizinische Versorgung kann auch zu viel Bettruhe, Inaktivität und zu viele Medikamente bedeuten.
- ✓ **Chronische Gesundheitsprobleme:** Wenn Sie neben den Rückenproblemen auch noch unter anderen Gesundheitsproblemen leiden, werden Sie möglicherweise nicht so schnell wieder gesund. Vielleicht sind Ihre Rückenschmerzen der berühmte Tropfen, der das Fass zum Überlaufen bringt.
- ✓ **Angespannte Lage auf dem Arbeitsmarkt:** Wenn Sie nicht an Ihre Arbeitsstelle zurückkehren können und die Lage auf dem Arbeitsmarkt schlecht ist, haben Sie weniger Möglichkeiten, wieder eine berufliche Tätigkeit aufzunehmen.
- ✓ **Arbeitsanforderungen:** Wenn Sie einen Beruf haben, der harte körperliche Arbeit erfordert, werden Sie sich eventuell mit der Entscheidung schwer tun, wieder in den anstrengenden Berufsalltag zurückzukehren.

Sie entscheiden sich, wieder anzufangen

Sprechen Sie mit Ihrem Arzt darüber, wann Sie wieder arbeiten können. Versuchen Sie, ihm ein Bild von den alltäglichen Arbeitsabläufen zu vermitteln. Besprechen Sie gemeinsam, wie Sie das Risiko eines Rückfalls mindern können. Eine schrittweise berufliche Wiedereingliederung ist möglich. Vielleicht können Sie auch mit Ihrem Arbeitgeber darüber sprechen, ob Ihr Arbeitsplatz »rückenfreundlicher« gestaltet werden kann.

Vorbereitungen vor der Rückkehr

Wenn Sie eine schrittweise berufliche Wiedereingliederung wünschen, müssen Sie das Vorgehen mit Ihrem Arzt und eventuell mit Ihrem Versicherungsträger absprechen.

Aber einige Dinge können Sie selbst beachten, um sich auf die Rückkehr in den Berufsalltag vorzubereiten.

Körperliche Fitness

Bevor Sie wieder an Ihren Arbeitsplatz zurückkehren können, müssen Sie Ihren Körper auf die Anforderungen vorbereiten, die an ihn gestellt werden. Wenn Sie längere Zeit krank waren, leiden Sie möglicherweise unter dem *Konditionsverlustsyndrom*. Dazu gehören Verlust der Muskelkraft und der Ausdauer, geringere Mobilität und Beweglichkeit und Verminderung der körperlichen Koordinationsfähigkeit. Wir haben herausgefunden, dass Ihr Risiko für einen Rückfall höher ist, wenn Sie wieder arbeiten, ohne sich körperlich darauf vorbereitet zu haben. Je trainierter Sie sind, wenn Sie sich wieder dem Berufsalltag stellen, umso besser sind Ihre Chancen, von einem Rückfall verschont zu bleiben.

Das Übungsprogramm sollte von Ihrem Arzt oder Physiotherapeuten zusammengestellt werden und kann Behandlungen und Übungen enthalten, die wir in Kapitel 7 und Kapitel 14 vorgestellt haben.

Um einen Acht-Stunden-Tag und eine ganze Arbeitswoche unbeschadet zu überstehen, müssen Sie eine gute Ausdauer haben. Wenn Sie aber wegen Ihrer Rückenprobleme lange Zeit krank geschrieben waren, ist es um Ihre Ausdauer wahrscheinlich nicht sehr gut bestellt. Deshalb sollte Ihr Trainingsprogramm vor Arbeitsbeginn auf jeden Fall Ihre Ausdauer steigern. Ihr Arzt wird Ihnen helfen, ein Programm zusammenzustellen.

Aufklärung

Ihre wichtigste Waffe gegen einen Rückfall ist gute Aufklärung: Ein informierter Patient weiß, welche Risiken er wie vermeiden kann, wo seine Grenzen sind und wann er eine gefährliche Tätigkeit abbrechen muss. Kenntnisse in den folgenden Bereichen sind extrem wichtig:

✔ **Haltung und Bewegung:** Sie müssen wissen, welche Bewegungen und Körperhaltungen risikoreich oder belastend sein können. In Kapitel 13 geben wir Ihnen Anleitungen zur richtigen Körperhaltung.

✔ **Schritt für Schritt:** Bremsen Sie sich hin und wieder selbst! Denken Sie daran, regelmäßig kleine Pausen einzulegen und Ihren Rücken zu entspannen, insbesondere wenn Sie über lange Zeit die gleichen Bewegungen ausführen müssen oder in der gleichen Körperhaltung verharren.

✔ **Grenzen setzen:** Setzen Sie sich selbst Grenzen. Wenn Sie gerade erst an den Arbeitsplatz zurückgekehrt sind, sollten Sie die Anzahl belastender Bewegungen zunächst einschränken.

Manchmal ist es schwierig, gesetzte Grenzen gegenüber einem Vorgesetzten zu vertreten. Vielleicht wird von Ihnen verlangt, ein bestimmtes Arbeitspensum so schnell wie möglich zu erledigen. Gerade in solchen Situationen müssen Sie auf Ihren Rücken aufpassen.

Rückfälle

Wenn Sie Ihre Arbeit wieder aufnehmen, muss Ihr Rücken mehr Belastung verkraften. In dieser Zeit kommt es häufig zu Rückfällen. Wenn Sie das wissen, wird Sie ein Rückfall nicht gleich aus der Bahn werfen. Lesen Sie die Hilfestellungen zu diesem Thema in Kapitel 7 und Kapitel 14, sie werden Ihnen weiterhelfen. Oft ist es sinnvoll, die Arbeitszeit vorübergehend zu reduzieren, um einem Wiederaufflackern der Beschwerden vorzubeugen.

Wenn Sie den Eindruck haben, Ihre Beschwerden treten nicht nur vorübergehend wieder auf, sollten Sie mit Ihrem Arzt darüber sprechen. Häufig geht es »Drei Schritte vorwärts, einen Schritt zurück!«. Seien Sie nicht irritiert, wenn Sie nach anfänglicher Besserung wieder etwas mehr Beschwerden haben, vielen anderen ergeht es ähnlich.

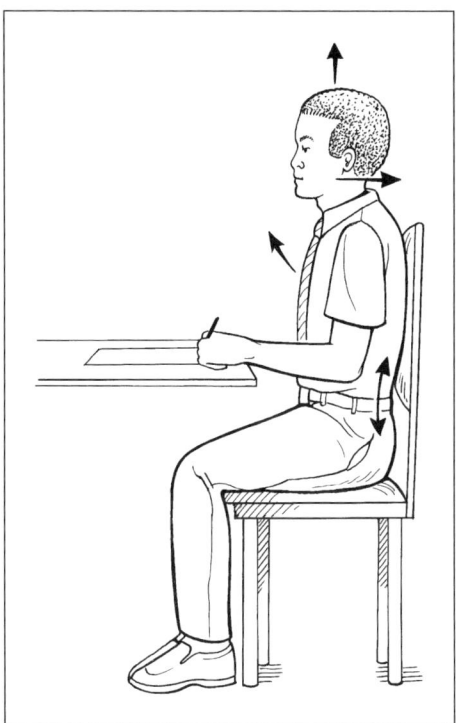

Abbildung 16.1: Strecken Sie Ihren Oberkörper, wie es die Pfeile zeigen.

Zurück im Büro

Wenn Sie am Schreibtisch arbeiten, ist Ihre Wirbelsäule besonderen Belastungen ausgesetzt. Sie sitzen viel und beugen sich nach vorn über Ihre Unterlagen, das alles belastet Ihren Rücken. Nehmen Sie sich zu Herzen, was wir in Kapitel 13 über die richtige Sitzposition und die Einrichtung des Schreibtischarbeitsplatzes gesagt haben. Folgende Tipps können Ihnen weiterhelfen:

- ✔ **Beugen Sie nicht den Kopf nach vorn.** Wenn Sie am Schreibtisch sitzen oder am Kopierer stehen, beugen Sie nicht über längere Zeit den Kopf nach vorn. Das Gewicht des Kopfes belastet die Halswirbelsäule und den Rücken.
- ✔ **Kontrollieren Sie regelmäßig Ihre Haltung.** Überprüfen Sie regelmäßig, ob Sie noch richtig sitzen. In Kapitel 13 stellen wir Ihnen eine gesunde Sitzposition vor. Verwenden Sie einen Stuhl, der Ihre Lendenwirbelsäule unterstützt. Legen Sie nicht die Beine übereinander und drücken Sie hin und wieder das Becken an die Rückenlehne Ihres Stuhls.
- ✔ **Strecken Sie sich.** Abgesehen von den Dehnübungen, die wir in Kapitel 14 vorstellen, können Sie auch am Schreibtisch ein paar einfache Dehnübungen machen. Machen Sie hin und wieder eine kleine Pause und strecken Sie sich:
  - • **Becken wiegen:** Atmen Sie tief durch die Nase ein und strecken Sie Ihren Körper, wie die Pfeile in Abbildung 16.1 zeigen. Richten Sie sich auf und ziehen Sie das Kinn zur Brust. Atmen Sie durch den Mund aus und entspannen Sie. Machen Sie diese Übung nach einer halben bis einer Stunde Schreibtischarbeit.
  - • **Vorwärts dehnen:** Wenn Sie spüren, dass Ihr Nacken oder Rücken verspannt, ist diese Übung sehr hilfreich. Setzen Sie sich gerade, aufrecht und locker hin. Legen Sie die Hände auf die Oberschenkel. Atmen Sie durch die Nase ein und strecken Sie sich, wie die Pfeile im ersten Bild in Abbildung 16.2 zeigen. Atmen Sie durch den Mund aus und lassen Sie dabei den Kopf langsam nach vorn fallen. Stellen Sie sich vor, wie die Wirbelknochen Ihrer Wirbelsäule aufeinander stehen. Lassen Sie einen nach dem anderen nach vorn kippen, vom Nacken bis zum Gesäß, wie im zweiten und dritten Bild in Abbildung 16.2 gezeigt. Wenn Sie ein Ziehen im Rücken spüren oder wieder einatmen möchten, verharren Sie in der Position, die das dritte Bild in Abbildung 16.2 zeigt.

    Wiederholen Sie die Übung. Sie werden spüren, wie die Anspannung im Schultergürtel und Rücken nach lässt. Versuchen Sie, langsam auszuatmen und Ihren Oberkörper auf den Knien abzulegen, wie das vierte Bild in Abbildung 16.2 zeigt. Entspannen Sie sich einige Atemzüge lang.

    Nach dieser Übung sollten Sie noch einen Augenblick sitzen bleiben, falls Ihnen etwas schwindelig geworden ist.

  - • **Seitwärts dehnen:** Nach der Dehnung nach vorn können Sie diese Übung machen. Legen Sie einen Arm an die Außenseite des gegenüberliegenden Knies. Drehen Sie Kopf, Nacken und Rücken langsam in die gleiche Richtung, wie im ersten Bild in Abbildung 16.3 gezeigt wird. Drehen Sie sich langsam so weit, wie Sie es als angenehm empfinden. Im Rücken spüren Sie ein leichtes, wohltuendes Ziehen. Vielleicht knackt es etwas im Bereich der Wirbelsäule, das ist normal. Atmen Sie aus und versuchen Sie, sich dabei noch weiter zu drehen. Nach ein bis drei Atemzügen drehen Sie sich langsam wieder zurück und wiederholen die Übung in die andere Richtung, wie es im zweiten Bild in Abbildung 16.3 gezeigt wird.

16 ➤ Zurück an den Arbeitsplatz

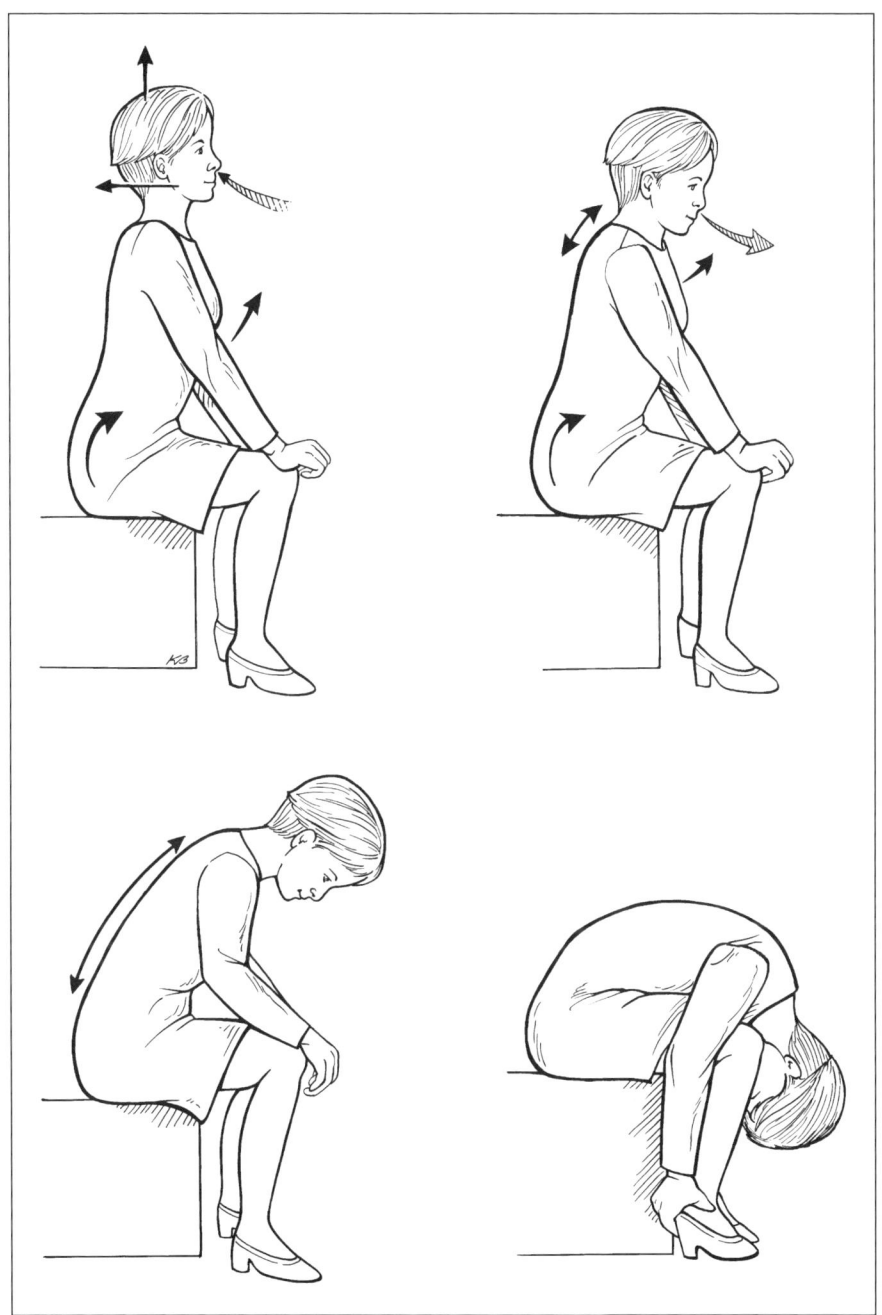

Abbildung 16.2: Bei Verspannungen der Nacken- und Rückenmuskulatur hilft diese Dehnübung.

 Dies ist eine *sanfte* Dehnübung. Sie sollte weder unangenehm noch schmerzhaft sein.

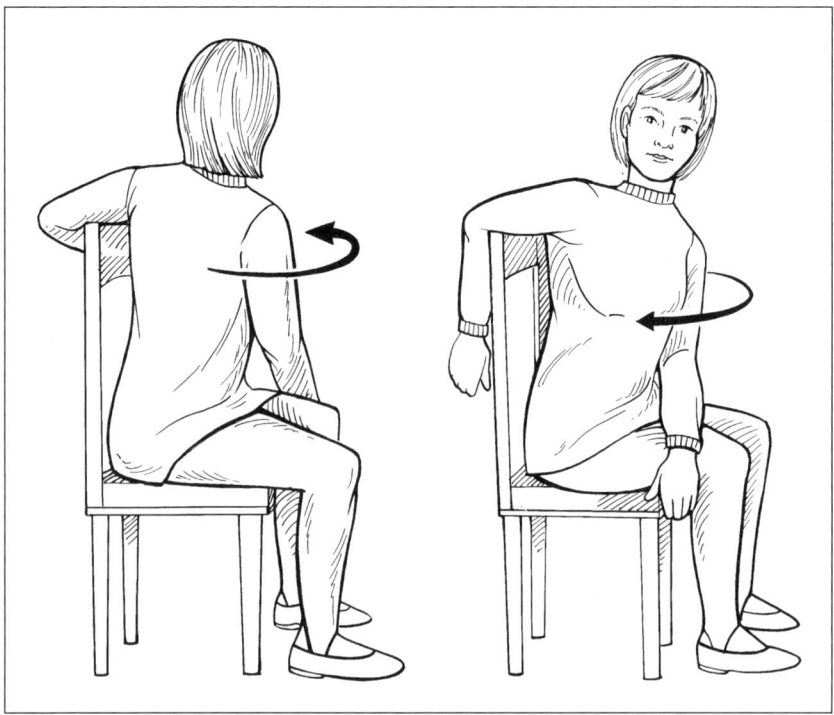

Abbildung 16.3: Bei der seitlichen Drehung werden die Muskeln des Rückens und des Schultergürtels gedehnt.

Sport und Spiel

In diesem Kapitel

▸ Die Segnungen des Sports
▸ Der Spaß beim Sport – auch mit Rückenschmerzen
▸ Die Risiken beim Sport
▸ Die Übersicht über die Sportarten

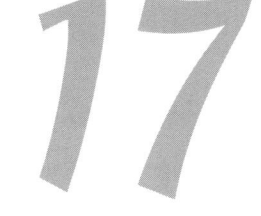

Bewegung tut Ihrem Rücken gut. Und wo bekommen Sie besser Bewegung als beim Sport? Sport hat verschiedene positive Effekte:

✔ Beim Sport können Sie sich erholen und Spaß haben.

✔ Sport ist gesund für den ganzen Körper – nicht nur für den Rücken.

✔ Sport tut auch der Psyche gut. Sie können sich besser konzentrieren, Ihr Schlaf ist erholsamer und Sie leiden weniger unter Depressionen, Ängsten oder Ärger.

✔ Die meisten Sportarten kann man mit anderen Menschen ausüben, das fördert den sozialen Zusammenhalt und lenkt Sie von Ihren Rückenbeschwerden ab.

✔ Wenn Sie allein trainieren, profitiert Ihr Körper davon. Aber wenn Sie mit anderen Sport treiben, macht es mehr Spaß und der Übungsplan ist einfacher durchzuhalten.

Sie werden es vielleicht bedauern, aber wir sind der Ansicht, dass Sport zu den ersten Dingen gehört, die Sie nach einer Rückenerkrankung wieder anfangen sollten. Sie haben Angst vor Rückfällen und befürchten, sich zu übernehmen. Aber wir fürchten, Sie werden unter dem Konditionsverlustsyndrom leiden, wenn Sie sich zu wenig bewegen. In Kapitel 3 erklären wir, was das Konditionsverlustsyndrom ist und wie es mit Depression, Schlafstörungen, Muskelabbau und noch mehr Rückenschmerzen zusammenhängt.

In diesem Kapitel möchten wir Ihnen Möglichkeiten vorstellen, wie Sie nach längerer Pause wieder mit dem Sport anfangen können, sogar wenn Sie noch unter Rückenschmerzen leiden. Außerdem klären wir bei einigen verbreiteten Sportarten das Risiko für Rückenerkrankungen ab.

Risiken beim Sport minimieren

Sie selbst können einiges tun, um Ihr Verletzungsrisiko beim Sport möglichst klein zu halten. Natürlich gibt es risikoreichere Sportarten und solche, die Ihren Rücken kaum gefährden. Meist aber werden die positiven Effekte der Bewegung und des Trainings die Risiken wettmachen.

In diesem Abschnitt erzählen wir Ihnen, was Sie tun können, um Ihr Risiko möglichst klein zu halten.

Aufwärmen und Abkühlen

Zum Sport gehören das richtige Aufwärmen mit den passenden Dehnübungen und das Abkühlen oder Entspannen nach dem Sport mit einigen Dehnübungen unbedingt dazu.

Das Aufwärmen

Egal ob Sie unter Rückenschmerzen leiden oder nicht: Sie sollten sich immer aufwärmen. Ihr Körper braucht die Aufwärmphase als Vorbereitung auf die Anforderungen, die während des Sports an ihn gestellt werden.

Wenn Sie sich aufwärmen, schlägt Ihr Herz schneller und versorgt Ihre Muskeln mit mehr Blut. So kann Ihre Muskulatur rasch reagieren, ohne dass es zu Verspannungen oder Faserrissen kommen kann.

Zum Aufwärmen eignen sich Gehen oder Fahrradfahren. Sie können auf dem Laufband, einem Stepper oder mit dem Ergometer arbeiten. Für die Aufwärmphase sollten Sie sich fünf bis zehn Minuten Zeit nehmen.

Sie sollen sich in der Aufwärmphase nicht hetzen. Es reicht, wenn sich Ihre Herzfrequenz etwas erhöht und Sie ganz leicht zu schwitzen anfangen.

Die Dehnübungen

Nach dem Aufwärmen sollten Sie einige Dehnübungen machen (verschiedene Übungen finden Sie in Kapitel 14). Das Aufwärmen ist die Voraussetzung dafür, dass Sie Ihre Muskeln dehnen können, ohne sie zu verletzen.

Sie sollten insbesondere die Muskelpartien dehnen, die beim Sport besonders belastet werden. Wenn Sie beispielsweise Tennis spielen, sollten Sie vor allem die Muskeln des Schultergürtels, der Arme, der Beine und des unteren Rückens dehnen.

Beachten Sie folgende Hinweise:

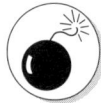
✔ **Immer konstanter Druck:** Früher war es sehr beliebt, bei Dehnübungen zu federn oder zu wippen, um die Muskeln noch mehr zu strecken. Heute weiß man, dass so die Muskulatur verletzt wird. Dehnen Sie nur unter konstantem Druck. Wenn Sie nicht stärker dehnen können, verharren Sie einen Augenblick in dieser Position. Sie spüren bei den Dehnübungen ein Ziehen im entsprechenden Muskel, aber ein Gefühl von Reißen oder Schmerzen darf nicht auftreten.

✔ **Immer langsam:** Machen Sie Dehnübungen immer langsam. Atmen Sie beim Dehnen aus. Versuchen Sie die Streckung für 30 bis 60 Sekunden zu halten.

Das Abkühlen

Nach dem Sport sollten Sie sich noch einen Augenblick Zeit nehmen, um abzukühlen. Und zwar nicht unter der kalten Dusche, sondern bei langsamem Gehen, Fahrradfahren oder Schwimmen! Das Abkühlen wird sehr häufig vernachlässigt, ist aber wichtig, um Herzschlag, Kreislauf, Muskelspannung und Atmung wieder zu normalisieren.

Die Dehnübungen

Beim Sport spannen sich die Muskeln an und produzieren Milchsäure. Milchsäure verursacht Muskelkater, wenn sie nicht aus der Muskulatur abtransportiert wird. Beim Abkühlen und den Dehnübungen nach dem Sport entspannt sich die Muskulatur und über das Blutsystem wird die Milchsäure abtransportiert und verstoffwechselt. Und Sie bekommen keinen Muskelkater!

Ehrgeiz und Konkurrenz

Wie ehrgeizig sind Sie? Abhängig von Ihrer Persönlichkeit steigt Ihr Verletzungsrisiko beim Sport an. Wenn Sie sehr ehrgeizig sind oder sehr mit Ihren Mitspielern konkurrieren, ist die Gefahr größer, dass Sie einen Rückfall erleiden.

Wenn Sie zum großen Gegenschlag ausholen oder alles auf eine Karte setzen, erhöht sich Ihr Verletzungsrisiko. Beispielsweise fliegt ein Volleyball außerhalb Ihrer Reichweite in das Feld Ihrer Mannschaft, aber Sie hechten mit einem gewagten Sprung hinterher, anstatt den Ball Ihrem Teamkollegen zu überlassen. Hier ist das Verletzungsrisiko deutlich erhöht.

Wenn Sie unter Rückenproblemen leiden, sollten Sie einen solchen Ball wirklich lieber Ihrem Teamkollegen überlassen. Vermeiden Sie weit ausholende Bewegungen, die Sie nicht kontrollieren können, und teilen Sie sich Ihre Kräfte ein. Sie möchten ja schließlich auch in der zweiten Halbzeit noch dabei sein.

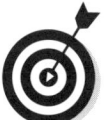

Treiben Sie keinen Sport, wenn Sie sehr müde sind, egal ob mental oder körperlich ermüdet. Gerade Freizeitsportler vernachlässigen diese Regel häufig. Wenn Sie die ganze Woche hart gearbeitet haben, schlafen Sie am Samstag erst einmal aus, erholen sich etwas und gehen dann zum Sport. Aufwärmen, Abkühlen und Dehnen sind dann besonders wichtig.

Risiken erkennen

Die Risiken einer bestimmten Sportart zu kennen, ermöglicht es Ihnen, sie zu vermeiden. Meist sind es vier Bewegungsmuster, die zu einer Verschlechterung führen können. Diese Bewegungen führen Sie auch außerhalb der Turnhalle oder des Sportplatzes aus, aber häufige Wiederholungen und Einsatz der ganzen Körperkraft machen sie beim Sport gefährlicher. Es geht hier um Folgendes:

✔ **Beugen:** Wenn Sie sich im Stand nach vorn beugen, wird massiver Druck auf die Bandscheiben der Lendenwirbelsäule ausgeübt.

Denken Sie einmal darüber nach, wie häufig Sie während eines Tennisspiels in der Hüfte abknicken, um einen Ball aufzuheben, anstatt die Knie zu beugen, wie es in Kapitel 13 erklärt wird. Der Effekt des wiederholten Bückens kann *kumulativ* sein, das heißt, dass sich die negativen Wirkungen jedes einzelnen Bückens addieren und Sie zum Schluss eine Nervenwurzelreizung haben.

✔ **Strecken:** Strecken bedeuten hier *Überstrecken*. Ein Beispiel, wieder aus dem Tennis, ist der Aufschlag: Sie werfen den Ball hoch und beim Schlagen biegen Sie den Oberkörper nach hinten. Einmal Überstrecken schadet nicht, aber wenn Sie diese Bewegung 30 oder 40 Mal wiederholen, kann auch hier der Effekt *kumulativ* sein. Die Gelenkflächen der Zwischenwirbelgelenke (siehe Kapitel 2) werden bei jedem Überstrecken aufeinander gedrückt. Das kann zu Rückenschmerzen führen.

✔ **Drehen:** Drehbewegungen sind bei vielen Sportarten an der Tagesordnung. Drehbewegungen erhöhen den mechanischen Druck auf die Bandscheiben der Lendenwirbelsäule immens. Sie müssen lernen, Drehbewegungen zu meiden oder zu minimieren.

Kumulative und akute Effekte

Der Effekt einer Bewegung kann entweder kumulativ oder akut sein. *Kumulativ* bedeutet, dass die häufige Wiederholung einer Bewegung den Effekt verstärkt. Beispiele hierfür sind die Rückenschmerzen nach wiederholtem Überstrecken beim Volleyballaufschlag, die Handgelenksbeschwerden nach einem langen Bowlingtraining oder die Schmerzen der Lendenwirbelsäule nach einer Fahrradtour.

Ein *akuter* Effekt tritt nach einer einzelnen »falschen« Bewegung auf – zum Beispiel eine plötzliche Bewegung ohne Aufwärmtraining. Die Folge ist eine Muskelverspannung oder sogar ein Muskelfaserriss. Das kann passieren, wenn Sie versuchen, einen Ball noch zu bekommen, der außerhalb Ihrer Reichweite ist, wenn Sie probieren, eine elegante Wendung auf den Inlineskates hinzulegen, aber Oberkörper und Beine sich nicht in die gleiche Richtung bewegen wollen, oder wenn Sie ein Gewicht stemmen möchten, das einfach zu schwer für Sie ist.

✔ **Heben:** Jedes Heben erhöht den Druck auf Ihre Bandscheiben, wenn Sie sich dabei beugen, wie wir es weiter oben beschrieben haben. Es gibt zwei wichtige Regeln beim Heben von

Gegenständen: Halten Sie den Gegenstand so nah wie möglich an Ihrem Körper und beugen Sie die Knie, um ein Teil des Gewichts mit Ihrer Beinmuskulatur zu heben. Manche Sportarten zwingen Sie häufig dazu, einen Gegenstand zu heben. Beim Bowling beispielsweise müssen Sie eine verhältnismäßig schwere Kugel häufig hochheben und vom Körper weg bewegen.

Versuchen Sie, die Hinweise zum rückenfreundlichen Heben so gut es geht umzusetzen. Vergessen Sie nicht das Aufwärmtraining und die Abkühlphase.

Verschiedene Sportarten für Rückenpatienten

In diesem Abschnitt möchten wir gängige Sportarten im Hinblick auf ihre »Rückenverträglichkeit« besprechen. Wir fangen mit den Sportarten mit dem geringsten Risiko an und arbeiten uns dann zu den risikoreichen Sportarten vor. Tabelle 17.1 zeigt, wie wir die Sportarten eingeteilt haben.

 Natürlich hängt das Risiko einer Rückenverletzung nicht nur von der Sportart, sondern auch von der Art und Weise ab, wie Sie den Sport ausüben. Natürlich ist es ein Unterschied, ob Sie am Wochenende einen Spazierritt durch den Wald machen oder an einer Fuchsjagd teilnehmen.

niedrig	niedrig bis mittel	mittel	mittel bis hoch	hoch
Fahrradfahren	Jogging	Basketball	Kegeln/Golf	Fußball
Schwimmen	Skifahren	Tennis	Reiten	Turnen
Tanzen/Aerobic	Leichtathletik	Gewichtheben	Inlineskaten	Fallschirmspringen

Tabelle 17.1: Das Risiko von Rückenproblemen bei verschiedenen Sportarten

Sportarten mit niedrigem Risiko

Beim Fahrradfahren, Schwimmen, Tanzen und Aerobic mit niedriger Belastung setzen Sie Ihren Rücken einem geringen Risiko aus.

Fahrradfahren

Egal ob Sie auf einem Ergometer, einem Spinning-Bike oder draußen in der Natur Fahrrad fahren, das Risiko für Ihren Rücken ist hierbei relativ gering. Es ist sogar so, dass Fahrradfahren für viele Jogger nach einer Rückenverletzung ein guter Ersatz ist.

Fahrradfahren trainiert hervorragend die Beine, der Kreislauf wird angeregt und der Aufenthalt an der frischen Luft ist gesund – für Menschen, denen Joggen zu langweilig ist, eine ideale Alternative. Nur eines müssen Sie beachten: Wenn Ihr Sattel sehr hoch eingestellt ist und der Lenker eher niedrig, wird die Lendenwirbelsäule sehr stark gekrümmt und belastet (insbesondere die Bandscheiben, siehe Kapitel 2). Stellen Sie den Sattel so ein, dass Sie bei tiefer Pedalstellung das Bein ganz leicht beugen müssen. Der Lenker sollte dann etwa hüfthoch eingestellt werden. Natürlich wird Ihr Rücken mehr beansprucht, wenn Sie mit dem Mountainbike über Stock und Stein fahren, als wenn Sie zu Hause auf dem Ergometer sitzen.

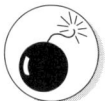

Wenn Sie beim Fahrradfahren unter Ischiasbeschwerden leiden, sollten Sie häufiger mal eine Pause einlegen.

Fünf oder zehn Minuten auf einem Ergometer zu fahren, ist eine hervorragende Möglichkeit, sich für andere sportliche Aktivitäten warm zu machen.

Schwimmen

Im Allgemeinen ist Schwimmen ein hervorragender Sport für Rückenpatienten. Beim Schwimmen werden alle Muskelgruppen des Körpers und das Herz-Kreislauf-System trainiert. Durch den Auftrieb im Wasser wird die Wirbelsäule vom Körpergewicht entlastet. Der Wasserwiderstand sorgt für gleichmäßige, langsame Bewegungen.

Wenn Sie Rückenschwimmen favorisieren, tun Sie Ihrer Wirbelsäule wirklich einen Gefallen. Beim Brustschwimmen und Kraulen besteht die Gefahr, dass Sie die Wirbelsäule überstrecken. Wirklich belastend ist das Delphinschwimmen, lassen Sie es besser ganz.

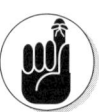

Wärmen Sie sich auch vor dem Schwimmen kurz auf und vergessen Sie nicht die Dehnübungen.

Tanzen und Aerobic

Tanzen – wir fassen hier einmal alle Arten von Tanzen und Aerobic zusammen – ist natürlich ein weiter Begriff. Ihre Wirbelsäule wird stark belastet, wenn Sie Ballett oder Rock 'n' Roll tanzen, während Walzer oder Slowfox kaum Schaden anrichten dürften. Genauso kann Aerobic als Hochleistungssport oder als Freizeitvergnügen betrieben werden.

Es wird Ihnen nicht schwer fallen, selbst einzuschätzen, welche Art von Tanz und Aerobic Risiken für Ihren Rücken birgt. Aber selbst beim klassischen Gesellschaftstanz sollten Sie vermeiden, sich einseitig zu neigen oder wie beim Tango weit nach hinten zu lehnen. (Und für Junggebliebene, deren Herz für Punkmusik schlägt gilt: Pogo-Tanzen ist ganz ungesund für Rückenpatienten, die ruckartigen Bewegungen belasten die Wirbelsäule sehr stark!)

Hier noch ein paar Tipps, wie Sie Ihre Aerobicstunde oder den Tanzabend rückenfreundlicher gestalten können:

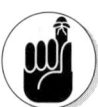

✔ Vernachlässigen Sie bei aller Begeisterung für Aerobic und Tanzsport nicht Ihre allgemeine körperliche Fitness.

- ✓ Steigern Sie die Belastung nur allmählich und legen Sie hin und wieder eine Pause ein.
- ✓ Vermeiden Sie Bewegungen, die Ihre Rückenbeschwerden offensichtlich verschlechtern.
- ✓ Vergessen Sie nicht das Aufwärmen und die Dehnübungen.

Sportarten mit niedrigem bis mittlerem Risiko

Die im Folgenden angesprochenen Sportarten bergen ein gewisses Risiko für Ihren Rücken, aber wenn Sie aufmerksam und vorsichtig sind, können Sie sie ausüben.

Jogging

Die Intensität beim Joggen reicht von sehr schnellem Gehen bis hin zu schnellem Laufen querfeldein. Die Erschütterung und Gewichtsbelastung beim Aufkommen des Fußes auf dem Untergrund wird direkt auf die Wirbelsäule übertragen und kann Beschwerden des unteren Rückens verstärken. Sie können aber einiges tun, um diese Belastung zu minimieren:

- ✓ **Aufwärmen und dehnen:** Zu Beginn und am Ende der Joggingstrecke sollten Sie eine Aufwärm- und eine Abkühlphase einplanen. Denken Sie auch an die Dehnübungen vorher und nachher.
- ✓ **Langsam anfangen:** Als Anfänger sollten Sie wirklich langsam laufen. Sie sollten sich jederzeit ohne Mühe beim Laufen unterhalten können. Fangen Sie mit kurzen Strecken an und steigern Sie sich allmählich.

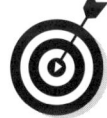

- ✓ **Gute Schuhe tragen:** Ein paar gute Laufschuhe sind die einzige teure Anschaffung, die Sie wirklich tätigen sollten. Gut gedämmte Schuhe fangen einen großen Teil des Aufpralls ab und unterstützen eine gerade Körperhaltung. Denken Sie daran, dass die Kunststoffsohle altert, auch wenn Sie nicht sehr häufig laufen. Dann ist einfach ein neues paar Schuhe fällig.
- ✓ **Auf federndem, ebenem Untergrund laufen:** Der ideale Weg zum Laufen ist ein ebener Wald- oder Wiesenweg. Schotter oder Asphalt als Untergrund belastet die Wirbelsäule erheblich stärker. Bergauf beugen Sie sich stärker nach vorn, bergab beugen Sie sich nach hinten, besser ist eine aufrechte Haltung auf ebenen Wegen.

Wenn Sie sich an diese Hinweise halten, können Sie auch als Rückenpatient joggen.

Skifahren

Sie sind vielleicht erstaunt, dass wir diese Sportart überhaupt erwähnen. Aber Ski zu fahren ist auch für Rückenpatienten möglich und bei Unfällen auf der Piste kommt es nur höchst selten zu Rückenverletzungen. Wir beschäftigen uns in diesem Abschnitt mit Abfahrtslauf und nicht mit Langlauf.

 Die typische Haltung beim Skifahren – Knie und Hüfte gebeugt und das Gewicht etwas nach vorn verlagert – entlastet die Lendenwirbelsäule. Belastend sind die Erschütterungen auf unebenen Pisten und Drehbewegungen, wenn Oberkörper und Beine nicht in dieselbe Richtung wollen.

Folgend Punkte helfen Ihnen, auch als Rückenpatient ohne Probleme Ski zu fahren:

✔ **Aufwärmen und dehnen:** Aufwärmen vor dem Abfahren ist beim Skisport unumgänglich! Zum einen ist die Außentemperatur beim Wintersport sehr niedrig und zum anderen müssen Sie beim Skifahren immer mit plötzlichen Bewegungen rechnen.

✔ **Skigymnastik nicht vergessen:** Zu jedem Skiurlaub gehört die Skigymnastik. Fangen Sie im Herbst bereits damit an. Sportvereine und Volkshochschulen bieten spezielle Kurse an. Beim Skisport sind Sie auf eine leistungsstarke Muskulatur angewiesen, sonst endet der Winterurlaub schnell im Krankenbett.

✔ **Drehbewegungen vermeiden:** Schultern und Hüfte sollten nach Möglichkeit immer in dieselbe Richtung zeigen, so minieren Sie die Belastung der Lendenwirbelsäule.

✔ **Nicht übermüdet Ski fahren:** Die meisten Skiunfälle passieren am Ende eines Skitags, wenn der Körper müde ist und die Konzentration nachlässt. Sobald Sie merken, dass Sie müde werden, sollten Sie die Skier abschnallen und mit dem Après-Ski beginnen.

✔ **Langsam anfangen:** Egal ob Sie Anfänger sind oder nach einer längeren Pause zum ersten Mal wieder auf den Brettern stehen, fangen Sie langsam an. Vergessen Sie Ihren Ehrgeiz und fangen Sie mit Abfahrten an, die etwas unter Ihrem eigentlichen Niveau sind.

✔ **Geeignete Pisten wählen:** Vermeiden Sie bucklige oder vereiste Pisten. Fahren Sie nicht im Tiefschnee. Natürlich sollten Sie nach einer Rückenverletzung auch nicht am nächsten Vier-Schanzen-Turnier teilnehmen!

Leichtathletik

Leichtathletik ist ein Begriff, der verschiedene Sportarten unter einem Dach vereint. Über das Laufen haben wir schon einiges im Abschnitt »Jogging« gesagt. Beim Werfen sind insbesondere die Drehbewegungen gefährlich, beim Weitsprung der Aufprall bei der Landung. Hochsprung kann zu einer Hyperextension der Lendenwirbelsäule führen. Beachten Sie einige Hinweise, um Schäden zu vermeiden:

✔ **Aufwärmen und dehnen:** Bei vielen Leichtathletikdisziplinen muss der Körper in einem kurzen Zeitraum aus der Ruhe eine Höchstleistung erbringen. Gerade hier ist es wichtig, sich ausreichend warm zu machen, sich warm zu halten und vor einer erneuten Leistung wieder warm zu machen.

✔ **Drehbewegungen vermeiden:** Vermeiden Sie Disziplinen, die Drehbewegungen erfordern. Ein gutes Krafttraining stabilisiert die Gelenke und beugt Verletzungen vor.

✔ **Haltung kontrollieren:** Bitten Sie Ihren Trainer oder Ihre Teamkollegen, Ihre Körperhaltung während der Bewegung zu beobachten. So erkennen Sie mögliche Risiken, bevor es durch die häufige Wiederholung einzelner Bewegungsabläufe zu Schäden kommen kann.

✔ **Muskeln aufbauen:** Stärken Sie mit gezielten Übungen Ihre Bauch- und Rückenmuskeln. So können Sie Ihre Wirbelsäule gut vor Überlastung schützen.

 Leichtathletik kann auch für Rückenpatienten ein wunderbarer Sport an der frischen Luft mit netten Vereinskollegen sein, wenn Sie sich nicht zu sehr von Ihrem Ehrgeiz leiten lassen.

Sportarten mit mittlerem Risiko

Wenn Sie an ein paar Vorsichtsmaßnahmen denken, können Sie auch Basketball, Tennis und Gewichtheben genießen.

Basketball

Die Fachleute streiten darüber, wie gefährlich Basketball für Rückenpatienten sein kann. Natürlich hängt das Risiko sehr stark davon ab, wie Sie diesen Sport ausüben. Wenn Sie abends mit Ihren Kindern ein paar Körbe machen, haben Sie natürlich ein deutlich niedrigeres Risiko, als wenn Sie ehrgeizig Turniersport betreiben.

Beim Basketball müssen Sie laufen, sich bücken, strecken und drehen und alle diese Bewegungsabläufe können Ihren Rücken belasten. Denken Sie beim Spiel daran, wie Sie Ihr Risiko kontrollieren können. Vor jedem Spiel müssen Sie sich gründlich aufwärmen. Überfordern Sie sich nicht, solange Sie unter Rückenproblemen leiden. Wenn Sie wieder vollständig genesen sind, können Sie Ihrem Ehrgeiz freien Lauf lassen.

Tennis

In diese Kategorie gehören auch die anderen Sportarten, bei denen versucht wird, einen Ball mit dem Schläger zu erwischen. Das fängt beim Federballspiel am Abend auf der Straße mit den Kindern an, schließt Tischtennis und Badminton ein und geht bis zum schweißtreibenden Squashturnier. Die größte Gefahr geht bei diesen Sportarten von den Drehbewegungen und bestimmten Schlägen aus: Aufschlag, Schmettern und Rückhand.

Beachten Sie folgende Regeln, um Rückenprobleme zu verhindern:

✔ **Passende Techniken lernen:** Wenn Sie Rückenprobleme haben, müssen Sie Ihren Stil anpassen. Nehmen Sie ein paar Tennisstunden, um die Schläge so zu lernen, dass Sie Hyperextension und Drehbewegungen vermeiden.

✔ **In Form bleiben:** Halten Sie sich mit Ausdauersport und Muskeltraining fit. Vergessen Sie nicht das Aufwärmtraining. Vielleicht können Sie in Ihrem Verein ein paar Mitstreiter finden, die sich gemeinsam mit Ihnen aufwärmen.

✔ **Warm halten:** Wenn Sie bei kühlem Wetter draußen spielen, achten Sie darauf, sich warm genug anzuziehen.

- **Keine großen Ausfallschritte:** Wenn Sie sich noch von einer Rückenverletzung erholen, sollten Sie es vermeiden, mit aller Kraft einem Ball hinterherzuhechten, auch wenn der Ehrgeiz Sie packt.

- **Doppel spielen:** Wenn Sie unter ernsthaften Rückenproblemen leiden, kann es leichter sein, im Doppel zu spielen. So vermeiden Sie extreme Bewegungen.

- **Gute Schuhe:** Achten Sie auf gute Schuhe, die Ihrem Fuß Halt geben und den Aufprall gut dämpfen.

- **Rückenkorsett tragen:** Wenn Sie unter chronischen Rückenbeschwerden leiden oder sich noch von einer Verletzung erholen, kann ein Korsett hilfreich sein. Es schützt und unterstützt Ihre Wirbelsäule. In Kapitel 7 und in Kapitel 23 finden Sie weitere Informationen zu diesem Thema.

- **Den richtigen Schläger aussuchen:** Es gibt viele verschiedene Schläger. Sprechen Sie mit einem Fachmann (ein Fachverkäufer, Ihr Trainer oder ein tennisbegeisterter Orthopäde) darüber, welcher Schläger für Sie geeignet ist.

Gewichtheben

Beim Heben eines Gewichts wird Ihre Lendenwirbelsäule immens belastet. 40 Prozent der jungen Gewichtheber zeigen Schäden der Lendenwirbelsäule.

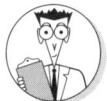

Natürlich hängt die Belastung Ihrer Wirbelsäule sehr stark davon ab, wie intensiv Sie diesen Sport betreiben. Sie sollten auf jeden Fall zum Arzt gehen, wenn Sie aufgrund des Gewichthebens mehr Rückenschmerzen verspüren.

So können Sie das Risiko von Verletzungen verringern:

- **Die richtige Technik erlernen:** Um Ihren Rücken zu schonen, müssen Sie sich von einem Trainer in einer rückenschonenden Technik unterweisen lassen. Trainieren Sie anfangs immer mit einem Trainer. Steigern Sie die Gewichte und die Anzahl der Wiederholungen nur allmählich.

- **Die Bewegungen kontrollieren:** Schlimmstenfalls beugen Sie sich weit herunter, um das Gewicht aufzuheben, halten es weit von Ihrem Körper entfernt in Brusthöhe und überstrecken den Rücken, wenn Sie es über den Kopf heben. Gewöhnen Sie sich etwas rückenfreundlichere Bewegungsabläufe an.

- **Einen Gürtel tragen:** Tragen Sie beim Gewichtheben einen Gürtel, der den Rücken unterstützt und stabilisiert. Sie finden diese Gürtel in jedem Sportfachgeschäft.

- **Überlastung vermeiden:** Überschätzen Sie sich nicht. Fangen Sie mit kleineren Gewichten an. Erhöhen Sie lieber die Anzahl der Wiederholungen. Vergessen Sie nicht, Pausen einzulegen.

Sportarten mit mittlerem bis hohem Risiko

 Bei diesen Sportarten sollten Sie wirklich einige Vorsichtmaßnahmen einhalten. Dann aber können Sie auch als Rückenpatient Kegeln, Golf, Reiten und Inlineskaten genießen.

Kegeln

Je nachdem, welchen Experten Sie fragen, wird Kegeln oder auch Bowling als eine Sportart mit niedrigem bis hohen Risiko eingeschätzt. Wir meinen, dass Ihr Rücken dabei ganz schön gefordert wird, und ordnen Kegeln deswegen in diesem Abschnitt ein.

Zwei Aspekte machen das Kegeln so belastend: zum einen die gebückte Haltung (beim Bowling kommt noch die schwere Kugel dazu), zum anderen die Drehbewegung beim Loslassen der Kugel.

Folgende Hinweise können Ihnen helfen, Ihren Sport so auszuüben, dass das Risiko für Ihren Rücken nicht zu groß wird:

- ✔ **Eine gute Technik:** Wenn Sie trotz Rückenschmerzen regelmäßig kegeln möchten, müssen Sie eine rückenschonende Technik einüben. Lassen Sie sich von Ihren Kegelschwestern oder -brüdern helfen.

- ✔ **Die richtige Kugel:** Das gilt besonders für Bowling. Achten Sie darauf, dass die Kugel die richtige Größe und das richtige Gewicht hat.

- ✔ **Der Muskelaufbau:** Wenn Sie regelmäßig kegeln, müssen Sie unbedingt spezielle Übungen machen, um Ihre Bauch- und Rückenmuskulatur zu stärken. Wenn Sie nur von Zeit zu Zeit kegeln, lassen Sie es gemächlich angehen. Wenn Sie nicht trainiert sind und Ihre Technik zu wünschen übrig lässt, ist das Verletzungsrisiko besonders hoch.

- ✔ **Ein Korsett:** Insbesondere während eines Rückfalls bei chronischen Rückenschmerzen kann ein Korsett sehr hilfreich sein. Ein Korsett ersetzt allerdings nicht die Rückengymnastik oder die Dehnübungen. Mehr zu diesem Thema finden Sie in Kapitel 23.

Golf

Rückenschmerzen sind eine echte Golferkrankheit. Die Drehbewegung beim Schlag belastet die Bandscheiben und die Zwischenwirbelgelenke ungemein – besonders wenn Ihre Hüften bei jedem Schlag dem Ball folgen. Die meisten Golfer lieben ihren Sport und weigern sich, wegen Rückenschmerzen eine Pause einzulegen. Die folgenden Hinweise können den Golfbegeisterten unter Ihnen helfen:

- ✔ **Aufwärmen nicht vergessen:** Wegen der starken sozialen Kontrolle und der scheinbaren Gemächlichkeit des Sports wird das Aufwärmen bei den Golfern gern vergessen. Aber nicht nur schlechtes Wetter kann das Golfspiel vermiesen, sondern auch ein schmerzender Rücken. Vernachlässigen Sie daher das Aufwärmen und die Dehnübungen nicht.

- **Die richtige Technik entwickeln:** Jeder Golfspieler spielt anders. Wenn Sie sich beim Schlag nicht nur stark drehen, sondern auch noch ein Hohlkreuz machen, wird Ihre Wirbelsäule ganz schön unter Druck gesetzt. Lassen Sie sich von Ihrem Golftrainer in einer rückenfreundlicheren Technik unterrichten.

- **Vorsicht nach langen Spielpausen:** Im Winter trainieren die meisten Golfspieler so gut wie gar nicht. Kommen dann die ersten schönen Frühlingstage, können sie gar nicht genug bekommen von ihrem Lieblingssport. Achten Sie im Frühling besonders auf Ihren Rücken oder halten Sie sich im Winter mit viel Rückengymnastik und Ausdauersport fit.

- **Vorsicht bei langen Schlägern:** Wenn Sie lange Schläger oder Holzschläger verwenden, holen Sie bei jedem Schlag wahrscheinlich weit aus und belasten Ihren Rücken stärker. Schlagen Sie den Ball lieber nicht so weit, achten Sie lieber auf die richtige Körperhaltung, damit Sie noch lange Freude beim Golfen haben.

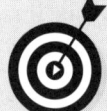

Vergessen Sie die Abkühlphase nicht

Wie oft sind Sie schon nach einer schönen Golfpartie am nächsten Morgen mit einem kräftigen Muskelkater aufgewacht? Ein Grund dafür ist, dass viele Golfer direkt nach dem Spiel in ihr Auto mit Airconditon steigen und nach Hause fahren. Wie nach jeder sportlichen Betätigung müssen Sie sich auch nach dem Golfspiel eine Abkühlphase gönnen.

Nach dem Spiel ist Ihr Körper warm und locker. Wenn Sie dann in das Auto steigen und nach Hause fahren, kühlt ihr Körper zu schnell ab, ohne sich vom Sport erholen zu können.

So können Sie abkühlen:

- Schlagen Sie ein paar kurze Schläge außer Konkurrenz.
- Machen Sie ein paar Dehnübungen für den Nacken, den Rücken und die Beine (siehe Kapitel 14 für Übungsanweisungen).
- Nehmen Sie eine heiße Dusche.

- **Warm anziehen:** Achten Sie auf warme Kleidung beim Golfen, damit Ihre Muskeln nicht verkrampfen. Das ist besonders wichtig, wenn Sie nicht laufen, sondern mit dem Golf-Cart fahren.

- **Die richtigen Schuhe auswählen:** Entscheiden Sie sich für ein paar Golfschuhe, die Ihnen festen Halt geben, aber nicht zu hart sind.

Reiten

Beim Reiten wird die Wirbelsäule einmal durch die Bewegung im Sattel belastet – ein mehr oder weniger elegantes Auf und Ab –, zum anderen ist Sitzen an und für sich nicht sehr rückenfreundlich.

Nach einer Rückenerkrankung sollten Sie das Reiten so lange unterbrechen, bis Sie keine oder nur noch wenig Schmerzen haben. Nutzen Sie die Erholungsphase, um die Bauch- und Rückenmuskulatur zu trainieren.

Wenn Sie gut reiten können, sollte das Reiten selbst keine Rückenprobleme verursachen. Ein guter Reiter plumpst nicht in den Sattel, sondern fängt Stöße mit den Beinen ab, wie es auch ein Skifahrer tut. Wenn Sie Anfänger sind oder lange nicht mehr geritten sind, sollten Sie sich nicht überfordern, sondern Ihr Pensum langsam steigern.

Inlineskaten

Da der Bewegungsablauf beim Schlittschuhlaufen und Rollschuhfahren ganz ähnlich ist, gilt das hier Gesagte für alle drei Sportarten gleichermaßen. Solange Sie nicht in der Halfpipe fahren, gilt Skaten als ein Sport mit mittlerem bis hohem Risiko für Rückenverletzungen. Skaten ist ein hervorragender Ausdauersport mit gleitenden Bewegungen und kann so Verspannungen im Rückenbereich vorbeugen.

Drei Probleme können beim Skaten auftreten, die Sie aber mit der richtigen Technik vermeiden können:

- ✔ **Die Grundhaltung beim Skaten** belastet die Lendenwirbelsäule, wenn Sie sich zu weit nach vorn beugen. Stehen Sie möglichst aufrecht und lassen Sie sich nicht hetzen.
- ✔ **Die Drehbewegungen**, die besonders beim Schlittschuhlaufen auftreten, gefährden ebenfalls die Lendenwirbelsäule.
- ✔ **Das Aufkommen nach einem Sprung** (oder einem Fall) erschüttert die ganze Wirbelsäule und kann für Rückenpatienten problematisch sein.

Sportarten mit hohem Risiko

Wenn Sie unter Rückenproblemen leiden, sollten Sie von diesen Sportarten besser die Finger lassen, bis Sie wieder gesund sind. Das Risiko von Rückenverletzungen ist hier besonders hoch. Es ist schwierig, diese Sportarten rückenfreundlicher zu gestalten. Wenn Sie beim Fußballspielen oder Turnen immer wieder unter Rückfällen oder akuten Schüben von Rückenschmerzen leiden, sollten Sie sich lieber nach einer anderen Sportart umsehen.

Fußball

Fußball ist ein risikoreicher Sport, auch wenn Sie nicht unter Rückenproblemen leiden.

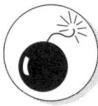
Wenn Sie mit vollem Körpereinsatz Fußball spielen, belasten Sie Ihre Bandscheiben, Ihre Zwischenwirbelgelenke und Ihre Bänder. Wenn Sie mit einem Gegner aneinander geraten, kommen häufig Drehbewegungen als besondere Belastung des Rückens hinzu.

Wenn Sie unter Rückenproblemen leiden, sollten Sie die Fußballschuhe wenigstens so lange an den Nagel hängen, bis Sie wieder schmerzfrei sind. Nutzen Sie die Zeit für Ausdauersport und Muskelaufbau. Wenn Sie wieder auf den Fußballplatz gehen, fangen Sie geruhsam an. Meiden Sie Körperkontakt mit dem Gegner und legen Sie in regelmäßigen Abständen eine Pause ein. Vergessen Sie nicht, sich vor dem Spiel gründlich aufzuwärmen, dehnen Sie sich vor und nach dem Spiel und denken Sie an die Abkühlphase.

Spielen Sie nicht Fußball, wenn Sie unter einem akuten Rückfall leiden. Wenn Sie nach dem Spiel stärkere Schmerzen haben, sollten Sie sich von Ihrem Arzt untersuchen lassen.

Turnen

Turnen ist selbst für Menschen, die noch nie Probleme mit dem Rücken hatten, ein risikoreicher Sport. Hier die kritischen Punkte beim Turnen:

- ✔ Verschleißerscheinungen und Risse im Bereich der Zwischenwirbelgelenke bei Überstreckung der Wirbelsäule
- ✔ Überbeanspruchung der Bänder durch extreme Beugung der Wirbelsäule
- ✔ Verschiebungen der Wirbel aufgrund von Frakturen nach Stürzen oder durch anhaltende Überlastung der Wirbelsäule

Das Problem beim Turnen ist, dass Ihr Körper weder für extreme Beugung oder Streckung noch für den schnellen Wechsel vom Strecken zum Beugen geeignet ist.

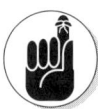
Dieser Sport ist vor allem für Kinder und Jugendliche gefährlich. Eine Untersuchung zeigte, dass 50 Prozent einer Gruppe junger bulgarischer Turner unter Wirbelsäulenproblemen litt. Wenn Sie oder Ihr Kind turnen, achten Sie auf ein gutes Aufwärmtraining. Setzen Sie Ihr Kind nicht unter Druck, Übungen schnell zu machen. Bestehen Sie darauf, dass eine erfahrene Person Hilfestellung gibt.

Aufgrund des hohen Verletzungsrisikos sollten Sie oder Ihr Kind bei anhaltenden, starken Rückenschmerzen sofort zum Arzt gehen.

Fallschirmspringen

Über diese Sportart brauchen wir wohl nicht viele Worte zu verlieren. Leider sind Kälte, Anspannung und die schwer zu kalkulierende Landung einfach Gift für Ihren Körper. Sagen Sie nicht, Sie hätten es nicht gewusst!

Sex und Rückenschmerzen

In diesem Kapitel

▷ Rückenschmerzen als Beziehungsthema akzeptieren

▷ Sexuelle Probleme im Zusammenhang mit Rückenschmerzen überwinden

▷ Mit Romantik und Einfühlungsvermögen die Beziehung stärken

▷ Emotionale und körperliche Intimität entdecken

▷ Bequeme Positionen beim Sex ausprobieren

Anhaltende Rückenschmerzen können Ihre Freude an der Sexualität empfindlich beeinträchtigen. Egal ob Sie oder Ihr Partner unter Rückenschmerzen leiden, Rückenprobleme können sehr störend sein. Vielleicht treten beim Sex plötzlich Schmerzen auf oder Sie haben wegen Rückenproblemen lange Zeit gar keinen Sex.

Viele Patienten nennen sexuelle Probleme an erster Stelle, wenn sie nach Beeinträchtigungen ihres Alltags gefragt werden. Häufig wird uns erzählt, dass kein Arzt zuvor nach diesem Problem gefragt hätte. Schmerzen können nicht nur Ihr Sexleben lahm legen, sondern unter Umständen Ihre Beziehung zerstören.

Der Teufelskreis der Rückenschmerzen

Rückenschmerzen können mit Wut, Ärger, Ängsten, Depressionen und Schuldgefühlen einhergehen. Bedenkt man dann noch die körperlichen Probleme, verwundert es nicht, dass manche Beziehungen durch Rückenprobleme empfindlich gestört werden. Rückenschmerzen können Sie in Ihrer sexuellen Erlebnisfähigkeit einschränken oder auch einfach die sexuelle Lust mindern.

Rückenschmerzen sind unsichtbar und unmessbar. Das macht die Sache noch schwieriger. Wenn Sie unter Rückenschmerzen leiden, leidet möglicherweise auch Ihr Selbstwertgefühl und Sie quälen sich mit Gedanken wie »Warum sollte irgendjemand mit mir zusammen sein wollen? Ich bin unattraktiv. Ich bin ein Krüppel.«. (In Kapitel 12 finden Sie Informationen zu negativen unbewussten Gedanken.) Wenn Sie sich von diesen negativen Gedanken überwältigen lassen, wird Sexualität noch schwieriger für Sie.

Wenn Sie unter Rückenschmerzen leiden, betrachten Sie sich selbst vielleicht sehr kritisch. Diese kritische Selbstbetrachtung verunsichert und erschwert den Genuss von Sexualität.

Wenn Ihr Partner unter Rückenschmerzen leidet, kann Ihre Beziehung durch Ihre Ängste beeinflusst werden. Vielleicht haben Sie Angst, dass Sie ihm weh tun könnten und möchten deswegen keinen Sex mit ihm haben. Ihr Partner versteht Ihre Vorsicht vielleicht falsch und meint, er wäre aufgrund seiner Rückenschmerzen weniger attraktiv für Sie.

Wenn solche Probleme nicht angesprochen werden, können sie zu Entfremdung und Misstrauen führen. Am Ende fühlen Sie sich beide allein und unverstanden.

Rückenschmerzen können Sie körperlich einschränken und Sie genießen Sex vielleicht nicht wie gewohnt. Aber das bedeutet nicht, dass Ihre Beziehung weniger befriedigend, intim oder liebevoll sein muss. Paare können auch mit Rückenschmerzen ein erfülltes Sexleben genießen. Denken Sie an Folgendes:

✔ Sprechen Sie miteinander.

✔ Seien Sie zärtlich und einfühlsam.

✔ Erleben Sie gemeinsam Nähe.

✔ Entdecken Sie rückenfreundliche Stellungen beim Sex.

✔ Bemühen Sie sich umeinander.

Nicht so schüchtern: Sprechen Sie miteinander

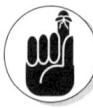

Das Wichtigste in jeder Beziehung ist es, miteinander zu kommunizieren. Wenn Sie gut miteinander sprechen können, fühlen Sie sich verstanden. Wenn die Kommunikation schlecht ist, fühlen Sie sich missverstanden, fremd, ungeliebt, alles ist peinlich oder Sie empfinden Ihren Partner sogar als feindselig. Die Intimität des Themas Sex macht alles noch schwieriger.

Viele Menschen haben Schwierigkeiten, offen über Sex zu sprechen. Die Erziehung und gesellschaftliche Tabus machen Sex zu einem schwierigen Thema. Wenn Paare nicht offen über Sex sprechen können, ist das ein fruchtbarer Boden für Missverständnisse und Enttäuschung.

Beachten Sie folgende nützliche Hinweise, insbesondere, wenn Sie über Sex sprechen:

✔ **Hören Sie einander zu.** Viele Leute denken während eines Gesprächs darüber nach, was *sie selbst* als Nächstes sagen wollen. Sie müssen lernen, einander aufmerksam zuzuhören. So können Sie die Gefühle und Gedanken Ihres Partners besser verstehen. Lernen Sie *aktives Zuhören* und fassen Sie die Gedanken Ihres Partners mit eigenen Worten zusammen. Fragen Sie nach, ob Sie ihn richtig verstanden haben. Das könnte sich etwa so anhören: »Also Du meinst, dass ... Habe ich das richtig verstanden?«

✔ **Denken Sie an Ihre Körpersprache.** Mehr als die Hälfte unserer Kommunikation wird über Körpersprache vermittelt. Wenn Sie also sagen, dass Sie den Sex mit Ihrem Partner sehr genossen haben, dabei aber die Augen abwenden, wird Ihr Partner spüren, was Sie wirklich empfinden. Achten Sie auf Ihre Körpersprache, damit Sie sich nicht selbst widersprechen.

✔ **Drohen Sie nicht und bewerten Sie Ihren Partner nicht.** Ein offenes Gespräch kann nur dann entstehen, wenn Sie Ihren Partner nicht bewerten und keine Drohungen aussprechen. Das ist besonders wichtig, wenn es um das Thema Sex geht.

✔ **Respektieren Sie die Art und Weise, wie Ihr Partner kommuniziert.** Forschungen zeigen, dass viele Missverständnisse durch unterschiedliche Kommunikationsstile verursacht werden. Beispielsweise stellen Frauen mehr persönliche Fragen, teilen ihre Gefühle und Erfahrungen mit, während Männer häufiger unterbrechen und stark lösungsorientiert diskutieren. Abgesehen vom Geschlecht beeinflussen natürlich auch andere Umstände wie familiärer Hintergrund, Kultur, Ausbildung und Beruf Ihren Kommunikationsstil. Machen Sie sich bewusst, wie Ihr Partner diskutiert, und respektieren Sie seine Eigenarten.

✔ **Nehmen Sie sich Zeit für Gespräche.** Es ist unbedingt notwendig, sich Zeit für Gespräche zu nehmen, besonders, wenn es um das Thema Sex geht. Warten Sie nicht darauf, dass sich die Gelegenheit ergibt, über dieses Thema zu sprechen. Sie warten sonst darauf, dass eine Bombe explodiert. Wählen Sie einen Zeitraum, in dem Sie ungestört und nicht abgelenkt sind.

✔ **Sprechen Sie nicht im Schlafzimmer über sexuelle Probleme.** Während des Sex über sexuelle Probleme zu sprechen, die man miteinander hat, kann der Zünder der eben erwähnten Bombe sein. Diskutieren Sie sexuelle Probleme lieber in einer weniger intimen Situation.

✔ **Erst denken, dann sprechen.** Besonders wenn es um das Thema Sex geht, sollten Sie Ihre Worte sorgfältig wählen. Verletzen Sie nicht die Gefühle Ihres Partners. Und denken Sie daran: Nicht alles muss ausgesprochen werden.

✔ **Geizen Sie nicht mit Komplimenten.** Untersuchungen zeigen, dass in schwierigen Beziehungen der Anteil negativer Bemerkungen im Gespräch deutlich höher ist. Wenn Sie mit Ihrem Partner über Sex sprechen, achten Sie darauf, auch die positiven Seiten Ihrer Beziehung zu erwähnen. Sprechen Sie Problembereiche an, ohne bereits zu werten.

✔ **Hüten Sie sich vor Verallgemeinerungen.** Wenn Sie über ein Thema sprechen möchten, werden Sie konkret. Denken Sie dabei an Folgendes:

- Konzentrieren Sie sich mehr auf ein konkretes Verhalten, als die ganze Person zu bewerten. Eine allgemeine Bemerkung wie »Du bist soooo faul!« ist wenig hilfreich. Drücken Sie sich lieber so aus: »Ich habe den Eindruck, dass Du in letzter Zeit häufiger vergisst, den Müll mit hinunter zu nehmen. Kann das sein?« Die zweite Formulierung verurteilt nicht Ihren Partner als Person, sondern kommentiert ein konkretes Verhalten. Sie ermöglicht eine Diskussion.

- Benutzen Sie lieber Sätze, die mit »ich« als mit »du« anfangen. Achten Sie einmal auf den Unterschied zwischen den beiden folgenden Bemerkungen:

»Du hast kein Eis gekauft, weil du meinst, ich wäre zu dick!« und »Ich habe das Gefühl, du hältst mich für dick und kaufst deswegen kein Eis ein!« Während die erste Bemerkung anklagend ist und den Gesprächspartner in die Defensive bringt, ist die zweite Bemerkung viel versöhnlicher und lädt zur Diskussion ein.

✔ **Schreiben Sie einen Brief.** Wenn es Ihnen zu peinlich ist, über Sexualität zu sprechen, kann es hilfreich sein, die eigenen Gefühle und Gedanken niederzuschreiben. So können Sie Ihre Sätze in Ruhe formulieren, ohne im Eifer einer Auseinandersetzung anklagend oder wertend zu werden. Vergessen Sie auch bei einem Brief die positiven Gefühle nicht. Sich schriftlich auszutauschen, kann ein hervorragender Weg sein, die eigene Schüchternheit zu überwinden.

✔ **Lesen Sie dieses Kapitel mit Ihrem Partner.** Sie können jeden Abschnitt gemeinsam lesen und darüber sprechen. Sie können aber auch jeder für sich lesen und über die wichtigsten Punkte gemeinsam sprechen. Das Wichtigste ist, miteinander ins Gespräch zu kommen und die Gefühle und Gedanken des anderen zu respektieren.

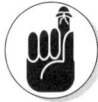

Vergewissern Sie sich, dass Ihr Partner Sie richtig versteht. Bitten Sie ihn, mit eigenen Worten Ihre Meinung wiederzugeben. Dann können Sie Missverständnisse sofort klären.

In die richtige Stimmung kommen

Ein weiser Mensch hat einmal gesagt: »Wenn Paare sich mehr umeinander bemühen würden, wären Beziehungen wohl nicht so mühevoll.« Wenn Rückenschmerzen bei einer Beziehung mit im Spiel sind, ist es wichtig, Gefühlen und Empfindungen genug Raum zu geben.

Auch wenn Rückenschmerzen kein Thema sind, können die erotische Stimmung und das Vorspiel aufregender sein als der Sex selbst. Im Gegensatz zu dem, was uns Fernsehen und Kino vermitteln, setzt im wirklichen Leben allerdings nicht plötzlich romantische Musik ein und kein Partner kann Ihnen Ihre geheimsten Wüsche von den Augen ablesen, sondern sexuelle Beziehungen erfordern Kommunikation und Vorausschau. Rückenschmerzen schließen romantische oder erotische Gefühle nicht aus. Ein paar Voraussetzungen machen die Sache leichter:

✔ **Planen Sie ein rückenfreundliches Rendezvous.** Ein romantisches Rendezvous zu planen, bereitet schon im Vorfeld Freude. Menschen mit Rückenschmerzen vergessen oft, dass auch sie Spaß haben können und dürfen (und dass Spaß ihnen gut tut). Planen Sie ein romantisches Treffen, das Ihren Rücken nicht belastet. Das kann ein Candle-Light-Dinner sein, ein nächtlicher Badeausflug an den Baggersee oder eine gemeinsame Nacht im Hotel. Selbst ein romantischer Abendspaziergang ist wunderbar, wenn man nicht den eigenen Kindern begegnet. Geben Sie der Erotik eine Chance!

- 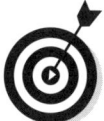 ✓ **Schaffen Sie eine romantische Atmosphäre.** Natürlich kann man der Romantik mit Kerzen, Duftlampen und einer sanften Beleuchtung auf die Sprünge helfen. Denken Sie an alle Ihre Sinne: angenehme Musik, Kerzenschein, ein schönes Essen, eine aufregender Duft und edle Bettwäsche.
- ✓ **Steigern Sie die Spannung langsam.** Damit können Sie schon Tage vor dem Rendezvous beginnen. Schicken Sie romantische E-Mails oder hinterlassen Sie zärtliche Botschaften auf der Mobilbox. Stecken Sie Ihrem Partner kleine Liebesbotschaften in die Jackentasche oder schicken Sie ihrer Partnerin Blumen. So steigert sich langsam die Vorfreude auf Ihre Verabredung und Sie vergessen Ihre Rückenschmerzen.

Jetzt geht's los

Emotionale Nähe und Erotik hängen mit Berührungen, Umarmungen, Küssen, Blicken, Kosenamen und zärtlichen Gesprächen zusammen. Wenn Sie auf diese Weise eine erotische, intime Stimmung geschaffen haben, wird es körperlich. So können Sie eine intime Stimmung herbeizaubern:

- ✓ Massieren Sie sich gegenseitig mit oder ohne Öl.
- ✓ Baden Sie gemeinsam.
- ✓ Küssen und streicheln Sie sich.
- ✓ Gehen Sie Hand in Hand spazieren.
- ✓ Umarmen Sie sich zärtlich.

 Diese körperliche Intimität kann auch bestimmte Anwendungen enthalten, die Rückenschmerzen lindern. Dazu gehören Massagen, Wärmepacks oder ein heißes Bad.

Wenn Ihre Rückenschmerzen Ihr Sexleben längere Zeit vollständig torpediert haben, fangen Sie behutsam wieder an. Sprechen Sie offen miteinander. Sie können auch miteinander darüber reden, in welchen Stellungen Sex schmerzfrei für Sie möglich ist.

 Sex ist aufregend, erregend und anregend. Das kann zu mehr körperlicher Anstrengung und Bewegung führen, insbesondere kurz vor dem Orgasmus. Sicher werden Sie in diesem Augenblick nur wenig von Ihren Rückenschmerzen spüren. Versuchen Sie trotzdem, Ihren Rücken sorgsam zu behandeln. Viele Menschen leiden vor allem *nach* dem Sex unter Rückfällen.

Rückenfreundliche Stellungen beim Sex

In diesem Abschnitt besprechen wir Stellungen beim Sex, die für Menschen mit Rückenproblemen bequemer sind. Probieren Sie gemeinsam aus, welche Ihnen gut gefallen. Denken Sie daran: Lassen Sie sich Zeit und sprechen Sie miteinander.

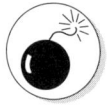
Wenn Sie unter sehr starken Rückenschmerzen leiden, sollten Sie sich beim Sex etwas zurückhalten und Ihrem Partner die aktivere Rolle überlassen. Sprechen Sie offen miteinander darüber, welche Bewegungen Ihnen Probleme bereiten. Ihr Partner wird sicher Verständnis für Sie haben.

Experimentieren Sie mit anderen Praktiken

Sex erfordert nicht zwingend Geschlechtsverkehr! Viele Menschen mit Rückenschmerzen leben eine erfüllende und befriedigende Sexualität, ohne Geschlechtsverkehr zu haben.

Wenn Sie unter Rückenschmerzen leiden, ist es wahrscheinlich für Sie angenehm, in Rückenlage auf einer festen Unterlage zu liegen und die Beine auf einem Kissen erhöht zu lagern. Ein kleines Handtuch unter dem Rücken gibt Ihrer Lendenwirbelsäule zusätzlichen Halt. In dieser Position können Sie zwar nur eingeschränkt handeln, aber Sie können immer noch einiges tun.

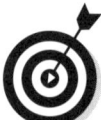
Suchen Sie gemeinsam mit Ihrem Partner nach einer festen Unterlage. Ihrer Phantasie sind keine Grenzen gesetzt, Sie können den Wohnzimmerteppich genauso testen wie den Esstisch.

Schmerzen – oder die Angst vor Schmerzen – sind ein großes Hindernis auf dem Weg zu sexueller Freude und Befriedigung. Gehen Sie also ruhig und geduldig vor. Das Ziel ist nicht der Orgasmus, sondern dass Sie ohne Schmerzen und ohne Rückfall Ihre Sexualität leben können. Geschlechtsverkehr ist für Rückenpatienten manchmal einfach zu schmerzhaft. Aber sexuelle Befriedigung können Sie auch anders erreichen. Wenn Sie sich von einer Rückenerkrankung erholen oder noch unsicher sind, wie belastbar Ihr Rücken ist, können Sie Ihre sexuelle Aktivität über andere Praktiken ausleben.

Es gibt da den etwas angestaubten Begriff »Petting«, was Sexualpraktiken umfasst, die ohne Geschlechtsverkehr auch zum Orgasmus führen können. Es gibt viele Möglichkeiten, sich gegenseitig mit Händen und Mund sexuell zu erregen und zu befriedigen, ohne den Rücken zu belasten. Probieren Sie aus, was Ihnen und Ihrem Partner gefällt.

Die Missionarsstellung

Die *Missionarsstellung* ist die Position, in der der Mann oben liegt. Nein, wir möchten jetzt keine Diskussion über gesellschaftliche Hierarchien vom Zaun brechen, sondern uns geht es um Ihren Rücken, egal ob Sie eine Frau oder ein Mann sind.

Die Missionarsstellung kann für eine Frau mit Rückenschmerzen sehr angenehm sein:

✔ Sie liegen auf dem Rücken, die Beine gebeugt, dadurch wird die Lendenwirbelsäule entlastet. Je nachdem, wie weit Sie Ihre Knie zur Brust ziehen, ist Ihre Wirbelsäule unterschiedlich stark gekrümmt. Vielleicht ist es angenehm, ein kleines Kissen oder Handtuch unter die Lendenwirbelsäule zu legen.

- ✔ Eine Variation der Missionarsstellung ist es, wenn Sie auf dem Bauch liegen. Sie können sich ein Kissen unter die Brust oder den Bauch legen, um möglichst bequem zu liegen. Oft ist es angenehmer, sich auf die Ellbogen aufzustützen.
- ✔ Wenn Sie besonders auf einer Seite des Rückens Probleme haben, legen Sie sich auf den Rücken und ziehen ein Bein an, während das andere flach liegt.

Ein Mann mit Rückenschmerzen kann von der Missionarsstellung folgendermaßen profitieren:

- ✔ Bei einseitigen Rückenschmerzen können Sie die Missionarsstellung folgendermaßen abwandeln: Ihre Partnerin legt sich ein Kissen unter das Gesäß, Sie legen sich zwischen ihre Beine, ein Knie gebeugt und das andere Bein gestreckt.
- ✔ Eine andere Version der Missionarsstellung hilft, wenn Ihnen die klassische Form zu starke Schmerzen bereitet: Wenn Ihre Partnerin auf einem Kissen etwas erhöht liegt, können Sie sich zwischen ihre Beine knien und entlasten Ihren Rücken. (Wussten Sie, dass es so viele Variationen der Missionarsstellung gibt?)

Die Frau liegt oben

Diese Stellung kann für Männer und Frauen mit Rückenschmerzen hilfreich sein.

Für den Mann mit Rückenschmerzen:

- ✔ So können Sie gerade auf der Unterlage liegen und die Beine mehr oder weniger beugen, wie es Ihnen bequem ist.
- ✔ Sie können Ihre Lendenwirbelsäule durch ein Kissen oder ein Handtuch unter dem Rücken unterstützen.
- ✔ Ihre Partnerin kann sich sehr sanft oder auch stärker bewegen. Sagen Sie ihr, was angenehm für Sie ist.

Für eine Frau mit Rückenschmerzen:

- ✔ Diese Position erlaubt Ihnen, Ihre Bewegung ganz allein zu bestimmen. Sie können abhängig von Ihrem Rücken die Intensität und Schnelligkeit Ihrer Bewegungen verändern.
- ✔ Sie können den Oberkörper auf die Brust des Partners legen, um ein Hohlkreuz zu vermeiden.
- ✔ Sie können sich auch mit dem Bauch nach oben auf Ihren Partner legen. Probieren Sie aus, ob diese Stellung angenehmer ist.

Von hinten

Die Überschrift sagt alles: Es geht um Stellungen, bei denen der Mann von hinten in die Frau eindringt. Die Frau kniet dabei meist auf Händen und Knien, der Mann kniet hinter ihr. Diese Stellung kann für Rückenpatienten sehr angenehm sein, beansprucht allerdings die Knie des Mannes recht stark.

Für die Frau mit Rückenschmerzen:

- ✔ So können Sie Ihren Rücken mehr oder weniger gerade halten, genau so, wie es Ihnen angenehm ist.
- ✔ Sie können sich mit dem Oberkörper weiter aufrichten (auf einem Kissen oder dem Bettrand), wenn es Ihnen angenehm ist.

Für den Mann mit Rückenschmerzen:

- ✔ In dieser Stellung können Sie es hervorragend vermeiden, ein Hohlkreuz zu machen.

Seite an Seite

Es gibt drei verschiedene Stellungen nebeneinander für Rückenpatienten.

Die Löffelchenstellung

Mann und Frau liegen beide auf der Seite, der Mann hinter der Frau, die Gesichter in dieselbe Richtung gewandt. Viele Paare empfinden diese Stellung als sehr angenehm.

- ✔ Männer mit Rückenschmerzen können in dieser Position die Bewegung ihres Rückens sehr gut kontrollieren. Sie können den Rücken rund machen oder nach hinten überstreckt liegen.
- ✔ Frauen mit Rückenschmerzen können ebenfalls den Rücken mehr oder weniger rund machen und die Beine an die Brust ziehen oder sich nach hinten gegen den Partner lehnen.

Die T-Stellung

Wundern Sie sich nicht über den Ausdruck, wir haben ihn gerade erfunden. Die Frau liegt auf dem Rücken und der Mann auf der Seite neben ihr. Die Frau hebt die Beine an und der Mann legt seine Beine unter ihre. So können beide nahe beieinander liegen und sich überall am Körper berühren.

Für Frauen mit Rückenschmerzen:

- ✔ Sie können ganz entspannt und bequem auf dem Rücken liegen.
- ✔ Sie können die Krümmung Ihres Rückens verändern, wenn Sie die Beine mehr oder weniger anziehen.

✔ Wenn es notwendig ist, können Sie sich zusätzlich ein Handtuch unter den Rücken legen.

Für Männer mit Rückenschmerzen:

✔ Sie können die Haltung Ihres Rückens kontrollieren und sich näher an Ihre Partnerin legen oder weiter weg.

✔ Sie können die Intensität Ihrer Bewegungen bestimmen und liegen gleichzeitig in rückenfreundlicher Seitenlage.

Die Schere

Vielleicht sieht es auch mehr aus wie eine Brezel, wenn Sie unseren Anleitungen folgen, aber versuchen Sie es einmal: Die Frau liegt auf dem Rücken, der Mann auf der Seite neben ihr. Die Frau zieht das Bein auf der Seite des Mannes stark an und er legt sein oben liegendes Bein unter ihr angezogenes. Sie legt das angezogene Bein auf seinem ab. Also liegt jeder mit einem gebeugten und einem gestreckten Bein. (Lesen Sie sich das ruhig noch einmal durch, es klappt!)

Diese Position ist ganz bequem und entspannend für beide Partner oder für einen Partner mit seitlichen Rückenschmerzen.

Resümee

Probieren Sie unsere Vorschläge einfach mal aus, lassen Sie sich von Ihrer Experimentierfreude und Neugier leiten. Wir fassen die Informationen für Sie noch einmal zusammen:

✔ Fangen Sie an. Geben Sie sich selbst eine Chance und probieren Sie das Gelesene einfach mal aus. Fangen Sie mit dem an, was sich für Sie einfach anhört, und machen Sie dann weiter. Sprechen Sie darüber, was Sie ausprobieren möchten. Einfacher ist es, wenn Sie gemeinsam mit Ihrem Partner oder Ihrer Partnerin dieses Kapitel lesen.

✔ Erotik und Einfühlungsvermögen. Vergessen Sie nicht, dass Einfühlungsvermögen und Erotik zu einer guten sexuellen Beziehung dazugehören.

✔ Sprechen Sie miteinander. Teilen Sie Ihrem Partner Ihre Empfindungen und Bedürfnisse mit und hören Sie zu, besonders wenn es um das Thema Sex geht.

✔ Achten Sie auf Nähe. Wenn Sie mit Rückenschmerzen umgehen müssen, brauchen Sie Vertrauen und Nähe.

✔ Planen Sie Zeit füreinander ein. Nehmen Sie sich Zeit für die sexuelle Seite Ihrer Beziehung. Vertrauen Sie nicht allein auf spontane Bedürfnisse.

✔ Immer mit der Ruhe. Lassen Sie sich Zeit mit den verschiedenen Dingen, die wir in diesem Kapitel diskutiert haben. Wenn Sie langsam vorgehen, werden Sie weniger unter Verspannungen leiden.

✔ Zeigen Sie Experimentierfreude. Probieren Sie die verschiedenen Vorschläge aus, die Sie in diesem Kapitel finden, und haben Sie Spaß dabei.

Teil VI

Der Top-Ten-Teil

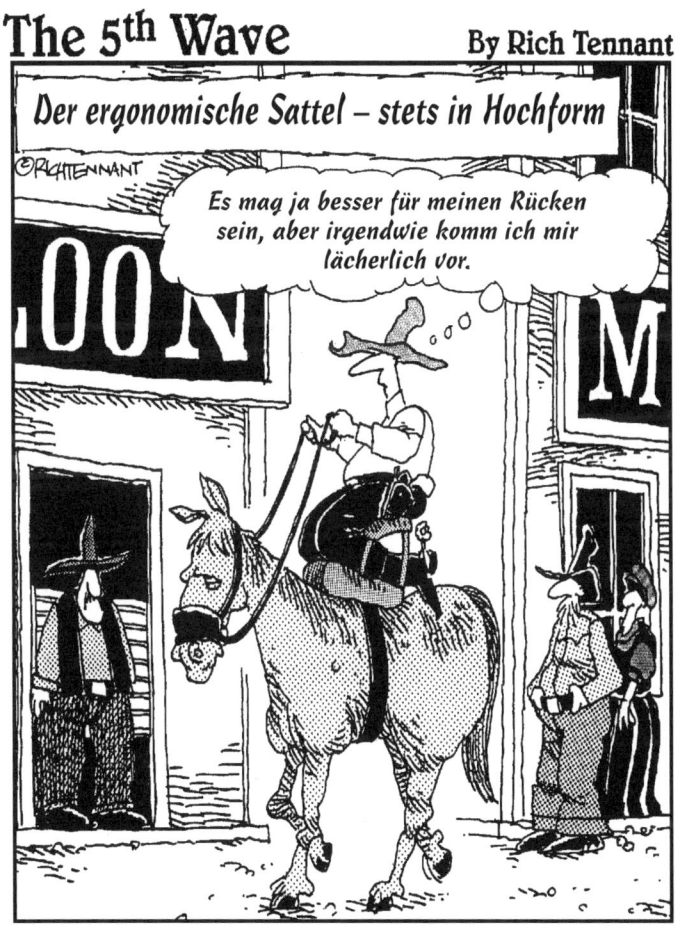

In diesem Teil ...

Jetzt kommt der vergnügliche Teil des Buches. Alle Bücher der *... für Dummies*-Reihe haben einen Top-Ten-Teil. Hier finden Sie Informationen, Tipps und Anregungen, verpackt als kleine Häppchen, die Sie schnell mal zwischendurch lesen können. Viel Spaß mit dieser nützlichen Hitliste.

Zehn häufig gestellte Fragen zu Rückenschmerzen

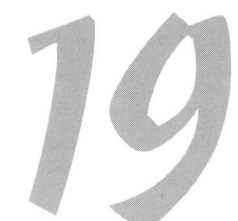

In diesem Kapitel

▶ Die Wahl des passenden Therapeuten

▶ Alternative Behandlungsmethoden

▶ Antworten auf häufig gestellte Fragen zu Rückenschmerzen

Kennen Sie die steinalte Redewendung »Die einzig dumme Frage ist die, die nicht gestellt wird!«? Wenn Sie es mit Ärzten zu tun haben, könnte das Gefühl aufkommen, dass Sie all die Antworten auf Ihre Fragen schon wissen müssten – so dass Sie sich vielleicht gar nicht mehr trauen zu fragen. In diesem Kapitel beantworten wir zehn Fragen zu Rückenschmerzen, die wir immer wieder von unseren Patienten hören. Hoffentlich ist auch die Antwort zu wenigstens einer Ihrer eigenen »dummen« Fragen dabei.

Kann ich meinen Bandscheibenvorfall auch ohne Operation in den Griff bekommen?

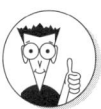

Fast immer lässt sich ein Bandscheibenvorfall auch ohne eine Operation erfolgreich behandeln. Nur ein sehr kleiner Prozentsatz an Patienten benötigt chirurgische Hilfe bei einem Bandscheibenvorfall (siehe Kapitel 3). Viele wissenschaftliche Studien zeigen, dass sich Patienten auch sehr gut nur mit konservativer Therapie und ohne Operation von ihrem Bandscheibenvorfall erholen. Viele dieser Patienten hatten massive Bandscheibenvorfälle, die Nerven einquetschten. In einer anderen Studie wurde eine Gruppe von Patienten rein konservativ behandelt und die andere chirurgisch. Nach fünf Jahren fanden die Wissenschaftler keinen Unterschied zwischen den behandelten Gruppen. In unserer eigenen Studie beobachteten wir eine große Anzahl an Patienten mit massiven Bandscheibenvorfällen im Bereich der Lendenwirbelsäule, die eine konservative Therapie erhielten. Im Durchschnitt ergaben die Auswertungen der MRT-Nachuntersuchungen nach sechs Monaten, dass die Größe der vorgefallenen Bandscheibe um 62 Prozent zurückgegangen ist.

Wir sehen häufig Symptome von Bandscheibenvorfällen, die mit der Quetschung von Nervenwurzeln einhergehen (Rückenschmerzen, Gesäßschmerzen, Ischiasschmerzen) und spontan wieder verschwinden, wenn die Bandscheibe schrumpft. Ihr Körper verfügt über die natürliche Fähigkeit, sich selbst zu heilen, indem er vorgefallene Bandscheiben resorbiert und so wieder einen gesunden Zustand herstellt.

Eine Operation mag dennoch in manchen Fällen angemessen sein. Verschlimmern sich Ihre neurologischen Symptome mit der Zeit, wie beispielsweise die Schwäche in den Beinen, Taubheitsgefühle oder Probleme mit dem Stuhlgang oder dem Harnabsatz, dann wird Ihnen Ihr Arzt eventuell zu einer chirurgischen Therapie raten, um bleibende neurologische Schäden zu vermeiden. Falls Sie solche Symptome entwickeln, wenden Sie sich an einen Wirbelsäulenspezialisten, der sich auch mit nicht-chirurgischen Behandlungsmethoden auskennt. In den Kapiteln 3 und 7 werden diese Themen eingehender erörtert.

An welchen Fachtherapeuten soll ich mich mit meinen Rückenschmerzen wenden?

Wie wir in Kapitel 4 besprechen, beschäftigen sich unterschiedliche Therapeuten mit der Behandlung von Rückenschmerzen. Das Angebot an Spezialisten in diesem Bereich mag Sie auf Ihrer Suche nach dem passenden Therapeuten verwirren. Ihre Entscheidung hängt vor allem von der Art Ihrer Symptome sowie von Ihrer Krankheitsgeschichte ab. Leiden Sie beispielsweise an immer wiederkehrenden Rückenschmerzen, dann haben Sie vielleicht schon einen Arzt, der mit Ihrem Fall vertraut ist und den Sie bei erneuten Schmerzschüben konsultieren.

Bei einfachen akuten Rückenschmerzen, die mit keinen weiteren wichtigen Krankheitssymptomen einhergehen (etwa Probleme des Verdauungstrakts oder der Blase, Schmerz und Schwäche in einem oder beiden Beinen oder starke pochende Schmerzen, die Sie mitten in der Nacht aufwachen lassen), können Sie Ihren Hausarzt, Chiropraktiker oder Physiotherapeuten konsultieren.

Ihr Hausarzt kann Sie untersuchen und Ihren Zustand einschätzen. Er kann auch schwere Erkrankungen ausschließen und Ihnen Medikamente verschreiben, wie beispielsweise Entzündungshemmer und Schmerzmittel. Außerdem kann er Ihnen Tipps geben, welche Bewegungen Sie besser vermeiden sollten. Die meisten Hausärzte bieten allerdings keine speziellen Übungen zur Wirbelsäulengesundheit an.

Ihr Chiropraktiker kann Ihnen ebenfalls anfängliche Hilfe für Ihre Rückenschmerzen bieten (siehe Kapitel 10). Chiropraktiker dürfen nur dann Medikamente verschreiben, wenn sie approbierte Ärzte sind. Sie können Ihnen geeignete Rückenschulübungen zeigen – obwohl sie das nicht immer tun. Natürlich müssen Sie der Therapiemethode gegenüber aufgeschlossen sein, wenn Sie sich für eine chiropraktische Behandlung entschließen.

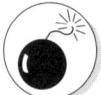
Versichern Sie sich, dass der von Ihnen gewählte Therapeut Ihren Zustand gut überwacht und seinen Schwerpunkt darauf legt, Ihre Beweglichkeit durch Kräftigungs- und Dehnübungen Schritt für Schritt zu steigern. Verschreibt Ihnen Ihr Arzt vorrangig Medikamente und rät Ihnen dazu, längere Ruhepausen einzulegen, sollten Sie vielleicht darüber nachdenken, sich einen anderen Mediziner zu suchen. Wissenschaftliche Forschungen haben ergeben, dass diese Art der Therapie ineffektiv ist und sogar zur Verschlechterung des Krankheitszustands führen kann.

19 ➤ Zehn häufig gestellte Fragen zu Rückenschmerzen

Halten Ihre Rückenschmerzen länger als sechs Wochen unverändert an und bleibt Ihre Beweglichkeit eingeschränkt, sollten Sie einen Wirbelsäulenspezialisten konsultieren. Wirbelsäulenspezialisten findet man in allen Formen, Größen und Arten. Gewöhnlich sind es orthopädische Chirurgen, Neurochirurgen, Physiotherapeuten, Neurologen und Osteopathen, die sich auf Erkrankungen der Wirbelsäule spezialisieren. Sie brauchen einen Spezialisten, der seinen Schwerpunkt auf nichtchirurgische, konservative Behandlungsmethoden für Rückenschmerzen legt (in Kapitel 4 finden Sie mehr Informationen hierzu). Interessieren Sie sich für komplementärmedizinische Therapien, dann wäre vielleicht ein Wirbelsäulenspezialist, der mit einem solchen Therapeuten zusammenarbeitet, der richtige Arzt für Sie.

Falls Sie jedoch unter sehr schwerwiegenden Rückenschmerzen leiden – Symptome, die selbst nach mehreren Monaten nicht verschwinden, oder schwere Symptome, wie wir sie im vorigen Abschnitt besprochen haben –, dann kann Ihnen vielleicht in einem Zentrum, das sich einzig auf die Behandlung von Wirbelsäulenproblemen spezialisiert hat, besser geholfen werden. Wirbelsäulenzentren bieten meist multidisziplinäre Therapieansätze, bei denen beispielsweise Orthopäden, Chirurgen, Physiotherapeuten, Schmerzspezialisten, Psychologen und Chiropraktiker eng zusammenarbeiten. Die unterschiedlichen Therapeuten stellen gemeinsam die Diagnose und erarbeiten ein individuelles Behandlungskonzept für jeden Patienten (siehe Kapitel 7). Wirbelsäulenzentren finden Sie über Ihren Hausarzt, Krankenhäuser, Universitätskliniken oder über das Adressenverzeichnis im Anhang.

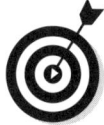
Fragen Sie Ihren Hausarzt und Ihre Freunde und, um spätestens nach vier bis sechs Wochen Rückenschmerzen einen Spezialisten zu finden.

Warum habe ich immer noch Schmerzen, obwohl mein MRT normal ist?

Viele bekannte und wohlverstandene strukturelle Ursachen für Rückenschmerzen können mit den heutigen diagnostischen Möglichkeiten leicht festgestellt werden. Aber bei einer großen Anzahl der Rückenpatienten können die Mediziner keine spezifische Diagnose mit erkennbaren Strukturveränderungen stellen (siehe Kapitel 3). Ein Grund für normale MRT-Aufnahmen trotz Rückenschmerzen kann sein, dass die Quelle Ihrer Schmerzen mit der heutigen bildgebenden Technik nicht feststellbar ist. Tatsächlich werden High-Tech-Instrumente nie in der Lage sein, Schmerz zu erkennen, der von Entzündungen, Zerrungen oder Verspannungen der Muskeln und Bänder oder von psychischem Stress herrührt.

Bildgebende Verfahren sind in Bezug auf Rückenschmerzen nicht der Weisheit letzter Schluss. Es kann schwierig sein, die Aufnahmen zu interpretieren, da Menschen ohne Rückenschmerzen veränderte MRT-Befunde haben können, während die MRT-Befunde von Menschen mit Rückenschmerzen normal sein können (in Kapitel 6 finden Sie genauere Informationen). Wie wir in Kapitel 3 zeigen, stellen bildgebende Verfahren und Bewertungen durch High-Tech-Instrumente nur einen Teil der diagnostischen Möglichkeiten bei Rückenschmerzen dar.

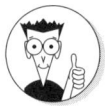 Die Prognose für eine vollständige Gesundung ist sehr gut, selbst wenn Ihre Ärzte nie die genaue Ursache für Ihre Beschwerden finden. Therapien helfen oft, gleichgültig ob die Schmerzursache bekannt ist oder nicht.

Wie wäre es mit einer alternativen Therapie für meine Rückenschmerzen?

Immer mehr Menschen suchen bei einer Vielzahl von Erkrankungen nach alternativen oder – richtiger formuliert – komplementärmedizinischen Behandlungsmöglichkeiten. Wie Sie vielleicht wissen, ist das Angebot solcher Therapien für Rückenschmerzen riesig. (Einige dieser Therapien werden in den Kapiteln 9 bis 12 vorgestellt.) Manche der bekannteren alternativen Heilmethoden sind Akupunktur, Chiropraktik, Yoga, Meditation, Magnetfeldtherapie und Phytotherapie. Die Entscheidung für oder gegen eine dieser Therapieformen bleibt Ihnen überlassen, aber Sie können sich die Methoden ja erst einmal genauer ansehen.

 Komplementärmedizinische Heilmethoden lassen sich gut mit schulmedizinischen Therapien kombinieren. Bevor Sie einen alternativen Therapeuten in Anspruch nehmen, sollten Sie sich jedoch erst gründlich von einem Arzt untersuchen lassen, um sicherzugehen, dass Ihren Rückenschmerzen keine ernste Ursache zugrunde liegt.

Falls Sie Ihre Rückenschmerzen nur mit Komplementärmedizin behandeln lassen möchten, sollten Sie sich dennoch regelmäßig von einem Arzt untersuchen lassen. Nehmen Sie die Behandlungsmethode genau unter die Lupe, unabhängig davon, wer Ihnen dazu geraten hat. Um sicherzugehen, dass die von Ihnen gewählte Methode sicher ist, lassen Sie sich die folgenden Fragen beantworten:

✔ Birgt diese Behandlung irgendwelche Risiken?

✔ Ist die Methode eine allgemein anerkannte Anwendung bei Rückenschmerzen?

✔ Seit wann gibt es diese Methode?

✔ In wie viel Prozent der Rückenschmerzfälle war diese Behandlung erfolgreich?

✔ Welche möglichen Nebenwirkungen der Methode sind bekannt?

✔ Können bessere oder gründlicher geprüfte Behandlungsmethoden das gleiche Ziel erfüllen?

✔ Wie lange und wie intensiv muss ich mich dieser Therapie unterziehen, bevor Erfolge zu erwarten sind?

✔ Wie wird festgestellt, ob und wann die Behandlung Erfolg bei meinen Rückenschmerzen gezeigt hat?

Ist meine Diagnose wirklich so schlimm, wie sie sich anhört?

Wie wir in Kapitel 3 erwähnt haben, verwenden Ärzte eine ganze Reihe furchteinflößender Vokabeln, wenn es um die Diagnose von Wirbelsäulenerkrankungen geht – selbst wenn der eigentliche Zustand des Patienten alles andere als ernst ist. Zwei solcher Beispiele sind die *Diskuschondrose* (Elastizitätsverlust des Gallertkerns der Bandscheibe) und die *Diskusdegeneration* (Alterserscheinung der Bandscheibe). Viele der Diagnosen wurden vor dem Aufkommen der modernen bildgebenden Verfahren wie der Magnetresonanztomographie (MRT) und der Computertomographie (CT) kaum gestellt. Leider werden die Aufnahmen von Ärzten häufig überinterpretiert und voreilig als krankhaft eingestuft, obwohl sie oft genauso gut als normale Abnutzungs- bzw. Alterserscheinungen der Wirbelsäule beurteilt werden könnten.

Eine Diskuschondrose muss Sie im Allgemeinen nicht beunruhigen. Sie ist bei vielen Menschen nachweisbar, ohne Rückenschmerzen oder andere Symptome zu verursachen. Auch bei der so genannten *Wirbelsäulenarthritis* (Veränderung der Wirbelgelenke) und anderen degenerativen Veränderungen lässt sich meist kein Zusammenhang mit Rückenschmerzen feststellen. Die Degeneration der Wirbelsäule beginnt üblicherweise im Alter von 20 Jahren und setzt sich im Laufe des weiteren Lebens immer weiter fort. In der großen Mehrzahl der Fälle sollten Sie über solche Veränderungen genauso viel nachdenken wie über andere natürliche Alterungserscheinungen, beispielsweise das Ergrauen der Haare.

Wann sollte ich eine Operation in Erwägung ziehen?

Eine chirurgische Therapie ist nur bei der Behandlung einiger weniger Ursachen von Rückenbeschwerden medizinisch notwendig. Das sind beispielsweise starke Nervenquetschungen in den unteren Wirbelsäulenabschnitten, Wirbelsäulentumoren und einige Infektionen der Wirbelsäule. In allen anderen Fällen ist es Ihre Entscheidung, ob Sie eine Operation möchten oder nicht. Diese Entscheidung zu treffen, kann allerdings sehr schwierig sein. Die Richtlinien hierfür besprechen wir in Kapitel 8. Die folgende Zusammenfassung kann Ihnen dabei helfen, die richtige Entscheidung zu fällen:

✔ Denken Sie erst dann über eine Operation nach, wenn wirklich alle konservativen Maßnahmen trotz korrekter Durchführung versagt haben. Nehmen Sie sich dennoch einmal die Zeit, darüber nachzudenken, ob es nicht erkennbare Gründe gibt, die zum Scheitern der bisherigen Therapieansätze führen mussten.

✔ Vergewissern Sie sich, dass Ihr Arzt die genaue Ursache Ihrer Beschwerden kennt und dass feststeht, dass eine Operation die Probleme beheben kann.

✔ Stellen Sie sicher, dass Ihre objektiven Befunde – wie die Ergebnisse der Untersuchung und der bildgebenden Verfahren – gut mit Ihren subjektiven Empfindungen – wie beispielsweise der Lokalisation oder Art der empfundenen Schmerzen – übereinstimmen.

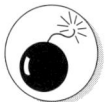
- ✔ Willigen Sie nicht ein, dass Ihr Arzt *explorative* (was so viel wie »erkundende« bedeutet) Chirurgie bei Ihnen anwendet. Ihr Arzt sollte eine genaue Vorstellung von dem haben, was er chirurgisch korrigieren will.
- ✔ Vermeiden Sie besonderen psychologischen oder emotionalen Stress vor der Operation. Das alles erschwert den Erfolg einer chirurgischen Therapie.
- ✔ Drogenmissbrauch oder andere Krankheiten gefährden ebenfalls den Erfolg einer Operation. Sprechen Sie mit Ihrem Arzt, wenn Sie unter weiteren gesundheitlichen Problemen leiden.
- ✔ Holen Sie die Meinung eines zweiten Chirurgen ein. Erst wenn ein zweiter Chirurg der gleichen Meinung ist, sollten Sie in die Operation einwilligen.
- ✔ Sind Ihre Rückenschmerzen für Sie so belastend, dass Ihre Lebensqualität stark eingeschränkt ist? Nur dann sollten Sie sich operieren lassen!

Können Stress und Emotionen meine Rückenschmerzen verursachen?

Gedanken und Gefühle sind Teil eines jeden Rückenschmerzenproblems. Nehmen Sie diese Tatsache ernst, wenn Sie glauben – oder wenn Ihr Arzt es vermutet –, dass Ihre Rückenschmerzen durch Stress verschlimmert werden. Ihr Gehirn verarbeitet alle Schmerzreize und verstärkt sie oder schwächt sie ab. Ihre Gedanken und Gefühle (und der daraus erwachsende Stress, den Sie empfinden) haben großen Einfluss auf Ihr Schmerzempfinden: Stress und Emotionen können jegliche Schmerzreize, die von Ihrem Rücken herrühren, verstärken.

Stress und Gefühle können auch die Ursache Ihrer Rückenschmerzen sein. Obwohl der eigentliche Mechanismus noch unklar ist, glauben Ärzte, dass unbewusster Stress zu Muskelverspannungen im unteren Rückenbereich führen kann. Der daraus resultierende Schmerz fühlt sich an wie ein Spannungs- oder Stresskopfschmerz, der seinen Sitz im Rücken hat. In diesem Fall sind Ihre Rückenschmerzen ausschließlich durch emotionalen Stress bedingt. Hier kann eine Therapie nur dann helfen, wenn sie an der Wurzel des Problems ansetzt. Weitere Informationen zu stressbedingten Rückenschmerzen finden Sie in den Kapiteln 3 und 23.

Wie können Schmerzen in meinen Beinen in Zusammenhang mit meinem Rücken stehen?

Stellen Sie sich eine Telefonleitung vor, die von der Zentrale bis in Ihr Telefon zu Hause reicht. Ist mit der Leitung in der Nähe der Zentrale etwas nicht in Ordnung, werden Sie dies auch zu Hause wahrnehmen, selbst wenn die Ursache der Störung viele Kilometer von Ihnen entfernt liegt. Die Nerven, die aus der Wirbelsäule kommen, ziehen durch das Gesäß hindurch in die Beine und bis hinunter zu den Zehen

(siehe Kapitel 2). Werden diese Nerven nun von etwas gereizt, so empfinden Sie Schmerz entlang des gesamten Nervs. Deshalb kann die Reizung bestimmter Nerven im unteren Bereich der Wirbelsäule zu Schmerzen bis hinunter in Ihre Füße und Zehen führen, selbst wenn Sie keine Schmerzen im Rücken, im Gesäß oder in den Oberschenkeln spüren.

Wie sieht eine vollständige Untersuchung bei Rückenschmerzen aus?

Bevor High-Tech-Instrumente zum Einsatz kommen, sollte bei einer guten Untersuchung großer Wert auf die vollständige Aufnahme der *Anamnese* (Krankengeschichte) und die körperliche Untersuchung gelegt werden. Die Anamnese sowie die Untersuchung können die Ursachen der meisten Rückenbeschwerden klären, zum Beispiel, ob Sie an Verspannungen oder einer Zerrung leiden, an Bandscheibenproblemen oder ob andere Krankheitsursachen den Schmerzen zugrunde liegen (siehe Kapitel 6).

Ihre körperliche Untersuchung sollte spezielle Tests beinhalten, beispielsweise das Anheben Ihrer Beine in Rückenlage, um Bandscheibenprobleme zu entdecken, das Testen des Empfindungsvermögens in den unteren Extremitäten (Beine, Knöchel, Füße), das Überprüfen der Muskelkraft (besonders im Unterkörperbereich), das Überprüfen der Reflexe, das Kontrollieren Ihres Gangbildes.

Darüber hinaus wird Ihr Arzt neben der Anamnese und der körperlichen Untersuchung vielleicht eine Röntgenaufnahme Ihrer Wirbelsäule anfertigen. Denken Sie daran: Röntgenaufnahmen gehören normalerweise nicht zu den Routineuntersuchungen, die bei einem Rückenschmerzpatienten beim erstem Arztbesuch notwendig sind. Eine Röntgenaufnahme sollte gemacht werden, wenn Ihre Rückenschmerzen mit einem Trauma begonnen haben, beispielsweise einem Autounfall oder einem Sturz. In diesem Fall sucht Ihr Arzt nach Rissen oder Brüchen in Ihren Wirbeln.

Möglicherweise wird Ihnen Ihr Arzt auch Blut- oder Urinuntersuchungen vorschlagen, wenn er beurteilen möchte, ob eventuell andere Krankheiten mit Ihren Schmerzen in Verbindung stehen.

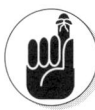
Untersuchungen wie die Magnetresonanztomographie (MRT) und die Computertomographie (CT) gehören zu den Verfahren, auf die nur dann zurückgegriffen werden sollte, wenn sie notwendig sind. Diese Untersuchungen helfen bei der Bestätigung einiger Diagnosen, etwa dem Bandscheibenvorfall, und sie können außerdem hilfreich bei der Entscheidung sein, ob invasive konservative Therapiemethoden (beispielsweise Nervenblockaden) notwendig sind. Erlauben Sie Untersuchungen wie eine *Myelographie* (ein bildgebendes Verfahren, bei dem Sie, nachdem ein Farbstoff in Ihre Wirbelsäule injiziert wurde, unterschiedliche Positionen einnehmen müssen – Sie müssen sich beispielsweise nach vorn und nach hinten beugen) oder ein *Diskographie* (eine schmerzhafte Untersuchung, um die Lokalisation eines Problems in der Wirbelsäule genau zu bestimmen) nur dann, wenn Sie eine Wirbelsäulenoperation in Erwägung ziehen.

Sollte ich weiter Sport treiben, obwohl er meine Rückenschmerzen verschlimmert?

Die Antwort auf diese Frage hängt wirklich von Ihrem Zustand ab. Zuerst einmal sollten Sie immer Ihren Arzt aufsuchen, wenn Sport Ihre Rückenschmerzen verstärkt. Wir können Ihnen nur einige allgemeine Hinweise geben.

Lassen Sie sich im akuten Fall oder im Anfangsstadium Ihrer Rückenschmerzen von Ihrem Schmerz leiten. Wir empfehlen zwei Tage relative Bettruhe (bis zu fünf Tage, falls notwendig) nach einem akuten Anfall von Rückenschmerzen; steigern Sie danach langsam Ihre Aktivitäten (siehe Kapitel 5). Hören Sie mit dem Bewegungsprogramm aber auf, sobald sich die Schmerzen verschlimmern. Sich von seinem Schmerz leiten zu lassen, gilt auch für alle anderen Erkrankungen der Wirbelsäule, die eine gewisse Zeit zum Heilen benötigen, wie beispielsweise bei einer Wirbelfraktur oder der Erholung nach einer *Spondylodese* (Wirbelsäulenversteifung).

Chronische Rückenschmerzen führen häufig zu einem Abbau der Muskulatur, weil der Patient sich weniger bewegt, um Schmerzen zu vermeiden. (Lesen Sie hierzu auch in Kapitel 3 die Informationen über das *Konditionsverlustsyndrom*.) Wenn Sie dann mit einem Übungsprogramm oder Ihrem alten Lieblingssport wieder beginnen, werden Sie zunächst unter vermehrten Schmerzen leiden. Diese Schmerzen gleichen dem Muskelkater, den man nach einem intensiven Training im Fitnessstudio verspürt, weil Muskeln bewegt wurden, die man lange nicht mehr benutzt hat. In diesem Fall empfinden Sie »guten Schmerz«, denn der Schmerz zeigt Ihnen, dass Sie stärker werden.

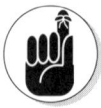

Treten im Zusammenhang mit den Rückenübungen starke Schmerzen auf, lassen Sie sich von einem Arzt untersuchen. Er kann feststellen, ob es sich nur um eine Art Muskelkater handelt oder ob ein neues Problem aufgetreten ist.

Zehn Schritte Richtung Rückengesundheit

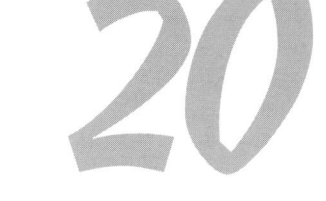

In diesem Kapitel

▸ Gesund bleiben beugt Rückenschmerzen vor

▸ Gesundheit ist planbar

▸ Gesundheitskonzepte in den Alltag integrieren

Vorsorge ist einer der besten Wege, um Rückenschmerzen zu vermeiden. Die Tipps in diesem Kapitel lassen sich mit gesundem Menschenverstand leicht nachvollziehen und wirken sich nicht nur auf Ihre Rückengesundheit, sondern auch auf Ihr Allgemeinbefinden positiv aus.

Bleiben Sie in Form

Einer der besten Wege, Ihren Rücken gesund zu halten, besteht darin, körperlich fit zu bleiben. Regelmäßige Gymnastikübungen sind hierfür besonders gut geeignet. Geeignete Sportarten, die für Ihren Rücken ungefährlich sind, sind beispielsweise Nordic Walking, Schwimmen, Aerobic (mit geringer Belastung oder im Wasser) und Liegeradfahren (hier sitzen Sie zurückgelehnt auf dem Sattel, so dass Ihr Rücken unterstützt wird, während Sie in die Pedale treten). Falls Sie gerne Sport treiben, dann raten wir Ihnen, sich eine Sportart auszusuchen, die Ihnen nicht nur Bewegung verschafft, sondern auch Spaß macht. Denn wenn man Spaß an einer Sportart hat, ist die Wahrscheinlichkeit, dass man auch dabeibleibt und regelmäßig zum Training geht, viel größer, als wenn man keinen Spaß daran hat. Regelmäßige sportliche Betätigung kommt Ihrer psychischen und physischen Gesundheit zugute. Sie werden sich wundern, wie viel Stress Sie auf dem Spielfeld oder in der Turnhalle abbauen können!

Denken Sie an Ihre Rückenübungen

Mit einem Rücktrainingsprogramm zu Hause zu beginnen, ist ein großartiger Einstieg in ein bewegtes, rückengesundes Leben. Ein gutes Übungsprogramm hält Ihre Rücken- und Bauchmuskulatur gut in Form. Ideal ist eine Verknüpfung von Ausdauerübungen und Rückenübungen. (Wir versorgen Sie in Kapitel 14 mit einem solchen Übungsprogramm!)

Halten Sie Ihr Idealgewicht

Übergewicht schadet dem ganzen Organismus, einschließlich Ihrem Rücken. Ein Bierbauch belastet beispielsweise Ihren unteren Rückenbereich und begünstigt die Entstehung bleibender Schäden im Rücken. Um den Rücken – und nicht zuletzt auch das Herz – gesund zu erhalten, ist es wichtig, sein Idealgewicht zu halten, indem man sich gesund ernährt. Halten Sie jedoch erst Rücksprache mit Ihrem Hausarzt, bevor Sie mit einer Diät beginnen. Erliegen Sie nur nicht der Versuchung einer Nulldiät – zu hungern, um schnell Gewicht zu verlieren, kann Ihre Gesundheit gefährden und bringt auf Dauer auch keinen Erfolg. Hilfe bei der Erstellung eines individuellen Diätplans können Sie bei einem Ernährungsberater oder bei den Anonymen Esssüchtigen finden (entsprechende Nummern finden Sie im Telefonbuch). Auch Krankenkassen oder Volkhochschulen bieten Ernährungskurse zur Gewichtsreduktion an. Wie immer gilt: Suchen Sie stets erst Ihren Hausarzt auf, bevor Sie mit einem Trainingsprogramm oder einer Diät beginnen. Vielleicht kann er mit Ihnen einen Diätplan und ein Übungsprogramm erstellen.

Vorsicht vor Sportarten mit hohem Risiko

In Kapitel 17 haben wir bereits einiges über Sportarten im Zusammenhang mit Rückenschmerzen gelernt. Manche Sportarten bergen ein höheres Risiko für Rückenverletzungen als andere. Neben konfrontativen Sportarten wie beispielsweise Fußball sind auch solche Sportarten riskant, bei denen man sich viel drehen muss. Zum Beispiel zwingt einen der Squashball zum Beugen der Hüfte und zum Drehen. Diese Bewegungsabfolge kann Ihre Wirbelsäule stark belasten, insbesondere wenn Sie sich vorher nicht aufwärmen und keine Dehnungsübungen machen. Golf ist eine weitere Sportart, die sehr viele Drehbewegungen verlangt, die Ihr Rücken möglicherweise nicht gut verträgt. Hier gilt wieder: Eine gründliche Aufwärmphase mit Dehnübungen ist sehr wichtig!

Wenn Sie einer Sportart nachgehen, die mit Drehen, Beugen oder Druckbelastung einhergeht, dann achten Sie bitte auf ein gründliches Aufwärmtraining vor dem eigentlichen Training. Bei vielen dieser Sportarten besteht die Möglichkeit, von einem professionellen Rückentrainer Techniken zu erlernen, um das Risiko einer Rückenverletzung zu minimieren.

Seien Sie optimistisch

Einige wissenschaftliche Studien haben ergeben, dass Unzufriedenheit im Beruf und andere äußere Einflüsse, die die Psyche belasten, das Risiko für einen bleibenden Rückenschaden erhöhen. Eine positive Grundeinstellung zum Job und im Privatleben wird tatsächlich dabei helfen, Rückenprobleme zu verhindern. Aber auch das Gegenteil ist der Fall: Selbst wenn Sie bereits unter Rückenschmerzen leiden, führt eine positive Einstellung zu Beruf und Privatleben zu einer schnelleren Heilung. Sind Sie an einem Punkt angelangt, an dem es Ihnen schwer fällt, positiv zu denken, so sprechen Sie mit Freunden und Familienmitgliedern über Möglichkeiten, wie Sie Ihre Probleme lösen können. In diesem Fall könnte Ihnen auch professionelle Unterstützung eine gute Hilfe bieten.

Heben und bewegen Sie sich richtig

Wie wir in Kapitel 13 (statische und dynamische Haltungen) darstellen, spielt das korrekte Heben und Tragen von Gegenständen eine wichtige Rolle beim Schützen Ihres Rückens. Wenn Sie einen Gegenstand hochheben, dann tun Sie dies nie mit gekrümmtem Rücken. Gehen Sie stattdessen in die Knie, ziehen Sie das Objekt hoch und halten Sie es so nah wie möglich am Körper. Heben Sie es aus dieser Position heraus hoch. Achten Sie also immer auf eine korrekte Hebeposition, bevor Sie jemandem schnell beim Tragen helfen wollen.

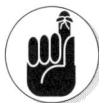

Natürlich wird Ihnen Ihr gesunder Menschenverstand mitteilen, wenn eine Last einfach zu schwer für Sie ist. Halten Sie immer einen Moment inne, bevor Sie entscheiden, ob es das Risiko einer Rückenverletzung wert ist, einen zu schweren Gegenstand zu heben. Wenn Sie dann feststellen, dass das Objekt zu schwer zum Tragen ist, dann greifen Sie entweder auf einen Rollwagen zurück oder bitten jemanden um Hilfe.

Heben und drehen Sie nicht gleichzeitig

Es ist risikoreich, einen Gegenstand hochzuheben und sich dabei gleichzeitig zu drehen – Sie können sich leicht Rückenverletzungen zuziehen. Drehen Sie lieber Ihren gesamten Körper, anstatt den Rücken zu drehen, während Sie etwas Schweres heben. Ebenso ist es besser, einen schweren Gegenstand an seinen Bestimmungsort zu tragen, anstatt ihn zu werfen. Denken Sie daran, sich aufzuwärmen, bevor Sie etwas tun, bei dem Sie heben oder sich drehen müssen. In Kapitel 13 finden Sie ausführliche Informationen zu Drehbewegungen und zu rückenfreundlichen Körperhaltungen bei verschiedenen Tätigkeiten.

Stehen oder sitzen Sie nicht zu lange

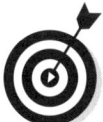

Falls Sie sich in einer Situation befinden, in der Sie lange stehen müssen, dann versuchen Sie, Ihre Position so oft wie möglich zu wechseln und beispielsweise einen Fuß auf einen Fußschemel zu stellen. Es kann auch hilfreich sein, sich von Zeit zu Zeit an eine Wand oder eine Säule zu lehnen. Falls Sie im Voraus wissen, dass Sie länger stehen müssen, dann dehnen Sie sich vorher, machen Sie ein paar Dehnübungen oder einen Spaziergang – oder bauen Sie diese Aktivitäten in Ihre regulären Pausen ein. Gute Schuhe mit Sohlen, die die Füße unterstützen (zum Beispiel stoßdämpfende Gummisohlen), sind hilfreich, wenn man lange stehen muss (siehe Kapitel 13).

Langes Sitzen kann Ihren Rücken ebenfalls belasten, da beim Sitzen großer Druck auf Ihre Wirbelsäule ausgeübt wird. Autofahren ist sogar noch schlimmer, da sich die Erschütterungen der Straße auf Ihre Wirbelsäule übertragen. Müssen Sie über einen längeren Zeitraum sitzen und/oder fahren, so legen Sie pro Stunde eine Pause ein, in der Sie sich dehnen, lockern oder etwas umherlaufen können.

Achten Sie auf einen guten Stuhl

Wenn Sie viel sitzen müssen, dann ist ein Stuhl, der Ihren Rücken in eine gesunde physiologische Position bringt, sehr hilfreich (siehe Kapitel 15). Viele Firmen entwerfen ergonomisch korrekt geformte Stühle für Menschen, die berufsbedingt viel sitzen müssen. Falls Sie jedoch keine Möglichkeit haben, sich einen Spezialstuhl zu besorgen, dann rollen Sie ein Kissen zusammen und platzieren es zur Unterstützung der Lendenwirbelsäule hinter Ihren Rücken. Die Füße auf einem niedrigen Fußschemel oder einem dicken Buch – ein Telefonbuch ist ideal – abzustützen, kann ebenfalls nützlich sein.

Vermeiden Sie das Tragen schwerer Lasten

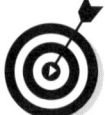
Vermeiden Sie das Tragen schweren Gepäcks, wenn Sie reisen – Ihrer Rückengesundheit zuliebe. Dieser Rat ist besonders an die Personen gerichtet, die beruflich viel unterwegs sind. Es ist sehr unangenehm und belastend für Ihren Rücken, wenn Sie schwere Gegenstände mit einem Schulterriemen tragen. Außerdem werden Sie während Ihrer Reise wahrscheinlich Gepäck heben und sich damit beugen oder drehen müssen.

Die beste Lösung ist es, sich für lange Wege in Flughäfen oder über Parkplätze einen Gepäckwagen oder einen Rollkoffer zu besorgen. Gibt es keine Gepäckwagen oder hat Ihr Koffer keine Rollen, dann versuchen Sie das Gewicht Ihres Gepäcks gleichmäßig auf beide Seiten Ihres Körpers zu verteilen und häufige Ruhepausen einzulegen (siehe Kapitel 13).

Zehn Gründe für einen Arztbesuch bei Rückenschmerzen

In diesem Kapitel

▷ Alarmsignale, bei denen Sie zum Arzt gehen sollten

▷ Arztbesuch nach einem Trauma

▷ Kombination alternativer und konventioneller Therapien

▷ Vorsicht vor Nebenwirkungen und Selbstbehandlung

▷ Eine zweite Meinung einholen

Wir sind der Überzeugung, dass Sie zu Hause unglaublich viel für die Behandlung Ihrer Rückenschmerzen tun können. Wir haben Ihnen in Kapitel 5 (und auch an anderen Stellen in diesem Buch) viele Methoden zur Eigenbehandlung vorgestellt. Trotzdem ist es notwendig, die Behandlung bestimmter Symptome Ihrem Arzt zu überlassen. Dieses Kapitel zeigt Ihnen, in welchen Fällen Sie sich sofort an einen Arzt wenden sollten, ohne über Los zu gehen oder 200 Euro zu kassieren oder womöglich gar zu zahlen.

Schwäche in den Beinen (oder Füßen)

Wenn Sie Schwäche in einem oder beiden Beinen und/oder den Füßen spüren, dann gehen Sie so schnell wie möglich (innerhalb von 24 Stunden) zu einem Wirbelsäulenspezialisten oder in die Notaufnahme eines Krankenhauses. Im Falle des *Hängefußes* ist Ihr Fußhebermuskel so schwach, dass es Ihnen schwer fällt, die Fußzehen nach oben zu ziehen. Dies führt zum »Herabfallen« und Schleifen Ihres Fußes beim Laufen. Eine Nervenstauchung in Ihrer Wirbelsäule könnte die Ursache sein (mehr Informationen hierzu finden Sie im nächsten Abschnitt).

Kontrollverlust über Blase und Stuhlgang

Wenn Sie die Kontrolle über Ihre Blase oder den Stuhlgang verlieren, dann wenden Sie sich innerhalb von 24 Stunden an einen Arzt, der sich auf Wirbelsäulenerkrankungen spezialisiert hat oder gehen Sie in die Notaufnahme eines Krankenhauses. Suchen Sie auch dann sofort einen Arzt auf, sobald Sie eines der folgenden Symptome entwickeln:

✔ Empfindungsverlust während des Stuhlgangs

✔ Unvermögen, Stuhl abzusetzen oder den Stuhlabsatz zu kontrollieren

✔ Unvermögen, Harn abzusetzen oder den Harn zu halten

✔ Empfindungsverlust in der Leisten- oder Afterregion

✔ Erektionsstörungen (natürlich nur, falls Sie ein Mann sind)

Das *Kaudasyndrom* (siehe Kapitel 8) kann Ursache der genannten Symptome sein. Beim Kaudasyndrom werden wichtige Nerven im unteren Wirbelsäulenbereich gequetscht oder gestaucht. Diese Nerven sind für den Stuhl- und Harnabsatz sowie für das Empfindungsvermögen der Leisten- und Afterregion zuständig. Die Erkrankung muss schnell chirurgisch behandelt werden, da bei länger anhaltender Kompression der Nerven Langzeitschäden auftreten können.

Böses Erwachen durch Rückenschmerzen

Leiden Sie an einem Rückenproblem, so werden Sie gelegentlich von Ihren Schmerzen aus dem Bett getrieben. In einigen Fällen kann *Ruheschmerz* – der Schmerz, der Sie Nacht für Nacht aus dem Schlaf holt – jedoch ein Zeichen für eine Rückenmarksentzündung oder einen Tumor sein, obgleich diese Erkrankungen sehr selten vorkommen. Eine Röntgenkontrastaufnahme oder eine Magnetresonanztomographie (MRT) können bei der Diagnose dieser Erkrankungen helfen (siehe Kapitel 6). Menschen mit geschwächtem Immunsystem sind möglicherweise häufiger betroffen. Häufiger ist aber die Tumorerkrankung die Ursache für ein zusätzlich geschwächtes Immunsystem.

Anhaltende klopfende oder drückende Schmerzen, die im Zusammenhang mit einer Rückenmarksinfektion oder einem Tumor auftreten, können vielleicht tagsüber ziemlich heftig sein. Wenn Sie aber Schmerzen haben, die sich bei Ruhe verschlimmern und sich deutlich von der Sorte Rückenschmerzen, die Ihnen längeres Liegen verleiden, unterscheiden, gehen Sie schleunigst zum Arzt. Obwohl eine Rückenmarksinfektion oder ein Tumor keine so dringenden Notfälle sind, wie das Kaudasyndrom, sollten Sie doch möglich bald einen Spezialisten aufsuchen, wenn Sie unter Ruheschmerzen leiden (siehe Kapitel 8).

Wenn plötzlich quälende Schmerzen auftreten

Wenden Sie sich, sobald Sie unerträgliche Schmerzen bekommen, so rasch wie möglich an einen Wirbelsäulenspezialisten oder gehen Sie in die Notaufnahme. »Unerträglich« mag individuell sehr unterschiedlich empfunden werden, doch der Begriff wird für gewöhnlich als Schmerz definiert, der Sie in die Notaufnahme oder zum Arzt treibt, weil Sie ihn nicht mehr aushalten. (Diese Definition ist ein Zirkelschluss: Die Schmerzen sind unerträglich, wenn Sie in die Notaufnahme gehen sollten, und Sie sollten in die Notaufnahme gehen, wenn Ihre Schmerzen unerträglich sind.)

Die Wahl zwischen der Notaufnahme und einem Wirbelsäulenspezialisten ist auch davon abhängig, zu welchem Zeitpunkt der unerträgliche Schmerz eintritt (während der Woche oder am Wochenende), ob Sie einen Arzt haben, der auf Wirbelsäulenerkrankungen spezialisiert ist und wie häufig Sie diesen Spezialisten besuchen können.

✔ Holt Sie der Schmerz am Wochenende ein, wenn Ihr Hausarzt keine Sprechstunde hat, oder haben Sie keinen Wirbelsäulenspezialisten, dann gehen Sie in die Notaufnahme.

- ✔ Haben Sie einen Wirbelsäulenspezialisten oder sind Sie bei Ihrem Hausarzt in Behandlung, so versuchen Sie ihn zu erreichen, um erste Anweisungen zu bekommen, was zu tun ist. Falls Sie damit erfolglos sind, wenden Sie sich an den Notarzt.

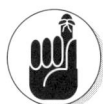
Ein Arzt sollte eine Verschlimmerung der Schmerzen bis auf ein unerträgliches Maß immer bemerken und verfolgen.

Sie sollten sich auch dann an Ihren Arzt wenden, wenn Sie neue Symptome entwickelt haben, einschließlich der weiter oben oder in Kapitel 8 erwähnten Symptome wie beispielsweise Stuhl- oder Harnabsatzstörungen, Hängefuß oder Schwäche oder auch ausstrahlende Schmerzen, Taubheit, Kribbeln oder schießende Schmerzen in den Beinen.

Wenn Sie ein schweres Trauma erleiden

Ist ein Trauma – zum Beispiel ein schlimmer Sturz – die Ursache Ihrer Rückenschmerzen oder haben sich Ihre Rückenschmerzen nach einem Unfall verschlimmert, sollten Sie einen Arzt rufen. Hat die Praxis geschlossen, können Sie in die Notaufnahme gehen. Versuchen Sie aber in jedem Fall zuerst, Ihren Hausarzt oder Wirbelsäulenspezialisten zu erreichen.

Obwohl bei den meisten Rückenschmerzen keine bildgebende Diagnostik wie beispielsweise Röntgen oder Computertomographie erforderlich ist, kann es im Falle eines vorangegangenen Traumas (Sturz, Unfall etc.) wichtig sein, diese Untersuchungen anzuordnen, um mögliche Wirbelfrakturen ausschließen zu können. Allein Ihr Arzt kann entscheiden, ob eine Form von Wirbelbruch vorliegt. Wirbelbrüche stellen im Allgemeinen keine ernsthaften Probleme dar (siehe Kapitel 3). Meist verlangen sie nur nach eingeschränkter Ruhe, Zeit zum Heilen und adäquater Therapie (wie dem Tragen eines Korsetts und/oder Medikation). Ist der Bruch schließlich verheilt, sollte Ihr Rücken wieder normal und schmerzfrei funktionieren. Ein geringer Prozentsatz der Wirbelfrakturen ist instabil und bedarf chirurgischer Therapie.

Sie möchten alternative Therapien anwenden

Wie wir in Kapitel 9 besprochen haben, bevorzugen wir den Begriff *Komplementärmedizin*, obgleich der Ausdruck *Alternativmedizin* gängiger ist. Unserer Meinung nach stellt die wirksamste Behandlungsmethode eine Kombination aus traditioneller und komplementärer Medizin dar (siehe Teil III dieses Buches).

Ihr Arzt sollte einschätzen können, ob es sinnvoll ist, bei der Behandlung Ihrer Rückenschmerzen komplementärmedizinische Therapien einzusetzen. (In den Kapiteln 9 und 22 finden Sie Tipps bezüglich komplementärmedizinischer Therapieansätze.) Eine klinische Untersuchung stellt sicher, dass Ihren Rückenschmerzen keine ernsthafte Ursache zugrunde liegt. Nachdem durch die ärztliche Untersuchung schwerwiegende Probleme ausgeschlossen wurden, können Sie bedenkenlos eine komplementärmedizinische Behandlung in Anspruch nehmen.

Viele alternative Heilmethoden unterliegen keinen gesetzlichen Bestimmungen und werden auch von keiner staatlichen Behörde überwacht. Befinden Sie sich schon längere Zeit in komplementärmedizinischer Behandlung, so planen Sie regelmäßige Besuche bei Ihrem Hausarzt ein, um sicherzustellen, dass Ihre Behandlung ungefährlich für Sie ist. Aber vor allem sollten Sie selbst Ihre komplementärmedizinische Therapie ständig dahingehend überprüfen, ob sie auch das bewirkt, was sie soll.

Sie brauchen mehr als Hühnersuppe

Sie können eine Reihe Hausmittel bei der Behandlung Ihrer Rückenschmerzen einsetzen, eingeschlossen solcher Dinge wie eingeschränkte Bettruhe, kalte und warme Umschläge, freiverkäufliche Entzündungshemmer sowie sanfte sportliche Betätigung. (In Kapitel 5 finden Sie hierzu ausführlichere Informationen.) Helfen diese Methoden jedoch nicht, dann gehen Sie (falls Sie es nicht ohnehin schon getan haben) zu Ihrem Arzt. Dieser kann Ihnen dann andere Therapien verschreiben, wie beispielsweise Physiotherapie, verschiedene Medikamente, Rückenmarksinjektionen und so weiter. (In Kapitel 7 finden Sie mehr Informationen zur medikamentösen Behandlung von Rückenschmerzen.)

Sie bemerken keine Besserung

Konservative Behandlungsmethoden für Ihre Rückenschmerzen schließen Hausmittel und ärztlich verordnete Behandlungen wie Physiotherapie ein. Auf Rückenschmerzen spezialisierte Ärzte verschreiben für gewöhnlich eine vier- bis sechswöchige physiotherapeutische Behandlung, bevor sie Ihnen einen Termin zur Nachuntersuchung geben.

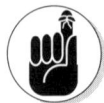
Physiotherapie kann zunächst aufgrund der Steigerung Ihrer körperlichen Aktivität zu einer Verschlimmerung der Symptome führen. Doch nach einigen Wochen sollte sich Ihr Zustand bessern. Stellen Sie nach der ersten Serie physiotherapeutischer Maßnahmen weder eine Verbesserung noch eine Verschlechterung fest, dann ziehen Sie Ihren Arzt zu Rate. Er schlägt Ihnen eventuell vor, den Therapieansatz zu verändern oder ihn mit anderen Behandlungsmethoden zu ergänzen (beispielsweise mit Medikamenten, Nervenblockern, Komplementärmedizin; siehe Kapitel 7), um die Wirksamkeit der Physiotherapie zu steigern.

Ihre Medikamente zeigen nicht die gewünschte Wirkung

Wenden Sie sich an Ihren Arzt, sobald eine der folgenden Aussagen auf Sie zutrifft:

- ✔ **Sie leiden unter den Nebenwirkungen der freiverkäuflichen oder der vom Arzt verschriebenen Medikamente.** Ihr Arzt wird eventuell die Dosierung der Arzneimittel verändern oder Ihnen ein anderes Medikament verschreiben (siehe Kapitel 7).

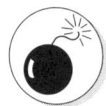

Kräuter sind in entsprechender Dosis auch Arzneimittel. Teilen Sie Ihrem Arzt immer mit, welche pflanzlichen Heilmittel Sie neben den vom Arzt verschriebenen Medikamenten einnehmen. Wenn Sie Nebenwirkungen bemerken, können sie durch mögliche Wechselwirkungen zwischen den Wirkstoffen verursacht werden.

- ✔ **Sie behandeln sich selbst mit Medikamenten gegen Ihre Rückenschmerzen.** Selbstbehandlung in diesem Sinne bedeutet, dass Sie mehr Medikamente einnehmen, als Ihnen verschrieben wurden, oder dass Sie Alkohol, die Medikamente einer anderen Person oder andere Stoffe (wie Canabinoide oder Opiate) zu sich nehmen, um Ihre Schmerzen in den Griff zu bekommen.

Ihr Arzt rät Ihnen zur Operation

Prüfen Sie die folgenden Punkte, wenn Sie sich für eine Wirbelsäulenoperation entscheiden: Rechtfertigen Ihre Symptome eine Operation? Decken sich Ihre Symptome mit den Untersuchungsergebnissen? Ist eine konservative Therapie gescheitert? Ist Ihr Zustand inakzeptabel in Bezug auf Ihre Lebensqualität? (In Kapitel 8 finden Sie ausführlichere Informationen zu diesem Thema.)

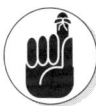

Wenn Ihnen Ihr Arzt eine Wirbelsäulenoperation empfiehlt, sollten Sie immer eine zweite Meinung einholen. Eine Wirbelsäulenoperation ist meist ein erheblicher medizinischer Eingriff, der oft irreversibel ist und dem Sie nicht leichtfertig zustimmen sollten. Durch eine zweite Meinung können Sie in Erfahrung bringen, was ein anderer Facharzt über den Zustand Ihres Rückens denkt, und herausfinden, ob andere nicht-chirurgische Therapien hilfreich sein könnten, sowie entscheiden, ob eine Operation den gewünschten Erfolg haben kann oder nicht.

Zehn (und noch viel mehr) Tipps für die erfolgreiche Zusammenarbeit mit Ihrem Arzt

In diesem Kapitel

▸ Eindeutig kommunizieren

▸ Den Arztbesuch vorausplanen

▸ Einen Patientenanamnesebogen vorbereiten

▸ Optimistisch bleiben

▸ Ihren Arzt Fragen stellen lassen

▸ Selbst Fragen stellen

▸ Einen Familienangehörigen oder Freund mitnehmen

▸ Den richtigen Ansprechpartner finden

▸ Verschiedene Informationsquellen nutzen

▸ Das Zehn-Schritte-Programm der Deutschen Schmerzhilfe e.V.

Untersuchungen zeigen, dass die meisten Menschen mit ihrer ärztlichen Versorgung im Großen und Ganzen zufrieden sind. Leider umfasst eine gute ärztliche Versorgung nicht immer auch eine gute Kommunikation zwischen Arzt und Patient. Eine aktuelle Studie der American Medical Association zeigt, dass nur 42 Prozent der Patienten das Gefühl haben, Sachverhalte gut erklärt zu bekommen, und nur 31 Prozent glauben, dass Ärzte genug Zeit mit ihren Patienten verbringen.

Patienten bemängeln am häufigsten Folgendes:

✔ Mein Arzt nimmt sich nicht genug Zeit für mich.

✔ Mein Arzt ist nicht freundlich.

✔ Mein Arzt beantwortet meine Fragen nicht offen.

✔ Mein Arzt erklärt mir Probleme nicht verständlich.

✔ Mein Arzt behandelt mich nicht mit Respekt.

Ärzten mangelt es manchmal, wie anderen geschäftigen Fachleuten auch, an guten Kommunikationsfähigkeiten. Das ist der Punkt, an dem Sie ansetzen müssen. Die effektive Zusammenarbeit mit Ihrem Arzt und anderen Therapeuten hat großen Einfluss auf den Erfolg der Behandlung. Die Tipps in diesem Kapitel zeigen Ihnen, wie Sie am besten mit Ihrem Arzt kommunizieren, ohne Ihre Beziehung zu ihm zu gefährden. Wenn Sie diese Techniken beherzigen, können Sie und Ihr Arzt das für Sie ideale Therapieprogramm erarbeiten.

Ihren persönlichen Kommunikationsstil ermitteln

Ihr persönlicher Kommunikationsstil kann einen großen Einfluss auf die Arzt-Patienten-Beziehung haben. Untersuchungen zeigen, dass Menschen dazu neigen, ein bis vier verschiedene Kommunikationsstile anzuwenden. Sie bemerken vielleicht, dass Sie in der einer Situation dazu neigen, einen bestimmten Kommunikationsstil anzuwenden, und in einer anderen Situation einen völlig anderen Stil.

✔ **Unterwürfig oder nicht durchsetzungsfähig:** *Unterwürfiges Verhalten* bedeutet, den Interessen des Gegenübers nachzukommen und dabei seine eigenen Rechte und Bedürfnisse hintanzustellen. Wenn Sie chronisch unterwürfig sind, meinen Sie häufig, es Ihren Mitmenschen recht machen zu müssen, und Sie haben möglicherweise Angst davor, dass Sie nicht gemocht werden, wenn Sie Ihre wahren Bedürfnisse oder Wünsche ausdrücken. Gleichzeitig fühlen Sie sich vielleicht schuldig oder sind aufgebracht, dass »Ihre Rechte verletzt« wurden, obwohl ja keiner wissen kann, wie Sie sich fühlen. Ihre Mitmenschen bemerken möglicherweise noch nicht einmal, dass Sie sich nicht durchsetzen können, weil Sie Ihre Bedürfnisse nie klar formulieren.

✔ **Aggressiv:** *Aggressives Verhalten* bedeutet, seine Wünsche und Bedürfnisse in einer Art vorzubringen, die feindlich ist oder das jeweilige Gegenüber angreift. Aggressive Menschen sind typischerweise unempfänglich für die Rechte und Gefühle der Menschen um sie herum und versuchen, durch Zwang und Einschüchterung das zu bekommen, was sie wollen. Menschen, die Opfer aggressiver Kommunikation sind, reagieren meist in einer der beiden folgenden Weisen: Entweder ziehen sie sich aus der Situation zurück oder sie verteidigen sich und schlagen zurück.

Aggressiv zu sein, während man Hilfe für seine Rückenbeschwerden sucht, kann verhängnisvoll sein. Eine aggressive Haltung Ihrem Arzt, dem Pflegepersonal oder Ihrem sozialen Umfeld gegenüber kann dazu führen, dass man sich von Ihnen zurückzieht oder ein Gegenangriff in ähnlich aggressivem Stil vorgenommen wird.

✔ **Passiv-aggressiv:** *Passiv-aggressives Verhalten* stellt ein Mittel dar, seinem Ärger in einer passiven Form Luft zu machen. Passiv-aggressive Personen neigen dazu, eine ablehnende, verärgerte oder mürrische Haltung einzunehmen und so die Wünsche ihrer Mitmenschen zu blockieren. Passiv-aggressives Verhalten ist dazu bestimmt, andere zunichte zu machen, beispielsweise dadurch, dass man Entscheidungen aufschiebt, ständige Einwände erhebt oder sinnlose Handlungen unternimmt. Ärger auf passiv-aggressive Art auszudrücken, stellt eine sehr unwirksame Art der Kommunikation dar, die Ihre Bedürfnisse nicht erfüllt und Ihre Mitmenschen frustriert.

✔ **Bestimmtes Auftreten:** *Bestimmtes Auftreten* erlaubt Ihnen auszudrücken, wie Sie sich fühlen und was Sie wollen, während die Rechte der anderen gleichzeitig respektiert werden. Diese Form der Kommunikation ist einfach und direkt, ohne anzugreifen, zu manipulieren oder jemanden abzutun.

Bestimmtes Auftreten

Sie können sich selbst beibringen, in einer entschiedenen, durchsetzungsfähigen Art zu kommunizieren. Die folgende Liste zeigt Ihnen wie:

✔ **Treten Sie bestimmt auf und gebrauchen Sie auch entsprechendes nonverbales Verhalten.** Ihre Körpersprache sollte solche Dinge beinhalten wie Augenkontakt zum Arzt, den Kopf erhoben zu halten, gerade zu stehen, eine offene Körperhaltung zu zeigen (Ihrem Arzt mit erhobenem Kopf und nicht mit verschränkten Armen gegenüberzustehen) und ruhig zu bleiben.

✔ **Stellen Sie deutliche, einfache Fragen.** Tragen Sie dem Arzt Ihr Anliegen bestimmt, einfach, direkt und ehrlich vor. Fragen Sie immer nur eine Sache auf einmal, da eine Flut von Fragen reichlich verwirrend für Ihren Arzt sein kann. Leicht verständliche Sätze wie »Ich hätte gerne mehr Informationen zu meinem Behandlungsprogramm« oder »Ich hätte gerne mehr Informationen darüber, wie man eine zweite Meinung einholt« sind effektive und verständliche Aussagen.

✔ **Drücken Sie sich präzise aus.** Überdenken Sie Ihre Wünsche, Bedürfnisse und Gefühle, bevor Sie zum Arzt gehen, so dass Sie diese möglichst präzise darstellen können. Vermeiden Sie unbestimmte Aussagen, wie »Ich würde gern mehr Hilfe bekommen«, was Ihr Arzt möglicherweise nicht korrekt interpretieren kann. Wählen Sie stattdessen das wirksamere »Ich würde mich freuen, wenn Sie mir dabei helfen würden, die Versicherungsbewilligung zu bekommen, meinen Termin für das MRT zu machen und mehr Informationen über Schmerzkontrolle zu bekommen«.

✔ **Machen Sie »Ich-Aussagen«.** Menschen neigen dazu, anderen von ihren Wünschen zu berichten, indem sie »man-Aussagen« benutzen, wie beispielsweise »man müsste mir mehr helfen«. Dieser Satz hört sich für Ihr Gegenüber nichtssagend an und fordert keine unmittelbare Reaktion. Verwenden Sie lieber »Ich-Aussagen«, die Ihre Wünsche in Bezug auf Ihre eigenen Bedürfnisse formulieren. »Ich würde meinen Therapieplan gerne besser verstehen« ruft eine völlig andere Reaktion hervor als »man gibt mir nicht genug Informationen über meine Therapie«.

✔ **Konzentrieren Sie sich auf die Sache und nicht auf persönliche Eigenschaften Ihres Arztes.** Sie mögen versucht sein zu sagen: »Ich weiß, dass Sie als Arzt zeitlich gebunden sind, aber können Sie mir dieses Testergebnis nicht noch einmal richtig erklären?« Ihr Arzt wird aber viel lieber auf Ihre Bedürfnisse eingehen, wenn Sie stattdessen sagen: »Könnten Sie mir das Testergebnis bitte noch einmal erklären, damit ich meine Therapie besser verstehe?«

✔ **Entschuldigen Sie sich nicht für Ihre Nachfrage.** Wenn Sie wenig Selbstbewusstsein und Durchsetzungsvermögen haben, glauben Sie vielleicht, dass Sie kein Recht auf eine Beantwortung Ihrer Fragen haben. Dieses Gefühl macht sich in der Art Ihrer Fragestellung bemerkbar: »Verzeihen Sie bitte die Frage, aber könnten Sie mir, falls möglich, die Testergebnisse noch einmal erklären?« Bei solch einer entschuldigenden Herangehensweise wird Ihre eigentliche Bitte oft ignoriert. Sagen Sie deshalb bestimmter: »Ich würde mich freuen, wenn Sie mir die Testergebnisse noch einmal erklären könnten.«

✔ **Stellen Sie keine Forderungen.** Selbstbewusstes Auftreten bedeutet weder Anweisungen zu geben noch Einschränkungen zu machen, indem man sich einfach verweigert. Verhalten Sie sich Ihrem Gegenüber so, dass Sie die Rechte und die Würde der anderen Person nicht verletzen.

Ihren Arztbesuch und die Anamnese vorausplanen

Überlegen Sie sich im Voraus, was Sie von Ihrem Besuch beim Arzt erwarten und machen Sie sich eine übersichtliche, einfach formulierte Liste mit Ihren Fragen und Bedenken. Bleiben Sie realistisch, was die Anzahl der Fragen betrifft, die Sie gerne beantwortet haben möchten. Auch wenn Sie der Meinung sind, dass Ihnen genügend Zeit mit Ihrem Arzt zur Verfügung stehen sollte, um all Ihre Fragen zu klären, ist das für den Arzt nicht immer praktikabel. Ihr Arzt muss seine Zeit zwischen den vielen Patienten, die täglich in seine Sprechstunde kommen, aufteilen.

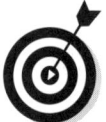

Wenn Sie sich Ihre Liste mit Fragen und Bedenken ansehen, sollten Sie die einzelnen Punkte zu etwa fünf Hauptanliegen zusammenfassen, um den Zeitrahmen für eine Diskussion nicht zu sprengen. Um sicherzustellen, dass Sie die von Ihnen gewünschten Informationen auch erhalten, hilft es, Ihre Fragen aufzuschreiben. Manchmal kann es auch sinnvoll sein, Ihre Liste dem Arzt zu faxen, so dass er Zeit hat, Ihre Fragen durchzugehen, bevor Sie Ihren Termin bei ihm haben.

Es kann sinnvoll sein, Ihren Wunsch nach einem Gespräch von vornherein deutlich zu formulieren. Beispielsweise können Sie Ihren Besuch damit beginnen, dass Sie Ihrem Arzt sagen, Sie hätten fünf Fragen oder Anliegen, die Sie gerne mit ihm besprechen würden.

Einen Anamnesebogen vorbereiten

Das Anfertigen eines *Anamnesebogens* – eine schriftliche Zusammenfassung Ihrer wichtigsten medizinischen Daten und Fakten – kann dazu beitragen, dass Ihnen die bestmögliche medizinische Versorgung zuteil wird und gefährliche oder gesundheitsgefährdende Missverständnisse vermieden werden. Einige Ärzte senden ihren Patienten einen solchen Anamnesebogen vor dem ersten Arztbesuch zu. Ein solcher Anamnesebogen sollte zumindest die unten stehenden Informationen enthalten. (Falls auf dem Bogen Ihres Arztes einige der Punkte fehlen, können Sie diese nachtragen.) Ansonsten müssen Sie Ihren eigenen Patientenanamnesebogen machen.

Ihr Anamnesebogen sollte klar und übersichtlich gestaltet sein und zumindest die folgenden Punkte enthalten:

✔ Ihren Namen, Ihre Telefonnummer(n), Ansprechpartner für Notfälle und alle besonderen gesundheitlichen Probleme oder Behinderungen

✔ Ihre aktuelle medizinische Verfassung einschließlich kurzer Erläuterungen

✔ Vorangegangene Therapien und deren Erfolge

✔ Vorangegangene Untersuchungen (wie beispielsweise MRT) und deren Ergebnisse

✔ Frühere Erkrankungen mit kurzer Erklärung sowie den zugehörigen Daten

✔ Frühere Operationen, jeweils mit Datum und Ausgang

✔ Derzeitige medikamentöse Behandlung einschließlich Dosierungen und Nebenwirkungen

✔ Allergische Reaktionen auf Medikamente

✔ Andere Ärzte und Fachtherapeuten, die an Ihrer medizinischen Versorgung beteiligt sind (Name, Adresse, Telefonnummer sowie die behandelten Zustände)

Geben Sie jedem Ihrer behandelnden Ärzte eine Kopie des Anamnesebogens, den Sie erstellt haben. Wenn Sie diese Informationen zur Verfügung stellen, helfen Sie Ihrem Therapeuten bei der Koordination Ihrer ärztlichen Behandlung.

Die eigene Einstellung prüfen

Ihre Einstellung Ihrem Arztbesuch gegenüber hat großen Einfluss auf den Erfolg einer Behandlung. Wenn Sie beispielsweise wütend sind, Schmerzen haben oder eine Aversion gegen Ärzte pflegen, werden Sie sich vermutlich aggressiv verhalten. Obwohl es Ärzte gibt, die viel Verständnis gegenüber gereizten Patienten aufbringen, reagieren die meisten Ärzte auf aggressives Verhalten entweder mit Verteidigung oder Gegenaggression. Beide Situationen führen nicht zu einem angenehmen und produktiven Ausgang des Arztbesuchs.

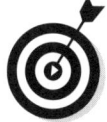 Eine andere Methode, die Ihnen dabei hilft, Ruhe zu bewahren, besteht darin, etwas mitzubringen, was Ihnen die Zeit im Wartezimmer vertreibt. Ihre Laune kann von freundlich zu gereizt umschlagen, wenn man Sie in einem Wartezimmer voll mit Zeitschriften aus den frühen 60er-Jahren ausharren lässt. Bringen Sie sich deshalb etwas Interessantes zum Lesen mit – dieses Buch vielleicht? – oder etwas anderes (beispielsweise Häkel- oder Strickzeug, ein Videospiel oder Ihren Laptop), um sich sinnvoll abzulenken.

Nach allgemeiner Auffassung wertschätzen Ärzte die Zeit der Patienten nicht, verlangen aber von diesen, dass sie die Zeit, die sie sich für ihre Patienten nehmen, honorieren. Obwohl es tatsächlich Ärzte gibt, die diese Haltung vertreten, werden die meisten Ärzte ihre Patienten nur dann warten lassen, wenn unvorhergesehene Umstände sie dazu zwingen (wie beispiels-

Der Arzt darf seine Fragen zuerst stellen

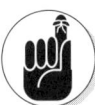
Ihr Arzt muss innerhalb relativ kurzer Zeit eine sehr große Menge an Informationen einholen. Gestatten Sie ihm deshalb, seine Fragen zuerst zu stellen. Danach können Sie mit ihm die Themen klären, die er noch nicht angeschnitten hat oder die für Sie noch unklar sind. Obwohl es nicht leicht ist, zu warten, bis Sie Ihrem Arzt die Dinge erzählen können, die Ihnen wichtig erscheinen, widerstehen Sie der Versuchung, mit einem vorbereiteten Monolog in der Sprechstunde zu erscheinen. Sie könnten ihn mit Informationen zuschütten, die weder für Ihre Diagnose noch für Ihre Behandlung relevant sind. Üblicherweise wird Ihr Arzt Sie zuallererst danach fragen, wie es Ihnen geht und welche Symptome Sie haben. Während Sie diese Fragen beantworten, können Sie Ihrem Arzt sagen, was bei Ihnen Sache ist. Ihr Arzt muss bestimmte Informationen sammeln, um einen Behandlungsplan erstellen und die Fortschritte, die Sie machen, bewerten zu können. Nachdem er diese Informationen hat, können Sie Ihre eigenen Fragen und Bedenken äußern.

Wenn Sie in Sorge sind, dass Ihnen nicht genügend Zeit bleibt, um Ihre Fragen zu stellen, dann weisen Sie Ihren Arzt einfach zu Beginn Ihres Besuchs darauf hin: »Ich würde Ihnen noch gerne einige Fragen stellen und möchte Sie deshalb darum bitten, genügend Zeit dafür einzuplanen.«

Sichergehen, dass man alles Wichtige richtig verstanden hat

Fassen Sie alle Fakten zusammen, die Sie und Ihr Arzt bis zum Ende Ihres Besuchs zusammengetragen haben. Wenn Sie sich unklar über irgendwelche Anweisungen oder Richtlinien sind, dann sprechen Sie diese Punkte an, bevor Sie gehen. Vielleicht machen Sie während des Arztgesprächs gerne Notizen, achten Sie aber darauf, dass Sie nicht so intensiv mit Ihren Notizen beschäftigt sind, dass Sie nicht mehr mitbekommen, was Ihr Arzt Ihnen mitteilen möchte. Verstehen Sie eine Empfehlung nicht (besonders wenn es um Medikamente geht), dann fragen Sie auf alle Fälle noch einmal nach, um alle Fragen zu klären.

Einen Freund mitbringen

Einen Freund oder ein Familienmitglied mitzunehmen, ist ein sinnvoller Weg und kann eine große Hilfe sein, um möglichst viel aus einem Arztbesuch herauszuholen – besonders, wenn Sie vor einer wichtigen medizinischen Entscheidung stehen oder einen Termin bei einem Facharzt haben.

- ✔ Die Anwesenheit Ihres Freundes hat beruhigende und entspannende Wirkung und Sie können sich besser konzentrieren.
- ✔ Sie fühlen sich nicht so schnell eingeschüchtert, wenn Sie noch jemanden an Ihrer Seite haben.
- ✔ Ihr Begleiter kann Fragen oder Bedenken äußern, die Ihnen dabei helfen, sich das Gespräch mit Ihrem Arzt später wieder ins Gedächtnis zu rufen. Wenn Sie und Ihr Begleiter nicht übereinstimmen, können Sie diese Unklarheiten bei Ihrem nächsten Arztbesuch klären.
- ✔ Ihr Freund kann als Realitätskontrolle dienen, wenn es darum geht, zu beurteilen, wie der Arztbesuch gelaufen ist.

Wenn Sie die Ratschläge, die wir Ihnen in diesem Kapitel gegeben haben, beherzigen, werden Sie vielleicht Ihren nächsten wichtigen Arztbesuch mit einem Freund oder Familienmitglied machen.

Der richtigen Person Fragen stellen

Viele Ärzte haben eine Arzthelferin oder Angestellte, mit der sie eng zusammenarbeiten. Diese Person kann zu einer Ihrer besten zusätzlichen Informationsquellen werden, wenn es um Ihre Rückenschmerzen geht. Ihr Arzt kann Ihnen helfen, festzustellen, welcher seiner Mitarbeiter Informationen für Sie zusammentragen kann. Überlegen Sie also schon im Voraus, wer die geeignete Person für die Beantwortung Ihrer jeweiligen Fragen sein könnte. Termin- und Versicherungsfragen richten Sie beispielsweise am besten an die Arzthelferin. So vergeuden Sie keine Zeit während Ihres Arztbesuchs, um derartige Fragen mit Ihrem Arzt zu erörtern.

Andere Informationsquellen

Möglicherweise können Sie auch durch andere Quellen an Informationen über Ihre Rückenprobleme gelangen. Beispielsweise erwähnt Ihr Arzt eine spezifische diagnostische oder therapeutische Methode, erklärt Sie aus Zeitgründen jedoch nicht genauer. Sie können der Sache dann nachgehen, indem Sie Bücher, das Internet oder Selbsthilfegruppen zu Rate ziehen. Die Informationsquellen im Anhang können eine gute Grundlage bei der Suche nach weiteren Informationen sein.

Prüfen Sie Ihre Informationsquelle sehr genau, besonders wenn Sie im Internet recherchieren. (Informationen, die aus dem Internet stammen, werden oft nicht kontrolliert und sind häufig nicht zuverlässig.) Zahllose Patienten wurden aufgrund von Diagnosen und/oder Therapieplänen in Angst versetzt, die sie im Internet gefunden haben. Im Allgemeinen sind die Informationen, die auf den Webseiten der Universitäten oder der Bundesregierung zu finden sind, seriöser als die Seiten, die kommerzielle Unternehmen präsentieren.

Das Zehn-Schritte-Programm der Deutschen Schmerzhilfe

Der unspezifische chronische Rückenschmerz ist inzwischen in der mit Schmerztherapie befassten internationalen Fachwelt als eigenständiges Krankheitsbild anerkannt. Es gilt als unumstritten, dass er nicht nur eine rein körperliche Plage für die Betroffenen ist, sondern auf nahezu allen Ebenen »Besitz« von den Betroffenen ergreift und somit zum wichtigsten Körpersignal wird, was nicht ohne weitere Auswirkungen für die Betroffenen bleibt.

Ausgehend von der ursprünglichen Schmerzsituation entwickelt sich ein Chronifizierungsprozess gemäß der Mechanismen des bio-psycho-sozialen Krankheitsmodells. Zur rein körperlichen Pein gesellt sich psychisches Leid am Schmerz. Es ist eine Situation entstanden, die sowohl die Lebensqualität als auch die wirtschaftliche und soziale Sicherheit nicht nur der Betroffenen, sondern auch die ihrer Familien und Angehörigen bedroht. Wir haben ja auf das Körper-Seele-Zusammenspiel an vielen Stellen in diesem Buch hingewiesen.

Üblicherweise sprechen diese unspezifischen chronischen Rückenschmerzen nicht sehr gut auf die »normalen« medizinischen Behandlungen an. Die Betroffenen wenden sich mit zunehmender Verzweiflung in immer schnellerem Wechsel von einem Facharzt an den nächsten, auf der Suche nach »einer richtigen Diagnose«, nach einer »Therapie, die wirklich hilft«. Die einst integre Persönlichkeit wird dabei immer empfindlicher, der Schmerz wird zum zentralen Inhalt allen Denkens und Handelns. Der Betroffene sucht verzweifelt zumindest nach Linderung – und wird zum Schmerzpatienten, zum »geduldigen Empfänger« aller möglichen und unmöglichen Methoden, was seiner weiteren Chronifizierung keinen Abbruch tut, sondern häufig nur noch weitere Einschränkungen oder gar Behinderungen nach sich zieht.

Dass dies alles – trotz heimlicher Wut und tief sitzender Frustration – mit großer Geduld vom Betroffenen ertragen wird, erstaunt umso mehr, da mittlerweile die gleiche Frustration auch auf die Behandler und gar die Angehörigen übergreift. Es fällt der Satz: »Damit müssen Sie leben!« Eine weitere Kränkung, umso mehr, als niemand den Betroffenen sagt, wie das zu bewerkstelligen sei.

Nicht selten haben Schmerzpatienten die Kontrolle über ihr Leben an andere abgegeben, Angehörige werden zu Co-Patienten, da das Schmerzgeschehen und die damit verbundenen Einschnitte zum einzigen Kommunikationsinhalt der Familie ausufert. Und damit soll man leben können? Dies scheint den meisten Betroffenen nicht vorstellbar.

Die frustrierende Erfahrung des Scheiterns zahlloser Behandlungsversuche scheint auch die letzten positiven Kräfte der einstigen Persönlichkeit aufzubrauchen. Der größte Teil der Betroffenen neigt schließlich zu Resignation. Nur wenige Betroffene finden an diesem Punkt zurück zu sich selbst und machen sich auf den Weg, aktiv Kontrolle über das eigene Leben zurückzugewinnen.

22 ► Zehn Tipps für die erfolgreiche Zusammenarbeit mit Ihrem Arzt

Ein Leben mit chronischen Rückenschmerzen ist nicht einfach, aber es ist möglich!

Im Folgenden zeigen wir Ihnen die entscheidenden Schritte auf, wie auch Sie als Betroffener lernen können, mit Ihren chronischen Schmerzen zu leben. Die hier aufgezeigten zehn Schritte entsprechen den Empfehlungen des Bundesverbandes Deutsche Schmerzhilfe e.V., einer gemeinnützigen Patientenorganisation mit jahrzehntelanger Erfahrung in allen Fragen der Schmerzbewältigung und Schmerztherapie. Sie sind Ihr Einstieg in den Weg zurück zur aktiven Persönlichkeit von einst – weg vom passiven und geduldigen Patienten von heute.

1. **Akzeptieren Sie den Rückenschmerz.**

Lernen Sie so viel wie möglich über die körperlichen Aspekte Ihrer Schmerzen. Versuchen Sie zu verstehen, warum es möglicherweise keine Heilung der Ursachen gibt. Akzeptieren Sie die medizinischen Tatsachen und hoffen Sie nicht mehr länger auf eine Wunderheilung. Nur so können Sie schließlich akzeptieren, dass es für Sie ein Leben ohne Schmerzen möglicherweise nicht geben wird und dass Sie deshalb einen aktiven Umgang damit finden müssen.

2. **Mischen Sie sich ein.**

Beteiligen Sie sich aktiv an Ihrer Genesung. Suchen Sie sich einen zuverlässigen Schmerzarzt. Befolgen Sie dessen Anweisungen strikt, aber versäumen Sie nicht nachzufragen, was Sie selbst zur Therapie aktiv beisteuern können und müssen. Ihr Schmerztherapeut wird diese aktive Partnerschaft begrüßen und Sie in Ihrem Bemühen unterstützen.

3. **Lernen Sie, Prioritäten zu setzen.**

Schauen Sie über Ihren Rückenschmerz hinaus auf die Dinge, die in Ihrem Leben wichtig sind. Schreiben Sie die Dinge auf, die Sie gerne – noch oder endlich – machen möchten. Ordnen Sie diese Liste gemäß Ihren heute realistischen Möglichkeiten. Überlegen Sie, welche dieser Vorhaben Sie – vielleicht mit etwas Unterstützung – schon jetzt umsetzen können. Es geht nicht darum, einen Plan für den Rest Ihres Lebens zu entwerfen, es geht vielmehr darum, einen Anfang für ein aktiveres Leben zu finden und durch erste Schritte Mut und Zutrauen zu weiteren, größeren Schritten zu finden.

4. **Setzen Sie sich realistische Ziele.**

Wir alle mussten zunächst laufen lernen, bevor wir übers Rennen nachdenken konnten. Setzen Sie sich also Ziele so, dass Sie im Bereich Ihrer Möglichkeiten liegen. Es ist nicht sinnvoll, für die Deutschen Meisterschaften im Hochsprung trainieren zu wollen, wenn man sich kaum bücken kann, um die Schuhe zu schnüren. Das bedeutet nicht, dass Sie keine großen Ziele mehr anstreben sollen; es bedeutet aber, dass Sie lernen müssen, den Weg dorthin in kleinere, zu bewältigende Schritte aufzuteilen. Und eines dürfen Sie keinesfalls vergessen: Nehmen Sie sich die Zeit, Ihre Erfolge zu genießen!

5. **Werden Sie sich Ihrer Grundrechte bewusst.**

Wir alle haben Grundrechte. Dazu gehören zum Beispiel

- ✔ das Recht, mit Respekt behandelt zu werden,

- ✔ das Recht, »Nein« zu sagen, ohne Schuld zu empfinden,
- ✔ das Recht, weniger leisten zu müssen als menschenmöglich,
- ✔ das Recht, Fehler machen zu dürfen,
- ✔ das Recht, persönliche Entscheidungen nicht rechtfertigen zu müssen.

Fordern Sie diese Rechte ein, lassen Sie sich durch Forderungen nicht unter Druck setzen, sagen Sie »Ich will nicht!« statt »Ich kann nicht!« und widerstehen Sie vor allem der Versuchung, Ihre Schmerzen als Alibi zu benutzen, gemäß dem Strickmuster »Ich würde ja gerne, aber meine Schmerzen …«.

Und eines ist noch wichtig: Wer Rechte in Anspruch nimmt, übernimmt automatisch auch Pflichten. Bedenken Sie also im Umkehrschluss auch immer Ihren Pflichtenkatalog und hinterfragen Sie, ob Sie hier nicht manches abgeben können.

6. Erkennen Sie Ihre Gefühle.

Unser Körper und unsere Seele sind eine Einheit. Gefühle beeinflussen direkt unser körperliches Wohlbefinden. Indem Sie Ihre Gefühle anerkennen, sie zulassen und mit ihnen einen sorgfältigen Umgang suchen, können Sie vor allem Stress verringern und den Schmerz, den Sie fühlen, direkt reduzieren.

Machen Sie sich klar, dass Schmerz immer aus zwei Komponenten besteht. Wir können die körperliche Empfindung des Schmerzes gut mit Worten beschreiben (zum Beispiel spitz, stechend, bohrend, klopfend). Das Leid am Schmerz findet aber immer in unserer Seele statt und auch dafür finden wir schnell beschreibende Worte (zum Beispiel mörderisch, beängstigend, erdrückend, niederschmetternd). Lernen Sie, zwischen diesen Wahrnehmungen zu differenzieren. Achten Sie stets darauf, welches Element momentan im Vordergrund steht. Gegen die körperliche Empfindung von Schmerz helfen gegebenenfalls Medikamente. Steht aber Ihr Leid am Schmerz im Vordergrund, dann sollten Sie das Gespräch mit jemandem suchen, der Ihre Ängste ernst nimmt und Ihnen hilft, sie zu überwinden, oder Ihnen in Ihrer Mutlosigkeit Aufmunterung und neue Zuversicht verschafft.

7. Lernen Sie, sich zu entspannen.

Stresssituationen verstärken Schmerzen. Entspannungsübungen sind ein Weg, Kontrolle über Ihren Körper und Ihre Seele zu erlangen. Eine tiefe, ruhige Atmung, die Fähigkeit, sich durch angenehme Vorstellungen mehr Ruhe und Gelassenheit zu verschaffen und der geübte Umgang mit diversen erlernbaren Entspannungstechniken sind extrem hilfreich bei der Bewältigung chronischer Schmerzen. Sie müssen mit Ihren Schmerzen leben und mit diesen Techniken werden Sie besser leben können.

8. Üben, üben, üben!

Die meisten Menschen mit chronischen Rückenschmerzen gehen eher ängstlich an krankengymnastische Übungen heran. Sie fürchten, dass der Gebrauch ihrer Muskeln und Sehnen die Schmerzen verstärken könnte. Es ist leider so, dass unbenutzte Muskeln eher und mehr Schmerzen auslösen als geschmeidige, regelmäßig beanspruchte.

Suchen Sie gemeinsam mit Ihrem Schmerzarzt nach einer Krankengymnastik, die Sie gefahrlos durchführen können. Beginnen Sie maßvoll und lassen Sie Fortschritte immer vom Arzt oder Physiotherapeuten kontrollieren. Mit zunehmender Leistungsfähigkeit werden Sie feststellen, dass Ihre Schmerzen weniger werden. Sie werden sich besser fühlen in Ihrer Haut und Sie sollten sich wiederum die Zeit nehmen, es zu genießen. Und nach dem Genuss heißt es dann wieder: »Üben, üben, üben!«

9. Betrachten Sie immer das gesamte Bild.

Wenn Sie die Schritte 1 bis 8 nach und nach umsetzen, wird Ihnen deutlich werden, dass der chronische Rückenschmerz nicht notwendigerweise im Zentrum Ihres Lebens stehen muss. Sie haben die Chance, sich auf das zu konzentrieren, was Sie können, anstatt das zu bedauern, was Sie nicht mehr können. So ist es auch an der Zeit, einen Blick auf das persönliche Umfeld zu werfen. Wie ist es um Ihre Familie bestellt, wie gehen Sie mit Freunden und Bekannten um?

Diejenigen, die Ihnen nahe sind, können zu wichtigen Co-Therapeuten werden. Dafür benötigen sie aber ein wenig Abstand und sollten vor allem nicht vor Mitleid »zerfließen«. Neueste wissenschaftliche Studien belegen, dass zu viel Mitgefühl oder gar Mitleid seitens naher Angehöriger die Schmerzempfindlichkeit der Betroffenen ansteigen lässt.

Haben Sie also immer auch ein Auge auf Ihre Lieben. Beteiligen Sie sie an Ihrer Rehabilitation, aber achten Sie darauf, dass sie nicht in die eigentliche Schmerzspirale involviert sind. Denn nur dann verbleibt Ihren Angehörigen die Objektivität für die notwendige Rückmeldung darüber, wer Sie sind und wo Sie stehen.

10. Schauen Sie sich um.

Geschätzte zwei Millionen Menschen in Deutschland leiden an chronischen Rückenschmerzen. Wenn Sie erst mal Ihre eigenen Wege gefunden haben, die Ihnen einen besseren Umgang mit Ihrem chronischen Schmerzproblem ermöglichen, dann sollten Sie sich vor allem auch anderen Betroffenen zuwenden, zum Beispiel in einer Selbsthilfegruppe. Das Leben mit chronischen Rückenschmerzen ist eine anhaltende Lern- und Lebenserfahrung. Menschen, die sich in Selbsthilfegruppen zusammentun, unterstützen sich gegenseitig und lernen so voneinander.

Die Deutsche Schmerzhilfe e.V. unterstützt die Bildung von Selbsthilfegruppen. Nehmen Sie Kontakt mit der Geschäftsstelle auf und erkundigen Sie sich nach bereits bestehenden Gruppen. Gerne schickt man Ihnen aber auch einen Leitfaden zur Gründung einer eigenen Selbsthilfegruppe zu.

Der Weg zurück zu der Person, die Sie einst waren, braucht Zeit

Die Isolation und festsitzende Ängste, die sich Ihrer bemächtigt haben, sind schließlich über eine lange Zeit angewachsen. So kann auch die Rückkehr zu einem lebenswerteren Leben nicht über Nacht erfolgen. Aber es ist möglich. Ihr fester Wille und die Unterstützung von Menschen, die chronische Rückenschmerzen verstehen, die wissen, was er für die Betroffenen bedeutet, sind unverzichtbare Voraussetzung. In der Deutschen Schmerzhilfe e.V. haben sich solche Menschen zusammengeschlossen, um sich selbst und anderen zu helfen. Wenn Sie selbst – oder jemand, um den Sie sich kümmern – an chronischen Rückenschmerzen leiden, dann nehmen Sie doch einfach Kontakt auf (siehe Anhang). Wir sind überzeugt, dass Sie und andere Betroffene sich gegenseitig helfen können.

Zehn aktuelle Themen zu Rückenschmerzen

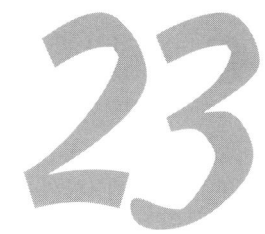

In diesem Kapitel

▸ Neue Arzneimittel

▸ Die Verbindung von Körper und Geist

▸ Nicht alle Korsetts sind gleich

▸ Ihre Nerven einmal anders betrachtet

▸ Vorbereitung auf die Operation

▸ Einblicke in Ihre Wirbelsäule: Spinalendoskopie

▸ Die Vorteile der Wirbelsäulenchirurgie

▸ Bandscheibenvorfälle ohne Chirurgie behandeln

▸ Wenn alles versagt: Neue Medikamente zur Schmerzkontrolle

*W*issenschaftler und Gesundheitsexperten entwickeln ständig neue diagnostische Methoden und Therapien für Rückenbeschwerden. Neue Technologien und Testverfahren erlauben es den Medizinern, Diagnosen schnell und sicher zu stellen. Wie in jedem sich entwickelnden Fachgebiet gibt es aktuelle Themen, die wir hier besprechen möchten.

Dieses Kapitel stellt die aktuellsten Themen aus der Welt der Rückenschmerzen vor. Einige dieser Neuheiten werden schon angewendet, während sich andere erst in der Testphase befinden; trotzdem ist es spannend, etwas darüber zu erfahren.

Eine Klasse neuer Arzneimittel: COX-2-Hemmer

Nicht-steroidale Entzündungshemmer (NSAIDs (NSAR) wie Aspirin, Ibuprofen und Naproxen sowie einige andere verschreibungspflichtige NSAR) gehören zu den meistgenommen Schmerzmedikamenten weltweit. Tatsächlich wird geschätzt, dass über 100 Millionen Menschen weltweit regelmäßig NSAR gegen die unterschiedlichsten Beschwerden einnehmen, bei denen vor allem entzündliche Prozesse eine Rolle spielen und zu Schmerzen führen, einschließlich rheumatischer Erkrankungen wie etwa Arthritis und eben auch Rückenschmerzen. NSAR sind bei Entzündungen recht wirksam. Sie können jedoch – wie alle Medikamente, die eine Wirkung haben – auch ernsthafte Nebenwirkungen verursachen, wie beispielsweise Magenschmerzen, Bauchschmerzen, blutende Geschwüre und Nierenprobleme.

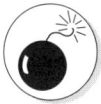
Untersuchungen zeigen, dass die dauerhafte Einnahme von NSAR in einem von fünf Fällen Geschwüre verursacht. Ebenfalls ist belegt, dass in den USA 80.000 Fälle von blutenden Geschwüren sowie 6.000 Todesfälle auf das Konto der NSAID (nichtsteroidale Anti-Rheumatika) gehen.

Viele Jahre haben Wissenschaftler nach einem alternativen Entzündungshemmer gesucht, der weniger Schwierigkeiten aufgrund dieser schweren Nebenwirkungen mit sich bringt. Eine neue Medikamentengruppe ist zwischenzeitlich mit mehreren »Ablegern« auf den Markt gekommen und schien anfangs der angestrebten Lösung einer nebenwirkungsarmen Entzündungshemmung recht nahe zu kommen. Die neue Klasse von Medikamenten heißt COX-2-Hemmer. Die wichtigste Eigenschaft dieser neuen Arzneimittel sollte vor allem sein, dass sie entzündungshemmend wirkend eine hohe schmerzstillende Potenz mit sich bringen, ohne Ihren Magen- und Darmtrakt zu schädigen.

Leider brachte aber auch hier die Zeit eine gewisse Ernüchterung. Eine teils erhebliche Nebenwirkungsrate mit unerwünschten Herz-Kreislauf-Ereignissen ließ die ursprüngliche Euphorie bald vergehen. Bei genauerem Hinsehen zeigte sich zwar, dass dieses Risiko auch für die herkömmlichen NSAR besteht, insgesamt wurde aber die Anwendungssicherheit dadurch keinesfalls besser. Letztlich wurde der Marktführer Vioxx vom Markt genommen, beim »Klassenkamerad« Celebrex wurde der Vertrieb eingestellt und für die nachfolgende zweite Generation (zum Beispiel Arcoxia) ist die Situation noch völlig ungeklärt. Unter welchen Indikationen sie verordnet werden können und welche Warnhinweise damit verbunden sein müssen, diskutieren derzeit die Zulassungsbehörden in Europa und den USA.

Zurzeit sind alle COX-2-Hemmer in der Diskussion und die Hersteller arbeiten fieberhaft an Daten und Studien, um den Zulassungsbehörden eine bessere Risikoabwägung zu ermöglichen. Es zeichnet sich ab, dass die COX-2-Medikamente ausschließlich für die Behandlung von Rheuma und Osteoarthritis zugelassen werden. Obwohl Experten immer noch davon ausgehen, dass diese Arzneimittel prinzipiell auch in anderen schmerzbehafteten Indikationen, beispielsweise bei Rückenschmerzen, eingesetzt werden könnten, zeichnet sich derzeit eine grundsätzliche Zurückhaltung vor allem in der Dauergabe dieser Medikamente bei chronischen Beschwerden ab. Sie sollten daher Ihren Arzt zu COX-2-Hemmern befragen, sie sind allesamt verschreibungspflichtig.

Rückenschmerzen und das Unterbewusstsein

Die Verbindung zwischen Körper und Psyche (mind-body-connection) wird in der Schmerztherapie zunehmend stärker beachtet und aufgrund guter Studienlage vor allem im Reha-Bereich auch in interdisziplinäre Therapiekonzepte umgesetzt. In der traditionellen Hausarzt- und orthopädischen Fachmedizin wird sie leider noch wenig verstanden, obwohl viele Rückenschmerzpatienten von diesem Wissen profitieren könnten.

Eine selbst für viele Ärzte fremd klingende Diagnose, die psychische Symptome mit einbezieht, ist zum Beispiel das Tension Myositis Syndrome (TMS, zu Deutsch Muskelspannungssyndrom).

23 ➤ Zehn aktuelle Themen zu Rückenschmerzen

Der Amerikaner Dr. John Sarno prägte diesen Begriff 1981 in seinem ersten Buch »Mind over Back« (Bücher in deutscher Sprache von diesem Autor: »Von Rückenschmerzen befreit – Wie der Körper den Geist heilt« und »Befreit von Rückenschmerzen – Die Körper-Seele-Verbindung«). Er beschreibt den psychosomatischen Effekt (die Psyche beeinflusst Körper und Schmerzwahrnehmung) und vermutet, dass Rückenschmerzen häufig das Resultat verdrängter Emotionen sind, meist Ärger, Überforderung oder Wut. Dr. Sarnos Muskelspannungssyndrom ist nicht gefährlich und zudem reversibel. Um TMS-Schmerz erfolgreich behandeln zu können, müssen Sie sich seiner Meinung nach vor allem bewusst werden, wie Ihre Gefühle Ihren Körper beeinflussen. Es ist nicht wichtig, ein ganz bestimmtes Gefühl oder eine unbewusste Ursache genau benennen zu können, damit Sie Erfolg sehen. (Das erklärt auch, weshalb es Tausende von Menschen gibt, die sich selbst von ihren Rückenschmerzen befreien konnten, nachdem sie Dr. Sarnos Buch gelesen und sich selbst »erlöst« haben.)

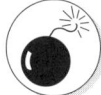

Aufgrund der Lektüre welchen Buches auch immer selbst eine Diagnose zu stellen, kann jedoch sehr gefährlich sein. In seltenen Fällen können Ihre Schmerzen durch einen Tumor oder eine Infektion verursacht werden. Spätestens, wenn Sie TMS bei sich selbst diagnostiziert haben und keine Besserung feststellen können, nachdem Sie die beschriebenen Übungen gemacht haben, sollten Sie sich an einen Arzt wenden, der sich mit der Methode auskennt und der Ihre Diagnose überprüfen kann.

Laut Dr. Sarno kann TMS selbst bei einem Bandscheibenvorfall, Osteoarthritis oder Skoliose Ihre Beschwerden verursachen. Die strukturellen Veränderungen können unwichtig sein. Viele Menschen, die keine Rückenbeschwerden haben, zeigen auf Röntgenaufnahmen oder bei der Magnetresonanztomographie strukturelle Veränderungen. TMS ist demnach relativ weit verbreitet, und wir behandeln täglich Menschen, die unter diesem von Dr. Sarno beschriebenen Problem leiden. Sie haben aber gute Chancen, Ihren Zustand schon allein dadurch zu verbessern, dass Sie sich Ihres unterdrückten Ärgers oder Zornes als Ursache Ihrer Schmerzen bewusst werden.

Zu Beginn mag es Ihnen vielleicht schwer fallen, zu akzeptieren, dass die strukturellen Veränderungen auf dem Röntgenbild absolut nichts mit Ihren Schmerzen zu tun haben. Auch die Ärzte tun sich schwer, in ihrer Therapieplanung von den körperlichen Befunden abzurücken. Aber spätestens dann, wenn die kausalen Maßnahmen nicht fruchten, ist man gut beraten, sich den emotionalen Hintergrund des Krankheitsbildes anzuschauen. Immer mehr Ärzte sind in dieser Richtung aufgeschlossen und bieten ihren Patienten ein »ganzheitliches« Behandlungskonzept an. Leider sind aber viele Patienten mit chronifizierten Rückenschmerzen nicht bereit, sich »ganzheitlich« in diese Form der Behandlung einzubringen.

TMS wird aufgrund einer neuen Veröffentlichung von Dr. Sarno in den USA wieder aktuell diskutiert. Seine Theorien werden unter Experten kontrovers diskutiert. Wir sind jedoch große Befürworter seiner Arbeit und seiner Ansichten und sind der Überzeugung, dass seine Methode vielen Patienten hilft. Dr. Sarno hat durch seine Bücher in den USA einen großen Einfluss. Auch andere Autoren beziehen sich in ihren Veröffentlichungen auf seine Arbeit.

Die Cybertech-Orthese

Korsetts gibt es seit Jahren in den unterschiedlichsten Farben und Formen. Jetzt ist ein neues Produkt am Horizont aufgetaucht: die »Cybertech-Orthese«. Dieses Korsett (auch *Lumbarorthese* genannt) soll im Gegensatz zu vergleichbaren Produkten auf dem Markt wesentlich mehr Komfort, Unterstützung und Stabilität bieten. Tatsächlich glaubt auch ihr Entwickler, der Wirbelsäulenchirurg Dr. Stephen Hochschuler, dass die Cybertech-Orthese das benutzerfreundlichste Korsett ist, das der Markt zurzeit zu bieten hat. Mit einem einfachen, wie auch genialen Flaschenzugsystem kann dieses Korsett einen Kompressionsdruck der Stärke aufbauen, wie ihn bisher nur große, sperrige, teure, industriell hergestellte Korsetts erzielen konnten.

Die Cybertech-Orthese ist leicht an- und auszuziehen und ohne Schwierigkeiten in der Weite verstellbar. Wenn Sie es enger stellen, wird Ihre Wirbelsäule entlastet, indem das Korsett den Druck auf Ihre Bauchregion erhöht. Durch die Druckreduktion verringert sich die Verletzungsgefahr für Ihre Wirbelsäule und die bereits geschwächten Regionen werden unterstützt. Gleichzeitig wird die Gefahr von Rückfällen und neuen Verletzungen reduziert. Die Cybertech-Orthese erlaubt seinem Träger außerdem, sich während einer akuten Phase von Rückenschmerzen oder Verspannungen gut zu bewegen und allgemein besser zu fühlen. Der unterstützende Druck für Ihre Muskulatur kann Schmerzen reduzieren, indem der Reiz, der über die Nerven zur Wirbelsäule gesendet wird, verändert wird. Vielleicht haben Sie schon einmal gehört, dass Korsetts Schwäche und Atrophie der Muskeln verursachen können. Diese allgemeine Annahme ist ein Märchen, da sehr viel davon abhängt, *wie* Sie das Korsett tragen. Korsetts für den Lendenwirbelbereich können täglich getragen werden, ohne Muskelschwäche oder Atrophie zu verursachen, solange Sie nicht aufhören, Ihre Rückenübungen zu machen. Wir verschreiben die Cybertech-Orthese meist in Kombination mit einem Rückentrainingsprogramm. Es kann Ihnen zudem dabei helfen, Ihren Rücken während längeren Phasen des Sitzens oder Autofahrens zu unterstützen. Die Cybertech-Orthese wird heute gerne nach Wirbelsäulenfrakturen oder chirurgischen Eingriffen eingesetzt. Darüber hinaus lässt sie sich unterstützend in akuten bis subakuten Rückenschmerzsituationen in Verbindung mit einer aktivierenden Gymnastik sinnvoll einsetzen. Bei chronischen Rückenschmerzen ist jedoch kein großer Nutzen zu erwarten.

Magnetresonanz-Neurographie: Ein Foto von Ihren Nerven schießen

Bei Wirbelsäulenerkrankungen und Rückenschmerzen können schon eine gute Anamnese sowie eine gründliche körperliche Untersuchung Ihrem Arzt viele Hinweise auf die Ursache Ihrer Beschwerden geben. Ist danach immer noch nicht klar, wo Ihr Problem liegt, dann benötigen Sie vielleicht die Hilfe bildgebender Verfahren, wie dem Röntgen, der Computertomographie (CT) oder der Magnetresonanztomographie (MRT). Bildgebende Verfahren können auch bei vermuteten Tumoren oder im Vorfeld einer Operation zum Einsatz kommen (siehe hierzu auch Kapitel 6). Mithilfe der Magnetresonanz-Neurographie (MR-Neurographie) kann Ihr Arzt genauere Aufnahmen von Ihren Nerven machen.

Magnetresonanz-Neurographie stellt die Verfeinerung der Magnetresonanztomographie-Technologie dar und liefert ein exzellentes Bild Ihrer Nerven. Vor dieser Erfindung war ein solch hoher Grad an Bildgenauigkeit mit einer gewöhnlichen Magnetresonanztomographie schlichtweg nicht erreichbar. Die Ergebnisse der Magnetresonanz-Neurographie sind überwältigend, wenn man sich die Größe eines Nervs und die Komplexität seiner Einzelheiten vor Augen führt. Wenn Sie beispielsweise einen gequetschten Nerv haben, kann Ihnen ein Magnetresonanz-Neurogramm die genaue Lokalisation der Läsion zeigen. Die Untersuchung läuft wie eine Magnetresonanztomographie ab. In Kapitel 6 finden Sie ausführlichere Informationen dazu.

Letztlich muss Ihr Arzt entscheiden, ob eine Magnetresonanz-Neurographie bei der Ermittlung der Ursache Ihrer Rückenschmerzen behilflich sein kann.

Leider ist die Magnetresonanz-Neurographie noch so neu, dass Ihr Arzt möglicherweise noch nicht davon gehört hat! Nur wenige Magnetresonanztomographie-Geräte sind von so hoher Qualität, dass sie für diese Untersuchung geeignet sind. Darüber hinaus haben viele Radiologen keine Ausbildung im Auswerten und Interpretieren dieser Bilder. Die Wahrscheinlichkeit, ein Magnetresonanz-Neurographie-Gerät zu finden, ist an Universitäten am höchsten.

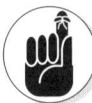
Wenn Ihnen eine Wirbelsäulenoperation bevorsteht, ist es meist nicht notwendig, ein Magnetresonanz-Neurogramm vor dem Eingriff anzufertigen. In den meisten Fällen ist ein Magnetresonanztomogramm Ihrer Lenden- oder Halswirbelsäule sehr differenziert und somit völlig ausreichend. Ihr Chirurg wird sich sehr sicher darin sein, was bei Ihnen nicht in Ordnung ist und wie die chirurgische Lösung Ihres Problems auszusehen hat. Sind die Bilder jedoch nicht eindeutig und ist sich Ihr Arzt nicht sicher, woher Ihre Schmerzen genau kommen, sollten Sie es in Erwägung ziehen, ihn nach der Magnetresonanz-Neurographie zu fragen.

Mentale Vorbereitung auf die Wirbelsäulenoperation

Die psychische Vorbereitung auf Ihre Wirbelsäulenoperation ist einfach in der Durchführung, sicher, nebenwirkungsfrei und zudem rentabel. Über 200 Studien, die in den letzten 30 Jahren mit mehreren Tausend Patienten durchgeführt wurden, haben erwiesen, dass die psychische Vorbereitung auf chirurgische Eingriffe viele Vorteile mit sich bringt.

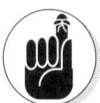
Das Operationsvorbereitungsprogramm ist unkompliziert. Sie können die meisten Übungen selbstständig durchführen. Die mentale Vorbereitung auf eine Operation zeigt folgende positive Auswirkungen:

✔ Weniger Stress vor und nach dem Eingriff

✔ Geringerer Bedarf an Schmerzmedikamenten

✔ Schnellere Heilung

✔ Höhere Zufriedenheit in Bezug auf Ihre Behandlung

Trotz der eindeutigen Ergebnisse wissenschaftlicher Studien wird die psychologische Operationsvorbereitung in der Praxis vernachlässigt. Die Gründe hierfür sind vielfältig, doch die wohl einfachste Erklärung ist die, dass Chirurgie traditionell mit technischen Begrifflichkeiten verbunden wird: Die »kaputten« Körperteile müssen »repariert« werden, ohne dass Sie als ganze Person betrachtet werden.

Technische Errungenschaften in der Wirbelsäulenchirurgie und ein gutes Gesundheitspflegesystem lassen den Trend Richtung kürzerer Klinikaufenthalte und einer höheren Anzahl an ambulanten Operationen gehen. Als Ergebnis dessen haben Ihre Ärzte, Chirurgen und das Pflegepersonal während des chirurgischen Prozesses deutlich weniger Kontakt zu Ihnen als noch vor einem Jahrzehnt. Dieser Mangel an Kontakt macht es für Ihre betreuenden Ärzte immer schwieriger, Sie angemessen auf Ihre Operation vorzubereiten, Ihren Krankheitsverlauf zu überwachen und Sie während der postoperativen Phase zu begleiten.

Übernehmen Sie möglichst viel Verantwortung und spielen Sie eine aktive Rolle in Ihrem Therapieplan, dann profitieren Sie am meisten von Ihrer medizinischen Versorgung. Eine psychische Vorbereitung auf die Operation kann Ihnen dabei helfen.

Im Folgenden finden Sie einige wichtige Punkte für die mentale Vorbereitung auf Ihre Operation:

- ✔ **Informationen über Ihre Operation:** Der erste Schritt bei der Vorbereitung auf die Operation besteht darin, so viel wie möglich über den bevorstehenden Eingriff in Erfahrung zu bringen. Dies schließt ein, dass Sie Informationen zusammentragen und Fragen stellen, um sicherzugehen, dass Sie auch alles verstanden haben.

- ✔ **Angemessene Schmerzmedikation:** Nahezu alle chirurgischen Eingriffe verursachen postoperativ leichte bis starke Schmerzen, und wenn es Ihnen wie den meisten Menschen ergeht, dann bereiten Ihnen die zu erwartenden Schmerzen die meisten Sorgen. Eine gute postoperative Schmerzkontrolle ist für den Erfolg Ihrer Operation unbedingt notwendig. Postoperative Schmerzen, die unzureichend behandelt werden, können Ihre Heilung und Genesung verlangsamen sowie demoralisierend auf Sie und Ihre Familie wirken. Selbst wenn Ihr Chirurg die Bedeutung postoperativer Schmerzkontrolle herunterspielt, ist es für Sie wichtig, vor Ihrer Operation mit Ihrem Arzt über Schmerzen nach der Operation zu sprechen.

- ✔ **Kognitive Techniken:** Mit »kognitiven Verhaltenstechniken« versuchen Sie zu erreichen, dass Dinge sich so entwickeln, wie Sie es erwarten (siehe hierzu Kapitel 12). Diese Übungen können Ihnen helfen, sich auf die Operation vorzubereiten, auftretende Ängste und Befürchtungen abzubauen und Stress und Schmerzen vorzubeugen.

- ✔ **Entspannungstechniken:** Stress wirkt sich schädlich auf Ihren Körper aus. Er führt unter anderem zu erhöhtem Blutdruck, beschleunigter Herzfrequenz, Muskelanspannungen, schneller oder flacher Atmung, Ausschüttung von Stresshormonen, eingeschränkter Blutversorgung in bestimmten Körperteilen, verminderter Funktion des Immunsystems sowie langsamerer Heilung des Gewebes. Entspannungsübungen können Stress aktiv entgegenwirken, das Schmerzempfinden verringern, Übelkeit vorbeugen, das Immunsystem stärken sowie Ihre Atmung verbessern. Sie können zwischen sehr vielen unterschiedlichen Techniken wählen, die zur Entspannung führen, beispielsweise gibt es diverse Atemtechniken, progressive Muskelentspannung nach Jacobson, das Visualisieren einer friedvollen Szenerie, Meditation und viele weitere Methoden, die Sie anwenden können. Einen Überblick über all diese Techniken finden Sie in Kapitel 12.

✔ **Spirituelle Aspekte:** Obwohl viele Menschen der Überzeugung sind, dass die Geisteshaltung eines Menschen eine große Rolle hinsichtlich seines Wohlbefindens spielt, wird dieser Punkt von Ärzten nur ungern thematisiert. Vielleicht scheuen Sie sich ebenfalls, dieses Thema anzusprechen. Jüngste Untersuchungen haben jedoch gezeigt, dass Spiritualität einen positiven Einfluss auf Ihre Gesundheit haben kann und sich bei einer Operation förderlich auswirkt.

✔ **Selbstbewusstes Auftreten:** Eine Operation und die postoperative Erholungsphase kann zu stressbehafteten Situationen führen, bei denen ein selbstbewusstes, bestimmtes Verhalten Ihrerseits wichtig für Ihre gute ärztliche Versorgung ist. Auch im Beruf, zu Hause oder beim Arzt kann selbstbewusstes Auftreten gefordert sein.

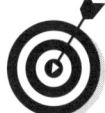

Eine gute psychische und mentale Operationsvorbereitung bringt viele Vorteile bei minimalem Zeitaufwand mit sich. Obwohl es mittlerweile genügend Studien gibt, die die Effektivität beweisen, ist die mentale Vorbereitung auf Operationen keine Standardmethode in der Schulmedizin. Deshalb müssen Sie sich eventuell selbst um eine solche Vorbereitung kümmern und Ihre Ärzte und Chirurgen über Ihr Vorhaben informieren.

Spinalendoskopie

Die Spinalendoskopie ist eine neue High-Tech-Methode, die ihren Einsatz bei der Diagnose und Therapie chronischer Schmerzen im unteren Wirbelbereich oder den Beinen haben kann.

Die Spinalendoskopie ist eine chirurgische Methode, bei der mit einer flexiblen optischen Faser und einer kleinen Röhre (Katheder genannt), bestimmte Teile Ihrer Wirbelsäule, einschließlich der Muskeln und Nerven, betrachtet und auch behandelt werden. Diese Methode ist minimal-invasiv (sehr kleine Operationswunde) und kann bei ambulanten Operationen angewendet werden. Im Vergleich zur traditionellen Wirbelsäulenchirurgie bringt die Spinalendoskopie einige Vorteile mit sich: Sie ist wenig invasiv und gewährleistet daher eine schnellere Erholung von der Operation und ist kostengünstiger.

Während einer Spinalendoskopie sind Sie wach und liegen auf dem Bauch. Vor dem Eingriff erhalten Sie besondere Medikamente zur Beruhigung. Sie bekommen eine lokal verabreichte Betäubungsspritze, die für Schmerzfreiheit im betroffenen Gebiet sorgt. Möglicherweise püren Sie den Einstich der Spritze in den Rücken, direkt über dem Gesäß. Dann wird das Endoskop gemeinsam mit dem Katheder durch ein kleines Loch in die Gegend der Wirbelsäule, jedoch nicht in das Rückenmark selbst, geführt. Ihr Arzt bedient sich eines Röntgengeräts, um das

Endoskop unter Sichtkontrolle sicher zu führen. Das Bild kann er dann auf einem Monitor sehen.

Bei der spinalendoskopischen Untersuchung sucht Ihr Arzt auf dem Monitor nach Gewebsveränderungen, Entzündungen und Verwachsungen. Obwohl manche Patienten für den Eingriff sehr stark medikamentös beruhigt werden, kann es hilfreich sein, wenn Sie während der Operation wach sind und sich mit Ihrem Arzt unterhalten können. Ihr Arzt bewegt das Endoskop vorsichtig in Richtung des mutmaßlichen Problembereichs in Ihrer Wirbelsäule, um sehen zu können, ob hier die Ursache für Ihre Symptome liegt. Dieses Verfahren ermöglicht es Ihrem Arzt sicherzustellen, dass die Problembereiche für eine nachfolgende Therapie genauestens lokalisiert werden können.

Die Prozedur dauert etwa 30 Minuten. Sie werden entlassen, sobald Sie sich vollständig von der Operation und der Anästhesie erholt haben (das dauert in etwa eine Stunde). Ihr Arzt sollte Ihnen detaillierte schriftliche Anweisungen sowie Termine für die Nachuntersuchungen mit nach Hause geben. Planen Sie ein, dass Sie nach dem Eingriff nicht selbst Auto fahren können und dass Sie sich den Rest des Tages ausruhen sollten.

Die Spinalendoskopie (gelegentlich auch Schlüsselloch-Top genannt) ist sicherlich nicht für jedermann geeignet. Sie mag für Sie richtig sein, wenn Sie unter chronischen Rückenschmerzen oder Schmerzen, die in Ihr Gesäß oder Ihre Beine ziehen, leiden. Die Spinalendoskopie kommt nur für Sie in Betracht, wenn Sie nicht auf andere, konservative Therapien angesprochen haben, die keiner Chirurgie bedürfen (wie in Kapitel 7 beschrieben), wie beispielsweise Physiotherapie, Medikamente und so weiter. Auch wenn Sie noch an weiteren Erkrankungen leiden oder psychische Probleme haben, sind Sie vielleicht nicht der geeignete Kandidat für den Eingriff. Ihr behandelnder Arzt wird die Entscheidung treffen, ob die Spinalendoskopie für Sie die Methode der Wahl ist oder nicht.

Die Risiken, die mit der Spinalendoskopie verbunden sind, sind minimal. An der Stelle, an der das Endoskop und der Katheder eingeführt wurden, spüren Sie möglicherweise leichte Schmerzen. Eventuell treten vorübergehende Symptome auf, wie etwa die zeitweilige Verschlechterung Ihrer Schmerzen im Rücken oder den Beinen oder Ihrer Kopfschmerzen. Sehr selten treten Komplikationen wie Infektionen oder Nervenverletzungen auf, die aber mit der Zeit meist heilen. Vergessen Sie nicht, dass Sie den endgültigen Erfolg der Spinalendoskopie erst einige Wochen nach dem Eingriff beurteilen können.

Dennoch kommt es bei diesem minimal-invasiven Verfahren immer wieder einmal zu Komplikationen in Form von Verletzungen an Nervenstrukturen oder kleineren Blutgefäßen. Denn die Hauptschwierigkeit für den Operateur bereitet der Weg zurück. Auf dem Weg vorwärts sieht der Operateur alles, der Rückzug des Endoskops gleicht gelegentlich einem »Blindflug« und fordert die ganze Erfahrung und großes Fingerspitzengefühl.

Präventive Analgesie

Analgesie bedeutet Schmerzfreiheit, präventiv heißt vorbeugend. Hier ist die Schmerzbehandlung vor oder während der Operation gemeint.

Die präventive Analgesie ist jüngst ins Blickfeld der Forschung gerückt. Es handelt sich dabei um eine Methode, die Sie durchaus in Betracht ziehen sollten, wenn Ihnen eine Wirbelsäulenoperation bevorsteht, selbst wenn Ihr behandelnder Arzt und Ihr Chirurg vielleicht nicht wirklich vertraut mit der Methode sind. Die Forschung auf diesem Gebiet ist jedoch sehr vielversprechend und zeigt, dass Patienten, bei denen präventive Analgesie angewendet wurde, nach der Operation weniger Schmerzen haben und somit auch weniger Schmerzmedikament benötigen.

Präventive Analgesie beruht auf der Idee, dass vom Gewebe ausgehende Schmerzreize dauerhafte Veränderungen in Ihrem Nervensystem verursachen können, was eine Schmerzüberempfindlichkeit zur Folge hat. In diesen Fällen nehmen Sie ein stetes Schmerzsignal wahr, das vom Ort des verletzten Gewebes kommt, selbst wenn das Gewebe schon lange verheilt ist. Es ist fast so, als würde Ihr Nervensystem falsche Schmerzsignale aussenden. Ein Beispiel dafür, wann diese »falschen Schmerzreize« auftreten können, ist die Gewebsverletzung, die durch die Operation selbst verursacht wird. In dieser Situation empfinden Sie noch lange, nachdem Ihre Operationswunden verheilt sind, einen andauernden Schmerz.

Das Ziel der präventiven Analgesie besteht darin, zu vermeiden, dass die Schmerzsignale Ihr Rückenmark erreichen, so dass keine bleibenden Nervenschädigungen auftreten können.

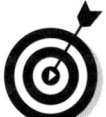

Die Anwendung präventiver Analgesie erfordert Handeln vor der Operation oder auch während des Eingriffs selbst. Dieses Handeln kann folgendermaßen aussehen:

- ✔ Verabreichung von Opiaten, nicht-steroidalen Entzündungshemmern (NSAID) oder anderer Schmerzmedikamente vor der Operation
- ✔ Injektion von Lokalanästhetika in den Bereich, der operiert wird (während der Operation)
- ✔ Injektion von Lokalanästhetika um die Nerven, die für die Schmerzweiterleitung zum Rückenmark hin verantwortlich sind (entweder vor oder während der Operation)
- ✔ Injektion von Lokalanästhetika in Ihre Wirbelsäule, um Nervenimpulse zu blockieren

Präventive Analgesie kann vor und/oder während der Operation angewendet werden. Welche Medikamente Sie vor der Operation von Ihrem Arzt bekommen, hängt von einer ganzen Anzahl an Faktoren ab, mit denen sich Ihr Arzt befassen muss. Beispielsweise dürfen Sie vor einer Wirbelsäulenoperation möglicherweise keine Entzündungshemmer einnehmen, sondern müssen auf andere Medikamente zur präventiven Analgesie zurückgreifen.

Präventive Analgesie ist eine relativ neue Erfindung, die noch nicht sehr häufig genutzt wird. Sie sollten diese Möglichkeit jedoch mit Ihrem behandelnden Chirurgen oder Anästhesisten besprechen. Sie sollten präventive Analgesie besonders dann in Betracht ziehen, wenn Sie schon vor der Operation an starken Schmerzen leiden. Wissenschaftliche Studien beweisen, dass präventive Analgesie im Falle starker wirbelsäulenbezogener Schmerzen vor Operationen (insbesondere nerven-assoziierten Schmerzen) eine postoperative Verschlimmerung der Schmerzen verhindern kann.

Schwere Bandscheibenvorfälle ohne Chirurgie behandeln

In der Vergangenheit haben Wirbelsäulenchirurgen bei schweren Bandscheibenvorfällen eher zur Operation geraten als zu konservativen Therapieversuchen. Chirurgen haben die Operation vorgeschlagen, weil sie Angst vor den Komplikationen hatten, die ein schwerer Bandscheibenvorfall verursachen kann, wenn er nicht chirurgisch behandelt wird.

Bei einer kürzlich von uns durchgeführten Studie haben wir uns einmal angeschaut, was passiert, wenn Patienten mit »massiven« Bandscheibenvorfällen (von 7 mm bis 17 mm) mit konservativen Therapiemethoden und Zeit behandelt werden. Nach den gängigen Kriterien wären diese Patienten aufgrund der Schwere ihrer Symptome meist als chirurgische Fälle eingestuft worden.

Von den Patienten wurden zuerst Magnetresonanztomogramme angefertigt, um das Vorhandensein und die Schwere des Bandscheibenvorfalls zu dokumentieren. Die Patienten erhielten dann eine konservative Behandlung, was im Einzelnen eingeschränkte Bettruhe, Physiotherapie, Medikamententherapie, epidurale Steroidinjektionen und Zeit zum Heilen bedeutete. Alle Patienten wurden nach mindestens sechs Monaten zur Kontrolle einer zweiten Magnetresonanztomographie unterzogen.

Unsere Studie ergab eine beeindruckende Verkleinerung des vorgefallenen Anteils der Bandscheibe um durchschnittlich 62 Prozent. Die Untersuchung zeigt, dass selbst ein schwerer Bandscheibenvorfall nicht automatisch operiert werden muss. In vielen Fällen kann eine konservative Therapie selbst dann erfolgreich sein, wenn Ihre vorgefallene Bandscheibe so groß ist wie ein Bus (nun ja, vielleicht so groß wie ein VW-Käfer).

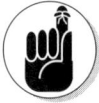

Diese Studie besagt nicht, dass die chirurgische Therapie für die Behandlung von Bandscheibenvorfällen ungeeignet ist. Bei ausgewählten Patienten kann sie, wie in Kapitel 8 besprochen, sehr erfolgreich sein. Die Studie stellt nur die Möglichkeit der nicht-chirurgischen Therapie heraus, die Sie mit Ihrem Arzt besprechen können, wenn Sie unter einem schweren Bandscheibenvorfall leiden.

Fortschritte in der Wirbelsäulenchirurgie

Dr. Theodor Goldstein vom Cedars-Sinai Medical Center in Los Angeles beschreibt eine neue Entwicklung, die die Bandscheibenchirurgie möglicherweise revolutionieren wird. Dieses Verfahren heißt IDET (*intradiscal electrothermal annuloplasty*, zu Deutsch: elektrothermische

Operation des Faserknorpels der Bandscheibe) und manche Forscher sind der Überzeugung, dass es die meisten heute üblichen Spondylodesen ersetzen kann. (Wie wir in Kapitel 8 erklären, ist die Spondylodese eine aufwändige Operation, in der zwei benachbarte Wirbel miteinander verbunden werden.)

Die IDET dauert etwa 15 Minuten und kann unter lokaler Betäubung vorgenommen werden. Eine Spondylodese schließt eine Vollnarkose, mehrere Tage im Krankenhaus und mehrere Monate Rehabilitation nach der Operation mit ein.

Um zu verstehen, wie die IDET funktioniert, müssen Sie sich eine Bandscheibe vorstellen, die wie ein Autoreifen zwischen zwei Wirbeln liegt. Dieser Autoreifen besteht aus dicht miteinander verwobenen Bändern und ist mit einem zahnpastaartigen Gel gefüllt (siehe hierzu auch Kapitel 2). Wenn sich die Bandscheibe in einem guten Zustand befindet, wirkt sie wie ein Stoßdämpfer zwischen den Wirbeln. Es gibt viele Gründe, weshalb die Bänder, aus denen die Bandscheibe besteht, reißen oder sich lockern können und dabei Nerven und Gefäße in die Bandscheibe eintreten lassen können (wo diese nicht hingehören). Die eingetretenen Nerven werden vom Wirbel gequetscht und verursachen starke Schmerzen.

Bei IDET wird der Reifen (die Bandscheibe) sozusagen repariert, anstatt dass sie hinausgeworfen wird. IDET arbeitet mit einem Spinalkatheter. Das ist eine etwa 15 cm lange Nadel mit einem feinen Schlauch, an dessen einem Ende ein Heizelement sitzt. Der Schlauch wird durch die Nadel in die betroffene Bandscheibe eingeführt. Dann wird das Heizelement 14 bis 17 Minuten lang auf 92° Celsius erhitzt. Die Hitze tötet die Nerven ab, die in die Bandscheibe eingedrungen sind und bildet einen neuen Verschluss, indem es die umliegenden Bänder verengt. (Das ist so ähnlich wie »Reifen flicken«.)

Diese Methode wird noch weiter erforscht. Bisher wurden erst 700 Patienten so behandelt. Die vorliegenden Ergebnisse sind jedoch gut: 80 Prozent der Patienten berichten über verminderte Schmerzen, erhöhte Beweglichkeit und einen geringeren Bedarf an Schmerzmedikament.

Vorteile der implantierbaren Schmerztherapien

Wie wir in Kapitel 7 beschreiben, gehören implantierbare Schmerzmedikamente zu den invasivsten konservativen Therapien. Es gibt zwei verschiedene Arten von implantierbaren Schmerztherapien: sie Rückenmarksstimulation (engl. *spinal cord stimulation,* daher auch im deutschen Sprachraum SCS genannt) und die intraspinale Medikamenten-Infusionstherapie.

Beide Methoden erfordern minimale chirurgische Eingriffe, um die Medikamente bzw. Stimulationselektroden an ihrem Bestimmungsort deponieren zu können. Die Medikamente wie auch die Elektroden haben keine Heilwirkung; sie lindern lediglich Ihre Schmerzen. Die Therapie sollte nur dann eingesetzt werden, wenn alle anderen Therapien bei Ihnen ausprobiert wurden und versagt haben.

Vorteile der Rückenmarksstimulation

Wie wir in Kapitel 7 erklären, bedeutet die Rückenmarksstimulation, dass Elektroden in den Epiduralspalt Ihrer Wirbelsäule eingesetzt werden. Diese Elektroden senden schwache elektrische Signale an das Rückenmark, was die Schmerzreize davon abhält, den Weg bis zum Gehirn zurückzulegen. Kurz gesagt: Die Rückenmarksstimulation blockiert die ankommenden Schmerzreize, um Ihnen Erleichterung zu verschaffen.

Bis vor kurzem hat man die Rückenmarksstimulation meist nur bei Schmerzen eingesetzt, die vom Rücken in die Beine ausstrahlten (siehe Kapitel 7). Neuere Studien zeigen jedoch, dass Elektroden, die näher beieinander liegen, einen stärkeren rückenmarksstimulierenden Effekt haben als weiter auseinander liegende. Durch enger beieinander liegende Elektroden, auch »dual lead system« genannt, kann die Rückenmarksstimulation sowohl für Schmerzen in den Beinen als auch für Rückenschmerzen eingesetzt werden.

Es ist bereits ein Dual-Lead-System auf dem Markt, das vollständig in den Körper implantiert werden kann. Diese Technologie sollte in naher Zukunft überall verfügbar sein. Dann kann die Rückenmarksstimulation die Schmerzmittel-Implantate bei Patienten ersetzen, die ausschließlich unter Schmerzen in den unteren Wirbelsäulenabschnitten leiden.

Generell sollte aber vor einer Implantation getestet werden, inwieweit der bestehende Schmerzzustand überhaupt auf eine Elektrostimulation anspricht. Dies kann entweder über die TENS oder aber über eine versuchsweise Platzierung der Elektroden geschehen.

Neue Medikamente für intraspinale Medikamenten-Infusionssysteme

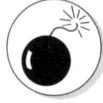

Die US-amerikanische Zulassungsbehörde für Arzneimittel führt zurzeit das Zulassungsverfahren für zwei in der intraspinalen Infusionstherapie eingesetzte Medikamente durch. Eines dieser Medikamente, Morphin, ist bereits für die Behandlung von Schmerzen mittels eines Pumpsystems zugelassen.

Normalerweise werden Arzneimittel von der zuständigen Zulassungsbehörde zugelassen, bevor sie auf den Markt kommen dürfen. Es gibt jedoch auch die Möglichkeit, Medikamente nicht gemäß ihrer Zulassung zu gebrauchen. Beispielsweise können auch solche Arzneimittel in ein Pumpsystem eingespeist werden, die nicht ausdrücklich dafür vorgesehen sind, oder es können mehrere Arzneimittel im Pumpsystem gemischt werden. So kann die Wirksamkeit der Therapie mit einem Medikamenten-Infusionssystemen rasch verbessert werden. Schmerzmediziner, darunter viele Anästhesisten, verwenden zunehmend andere Medikamente in Pumpen, um Rückenschmerzen zu behandeln. Lokalanästhetika sind von der Zulassungsbehörde für die Spinalanästhesie zugelassen, nicht jedoch für die Verwendung in intraspinalen Medikamenten-Infusionssystemen (obwohl die Medikamente an genau derselben Stelle der Wirbelsäule injiziert werden). Mischt man Lokalanästhetika mit dem Morphin in der Pumpe, dann sinkt der Bedarf an Morphin und

Sie haben weniger Schmerzen. Andere Medikamente aus der Morphin-Familie haben vielleicht Eigenschaften, auf die Sie besser ansprechen als auf die des Morphins.

✔ Clonidin, ein Medikament, das ursprünglich entwickelt wurde, um hohen Blutdruck zu behandeln, wird nun in der Pumpe benutzt, um Schmerzen behandeln zu können, ohne auf Opiate zurückgreifen zu müssen. Wird ein solches Medikament verwendet, vermeidet man Opiat-Nebenwirkungen, wie beispielsweise Schwindel, Verstopfung oder Übelkeit.

Bei Rückenschmerzen, die nur ungenügend auf andere konventionelle Therapien ansprechen, könnten diese Medikamente in intraspinalen Infusionssystemen eingesetzt werden.

Anhang

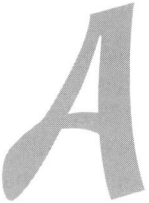

Hier finden Sie weitere Informationen

Akupunktur, Akupressur

DÄGfA – Deutsche Ärztegesellschaft für Akupunktur e.V.
Würmtalstraße 54
81375 München
Tel.: 089-7 10 05-11, Fax: 089-7 10 05-25
E-Mail: fz@daegfa.de, http://www.daegfa.de

Autogenes Training

Deutsche Gesellschaft für ärztliche Hypnose und Autogenes Training e.V.
Postfach 1365
41436 Neuss
Tel.: 02131-46 33 70, Fax: 02131-46 33 71
E-Mail: info@dgaehat.de, http://www.dgaehat.de

Biofeedback

Deutsche Gesellschaft für Biofeedback e.V.
Klinik Roseneck
Am Roseneck 6
83209 Prien am Chiemsee
Tel.: 08051-68-0, Fax: 08051-68 36 90
E-Mail: praesident@dgbfb.de, http://www.dgbfb.de

Chirotherapie

Deutsche Gesellschaft für Chirotherapie und Osteopathie e.V. (DGCO)
Lamontstraße 8
81679 München
Tel.: 089-9901 3999, Fax: 089-99 01 38 88
http://www.dgco.de

Ernährung

Deutsche Gesellschaft für Ernährung e.V. (DGE)
Godesberger Allee 18
53175 Bonn
Tel.: 0228-37 76-600
E-Mail: webmaster@dge.de, http://www.dge.de

Homöopathie

Deutscher Zentralverein homöopathischer Ärzte e.V. (DZVHAE)
Am Hofgarten 5
53113 Bonn
Tel.: 0228-2 42 53 30, Fax: 0228-2 42 53 31
E-Mail: info@dzvhhae, http://www.welt-der-homöopathie.de

Hypnose

Deutsche Gesellschaft für Hypnose e.V.
Druffels Weg 4
48653 Coesfeld
Tel.: 02541-88 07 60
E-Mail: dgh-geschaeftsstelle@t-online.de, http://www.dgh-hypnose.de

Milton H. Erickson Gesellschaft für Klinische Hypnose e.V.
Waisenhausstraße 55
80637 München
Tel.: 089-34 02 97 20
E-Mail: monika.kohl@meg-hypnose.de, http://www.meg-hypnose.de

Deutsche Gesellschaft für ärztliche Hypnose und Autogenes Training e.V.
Postfach 1365
41436 Neuss
Tel.: 02131-46 33 70, Fax: 02131-46 33 71
E-Mail: info@dgaehat.de, http://www.dgaehat.de

Krankengymnastik und Physiotherapie

Deutscher Verband für Physiotherapie
Zentralverband der Physiotherapeuten/Krankengymnasten e.V. (ZVK)
Deutzer Freiheit 72–74
50679 Köln
Tel.: 0221-9 81 02 70, Fax: 0221-98 10 27 25
E-Mail: info@zvk.org, http://www.zvk.org

Forschungs- und Schulungszentrum für Brügger-Therapie
Nordsee-Reha-Klinik II
Wohldweg 7
25826 St. Peter-Ording
Tel.: 0 48 63-7 06-23 75, Fax: 0 48 63-7 06-23 57
E-Mail: info@bruegger-therapie.de, http://www.bruegger-therapie.de

Musiktherapie

Deutsche Gesellschaft für Musiktherapie e.V. (DGMT)
Libauer Straße 17
10245 Berlin
Tel.: 030-29 49 24 93, Fax: 030-29 49 24 94
E-Mail: info@musiktherapie.de, http://www.musiktherapie.de

Osteopathie/Chirotherapie

Deutsche Gesellschaft für Chirotherapie und Osteopathie e.V. (DGCO)
Lamontstraße 8
81679 München
Tel.: 089-99 01 39 99, Fax: 089-99 01 38 88, http://www.dgc.de

Psychologie und Psychotherapie

Deutsche Gesellschaft für Verhaltensmedizin und Verhaltensmodifikation e.V.
c/o Institut für Psychologie
Philipps-Universität Marburg
Gutenbergstraße 18
35032 Marburg
E-Mail: admin@dgvm-online.de, http://www.dgvm-online.de

Deutsche Gesellschaft für Psychologie (DGPs)
Postfach 42 01 43
48068 Münster
Tel.: 02533-2 81 15 20, Fax: 02533-26 55 25 05
E-Mail: geschaeftsstelle@dgps.de, http://www.dgps.de

Deutsche Gesellschaft für Psychologische Schmerztherapie und -forschung
Abteilung Psychosomatische Medizin und Psychotherapie der Universität Ulm
Am Hochsträß 8
89081 Ulm
Prof. Dr. Harald C. Traue
Tel.: 0731-50 02 56 10, Fax: 0731-50 02 56 32
E-Mail: harald.traue@medizin.uni-ulm.de

Deutsche Gesellschaft für Verhaltenstherapie e.V. (DGVT)
Neckarhalde 55
72070 Tübingen
Tel.: 07071-9 43 40, Fax: 07071-94 34 35
E-Mail: dgvt@dgvt.de, http://www.dgvt.de

Schmerz

Bundesverband Deutsche Schmerzhilfe e.V. (DSH)
Sietwende 20
21720 Grünendeich
Tel.: 04142-81 04 34, Fax: 04142-81 04 34
E-Mail: geschaeftsstelle@schmerzhilfe.org, http://www.schmerzhilfe.de

Deutsche Gesellschaft zum Studium des Schmerzes e.V. (DGSS)
Obere Rheingasse 3
56154 Boppard
Tel.: 06742-80 01 21, Fax: 06742-80 01 22
E-Mail: info@dgss.org, http://www.dgss.org

Deutsche Interdisziplinäre Vereinigung für Schmerztherapie DIVS e.V.
Schmerztherapie St.-Josef-Hospital
Gudrunstraße 56
44791 Bochum
Prof. Dr. H. Laubenthal
Tel.: 0234-5 09 32 10, Fax: 0234-5 09 32 09
E-Mail: heinz.laubenthal@ruhr-uni-bochum.de, http://www.divs-ev.de

Wissenschaftliche Fachgesellschaften

Bundesärztekammer
Herbert-Lewin-Platz 1
10623 Berlin
Postfach 12 08 64
10589 Berlin
Tel.: 030-40 04 56-0, Fax: 030-40 04 56-388
E-Mail: info@baek.de, http://www.baek.de

Kassenärztliche Bundesvereinigung
Herbert-Lewin-Platz 2
10623 Berlin
Tel.: 030/40 05-0, Fax: 030/40 05-15 90
E-Mail: info@kbv.de, http://www.kbv.de

Arbeitsgemeinschaft der Wissenschaftlichen Medizinischen Fachgesellschaften (AWMF)
Moorenstraße 5
40225 Düsseldorf
Tel.: 0211-31 28 28, Fax: 0211-31 68 19
E-Mail: awmf@awmf.org, http://www.awmf.org

Deutsche Gesellschaft für Orthopädie und Orthopädische Chirurgie e.V.
Kronprinzendamm 15
10711 Berlin
Tel.: 030-79 74 44 42, Fax: 030-79 74 44 41
E-Mail: dgooc@bvonet.de, http://www.dgooc.de

Deutsche Gesellschaft für Physikalische Medizin und Rehabilitation, Balneologie und medizinische Klimatologie
Ärztehaus Mitte
Westbahnhofstraße 2
07745 Jena
Tel.: 03641-62 21 78, Fax: 03641-62 21 78
http://www.dgpmr.de

Deutsche Gesellschaft für Neurochirurgie
Alte Jakobstraße 77
10179 Berlin
Prof. Dr. med. D. Stolke
Tel.: 030-28 44 99 22, Fax: 030-28 44 99 11
E-Mail: gs@dgnc.de, http://www.dgnc.de

Stichwortverzeichnis

A

ABCDE-Modell 195
Abhängigkeit 128
　körperliche 123
Abkühlen 275, 284
　Dehnübungen 275
Abnutzungserscheinungen 99, 303
Acetylsalicylsäure 122, 123, 125
Aerobic 277, 278, 307
Afterregion 312
Aktivierung 34, 54
　körperliche 38
Aktivität 64, 89, 91, 92, 112, 306
Akupunktur 33, 37, 38, 62, 79, 80, 155, 158, 302
Akupunkturnadeln 160
Akupunkturpunkt 159
Alarmsignale 238, 311
Aleve 124
Alexander-Technik 169
Alkohol 315
Allgemeinmedizin 33, 79
Alltag 287
Alternativmedizin 37, 155, 313
Alterserscheinungen 303
Amytriptilin 129
Anafranil 129
Analbereich 137
Analgesie 337
Analgetika 34, 36, 72, 122
　Acetylsalicylsäure 122
　Ibuprofen 122
　Morphin 122
　Paracetamol 122
Anamnese 305, 320, 332
Anästhesie 336
Anästhesiologie 33
Anästhesisten 337
Anästhetika 34, 36, 130
Angstattacken 141
Ängste 75, 107, 128, 131, 140, 273, 287
Angsterkrankung 54, 106
Anonyme Esssüchtige 308

Antibiotika 75, 76, 148
Antidepressiva 36, 75, 127, 128, 129
　Amytriptilin 129
　Clomipramin 129
　Dosierung 129
　Doxepin 129
　Nebenwirkungen 129
　Trimipramin 129
Antikonvulsiva 36, 75
Antriebsstärke 107
Anxiolytika 128
　Benzodiazepine 128
　Nebenwirkungen 128
Aponal 129
Arachnoiditis 68, 74, 132
Arbeitsplatz 39, 259
　Bücken 264
　Büro 269
　Erschütterungen 264
　Fußstütze 260
　Heben 264
　Risiken 264
　rückenfreundlicher 267, 270
　Sitzen 265
　Tragen 264
　Vibrationen 264
　Ziehen 264
Arbeitstisch 258, 259
　höhenverstellbar 259
　kippbar 258
Arbeitstraining 116
Arbeitszufriedenheit 99
Ärger 287
Arthritis 65, 66, 124, 329
　rheumatoide Arthritis 65
Arthroskopie 147
Arzt-Patienten-Beziehung 318
Arztbesuch 320
　Begleitung 322
　Fragen 320, 322
　Gefühle 321
　Notizen 322
　Termin- und Versicherungsfragen 323

Wartezimmer 321
Arzthelferin 323
Asana 182
Aspirin 124, 151, 329
Assimilationswirbel 76
Asthma 66
Atmung 238, 326, 334
    Atemtechnik 37
    Atemübung 88, 183, 198, 232
    Bauchatmung 198, 199
    bewusste 198
    Brustatmung 198
    entspannte 200
    Zwerchfellatmung 199
Atrophie 332
Aufschlag 276, 281
Auftreten, bestimmtes 319
Aufwärmen 274, 275, 308, 309
    Dehnübungen 274
Ausdauer 268
Ausdauersport 237
Ausdauertraining 112
Aussagen
    deutliche 319
    Ich-Aussagen 319
    Sie-Aussagen 319
    unbestimmte 319
Auto fahren 265, 310
Autounfall 88
Ayurveda 163

B

Badminton 281
Ballett 70, 278
Bandage 36
Bänder 43, 47
Bandscheibe 43, 45, 47, 138, 339
    Alterserscheinung 303
Bandscheibenchirurgie 338
Bandscheibendegeneration 66
Bandscheibenerkrankungen, degenerativen 124
Bandscheibenvorfall 50, 58, 59, 60, 61, 72, 97, 124, 131, 138, 146, 147, 148, 149, 180, 299, 305, 331, 338
Bandscheibenvorwölbung 42, 50, 58, 59
Basketball 277, 281
Bauchmuskeln 51, 63
Bauchschmerzen 123, 329

Becken
    Kippen des Beckens 221, 225
Behandlung
    konservative 136
Behandlungen
    aktive 109
    invasive 109
    invasive, konservative 129
    konservative 109
    nicht-invasive 109
    passive 109
Behandlungskonzept, individuelles 301
Behandlungsmethoden
    komplementäre 158
Behandlungsprogramm 218
Behandlungsvertrag 82
Benommenheit 128, 129
Benzodiazepin 126, 128
Berufsverbände 81
Beruhigungsmittel 102
Betäubungsmittelgesetz 122
Bettruhe 64, 89, 91, 119, 306, 314
Beugen 276
Beweglichkeit 34, 301
Bewegung 77
Bewegungstherapie 110, 121
Bewusstseinsarbeit 37
Beziehungen 287
Bildgebende Verfahren 138
Biofeedback 67, 126, 129, 196, 213
Biofeedbacktraining 189, 211, 212, 224
Bisphosphonate 77
Blase 311
Blasenkontrolle 137
Bleischürze 100
Blutbildbestimmung 96
Blutdruckmessung 96
Bluthochdruck 110, 237
Blutungen 105
Blutungsrisiko 151
Blutuntersuchung 138, 305
Bowling 283
Brügger-Therapie 170
Brustwirbelsäule 43
Bücken 232, 264
Buprenorphin 122

Stichwortverzeichnis

C

Candle-Light-Dinner 290
CCR 201
Cervikalkrümmung 43
Chemonukleolyse 146
Chiropraktik 34, 155, 173, 302
Chiropraktiker 72, 79, 174, 175, 179, 300, 301
Chirotherapie 173
Chirurgen 301, 337
Chirurgischer Eingriff 334
Chronifizierung 39, 54
Chronisches Rückenschmerzsyndrom 57, 74, 75, 141
Chymopapain 146
Clomipramin 129
Clonidin 341
Clusterkopfschmerzen 55
Co-Therapeuten 327
Computer-Szintigramm 70
Computertomographie 95, 98, 102, 103, 104, 105
Computertomographie (CT) 313, 332
Cortison 71
COX-2-Hemmer 125, 330
Cybertech-Orthese 332

D

Darmbein 49
Darmbein-Kreuzbein-Gelenk 43
Darmkontrolle 137
Dehnübungen 88, 91, 112, 113, 266, 270, 274, 275, 300, 308, 309
Depressionen 54, 75, 106, 107, 126, 127, 128, 129, 131, 140, 141, 267, 273, 287
Deutsche Schmerzhilfe e.V., 325
Dhyana 182
Diagnose 42, 55, 56
Diät 34, 308
Diclofenac 124, 125
Dihydrocodein 122
Discitis 75
Diskektomie, perkutane 146
Diskogramm 105
Diskographie 305
Diskuschondrose 303
Diskusdegeneration 303
Dolormin 124

Dornfortsatz 44
Doxepin 129
Drehen 276, 309
Drei-Säulen-Technik 193
Drogenmissbrauch 141, 304
Dual-Lead-System 340
Durchblutung 91, 92
Durchfall 123, 125
Durchsetzungsvermögen 320

E

EEG 213
Ehrgeiz 275, 281
Einfühlungsvermögen 295
Einheit, funktionelle 45
Eisbeutel 112
Elektroenzephalogramm (EEG) 213
Elektromyelographie 106
Elektrostimulation 36
Emotionen 57, 304
Empfindungsvermögen 305
Endorphine 120, 159
Endoskop 336
Energiearbeit 37
Entfremdung 288
Entgiftung 75
Entspannungstechniken 33, 34, 38, 88, 102, 107, 127, 129, 151, 189, 195, 326, 334
Entspannungsübungen 37, 62, 63, 112, 334
Entwöhnung 75
Entzugssymptome 123
Entzündungen 301
Entzündungshemmer 36, 124, 125, 130, 151, 300, 314, 329, 337
   COX-2-Hemmer 125
   Diclofenac 124
   Einnahme 125
   Ibuprofen 124
   Naproxen 124
   Nebenwirkungen 125
   nicht-steroidale 124
Epiduralspalt 340
Epileptiforme Anfälle 128
Erektion 87
Erektionsstörungen 312
Ergometer 274, 278
Ergonomie 175
Erhaltungstherapie 175

Erinnerungsvermögen 107
Erlebnisfähigkeit, sexuelle 287
Ernährungsberater 308
Erotik 290, 295
Erschütterungen 264, 279, 310
Erstanamnese 160
Experimentierfreude 295
Explorative Chirurgie 304
Extension 110, 185
Extensionsbehandlung 121
Extrakt 162

F

Facettensyndrom 67
Facettgelenksinfiltrationen 130
Fachärzte 79
Fachpraxis 117
Fahrradfahren 237, 274, 277
Fallschirmspringen 277, 286
Färbeflüssigkeit 104, 105
Faserknorpel 46, 59
Federball 281
Fehlbehandlung 102
Fehlstellungen 99
Feldenkrais-Methode 169
Fentanyl 122
Fitnesscenter 110
Fitnessgymnastik 113
Flecken, blaue 125
Flexion 110, 185
Fraktur 88, 100, 306
Freizeitsportler 275
Fünf-Säulen-Modell 194
Funktionskontrolle von Muskelgruppen 34
Fußball 70, 277, 286
Fußhebermuskel 88, 311
Fußschemel 309, 310
Fußstütze 227, 260
  beim Stehen 222

G

Gallertkern 46, 50, 59, 138, 303
Gangbild 305
Gedächtnisverlust 128
Gedanken 190
  negative 190

negative, unbewusste 287
reflektierte 191
unbewusste 190, 192
Gefäßerweiterung 91
Gefühl 192, 331
Gegenargumente 192, 195
Gegenirritationsverfahren 120
Gehen 114, 229, 274
  Bauch-voraus-Gang 230
  Kopf-voraus-Gang 230
  lockerer Gang 230
  Schuhkauf 231
  stampfender Gang 230
  steifer Gang 230
  Stressgang 230
Gelenkflüssigkeit 47
Gelenkkapsel 47
Gelenksblockade 72
Gelenksoperationen 35
Geschwüre 329
Gesundheitsmanager 80
Gewichtheben 277, 282
Gewichtsreduktion 308
Golf 277, 283, 308
Grifftechniken 34
Gürtel 282
Gymnastik 110, 307
Gymnastikball 260

H

Halfpipe 285
Halskrause 36
Halskrawatte 121
Halswirbelsäule 43
Haltung 62, 268, 270
  Aufstehen 90
  Bücken 232
  Drehen 309
  dynamische 219, 229, 309
  Gehen 229
  Heben 232, 264, 309
  Liegen 89, 228
  offene Körperhaltung 319
  Sitzen 224, 266, 309, 310
  statische 219, 309
  Stehen 220, 309
  Tragen 309, 310
Hang-over 127

Hängefuß 311, 313
Harnabsatz 300
Harnabsatzprobleme 129, 313
Hatha Yoga 181
Hausarzt 33, 38, 77, 79, 80, 86, 93, 300, 301, 308, 312
    Zusammenarbeit mit dem Hausarzt 82
Hausmittel 88, 314
Heben 232, 264, 276, 309
    Absetzen 235
    Gewichtsgrenzen 233, 236
    Gewichtverteilung 233, 234
    Heben aus dem Kniestand 234
    mit Drehbewegungen 235
    rückenschonendes Heben 233
Heilkräuter 37
Heilmethoden
    alternative 37
    komplementärmedizinische 37
Heilpraktiker 81
Heilungsverzögerungen 54
Heizkissen 92
Herz-Kreislauf-Ereignisse 330
Herz-Kreislauf-System 57
Herzerkrankung 237
Herzinfarkt 125
Hexenschuss 50
Hohlkreuz 220, 254
Hometrainer 114
Hüftbein 43
Hydromorphon 122
Hyperextensionen 70
Hypnose 213, 216
    Imagination 214
    Suggestion 214
Hypnotika 127

I

Ibuprofen 122, 123, 124, 125, 329
Idealgewicht 308
IDET (Intradiscal Electrothermal Annuloplasty) 338, 339
Iliosakralgelenk 43, 49
Imagination 205, 206, 214
    Imaginationsreise 206
    Imaginationsübung 209
Immunsystem 334
Implantation 340

Inaktivität 57, 112
    körperliche 55
Indometacin 125
Infektion 75, 88, 100, 105, 134, 136, 137, 146, 147, 148, 303, 331
Informationsquellen
    Bücher 323
    Internet 323
    Selbsthilfegruppen 323
Infusionstherapie, intraspinale 340
Injektion, epidurale 36
Inlineskaten 277, 285
Innere Medizin 33
Instabilität der Wirbel 149
Internet 323
Intimität 291
Intraspinale Medikamenten-Infusionstherapie 339
Ischialgie 50, 59
Ischias 60, 61, 70, 131, 147, 149, 278, 299
Istwert 114

J

Jogging 113, 277, 279

K

Kälteanwendung 36, 38, 64, 68, 91, 92, 118
Katadolon 126
Katheder 335, 336
Kaudasyndrom 59, 87, 136, 137, 312
Kausalitätsbedürfnis 53
Kegeln 277, 283
Kernig-Zeichen 96
Kieser-Training 255
Kissen 259, 265, 266, 310
Klaustrophobie 102
Knochenbrüche 99, 100, 105
Knochenkrebs 71
Knochenstruktur 99, 103
Kokzygodynie 71
Kommunikation 288, 290, 317
Kommunikationsfähigkeit 317
Kommunikationsstil 318
    aggressiv 318
    bestimmt 319
    nicht-durchsetzungsfähig 318

passiv-aggressiv 318
unterwürfig 318
Komplementärmedizin 37, 38, 155, 301, 302, 313
Kompressionsfrakturen 72
Kondition 110
Konditionstraining 109, 111, 113
Konditionsverlust 75, 119
Konditionsverlustsyndrom 57, 74, 268, 273, 306
Konkurrenz 275
Kontamination 134
Kontrastmittel 102
Kontrolluntersuchung 82
Konzentrationsfähigkeit 107
Koordinationsprobleme 126
Kopfschmerzen 104, 134
Körperarbeit 37
    Körperfunktion 37
    Körperstruktur 37
Körperhaltung 37, 39, 219
Körpersprache 288, 319
Korsett 36, 68, 70, 72, 75, 76, 121, 264, 265, 282, 283, 313
Kräftigungsübungen 300
Krafttraining 112, 113
Krämpfe 64
Krankengeschichte 82, 95, 305
Krankengymnasten 79, 81, 227
Krankengymnastik 33, 34, 36, 38, 62, 109, 110, 129, 132, 327
Krankenhausphobie 140
Kreuzbein 43, 48, 49
Kühlpacks 92
Kumulativer Effekt 276

L

Lähmung 96, 146
Laminektomie 73, 148
Lasègue-Zeichen 97
Laser 146
Läsion 333
Lattenrost 228, 259
    verstellbar 259
Laufband 274
Lebensqualität 304
Leberprobleme 125
Leichtathletik 277, 280
Leiste 312

Leistenbereich 137
Leistungsfähigkeit 110, 238
Lendenwirbel 48
Lendenwirbelbereich 332
Lendenwirbelsäule 43, 255
    Unterstützung der 310
Liegen 228
    Matratzenkauf 229
    Schlaf 258
    Schlafpositionen 228
Liegerad fahren 307
Liquor 49
Liquorverlust 134
Lokalanästhetika 36, 337
Lotussitz 182
Lumbosakralkrümmung 43

M

Magenbeschwerden 125
Magengeschwür 66
Magenschmerzen 329
Magnetfeldtherapie 37, 164, 302
Magnetresonanz-Neurogramm 333
Magnetresonanz-Neurographie 332, 333
Magnetresonanztomogramm 333, 338
Magnetresonanztomographie (MRT) 59, 61, 66, 68, 73, 95, 98, 100, 105, 140, 152, 178, 301, 305, 312, 321, 331, 333
Magnetresonanztomographie-Röhren, offene 103
Manipulation 36, 174, 175
Manuelle Medizin 34
Manuelle Therapie 173
Marihuana 315
Massage 34, 36, 37, 38, 62, 88, 118
    therapeutische 168
Masseure 79
Matratze 258
    Material 229
    Matratzenkauf 229
    Pflege 229
Medikamente 36, 38, 109, 121, 300, 315
    entzündungshemmende 68, 71, 73, 124
Medikamenten-Infusionssystemen 340
Medikamentenapplikation, intrathekale 131, 133
Medikamentenmissbrauch 106, 141
Medikamentenpumpen 35
Meditation 37, 129, 183, 302, 335
Medizin, traditionelle chinesische 163

Stichwortverzeichnis

Medizinische Kräftigungstherapie (MKT) 255
Medizinstudenten-Syndrom 41
Meridiane 158
Methadon 122
Migräne 55
Mikrochirurgie 152
Milchsäure 275
Mind-body-connection 189, 330
Missbrauch 107
Misstrauen 288
Mitarbeit 116
Möbel 257
    Arbeitsplatz 258, 259
    Arbeitstisch 258
    Sessel 258
    Sofa 258
    zu Hause 258
Mobilisation 174
Mobilität 77
Morphin 122, 340
Motivation 116
MR-Neurographie 332
MRT s. Magnetresonanztomographie
Müdigkeit 275, 280
Multidisziplinärer Ansatz 21
Multimodalität 38, 39
Mundtrockenheit 129
Muskelaufbau 34, 36
Muskelentspannung 118, 126
Muskelfaserriss 276
Muskelfunktionstest 61
Muskelkater 110, 239, 275, 306
Muskelkraft 57, 305
Muskeln 43, 51
Muskelrelaxantien 36, 126
    Benzodiazepin 126
    Flupirtin 126
    Nebenwirkungen 126
    Toperison 126
Muskelrelaxation, progressive 126
Muskelschwäche 89, 112
Muskelspannungssyndrom 330
Muskelverspannungen 102, 112, 276
Muskulatur 332
Mydocalm 126
Myelographie 103, 305

N

Nackenschmerzen 66
Nackenstütze 259
Naloxon 122
Naproxen 123, 124, 125, 329
Narbenbildung 54
Narbengewebe 102
Nebenwirkungen 121, 125, 126, 128, 129, 133, 315, 329
Nerven 43, 49
Nervenblockaden 109, 305
Nervenleitungsgeschwindigkeit 106
Nervenquetschung 180, 303
Nervenschmerzen 128
Nervenstimulatoren 35, 109, 119
Nervensystem 337
Nervenverletzungen 148
Nervenwurzel 50, 59, 97
Nervenwurzelquetschung 299
Nervenwurzelreizung 276
Nervenwurzelverletzungen 132
Neurochirurg 79, 301
Neurochirurgie 34
Neurofeedback 213
Neurologen 79, 87, 106, 301
Neurologie 35
Nicht-steroidale Entzündungshemmer (NSAID) 337
Niedergeschlagenheit 96
Nierenprobleme 125, 329
Nordic Walking 110, 113, 114, 237, 307
Notaufnahme 312
NSAID 329, 330
NSAR 330
Nucleus pulposus 31
Nukleotomie, perkutane 147
Nulldiät 308

O

Ohrgeräusche 125
Operation 33, 42, 62, 71, 74, 76, 86, 106, 135, 303, 305, 315, 334, 337
    diagnostische 145
    Fragen 144
    Mikrochirurgie 152
    Risiken 151
    Risikofaktoren 143

zweite Meinung einholen 145
Operationsverfahren 146
    Chemonukleolyse 146
    Diskektomie, perkutane 146
    Laminektomie 148
    Nukleotomie, perkutane 147
    Spondylodese 148
Operationsvorbereitung 150, 151, 333, 335
Opiate 68, 123, 315, 337, 341
    Nebenwirkungen 341
Opioide 36, 122, 123, 124
    Dihydrocodein 122
    Morphin 122
    Nebenwirkungen 124
Optimismus 308
Orgasmus 291, 292
Orthopäden 79, 227, 301
Orthopädische Chirurgie 35
os coxa, Hüftbein 43
Osteoarthritis 330, 331
Osteomyelitis 75
Osteopathen 301
Osteopathie 35
Osteoporose 71, 77
Östrogene 77
Oxycodon 122

P

Panikattacken 128, 132
Paracetamol 122, 123
Passive Muskelentspannung 209
Patanjali 181
Petting 292
Physiotherapeut 118, 227, 301
Physiotherapie 34, 36, 167, 314, 336, 338
Phytotherapie 37, 155, 162, 163, 302
Pilates 167
Placebo-Effekt 158, 159, 161
Platzangst 102, 103
PMR 202
Pogo-Tanzen 278
Polypragmasie 39
Postnukleotomiesyndrom 74, 116, 132, 133, 141
Pranayama 182
Probleme, sexuelle 289
Progressive Muskelrelaxation nach Jacobson
    (PMR) 202, 335
Psyche 57, 74, 95, 96, 106, 140, 141, 273

Psychiater 79, 128
Psychiatrie 107
Psychologen 107, 301
Psychologie 35
Psychosomatik 66, 331
Psychotherapeuten 79
Psychotherapie 36, 38, 65, 107
Pumpsystem 133

Q

Qi 158
Quacksalber 157
Querfortsätze 44
Quotensystem 114, 238

R

Radfahren 110
Radiologen 103, 333
Reaktion, allergische 146
Reflexe 60, 96, 305
Reha-Maßnahme, multimodale 33
Rehabilitation 34, 152, 327, 339
Reisen 260, 310
    aufblasbare Rückenstütze 260
Reiten 277
Rheuma 330
Rheumatoide Arthritis 65
Ringkissen 71
Risiken 121, 264, 276
Rock 'n' Roll 278
Rolfing 169
Rollkoffer 310
Rollschuhfahren 285
Romantik 291
Röntgen 56, 66, 99, 147, 305, 313, 332
Röntgenkontrastaufnahme 312
Röntgenkontrastuntersuchung 105
Rotation 185
Rückenband
    hinteres langes 47
    vorderes langes 47
Rückengymnastik 63, 93, 95, 109, 113, 118
Rückenmark 42, 48, 49, 337
Rückenmarksentzündung 312
Rückenmarksinfektion 59, 312
Rückenmarksinjektionen 314
Rückenmarkskanal 72

Rückenmarksnerven 42
Rückenmarksstimulation 131, 340
   epidurale 132
Rückenmuskeln 51
   Rumpfaufrichter 51
   Rumpfbeuger 51
Rückenoperation 74, 76
Rückenprobleme 30
Rückenschule 34, 39, 113, 260
Rückenschulkurs 110
Rückenstütze, aufblasbare 260
Rückentrainingsprogramm 332
Rückenübungen 111, 307
Rückfall 82, 269
Rückhand 281
Ruhe 295
Ruheschmerz 312
Rumpfaufrichter 51
Rumpfbeuger 51

S

Samadhi 182, 183
Sanitätsfachhandel 36
Sarno 331
Saroten 129
Saugvorrichtung 146
Schadensersatzforderung 102
Schlaf 129, 228, 273
   guter 114
   Matratzenkauf 229
Schlafhygiene 127, 186
Schlafmittel 127, 128
Schlafprobleme 96
Schlafqualität 107
Schlafstörungen 65, 128
Schlaganfall 125
Schläger 282
Schlittschuhlaufen 285
Schmerz
   akuter 54
   chronischer 54, 55
   chronisch rezidivierender 55
   Clusterkopfschmerz 55
   intermittierender 55
   Migräne 55
   protrahierter 54
   pseudoradikulärer 68
   Trigeminusneuralgie 55

Schmerzbewältigung 107
Schmerzempfinden 304
Schmerzempfindlichkeit 89, 327
Schmerzhemmung 120
Schmerzklinik 117
Schmerzkontrolle, ostoperative 334
Schmerzkrankheit 55
Schmerzlinderung 37
Schmerzmanagement 36, 39, 129, 132
Schmerzmedikamente 64, 77, 329, 333, 337, 339
Schmerzmedikation 334
Schmerzmediziner 340
Schmerzmittel 36, 71, 106, 124, 126, 127, 133, 141, 300
Schmerzmittelpumpen 109
Schmerzmittelsucht 123, 128, 132
Schmerzmodulation 120
Schmerzphobie 140
Schmerzprogramm 38, 116
Schmerzpsychologen 39
Schmerzpsychologie 35
Schmerzreize 304, 337
Schmerzspezialist 130, 301
Schmerztherapeut 79, 325
Schmerztherapie 33, 107, 324, 339
Schmerzüberempfindlichkeit 337
Schmerzwahrnehmung 128, 141
Schmerzzentrum 117
Schmettern 281
Schonung 63, 77, 119
Schuhe 279, 282, 284, 309
   Absatz 231
   Fersenkammer 231
   hochhackige Schuhe 222
   Innensohle 231
   Schuhkauf 231
   Schuhsohle 231
   Zehenkammer 231
Schuldgefühle 287
Schwäche 96, 311, 313
Schwangere 100, 102
Schwangerschaft 63
Schwimmbad 93
Schwimmen 237, 277, 278, 307
Schwindel 125, 128
SCS 132
Sedativa 102, 127, 128
   Nebenwirkungen 127

Sehstörungen 129
Selbstbewusstsein 320
Selbstheilungsfähigkeit
　Bandscheibenvorfälle 62
Selbsthilfegruppen 323, 327
Selbstwertgefühl 287
Serotonin 128
Sex 287, 289
　Candle-Light-Dinner 290
　Einfühlungsvermögen 295
　Erotik 290, 295
　Experimentierfreude 295
　Intimität 291
　Kommunikation 288, 290
　Nähe 295
　Orgasmus 291, 292
　Petting 292
　plötzliche sexuelle Probleme 238
　Probleme 289
　Rendezvous 290
　Romantik 291
　Ruhe 295
　Stellungen 291
　Vertrauen 295
　Vorspiel 290
　Zeit 295
Sexleben 107
Sitzen 223, 258, 265, 309
　am Arbeitsplatz 226
　angespannte Haltung 224
　Arbeitstisch 258
　Armlehnen 259
　Gymnastikball 260
　langes 224
　mit übereinander geschlagenen Beinen 224
　Pausen 226
　rückenfreundlicher Arbeitsplatz 259
　Sessel 258
　Sofa 258
　Stuhlkauf 227
　Unterstützung der Lendenwirbelsäule 258, 260
　zusammengesackte Haltung 224
Skifahren 277, 279
Skigymnastik 280
Skoliose 76, 100, 147
Slowfox 278
Spazierengehen 92, 112, 309

Spezialgebiete 79, 80
Spezialisten 300
Spezialklinik 143
Spina bifida occulta 76
Spinalanästhesie 340
Spinal Cord Stimulation (SCS) 132
Spinalendoskopie 335, 336
Spinalkanalstenose 147, 148
Spinalkatheter 339
Spinalnerv 60
Spinalnervenäste 50
Spinalnervenwurzelblockade 131
Spinnengewebshaut 68
Spinning-Bike 277
Spondylodese 148, 306
　bei Rauchern 151
Spondylodesen 339
Spondylolisthese, degenerative 71
Spondylolisthesis 69, 70
Spondylolyse 69, 70
Sport 273, 306
　Aerobic 277, 278, 307
　Basketball 277, 281
　Fahrradfahren 277
　Fallschirmspringen 277, 286
　Fußball 277, 286
　Gewichtheben 277, 282
　Golf 277, 283, 308
　Inlineskaten 277, 285
　Jogging 277, 279
　Kegeln 277, 283
　konfrontative Sportarten 308
　Leichtathletik 277, 280
　Reiten 277
　Risiken 276, 308
　Schwimmen 277, 278, 307
　Skifahren 277, 279
　Squash 281, 308
　Tanzen 277, 278
　Tennis 277, 281
　Turnen 277, 286
　Verletzungsrisiko 273
Sportsalben 88
Sprungfederrahmen 228
Stabilisation, lumbale 110
Stabilisierung 36
Stangyl 129
Stehen 219, 309
　militärische Haltung 220

Stichwortverzeichnis

zusammengesunkene Haltung 220
Steifheit 89
Steißbein 44, 48
Stellungen 291
    die Frau liegt oben 293
    Löffelchenstellung 294
    Missionarsstellung 292
    Schere 295
    Seite an Seite 294
    T-Stellung 294
    von hinten 294
Stenose 72, 74
    kongenitale 72
Stepper 274
Steroid 130
Steroidapplikation, rückenmarksnahe 130
Steroide 36, 131
Steroidinjektionen 62
    epidurale 73
Streckbewegungen 112
Strecken 276
Stress 54, 57, 65, 69, 74, 107, 196, 267, 301, 304, 334
Stressabbau 114
Stressmanagement 37, 39
Stressoren, soziale 99
Stuhl 259, 310
    Armlehnen 227, 259
    Höhe 227
    Massage 258
    Nackenlehne 259
    Stuhlkauf 227
    Unterstützung der Lendenwirbelsäule 226, 227, 259
Stuhlabsatzstörungen 313
Stuhlgang 87, 300, 311
Sturz 88, 99, 305, 313
Stützband 121
Stützbänder 36
Subluxation 72
Subluxationen 175
Sucht 123
Suchterkrankung 106
Suggestion 214
Symptome 96, 313
Szintigramm 70

T

Tagebuch 186
Tagesschläfrigkeit 126, 127
Tango 278
Tanzen 277, 278
Taubheit 60
Taubheitsgefühl 137, 139, 300
Tavor 128
Technik, mentale 37
Tennis 277, 281
TENS 119, 120, 340
TENS-Behandlung 68
Tension Myositis Syndrome 330
Tests 305
Therapie
    alternative 302, 313
    austherapiert 303
    chirurgische 136, 141, 300, 303, 313, 315
    Dauer der Therapie 82
    implantierbare Schmerztherapie 131
    invasive 305
    invasive, konservative 129
    komplementärmedizinische 302
    konservative 136, 139, 146, 299, 301, 305, 315
    Kosten der Therapie 82
    multidisziplinäre 38, 39, 116, 301
    neue Behandlungsmethode 82
    passive 74, 112, 117
    physikalische 34, 36, 38, 62
Therapieplan 109, 331
Thorakalkrümmung 43
Tilidin 122
Tinktur 162
Tischtennis 281
TMS 330, 331
Toleranz 123, 128
Tolperison 126
Traditionelle Chinesische Medizin (TCM) 155
Tragen 264, 309, 310
Trainingsmotivation 115
Trainingsprogramm 239
Tramadol 122
Trancopal 126
Trauma 62, 305, 313
Trigeminusneuralgie 55
Triggerpunkt 36, 109, 130
Trimipramin 129

Trinkmenge, tägliche 186
Tumor 34, 59, 88, 100, 105, 136, 137, 303, 312, 331, 332
Turnen 70, 277, 286

U

Übelkeit 125, 129
Übergangswirbel 76
Übergewicht 308
Überstrecken 276
Übungen 36, 37, 65, 73, 75, 76, 82, 91, 93, 111, 300, 307
    starke Schmerzen 306
Übungsprogramm 119, 218, 237, 241, 268, 307
    Alarmsignale 238, 239
    Arm strecken 249
    Arm und Bein strecken 251
    Atmung 238
    Becken kippen 240
    Bein anziehen 240
    Bein strecken 250
    Bluthochdruck 237
    Brezel 242
    Dehnen der Beugemuskulatur 245
    Dehnungsübungen 239, 240, 241, 242, 245, 246, 247, 253, 254
    Herzerkrankung 237
    Hochdrücken 246
    Hohlkreuz 254
    Hüfte anheben 243
    Katzenbuckel 247
    Kräftigungsprogramm 249, 251
    Kräftigungsübungen 243, 244, 246, 247, 250, 251
    Leistungsfähigkeit 238
    Muskelkater 239
    seitliches Strecken 253
    Sit-ups 244
    Übungstipps 237
    Unterlage 238
    Wand runterrutschen 251
    Wiederholungen 239
Übungstagebuch 186
Ultraschall 118
Unfall 95, 99, 305, 313
Unruhe 123, 128
Unterbewusstsein 330
Untersuchung
    Blut 305
    der Nerven 97
    elektrodiagnostische 106
    körperliche 61, 96, 305
    Muskelfunktionstest 61
    neurologische 61
    Routineuntersuchung 305
    Urin 305
    vollständige 96
Untersuchungsmethoden 95, 98
Untersuchungsverfahren 56
Unzufriedenheit 267, 308
Urinabgang 87
Urinuntersuchung 305

V

Valium 128
Verallgemeinerungen 289
Veränderungen
    altersgemäße 100, 105
    degenerative 100, 105
Verhalten
    nonverbales 319
Verhaltensmedizin 35, 212
Verhärtungen 64
Verletzungsrisiko 273, 275
Verschleißerscheinungen 72
Verspannung 147
Verspannungen 62, 63, 124, 220, 301, 304
    Empfindlichkeit der Muskulatur 64
Versteifungsoperation 35
Verstopfung 129
Vertrauen 295
Vibrationen 264
Vitamintherapie 34
Volkskrankheit 263
Vollnarkose 339

W

Walzer 278
Wärme 112
Wärmeanwendung 36, 38, 91, 92, 118
Wärmepacks 92
Wärmflasche 92
Warnsignale 87
Wassergymnastik 93
Wassertherapie 119

Wechselwirkungen 121, 315
Weichteilbehandlungen 37
Weichteiltechniken 36
Weichteilverletzungen 124
Weight Watchers 308
Wiedereingliederung 265, 267
Wiederherstellung, funktionelle 116
Wiederholung 276
Wirbel 43, 44
Wirbelbogen 45, 49, 76
Wirbelbogenfraktur 70
Wirbelbruch 71, 110, 313
Wirbelgleiten 69
Wirbelinstabilität 149
Wirbelkanal 43, 45, 48, 49
Wirbelkörper 44, 49
Wirbelsäule 43, 332, 335, 340
Wirbelsäulenarthritis 303
Wirbelsäulenchirurg 338
Wirbelsäulenchirurgie 334, 335, 338
Wirbelsäuleninstabilität 110
Wirbelsäulenoperation 333, 337
Wirbelsäulenspezialisten 301, 312
Wirbelsäulenversteifung 148
  bei Rauchern 151
Wirbelsäulenzentren 301
Wut 287

Y

Yang 159
Yin 159
Yoga 37, 38, 63, 181, 184, 302
  Asana 182
  Dhyana 182
  Hatha Yoga 181
  Pranayama 182
  Samadhi 182

Z

Zeit 289, 295
Zerrungen 301
Ziehen 264
Zufriedenheit 114
Zuhören, aktives 288
Zusammenarbeit 317
Zwischenwirbelgelenke 43, 47, 67, 130, 276

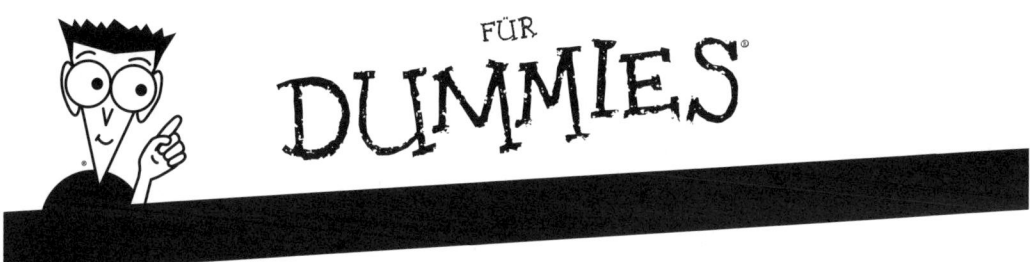

BESCHWERDEN ERKENNEN UND KENNEN LERNEN

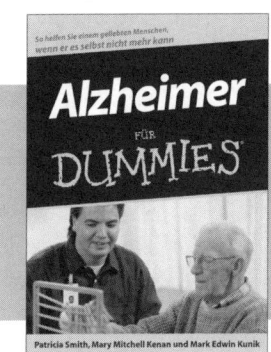
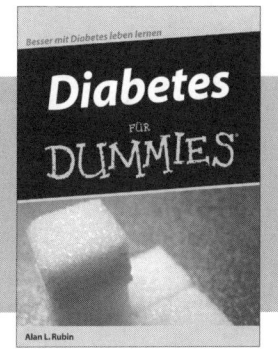
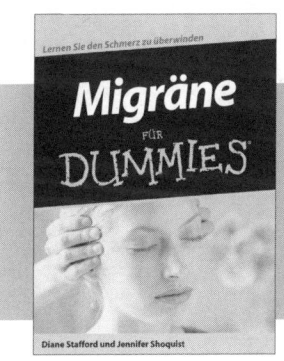
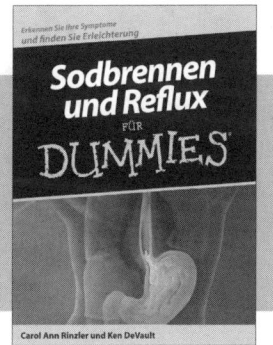

Alzheimer für Dummies
ISBN 3-527-70283-0

Bluthochdruck für Dummies
ISBN 3-527-70255-5

Diabetes für Dummies
ISBN 3-527-70256-3

Migräne für Dummies
ISBN 3-527-70257-1

Sodbrennen und Reflux für Dummies
ISBN 3-527-70259-8

Rückenschmerzen für Dummies
ISBN 3-527-70266-0

Ganz nah dran

Fordern Sie jetzt Ihr kostenloses Probeexemplar an!

Preise und weitere Informationen finden Sie unter:
www.wiley-vch.de/journals
oder rufen Sie uns an.

Wiley-VCH Leserservice
Postfach 10 11 61
D-69451 Weinheim
Tel.:   0 62 01/ 606 400
Fax: 0 62 01/ 606 184
E-Mail: service@wiley-vch.de
www.wiley-vch.de

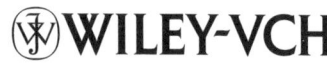

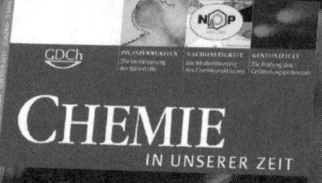
www.chiuz.de

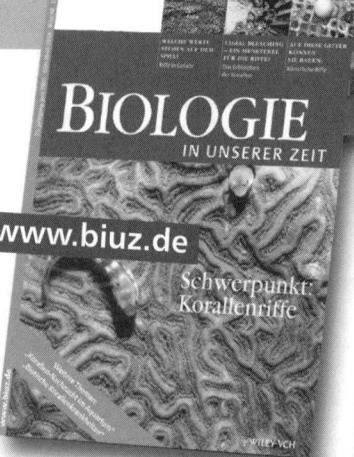
www.biuz.de

www.phiuz.de

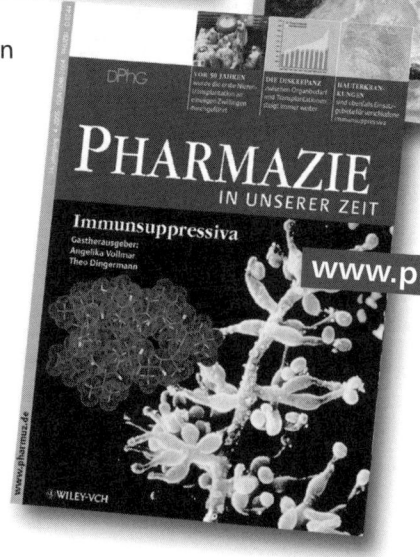
www.pharmuz.de

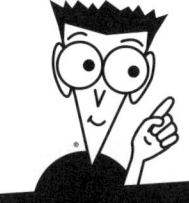

SPORT

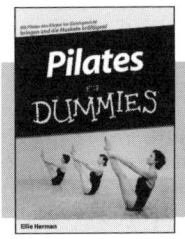 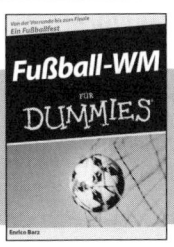 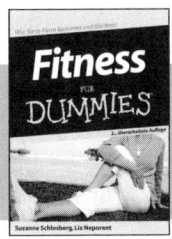

3-527-70162-1   3-527-70248-2   3-527-70149-4

Außerdem erhältlich:

Basketball für Dummies
ISBN 3-527-70107-9

Fit über 40 für Dummies
ISBN 3-527-70136-2

Golf für Dummies
ISBN 3-527-70033-1

Golfregeln und Golfetikette
für Dummies
ISBN 3-527-70106-0

Golf-Fitness für Dummies
ISBN 3-527-70140-0

Kurzes Spiel beim Golf
für Dummies
ISBN 3-527-70176-1

Krafttraining
für Dummies
ISBN 3-527-70208-3

Laufen für Dummies
ISBN 3-527-70083-8

Marathon-Training
für Dummies
ISBN 3-527-70132-X

Radsport für Dummies
ISBN 3-527-70025-0

Segeln für Dummies
ISBN 3-527-70089-7

T'ai Chi für Dummies
ISBN 3-527-70163-X

Tauchen und Schnorcheln
für Dummies
ISBN 3-527-70022-6

Tennis für Dummies
ISBN 3-527-70085-4

Walking für Dummies
ISBN 3-527-70084-6

Yoga für Dummies
ISBN 3-527-70238-5

KUNST UND MUSIK

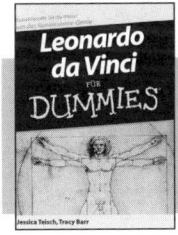 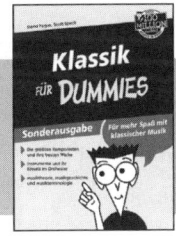 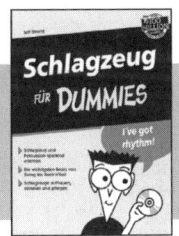

3-527-70246-6   3-527-70098-6   3-527-70129-X

Außerdem erhältlich:

Blues für Dummies
ISBN 3-527-70011-0

E-Bass für Dummies
ISBN 3-527-70133-8

E-Gitarre für Dummies
ISBN 3-527-70130-3

Gitarre für Dummies
ISBN 3-527-70013-7

Jazz für Dummies
ISBN 3-527-70010-2

Kunst für Dummies
ISBN 3-527-70242-3

Mozart für Dummies
ISBN 3-527-70260-1

Oper für Dummies
ISBN 3-527-70099-4

Piano für Dummies
ISBN 3-527-70012-9

Shakespeare für Dummies
ISBN 3-527-70243-1

SPASS UND SPIEL

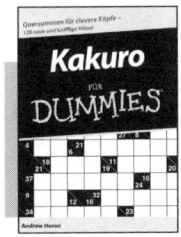 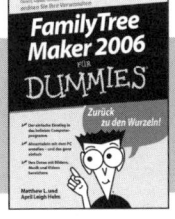 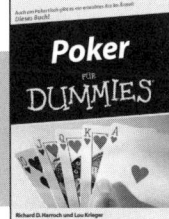

3-527-70273-3   3-527-70249-0   3-527-70258-X

Außerdem erhältlich:

Sudoku für Dummies
ISBN 3-527-70244-X

Mehr Sudoku
für Dummies
ISBN 3-527-70245-8

Noch mehr Sudoku
für Dummies
ISBN 3-527-70251-2

Mehr Kakuro
für Dummies
ISBN 3-527-70281-4

Ahnenforschung online
für Dummies
ISBN 3-527-70120-6

Schach für Dummies
ISBN 3-527-70221-0

Zaubern für Dummies
ISBN 3-527-70094-3

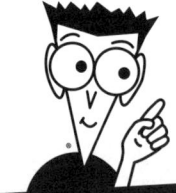

KÖRPER UND GEIST

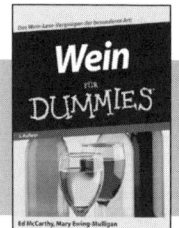
3-527-70123-0

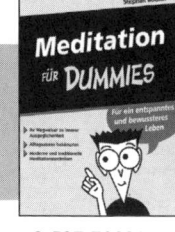
3-527-70031-5

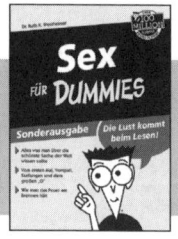
3-527-70137-0

Außerdem erhältlich:

Astrologie für Dummies
ISBN 3-527-70239-3

Astronomie für Dummies
ISBN 3-527-70148-6

Babys erstes Lebensjahr
für Dummies
ISBN 3-527-70237-7

Diät für Dummies
ISBN 3-527-70020-X

Ernährung für Dummies
ISBN 3-527-70019-6

Pilates für Dummies
ISBN 3-527-70162-1

Rotwein für Dummies
ISBN 3-527-70134-6

Schach für Dummies
ISBN 3-527-70221-0

Schwangerschaft
für Dummies
ISBN 3-527-70139-7

Stressmanagement
für Dummies
ISBN 3-527-70023-4

T'ai Chi für Dummies
ISBN 3-527-70163-X

Weißwein für Dummies
ISBN 3-527-70135-4

Yoga für Dummies
ISBN 3-527-70238-5

Zaubern für Dummies
ISBN 3-527-70094-3

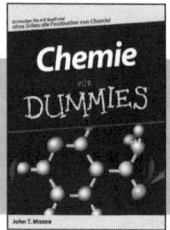
3-527-70267-9

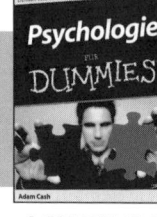
3-527-70144-3

3-527-70145-1

RELIGION UND GEISTESGESCHICHTE

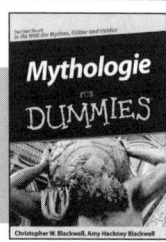
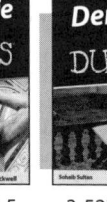
3-527-70143-5

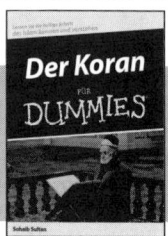
3-527-70216-4

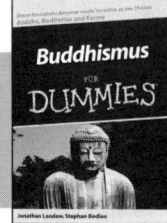
3-527-70217-2

Außerdem erhältlich:

Die Bibel für Dummies
ISBN 3-527-70253-9

Frauengestalten der Bibel
für Dummies
ISBN 3-527-70252-0

Islam für Dummies
ISBN 3-527-70215-6

Philosophie für Dummies
ISBN 3-527-70095-1

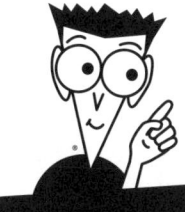

Haustiere für Dummies

ALLES ZUM RICHTIGEN UMGANG MIT IHREM HUND

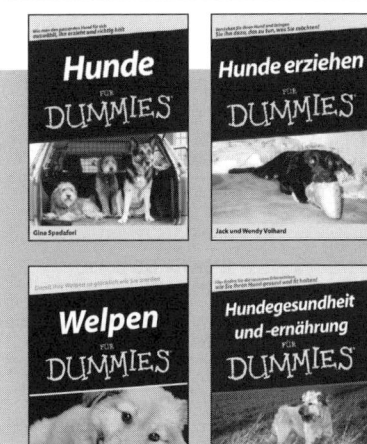

Ältere Hunde für Dummies
ISBN 3-527-70159-1

Golden Retriever für Dummies
ISBN 3-527-70220-2

Hunde für Dummies
ISBN 3-527-70161-3

Hunde erziehen für Dummies
ISBN 3-527-70157-5

Hundegesundheit und -ernährung
für Dummies
ISBN 3-527-70158-3

Labrador Retriever für Dummies
ISBN 3-527-70219-9

Welpen für Dummies
ISBN 3-527-70254-7

ALLES ZUM RICHTIGEN UMGANG MIT IHREM „PELZTIGER"

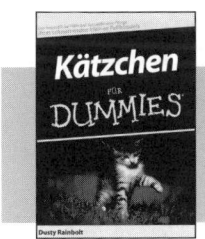 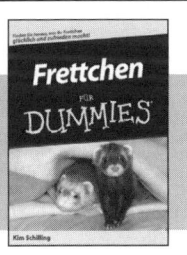

Frettchen für Dummies
ISBN 3-527-70156-7

Kätzchen für Dummies
ISBN 3-527-70218-0

Katzen für Dummies
ISBN 3-527-70160-5

ALLES ZUM RICHTIGEN UMGANG MIT IHREN EXOTEN

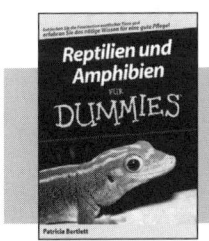 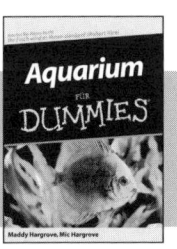

Aquarium für Dummies
ISBN 3-527-70180-X

Meerwasser-Aquarium für Dummies
ISBN 3-527-70154-0

Reptilien und Amphibien für Dummies
ISBN 3-527-70155-9

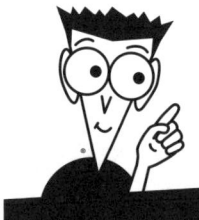

PROGRAMMIERUNG

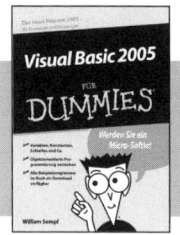 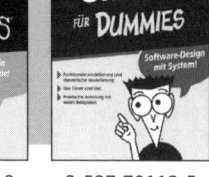 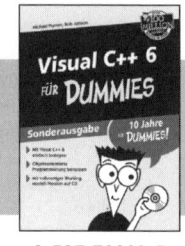

3-527-70231-8   3-527-70112-5   3-527-70093-5

Außerdem erhältlich:

C++ für Dummies
ISBN 3-527-70172-9

Game Programming
für Dummies
ISBN 3-527-70097-8

Objektorientierte
Programmierung
für Dummies
ISBN 3-52-70057-9

PHP 5 für Dummies
ISBN 3-527-70102-8

PHP- und MySQL-
Applikationen
für Dummies
ISBN 3-527-70212-1

Programmieren
für Dummies
ISBN 3-527-70124-9

VBA für Dummies
ISBN 3-527-70167-2

Visual Basic 6 für Dummies
ISBN 3-527-70091-9

BUSINESS

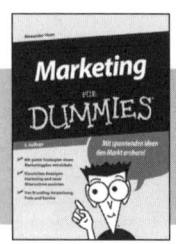 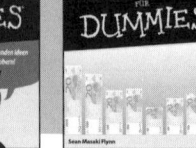 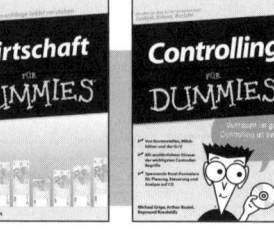

3-527-70152-4   3-527-70213-X   3-527-70153-2

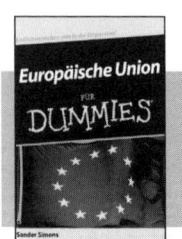 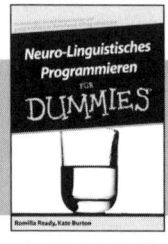 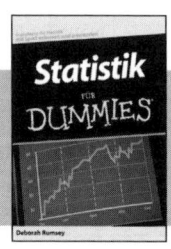

3-527-700171-0   3-527-70177-X   3-527-70108-7

Außerdem erhältlich:

Businessplan für Dummies
ISBN 3-527-70178-8

Coaching für Dummies
ISBN 3-527-70044-7

Consulting für Dummies
ISBN 3-527-70024-2

Erfolgreich führen
für Dummies
ISBN 3-527-70090-0

Erfolgreich präsentieren
für Dummies
ISBN 3-527-70175-3

Erfolgreich verhandeln
für Dummies
ISBN 3-527-70241-5

Erfolgreich verkaufen
für Dummies
ISBN 3-527-70041-2

Management für Dummies
ISBN 3-527-70240-7

Mein eBay-Shop
für Dummies
ISBN 3-527-70204-0

Mitarbeiter motivieren
für Dummies
ISBN 3-527-70071-4

PR für Dummies
ISBN 3-527-70053-6

Projektmanagement
für Dummies
ISBN 3-527-70048-X

Six Sigma für Dummies
ISBN 3-527-70207-5

RFID für Dummies
ISBN 3-527-70263-6

Statistik mit Excel
für Dummies
ISBN 3-527-70169-9

Zeitmanagement
für Dummies
ISBN 3-527-70092-7